Tratamientos restauradores estéticos con composites y cerámicas en el sector anterior

Casos prácticos paso a paso

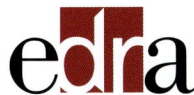

Tratamientos restauradores estéticos con composites y cerámicas en el sector anterior
Casos prácticos paso a paso

Propiedad de:
© 2024 Grupo Asís Biomedia, SL
Plaza Antonio Beltrán Martínez, n.º 1, planta 8 - letra I
(Centro Empresarial El Trovador)
50002 Zaragoza - España

Dirección editorial: Miguel Martín-Romo
Gestión y edición del proyecto editorial: Gema Yagüe Utrilla
Diseño de cubierta: Jacob Gragera Artal
Maquetación: Nieves Marín Ortiz

ISBN: 978-84-198-4420-0
DL: Z 339-2024

Diseño y maquetación:
Grupo Asís Biomedia, SL
www.grupoasis.com

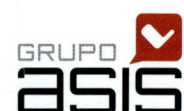

edra es un sello de Grupo Asís

Advertencia:
Las ciencias de la salud están sometidas a constantes cambios evolutivos, del mismo modo que la farmacología y el resto de las ciencias también lo están. Así pues, es responsabilidad ineludible del clínico, basándose en su experiencia profesional, la determinación y comprobación de la dosis, el método, el periodo de administración y las contraindicaciones de los tratamientos aplicados a cada paciente. Ni el editor ni el autor asumen responsabilidad alguna por los daños o perjuicios que pudieran generarse a personas, animales o propiedades como consecuencia del uso o la aplicación correcta o incorrecta de los datos que aparecen en esta obra.

Impreso por Alva Nova Servicios Gráficos SLL, Cambre (A Coruña), España, febrero 2024

Dedicatoria

Este libro está dedicado a nuestras familias, por su apoyo incondicional. Queremos hacer extensiva esta dedicatoria a todos aquellos que, directa o indirectamente, nos han ayudado a crecer como dentistas. A nuestros maestros y predecesores que pusieron los primeros pilares de una odontología moderna y de calidad en España, a la que nosotros queremos seguir contribuyendo para lograr una odontología reconocida mundialmente.

El coordinador

Nacho Rodríguez Ruiz

Licenciado en Medicina y Cirugía, Universidad de Santander, 1983. Diplomado superior en Estomatología y Cirugía Bucomaxilar, Université Pierre et Marie Curie París VI, 1988. Vicepresidente del Grupo de Estudios de Oclusión Biológica, GEOBE, desde 2004. Presidente de la Comisión Deontológica y Tesorero del Ilustre Colegio Oficial de Odontólogos y Estomatólogos de Cantabria de 2009 a 2017. Vocal de la Sociedad Española de Prótesis Estomatológica y Estética, SEPES y coordinador de la formación continuada de dicha sociedad de 2007 a 2009. Vicepresidente de SEPES de 2009 a 2012. Presidente de la 40 Reunión Anual SEPES SANTANDER 2010. Presidente de SEPES octubre 2012- octubre 2015. Reelegido presidente de SEPES en octubre de 2015. Premio Dentista del Año 2016 otorgado por el Consejo General de Dentistas de España. Presidente de la 47 Reunión Anual SEPES 2017. Congreso conjunto con la European Association for Osseointegration EAO. Presidente de SEPES octubre 2015-octubre 2018. Presidente del comité científico del Congreso Mundial de Estética Dental SEPES; IFED. Barcelona 2019. Práctica privada especializada en rehabilitación oral y odontología estética en Torrelavega. Cantabria.

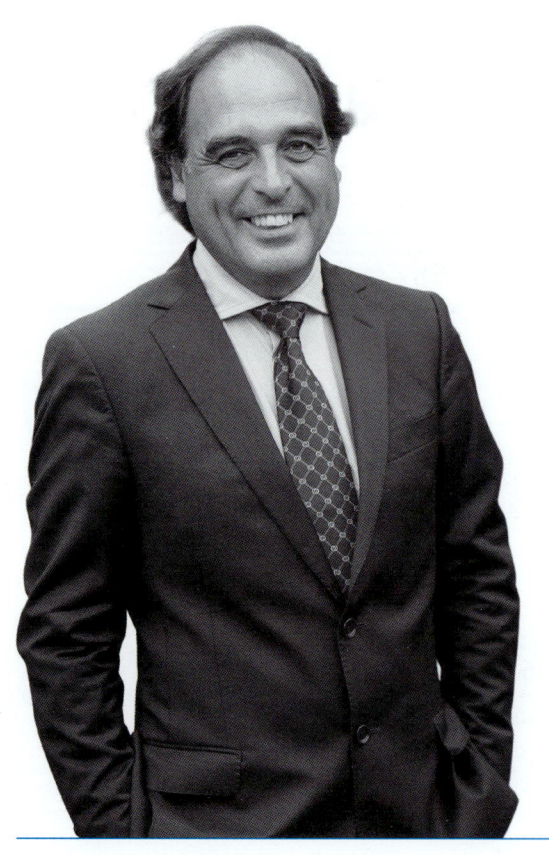

Los autores

Ramón García-Adámez Soto

Licenciatura en Odontología Universidad Complutense Madrid (UCM) 1988-1993. Master en Prótesis Bucofacial e Implantoprótesis (UCM) 1993-1995. Master en Odontología Estética (UCM) 1995-1996. Profesor colaborador en el Dpto. Odontología Restauradora y Estética (UCM, 2000-2020. Asistente a cursos y estancias privadas a nivel mundial especializados de implantología, periodoncia y odontología multidisciplinar (1998-actualidad). Afiliación a las sociedades científicas SEPES, SEPA, AEDE y SEDA. Certificación en ortodoncia Invisalign. Fundador y profesor de cursos privados de odontología estética multidisciplinar del grupo de Estudio D91 2105-actualidad. Autor de artículos científicos a nivel nacional e internacional. Dictante en conferencias y congresos a nivel nacional e internacional. KOL de casas comerciales dentales (GC, Zhermack, Paltop). Fundador de *Barberos*, pódcast especializado en temas dentales (2020-actualidad).

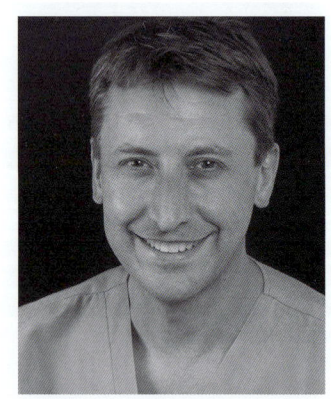

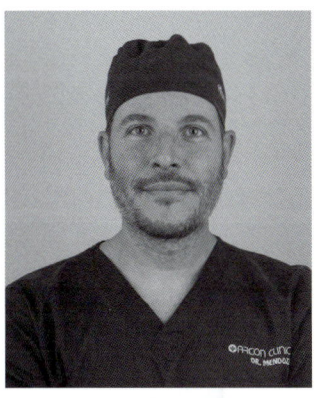

Antonio Mendoza Rodríguez

Licenciado en Odontología, Universidad de Granada. Diplomado en Implantología, Universidad de Loma Linda, California (EE. UU.). Máster en Oclusión y Rehabilitación Oral, Universidad de Barcelona (UB). Posgrado en Rehabilitación Oral Biofuncional.

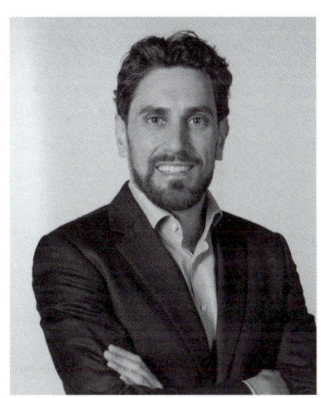

Álvaro Ferrando Cascales

Licenciado en Odontología en la Universidad de Murcia en 2005. Doctor en Odontología, Universidad de Valencia en 2020. Formación continua de posgrado centrada en la rehabilitación oral y estética dental. Profesor y docente desde 2013, impartiendo cursos de formación continua por diversos colegios profesionales de dentistas en España y Portugal, algunos de ellos auspiciados por la SEPES. Ponente asiduo de congresos nacionales de las principales sociedades científicas españolas como la SEOC o la SEDO. Profesor invitado desde 2014 del Máster propio de Odontología Estética y Rehabilitación Adhesiva Mínimamente Invasiva de la Universidad de Valencia. Profesor coordinador de la asignatura obligatoria de grado Odontología Estética y Adhesiva en la Universidad Católica San Antonio de Murcia (UCAM). Autor de varios artículos científicos y casos clínicos publicados en revistas nacionales e internacionales. Su práctica privada se circunscribe a la odontología restauradora estética en su clínica propia.

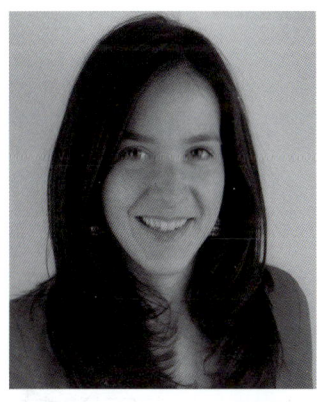

Carlota Suárez-Feito Tuero

Licenciada en Odontología en la Universidad Cardenal Herrera de Valencia (2005-2010). Máster de Prótesis en la Universidad de Valencia (2010-2011). Máster en Odontología Restauradora y Estética en la Universidad Internacional de Cataluña (2011-2013). Máster de Prótesis en la Universidad de Washington, Seattle (2013-2016). Colaboradora del Máster de Periodoncia de la Universidad de Oviedo. Práctica privada en Oviedo dedicada a prostodoncia y estética dental. Profesora colaboradora de Dawson Academy España.

José Bahillo Varela

Doctor en Odontología con Mención Europea, Universidad Internacional de Cataluña (UIC). Licenciado en Odontología, Universidad de Santiago de Compostela (USC). Especialista en Endodoncia Avanzada y diplomado en Diploma en Avances Científicos e Iniciación en Odontoestomatoloxía (USC). Experto en Clínica Periodontal, Universidad Complutense de Madrid (UCM); especialista en Implantoprótesis, UCM. Máster en Estética Dental, UIC. Tutor clínico de Patología y Terapéutica Dental, USC; profesor colaborador del Máster Internacional de Endodoncia Avanzada en la USC. Curso Modular de Implantología Dental Avanzada y Estética, Universidad de Nueva York (NYU).

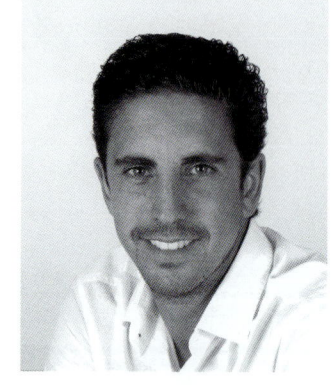

Javier Domínguez Cachón

Graduado en Odontología por la Universidad de Santiago de Compostela. Posgrado en Prótesis SCOE (Sociedad Catalana de Odontología y Estomatología). Master ENDORE USC.

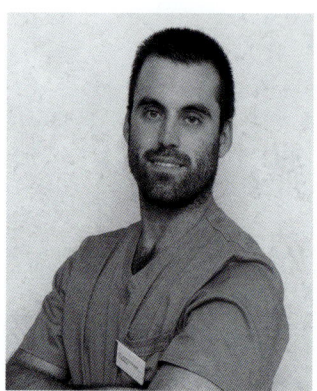

Ricardo Recena Orlando

Dedicación integral a la rehabilitación oral por flujo digital. Técnico en Prótesis Dental (Sao Paulo, Brasil, 1993-1995). Licenciado en Odontología (UMESP, Sao Paulo, Brasil, 1997-2002). Máster en Rehabilitación Oral e Implantes (Sao Paulo, Brasil, 2002-2004). Digital Smile Design Certified Member. KOL 3Shape. KOL IPD Dental Group.

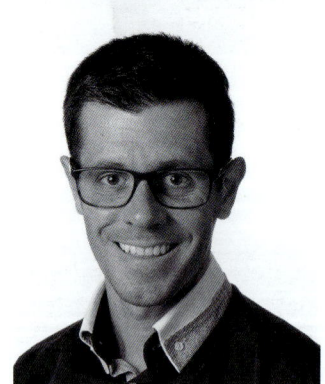

Luis Mampel Jorge

Técnico superior en Prótesis dentales y Máster en Cerámica. *Opinion lider* de Ivoclar. Y en el pasado lo fue de Sirona. Docente colaborador del Máster de Cerámica anual de Jobesa. Ponente y vocal de la Junta Directiva de Acaden. Vocal del Colegio de Protésicos de Málaga. Ha impartido conferencias y cursos en el territorio nacional e Internacional. Desde 1996 es director del laboratorio de Estética Mampel.

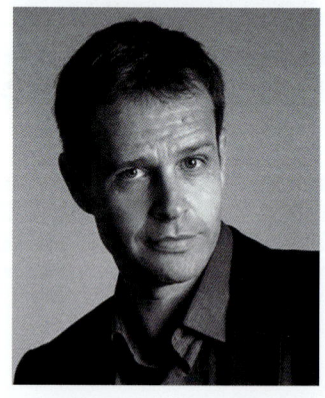

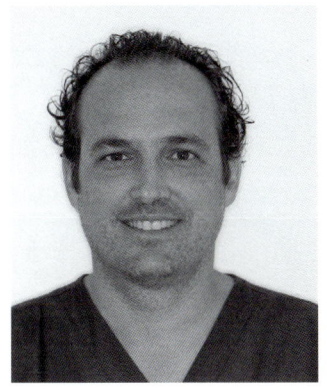

Jesús Peláez Rico

Licenciado en Odontología (2002) (UCM). Máster en Prótesis Bucofacial y Oclusión (2002-2004) (UCM). Doctor en Odontología, sobresaliente *cum laude* (2010) (UCM). Profesor permanente laboral del Departamento de Odontología Conservadora y Prótesis (UCM). Codirector y profesor del máster de Prótesis Bucofacial y Oclusión de la UCM. Codirector del curso de formación permanente Prótesis, Estética y Tecnología Digital (UCM). Codirector del grupo de investigación Investigación Clínica y Aplicada en Prótesis Estomatológica. Autor y coautor de artículos publicados en revistas científicas de ámbito nacional e internacional. Autor y coautor de más de 80 comunicaciones científicas, tanto orales como en formato póster en congresos nacionales e internacionales. Dictante en conferencias nacionales e internacionales sobre prótesis y estética dental. Miembro de SEPES, EAED, SEGER y SOCE.

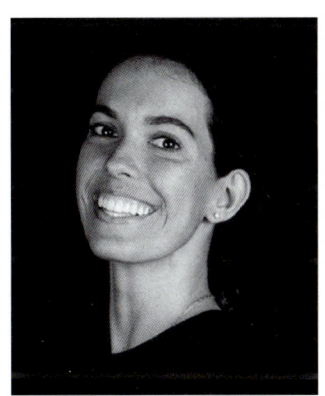

Patricia Elías Ortiz

Licenciada en Odontología, Universidad Europea de Madrid (UEM), 2012. Especialista en Periodoncia por el Departamento de Biomateriales / Handicap Göteborg University Sweden and Plenido Dental School Barcelona, 2013. Especialista en Odontología Estética, Universidad Complutense de Madrid (UCM), 2015. Miembro del Departamento Clínico y de R&D de FirstFit Technology, en Viax Dental Technologies, desde 2015. Certificada en Digital Smile Design (DSD), 2017. Miembro del Departamento de Formación de FirstFit Academy, en Viax Dental Technologies, desde 2018. Doctora encargada del Departamento Clínico de FirstFit Academy, en Viax Dental Technologies, desde 2018. Certificada en Invisalign, 2020. Profesora invitada en los Máster de Estética, Prótesis y Odontología Digital en Universidad Complutense de Madrid (UCM), Universidad Santiago de Compostela (USC), Universidad de Valencia (UV) y Universidad Católica de Murcia (UCAM), desde 2019. Conferenciante en los ámbitos nacional e internacional.

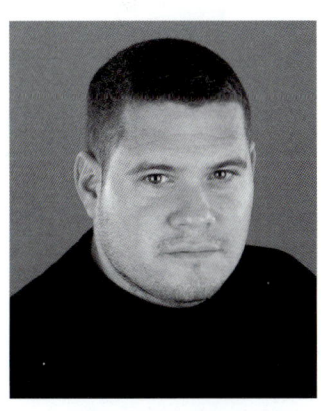

Carlos Eduardo Toro Chacón

Odontólogo por la Universidad Central de Venezuela (UCV) en 2008, Certificado en Interpretación Imagenológica Maxilofacial por la Universidad de Cidade São Paulo (UNICID) y la Universidad de Carabobo (UC) en 2010. Profesor de Radiología en la Universidad Central de Venezuela 2008-2018. Autor y tutor de investigaciones sobre uso, interpretación y aplicación de imágenes digitales en Odontología. Miembro fundador de la Sociedad Venezolana de Radiología e Imagenología Dentomaxilofacial (SVRID) en 2012, *speaker* de la Digital Dentistry Society (DDS), miembro de los departamentos de Diseño Digital y de Investigación y Desarrollo (I+D) de Viax dental Technologies, director de FirstFit Academy.

Javier Cremades Aparicio

Licenciado en Odontología (UEM, 2001). Cursos de posgrado y especialización en Odontología Restauradora y Estética en España, EE. UU., Reino Unido, Suiza, Italia y Brasil. Integrante del equipo de trabajo del Dr. Radigales (2005-2012), pionero en España y referente internacional en las técnicas de estratificación con composites. Integrante del IMDE junto a su director y prestigioso dermatólogo el Dr. Juan Sopena. Actividad clínica en Valencia, Málaga, Córdoba y Roma. Profesor del Departamento de Oclusión (UME, 2003-2012). Profesor de la Università Di Foggia (Italia). Dipartimento di Medicina Clinica e Sperimentale. Corso di Laurea in Odontoiatria e Protesi Dentaria. Profesor colaborador de distintos Cursos de Postgrado en Estética Dental y Ortodoncia en diversas Universidades y Centros de Estudios de España.

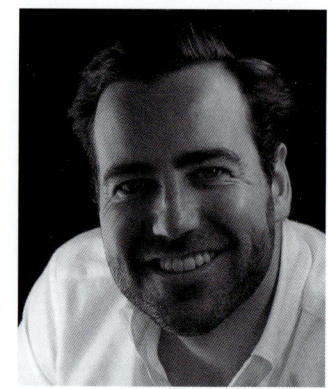

Fernando Rey Duro

Licenciado en Odontología (UME, 2003). Máster en Odontología Estética (UCM, 2009) y Máster en Periodoncia Avanzada (UEM, 2013). Colaborador en universidades y posgrados en Odontología Restauradora, Periodoncia y Fotografía dental (UCM, UEM, URJC, IUM, UPS). En 2010 completó su formación en fotografía publicitaria e iluminación en la escuela CEV de Madrid. Formado por maestros de la fotografía dental como Daniel Blanco, Claude Sieber, Mihai Simonia y Carlos Ayala. Imparte cursos de ámbito nacional e internacional en fotografía dental. Es miembro del grupo internacional Bio-Emulation (2012-2020). Clínica privada en Madrid, especializada en odontología estética y restauradora, periodoncia e implantes. En su tiempo libre desarrolla su técnica especialmente en fotografía dental y de paisaje.

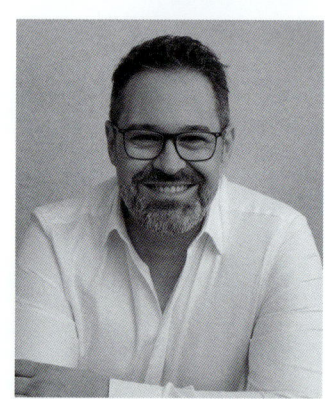

Isabel Giráldez de Luis

Licenciada en Odontología (UAX, 2002). Doctora en Odontología con Premio Extraordinarios (URJC). Experta en Odontología Estética (URJC). Máster en Salud Pública Oral y especialista en Gestión en Servicios Sanitarios Odontológicos, y en Salud Bucodental Comunitaria (US). Profesora ayudante doctor en el Grado de Odontología y profesora colaboradora en el Máster de Odontología Restauradora Estética y Endodoncia (URJC). Presidenta de la SEOC. Práctica privada en odontología estética y restauradora en clínica Albus Dental Studio. Publicaciones internacionales científicas con índice de impacto. Líder de opinión de prestigiosas marcas de blanqueamiento y resinas compuestas. Conferenciante nacional e internacional en dicho campo.

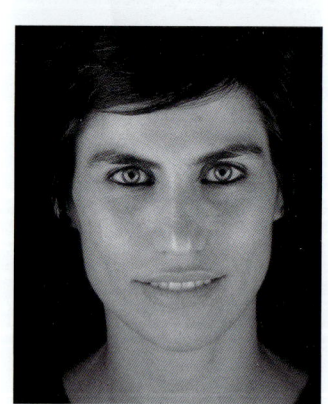

Clara Casar Castro

Licenciada en Odontología (UEM, 2011). Máster Universitario de Ortodoncia (UAX). Profesora asociada en el Máster Universitario de Ortodoncia (UAX) y en clínica de pregrado. Miembro de la Sociedad Española de Ortodoncia y de la Sociedad Europea de Ortodoncia. Manejo de técnicas de ortodoncia interceptiva, aparatología funcional, arco recto (MBT, Roth), técnicas de autoligado e Invisalign. Nivel Platinum en Invisalig. Actualmente trabaja como ortodoncista en exclusiva para distintas clínicas.

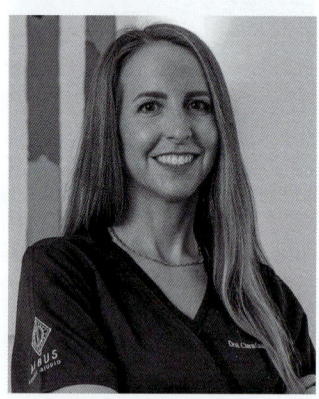

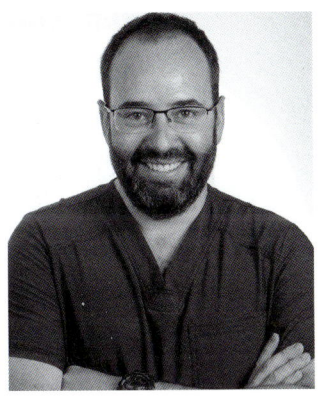

Vicente Berbís Agut

Licenciado en Odontología, Universidad de Valencia, 2001. Diploma de Estudios Avanzados en Odontología, Universidad de Barcelona, 2003. Servicio Estomatología del Institut Universitari Dexeus, Barcelona, desde 2002 hasta 2009, junto al Dr. Pere Harster. Ultimate Aesthetics Program junto al Dr. Tidu Mankoo, Windsor, Reino Unido, 2007. Premios de SEPES a la mejor comunicación oral clínica en 2002 y en 2008. Workshop de SEPES Prótesis Implantosoportada (2007) y Odontología Adhesiva (2009). Profesor de formación continuada del Consejo General de Colegios Oficiales de Odontólogos de España y de la Sociedad Española de Prótesis Estomatológica y Estética. Colaborador como profesor invitado en programas de prótesis y odontología estética en la Universidad de Valencia, Universidad de Barcelona, Universitat Internacional de Catalunya y la Universidad de Sevilla. KOL para diversas empresas como Digital Smile Design, Dentsply, 3Shape, Nobel Biocare o Klockner. Práctica privada dedicada a prostodoncia y odontología estética en Castellón de la Plana (codirector de la Clínica Berbís Estela y el centro de formación continuada Become Sharing Dentistry).

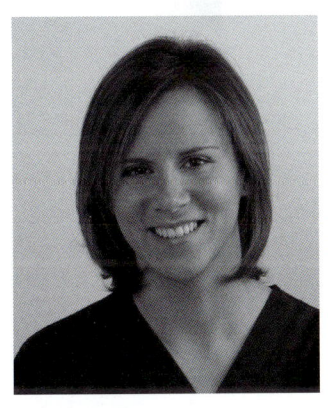

Norma Estela Fabra

Licenciada en Odontología por la Universitat de Barcelona en 2005. Posgrado en Oclusión y Rehabilitación Oral (UB, 2006). Formada en prótesis y estética dental con el Dr. J. Martínez (Barcelona). Diploma de Estudios Avanzados por la Universitat Internacional de Cataluña (UIC, 2007). Máster en Periodoncia (UIC, 2008), en el que colaboró como profesora hasta 2010. Colaboradora del Branemark Osseointegration Center de Barcelona, centro de referencia en implantología dirigido por el Dr. Joan Pi Urgell. Miembro Especialista de la Sociedad Española de Periodoncia y de la Sociedad Española de Prótesis Estomatológica. Codirectora en Berbís Estela Clínica Dental, en Castellón de la Plana, España. Responsable del área de Peridodoncia e Implantes.

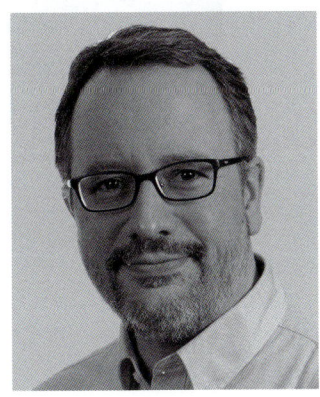

Javier Tapia Guadix

Artista gráfico digital, centrado en ilustración, animación y desarrollo de aplicaciones en el sector dental. Licenciatura en Odontología en la Universidad Europea de Madrid. Cofundador del grupo internacional Bio-Emulation. Exprofesor en el Departamento de Prótesis en la Universidad Europea de Madrid. Profesor colaborador en el Máster de Estética de la Universidad Europea de Madrid y en diversas universidades europeas. Revisor oficial para el *International Journal of Esthetic Dentistry*. Especialista en Odontología Restauradora y Estética. Ponente internacional de congresos y cursos teórico-prácticos. Ha publicado numerosos artículos sobre odontología restauradora, color en odontología, fotografía dental y odontología digital. Miembro del GC Restorative Advisory Board.

Vicente Faus Matoses

Expresidente de la Sociedad Española de Odontología Conservadora y Estética (2015-2018). Director del Diploma en Odontología Restauradora Estética de la Universidad de Valencia (UV). Codirector del Máster en Odontología Restauradora y Endodoncia (UV). Profesor ayudante doctor de Patología Dental, Odontología Conservadora y Endodoncia (UV). Práctica privada en ClínicaFaus Dentistas. KOL para diferentes multinacionales de la odontología. Editor asociado de la revista *Journal of Clinical and Experimental Dentistry*, del *Journal of Clinical Dentistry and Research* y de la revista del *Consejo de Dentistas de España* desde 2013. Ponente en congresos nacionales e internacionales.

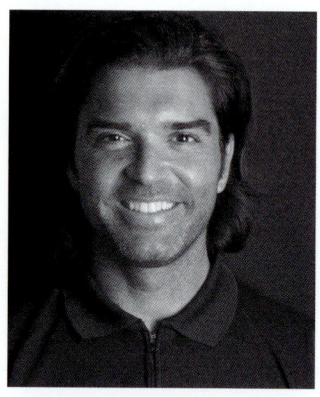

Ignacio Faus Matoses

Doctor en Odontología, Universidad de Valencia (UV). Profesor asociado en la unidad docente de Ortodoncia en la UV, profesor colaborador del Máster de especialización en Ortodoncia, forma parte además del equipo de coordinación del Diploma en Odontología Restauradora Estética de la misma Universidad. Está acreditado por ANECA como profesor contratado doctor. Profesor de cursos y conferencias, principalmente sobre técnicas en ortodoncia, alineadores invisibles y ortodoncia lingual, así como en la utilización de anclajes intraorales para la optimización del tratamiento ortodóncico o el diseño digital de la sonrisa. Es miembro de diversas sociedades científicas como la Sociedad Española de Especialistas en Ortodoncia (AESOR) y la Sociedad Española de Ortodoncia (SEDO). Autor de diversos artículos clínicos y de investigación en revistas nacionales e internacionales del JCR.

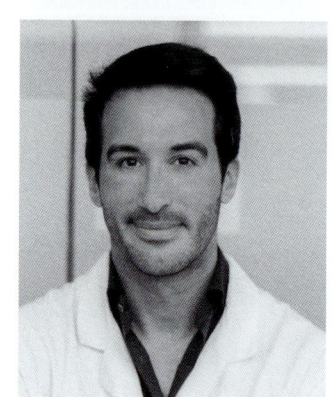

Rafael Piñeiro Sande

Licenciado en Odontología, Universidad de Santiago de Compostela (USC). Presidente fundador de la Asociación Gallega de Formación Odontológica. Especialista en Ortodoncia e Implantología. Tutor Clínico en la USC (1997-2001). Postgrados en Ortodoncia e Implantología Oral (1997-2001). Líder de opinión internacional de Ivoclar Vivadent. Key Opinion Leader de la Dental Zeiss Academy. Ponente en diferentes conferencias y cursos teóricos y prácticos en Odontología Estética nacionales e internacionales. Artículos de temas relacionados con la odontología estética y odontología microscópica en los ámbitos nacional e internacional. Miembro de diversas sociedades científicas (SEPES, SEPA, ITI, ESMD, etc.). Embajador en España del Congreso de la Sociedad Europea de Microodontología (ESMD) 2014 Barcelona y 2016 Vilnius. Ganador del premio SEPES 2010 a la «Mejor Comunicación Oral». Práctica privada en Vigo dedicada a la microodontología. Actualmente, en Estudio Dental.

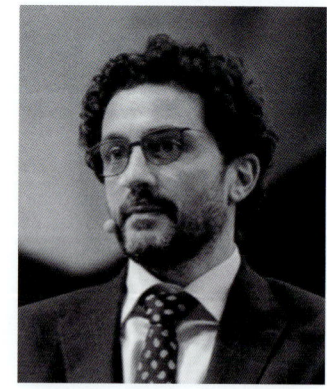

Prólogo

Para mí es un honor y una satisfacción el poder introducir este magnífico libro sobre "Tratamientos restauradores estéticos con composites y cerámicas".

Hace años, cuando muchos de nosotros empezábamos en esta increíble profesión, tan solo dos o tres composites eran nuestra ayuda diaria, y aunque los resultados parecían positivos, ahora nos damos cuenta de lo que hacíamos y de lo que podríamos haber conseguido hoy en día con los materiales tan sensacionales de los que disponemos actualmente. Lamentablemente, debido a la falta de variedad en estos composites, nos veíamos obligados a recurrir a las cerámicas, lo que conllevaba el consiguiente problema del desgaste dentario.

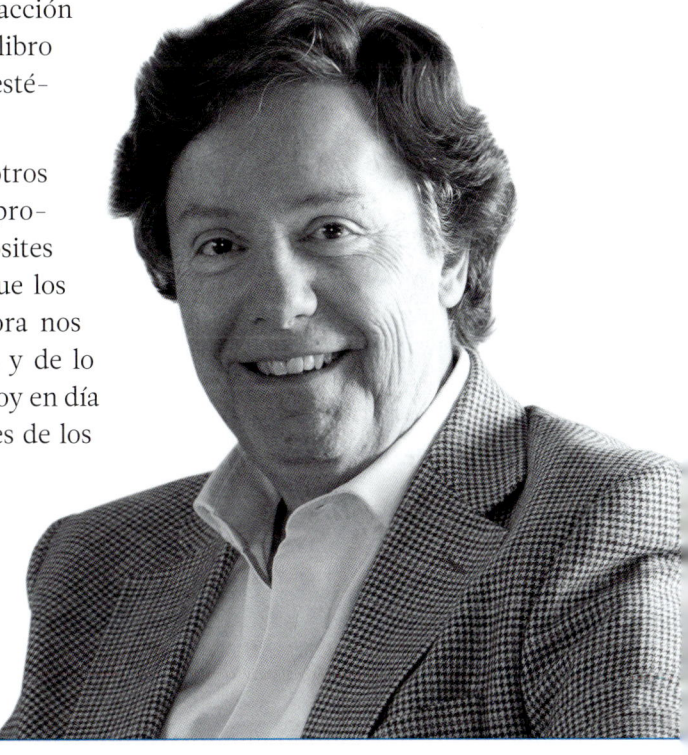

Las cerámicas también han conseguido una mejora notable, tanto en su estructura como en la manipulación de las mismas, consiguiendo una considerable estética y una menor agresión al tejido dentario.

Siempre existió cierta competencia entre los composites y las cerámicas, pero hoy en día, salvando el compromiso de la preparación, que ya es significativo, los resultados estéticos se equiparan e incluso pueden llegar a ser indistinguibles, aunque sin duda, es el factor tiempo el que marca la diferencia.

La sonrisa es actualmente nuestra carta de presentación, ocupando la primera prioridad estética en nuestros pacientes. También es señal de salud y no nos olvidemos que rehabilitándola, estamos en la obligación de recomponer, también, la función de nuestro aparato estomatognático, muchas veces olvidada.

Por eso la importancia de este libro es notable. En primer lugar, por el magnífico nivel de los autores, destacando justamente su constante superación en nuestra profesión, alcanzando niveles comparables a los de muchos países que, hasta hace poco, estaban muy por delante. En segundo lugar, por la comparación y los resultados entre cerámicas y composites, así como por el tratamiento adecuado de cada caso que se expone. En tercer lugar por el estudio y el repaso de todas las alternativas que disponemos hoy en día, para conseguir el más alto nivel de estética, que es lo que demandan los pacientes.

En este libro, han colaborado algunos de los más brillantes y jóvenes profesionales en rehabilitación estética de nuestro país, abarcando tanto casos de composites como cerámicos y mostrando pacientes de todo tipo: pacientes periodontales, pacientes bruxistas, problemas de desgaste dentales, traumatismos, composites inyectados y por supuesto, tratamientos resueltos con tecnología digital... todo lo que encontramos diariamente en nuestros consultorios. De ahí el interés de esta publicación.

También se ha logrado como objetivo, que sea un libro de consulta, por lo que se ha detallado paso a paso, para que cada uno de sus lectores pueda ilustrarse y comparar sus casos con los que se presentan en esta publicación.

Desde aquí os animo a que este libro ocupe un lugar especial en vuestra biblioteca, consultando sus mensajes de una manera sencilla y eficaz.

Dr. José A. de Rábago Vega

Prefacio

Pertenecer a una familia abierta y acogedora como es SEPES, estar tantos años relacionado con ella, me ha dado la oportunidad de poder conocer y estar en contacto con grandes profesionales nacionales e internacionales afianzando mi convicción de que la Odontología española está entre las mejores del mundo. Cuando la editorial Edra, Maxillaris, me propuso seguir la estela del libro *Tratamientos restauradores con implantes en el sector anterior. Casos clínicos paso a paso*, y volver a coordinar un libro con autores españoles sobre *Tratamientos restauradores estéticos con composites y cerámicas en el sector anterior. Casos clínicos paso a paso*, me pareció una gran responsabilidad pero a su vez una oportunidad para dar visibilidad a los magníficos trabajos de 21 autores españoles. Desde el primer momento que contacté con ellos me ofrecieron su máxima colaboración y entusiasmo en el proyecto poniendo todo su conocimiento, que tantos años de formación les ha costado, a nuestra disposición. La escalera del éxito no se sube con las manos en los bolsillos. Se ha intentado que la presentación de los casos clínicos sea lo más didáctica posible y os sirva de provecho para ponerla en práctica en vuestras consultas. Los pacientes son el fin último de nuestra querida profesión y se merecen estos tratamientos de excelencia. No me queda más que agradecer a los autores el cariño que me han demostrado y haberme dado la oportunidad de conocerles y verles crecer hasta lo que son hoy en día.

Nacho Rodríguez
Presidente de SEPES 2012-2018

Índice de contenidos

Capítulo 10

Ortodoncia y estética para una rehabilitación duradera 159

Isabel Giráldez de Luis y Clara Casar Castro

Capítulo 11

Restauración estética con carillas de cerámica con la técnica CAD-CAM 177

Vicente Berbís Agut, Norma Estela Fabra

Capítulo 12

Carillas directas de composite aditivas para la recuperación de morfología y color natural 197

Javier Tapia Guadix

Capítulo 13

Carillas en agenesia de incisivos laterales 209

Vicente Faus Matoses, Ignacio Faus Matoses

Capítulo 14

Carillas directas de composite utilizando el protocolo PDV 223

Rafael Piñeiro

Cambio estético con carillas cerámicas en paciente bruxista

Ramón García–Adámez Soto

Presentación del caso

Anamnesis

- **Motivo de consulta**. Paciente de 44 años de edad, técnico ceramista dental, que acude a consulta para mejorar su aspecto estético. No presenta dolor ni molestias a la masticación o al movimiento articular y tampoco refiere sensibilidad alguna. Su principal preocupación es conseguir un rejuvenecimiento de su aspecto bucodental y de su sonrisa.
- **Anamnesis médica**. El paciente no es fumador y presenta un buen estado de salud. Sin antecedentes médicos de interés.
- **Anamnesis odontológica**. Muy reseñable el hecho de que el paciente es parafuncional y consciente de su problema aunque nunca ha sido portador de férula de descarga. Ha visitado poco al dentista a lo largo de su vida y únicamente le han realizado algunos tratamientos de odontología conservadora.

Exploración clínica y radiográfica

- **Exploración estética extraoral**. Paciente meso-braquifacial con tercios proporcionados y sin pérdida de dimensión vertical oclusal (DVO), simétrico, sin desviación de la línea media superior y sin asimetrías marcadas en tejidos duros y blandos en reposo ni en sonrisa. Exposición de 1 mm de borde incisal de incisivo central superior en reposo, sonrisa gingival de origen esquelético (Robbins, 2001) y perfil recto (📷 1.1).
- **Exploración intraoral**. Clase III molar y canina bilateral de origen esquelético, con un resalte y sobremordida disminuidos, sin apiñamiento superior ni inferior, desgaste moderado en el sector posterior y muy acentuado en el sector anterosuperior con una proporción del incisivo central de un 100 %. Esta pérdida estructural queda compensada por una erupción dentoalveolar para mantener la DVO, lo que acentúa su sonrisa gingival.

  Presenta restauraciones de composite en 16, 26, 36, 46 y 47, con tratamientos endodóncicos en 16 y 26 con más de 15 años de antigüedad sin sintomatología (📷 1.2).
- **Exploración periodontal**. El paciente presenta todas las piezas. Enfermedad periodontal grado 1 (Papapanou y cols., 2018) con profundidad de sondaje y presencia de bolsas periodontales de 4 mm con sangrado en molares superiores e inferiores.

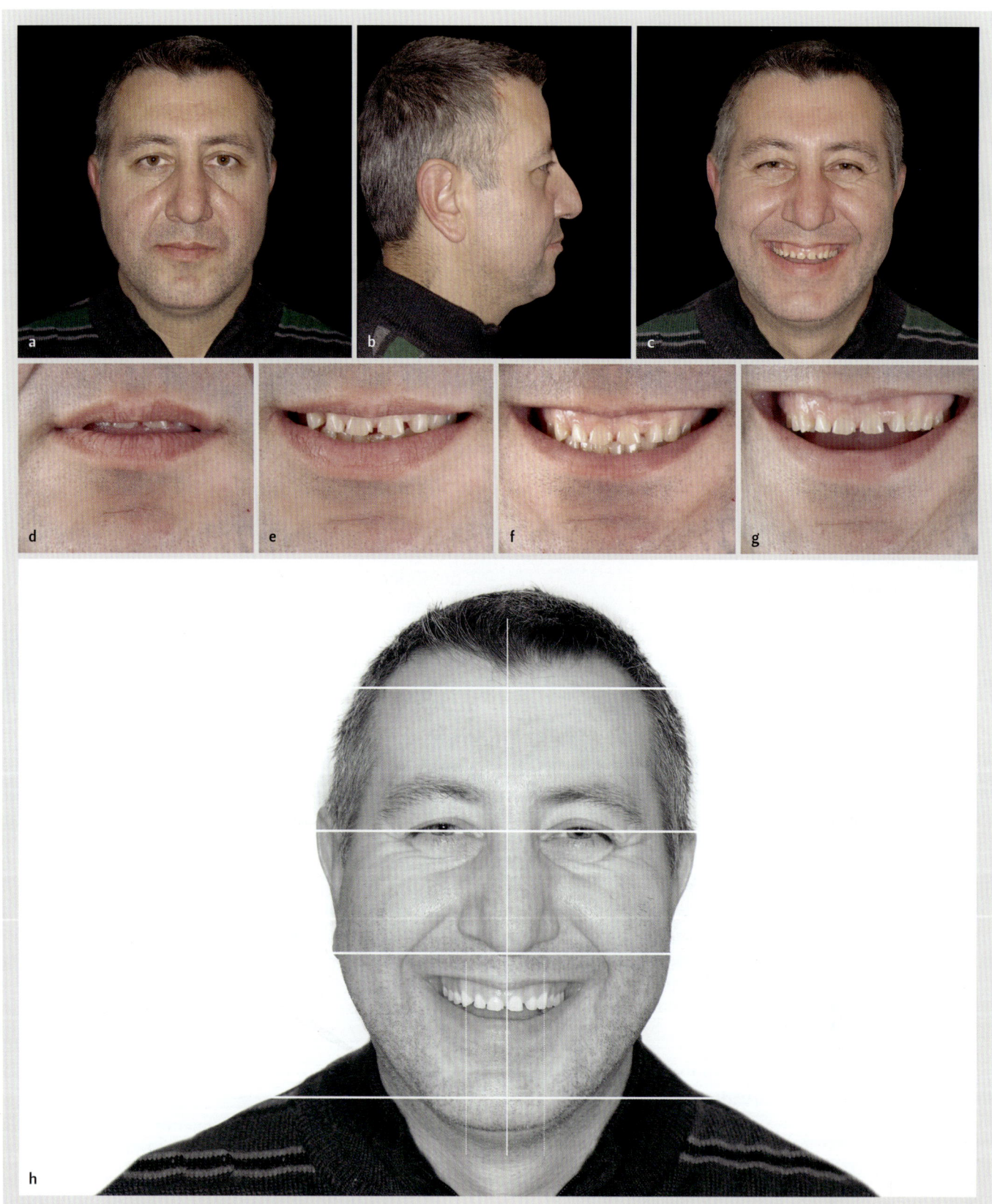

📷 **1.1** Exploración estética extraoral. a–c) Fotografías iniciales estéticas extraorales. d–g) Movilidad del labio: reposo (d), sonrisa ligera (e), sonrisa abierta (f) y máxima sonrisa (g). h) Análisis estético facial.

○ **Exploración radiológica**. La panorámica y la telerradiografía no muestran datos que reseñar. Se confirma el desgaste dental derivado del bruxismo y las obturaciones realizadas sin filtraciones aparentes. Los tratamientos endodóncicos realizados hace 15 años no son técnicamente correctos, con una deficiente obturación, aunque no presentan focos apicales aparentes (📷 1.3).

○ **Exploración funcional**. El paciente no presenta alteraciones de la articulación temporomandibular (ATM). La línea media inferior presenta una desviación hacia la derecha de 3 mm que se corrige y se centra en los trayectos de apertura y cierre. Las laminillas de Long revelan una mínima discrepancia entre relación céntrica y máxima intercuspidación (📷 1.4).

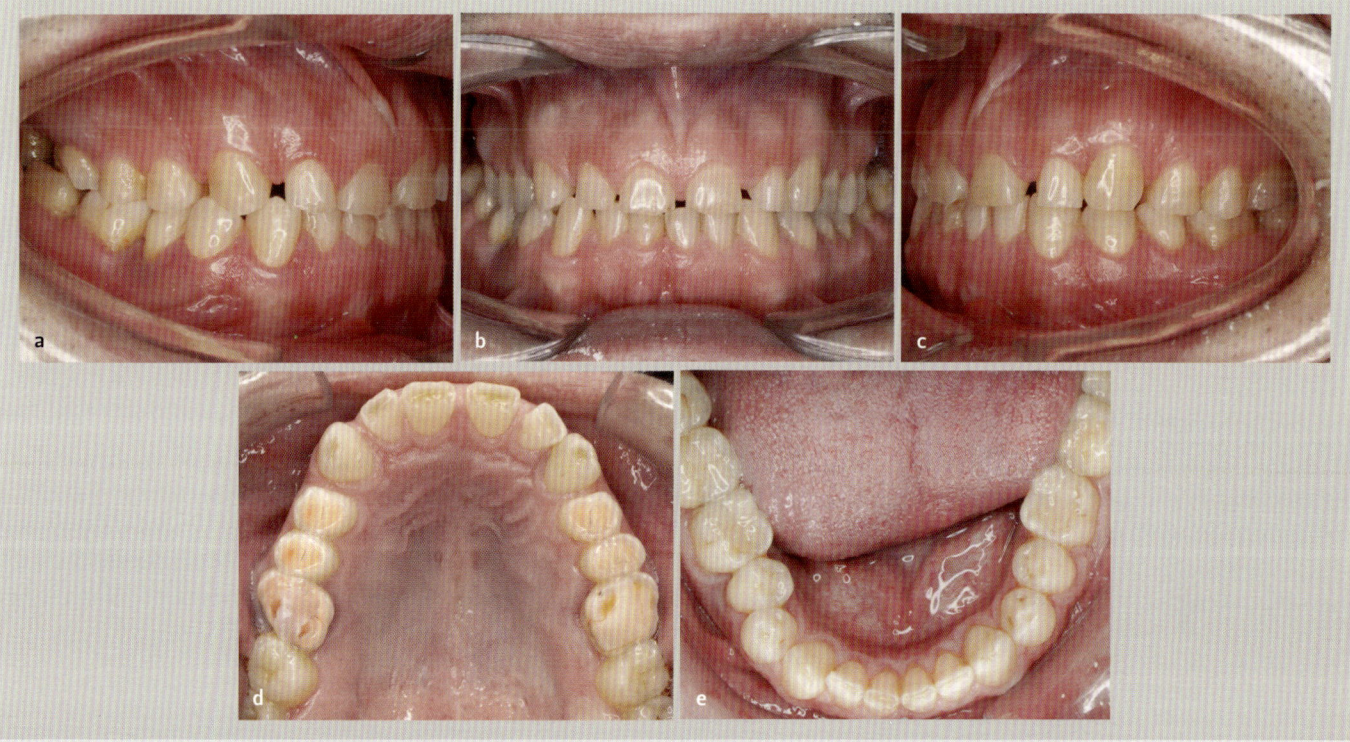

📷 **1.2** Exploración intraoral. a) Intraoral derecha. b) Intraoral frontal. c) Intraoral izquierda. d) Oclusal superior. e) Oclusal inferior.

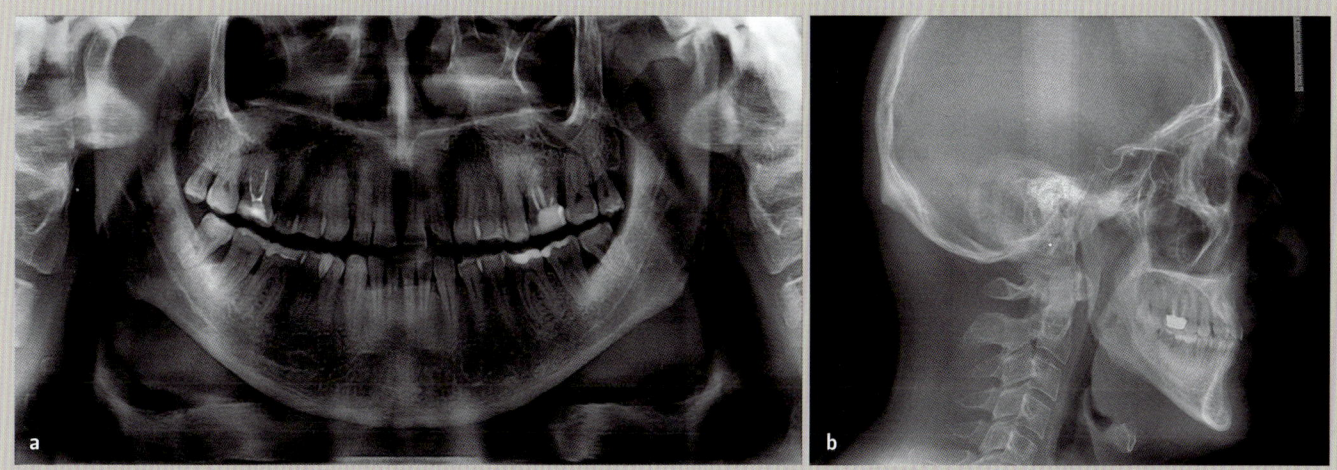

📷 **1.3** a) Radiografía panorámica previa. b) Telerradiografía.

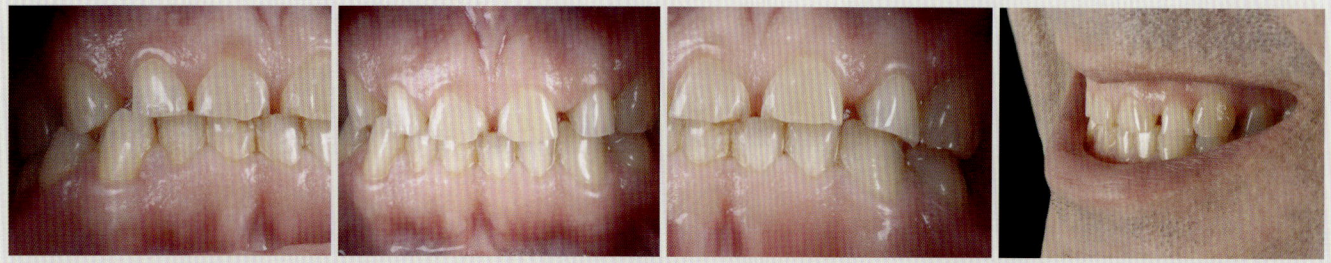

📷 **1.4** Frente anterior estético. Aspecto inicial y contactos interdentales de la guía anterior. Nótese el contacto traumático entre el 33 y el 22.

○ **Valoración estética de la sonrisa**. Para establecer las posibilidades de tratamiento más adecuadas y teniendo en cuenta todos los datos anteriores se realiza un estudio digital estético de la sonrisa a partir de las fotos teniendo como objetivo estético de partida la posición del incisivo central superior en relación con el labio en reposo (Spear y cols., 2006; Fradeani, 2006) (📷 1.5).

Resumen del caso:

Paciente sano y funcionalmente estable con sonrisa gingival cuya maloclusión y parafunción le han llevado a una destrucción avanzada del sector anterosuperior. Alta demanda estética.

Pronóstico

Establecer un pronóstico en un paciente bruxista con un requerimiento estético que exija un aumento de la DVO siempre es motivo de controversia dado que no existe evidencia del mismo en la literatura (Calamita y cols, 2019). Se han presentado numerosos estudios de caso (*case report*) (Asustay y cols., 2017; Matsumoto y cols., 2011; Spear, 2009; Kouby y cols., 2018; Fradeani y cols., 2012) con múltiples alternativas, aunque no hay estudios prospectivos controlados que nos den una casuística de la predictibidad de estos tratamientos, ya que dependen de numerosos factores como la fuerza muscular individual del paciente, que a veces supera el límite de resistencia de los materiales dentales e, incluso, de las propias piezas dentales, los patrones oclusales restaurativos impues-

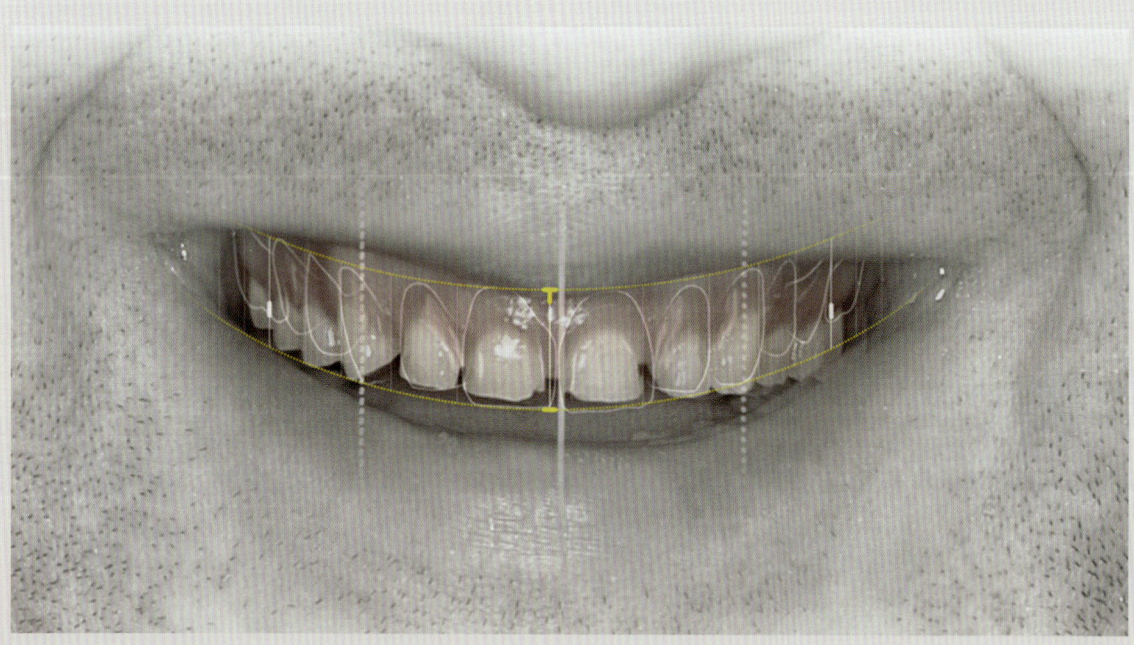

📷 **1.5** Análisis estético de la sonrisa. Propuesta teórica a partir del borde incisal del incisivo central superior en reposo.

tos, el cambio en cifras del aumento de la DVO, el uso de férulas de descarga de forma continuada por parte del paciente, o la utilización de farmacoterapia como la toxina botulínica para disminuir el exceso de carga oclusal.

Plan de tratamiento

ALTERNATIVAS DE TRATAMIENTO

Alternativa 1:
1. Tratamiento combinado ortodoncia–cirugía ortognática con impactación maxilar para disminuir la sonrisa gingival y corregir la clase III esquelética.
2. Tratamiento restaurador en la arcada superior con incrustaciones tipo *onlays* o coronas cerámicas.
3. Tratamiento restaurador anterosuperior con carillas cerámicas.

Alternativa 2:
1. Tratamiento restaurador en la arcada superior con coronas cerámicas en 26 y 16 y composites en premolares.
2. Tratamiento ortodóncico con *brackets* para aumentar resalte y conseguir mejorar la guía anterior compensando la clase III esquelética.
3. Tratamiento perioprotésico de alargamiento coronario.
4. Tratamiento restaurador anterosuperior con carillas cerámicas.

Alternativa 3:
1. Rehabilitación cerámica completa de coronas de zirconio superior e inferior con aumento de la DVO.

Alternativa elegida:

El paciente decide elegir la tercera opción dada su profesión de ceramista especializado en coronas de recubrimiento total. No quiere someterse a un tratamiento de ortodoncia largo, no le importa la sonrisa gingival y no confía en un tratamiento con carillas de porcelana dada su condición de paciente parafuncional. Confía en el resultado que él pueda conseguir en laboratorio tanto estética como funcionalmente con una rehabilitación fija a base de coronas de recubrimiento total. Tras algunas negociaciones y la negativa del autor a realizar dicha opción se decide la segunda alternativa por consideraciones funcionales, de pronóstico y de coste biológico (Edelhoff, 2002).

Tratamiento

Fase higiénica

En primer lugar se realiza una fase básica periodontal para controlar la periodontitis en *la* fase inicial. Se realizan raspajes y alisados por cuadrantes y se instruye al paciente en técnicas de cepillado e higiene oral para el control de placa.

Fase restaurativa

Tras la fase periodontal y antes de proceder al tratamiento de ortodoncia se procedió a desprogramar al paciente y a disminuir el colapso anterior cambiando las restauraciones de composite en las piezas 16 y 26, y realizando composites directos en los premolares superiores 15, 14, 25 y 24. Con ello se aumentó ligeramente la DVO aproximadamente unos 2 mm a nivel anterior. Eso disminuyó el frémito sobre las piezas anterosuperiores. Se contempló la necesidad de realizar retratamientos endodóncicos pero dada la ausencia de imagen, sintomatología y cronología de las endodoncias se determinó con el paciente evaluar la pieza 16 durante el transcurso del tratamiento y únicamente reendodonciar la pieza 26 y cambiar las grandes restauraciones de composite por coronas de zirconio estratificado (📷 1.6).

Fase ortodóncica

Durante un período de 24 meses el paciente fue sometido a un tratamiento de ortodoncia con *brackets* metálicos (sistema Damon) (📷 1.7). Los objetivos marcados fueron:
- Solucionar o al menos esmascarar la clase III esquelética molar con la utilización de elásticos de clase III
- Aumentar el resalte.
- Intruir el frente anterosuperior para facilitar el tallado de las restauraciones finales con el mínimo coste biológico y mejorar la sonrisa gingival.
- Corregir rotaciones y distribuir los espacios anterosuperiores.
- Centrar la línea media dentaria inferior.

En estos casos de pacientes apretadores con un gran potencial muscular es muy frecuente que sea a veces imposible conseguir espacio restaurador. Por ello, en este caso se fueron colocando topes incisales en el frente anterosuperior con el fin de ir consiguiendo espacio y, a la vez, favorecer la intrusión de estos dientes (📷 1.8).

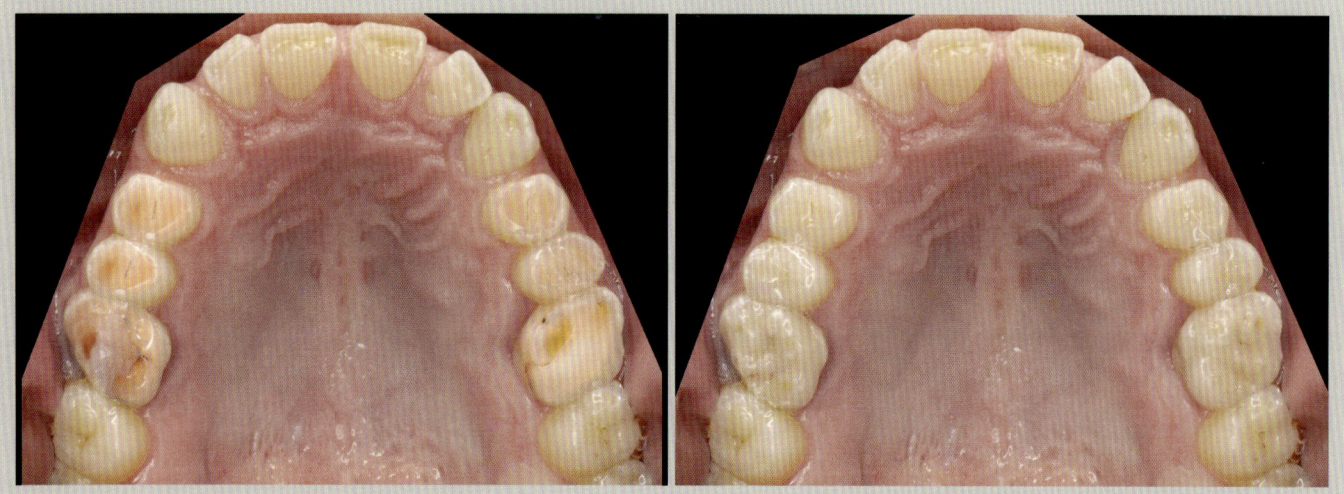

📷 **1.6** Situación posterior maxilar superior previa y tras la fase restaurativa con composites directos en premolares y coronas de zirconio estratificado en 16 y 26.

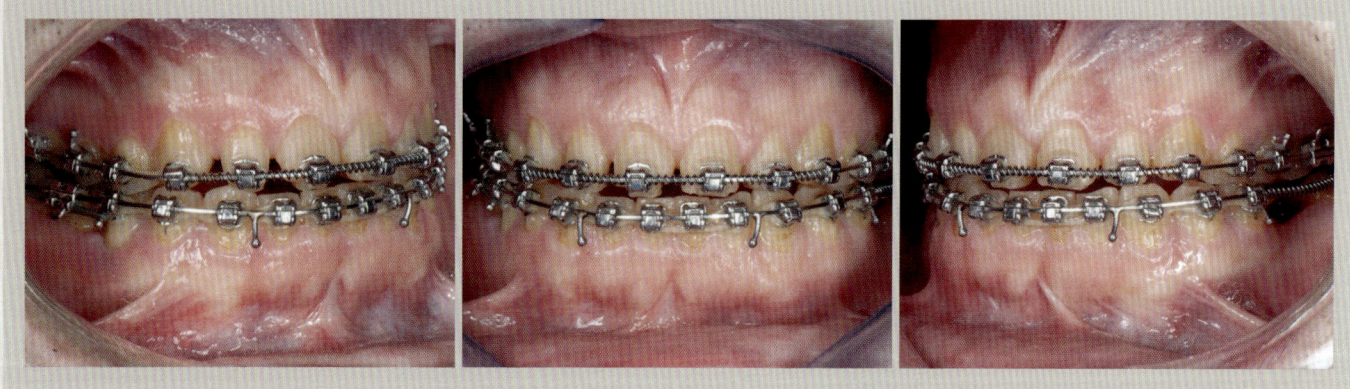

📷 **1.7** Fase de ortodoncia.

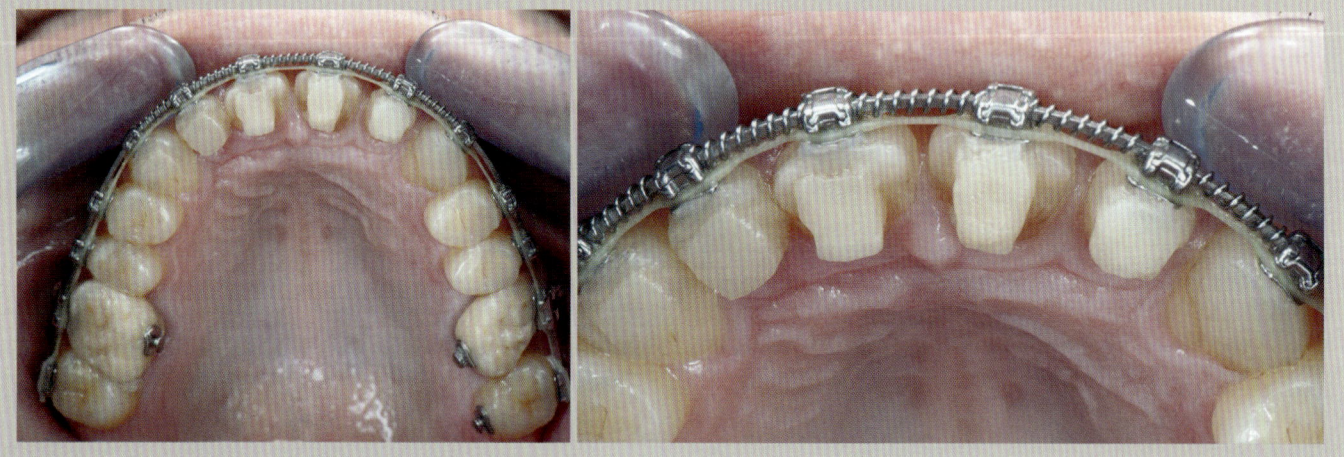

📷 **1.8** Fase ortodóncica. Topes incisales para favorecer la intrusión del sector anterosuperior.

Durante el tratamiento se fueron realizando análisis estéticos faciales (DSD) para valorar los cambios e ir guiando al ortodoncista (📷 1.9).

Dado que durante este tiempo el paciente no fue portador de férula oclusal de descarga pasados 8 meses de tratamiento el paciente sufrió una fractura vertical del primer molar inferior izquierdo y movilidad del 48 y fueron exodonciados (📷 1.10).

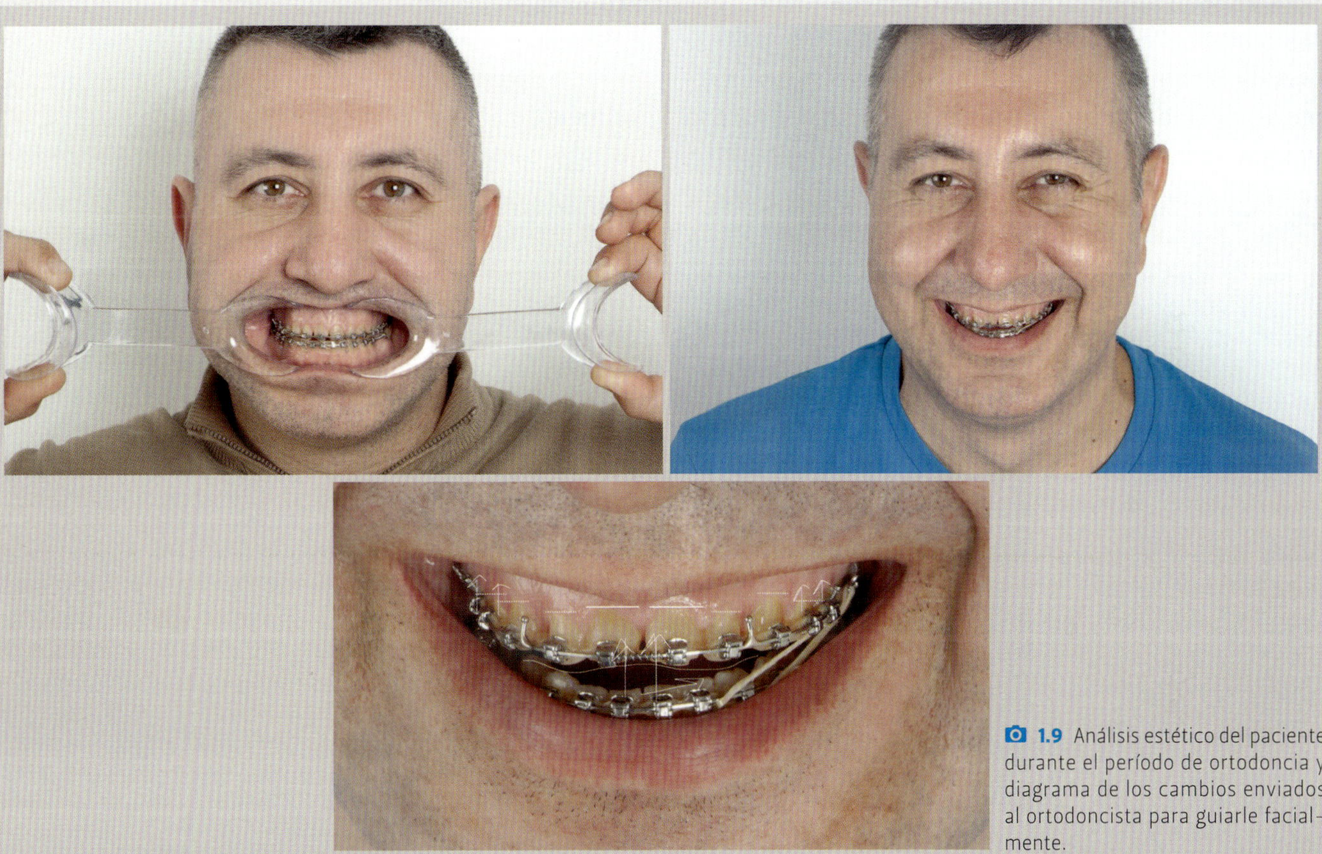

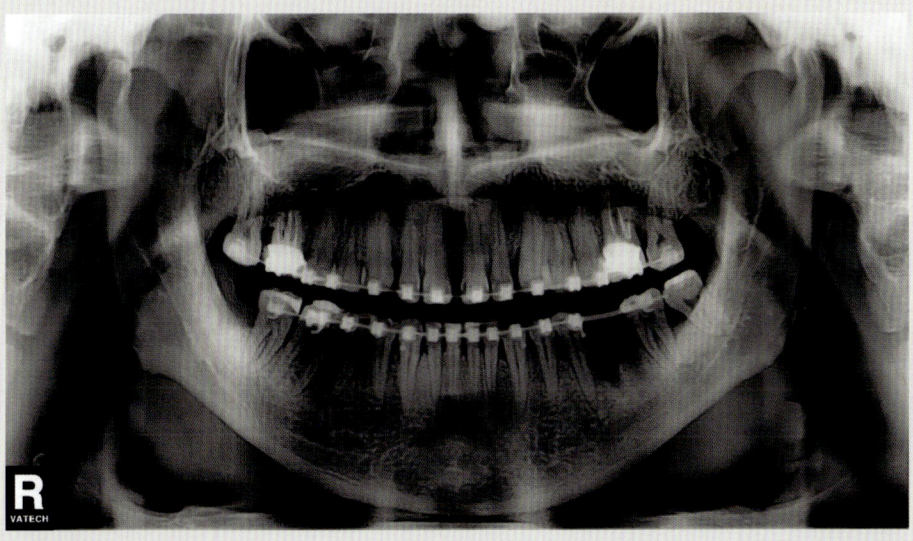

📷 **1.9** Análisis estético del paciente durante el período de ortodoncia y diagrama de los cambios enviados al ortodoncista para guiarle facialmente.

📷 **1.10** Radiografía 10 meses tras comenzar el tratamiento de ortodoncia. Obsérvese la pérdida de la pieza 36 por fractura vertical.

Fase perioprotética

Con el tratamiento de ortodoncia se compensó la *clase* III parcialmente y se consiguió una situación de resalte y sobremordida más adecuada para favorecer la creación de una nueva guía anterior y una nueva envolvente de función. Parte del tamaño de grupo anterior fue dado con composites en forma de topes oclusales (📷 1.11).

Se reevaluaron los parámetros estéticos del paciente antes de continuar con las siguientes fases. Comenzamos siempre buscando referencias de trabajo, para lo cual es mandatorio un diagnóstico facial exhaustivo de nuevo, tanto desde una vista frontal como en planos laterales. Una de las mayores aportaciones en la odontología estética de los últimos años ha sido sin duda el protocolo del diseño de sonrisa (DSD) (Coachman, 2012) (📷 1.12).

Se fabricó a partir de las consideraciones una maqueta acrílica (New Outline, Anaxdent) que se validó intrabucalmente y a nivel facial (📷 1.13 y 1.14).

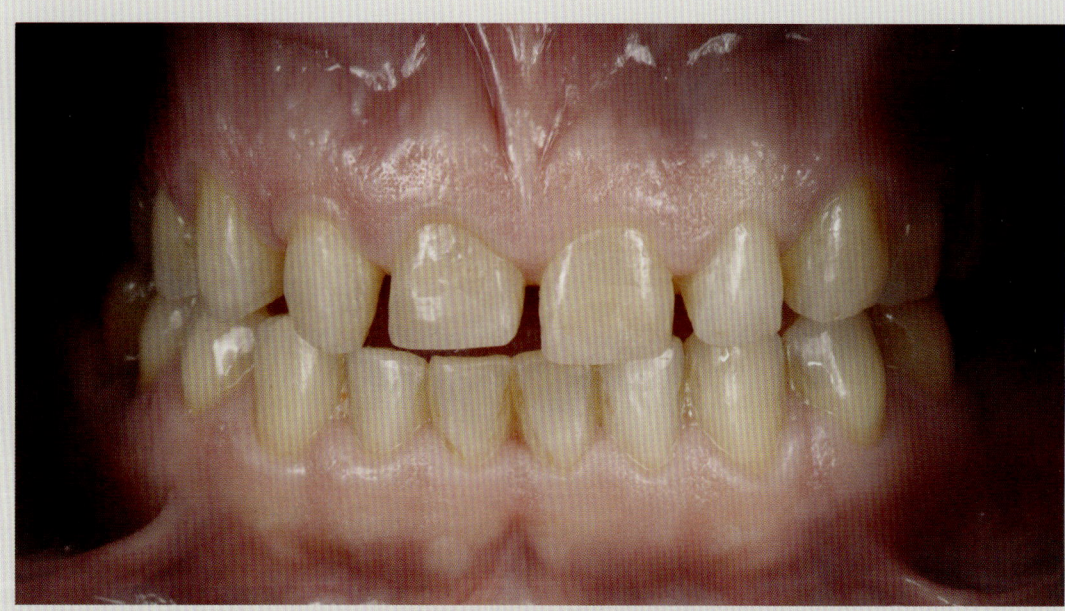

📷 **1.11** Situación posterior al tratamiento de ortodoncia.

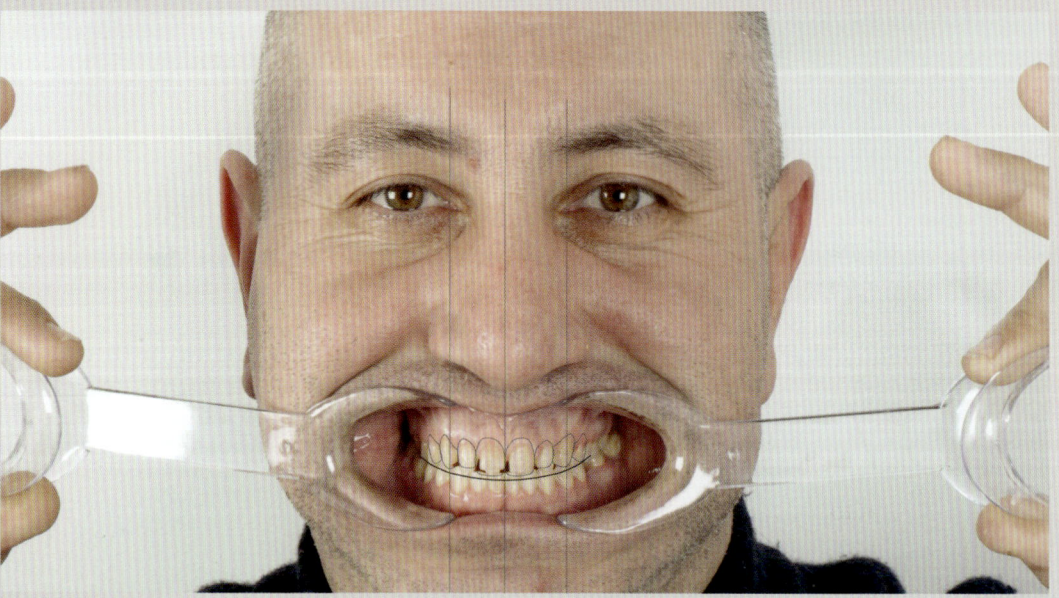

📷 **1.12** Diseño digital de sonrisa (DSD) tras el tratamiento de ortodoncia.

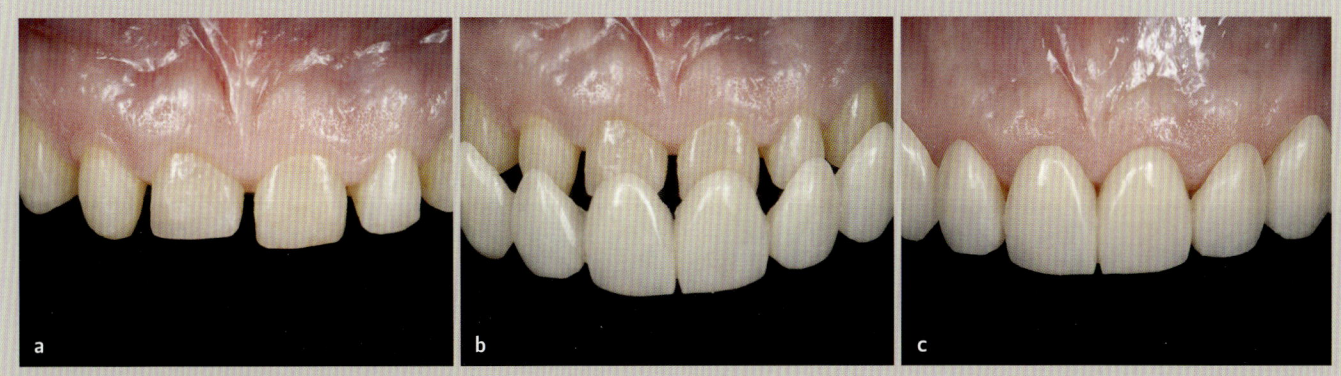

📷 **1.13** a) Sector anterosuperior. Situación tras la ortodoncia. b) Prueba de plantilla de acrílico. c) Maqueta de acrílico situada en boca.

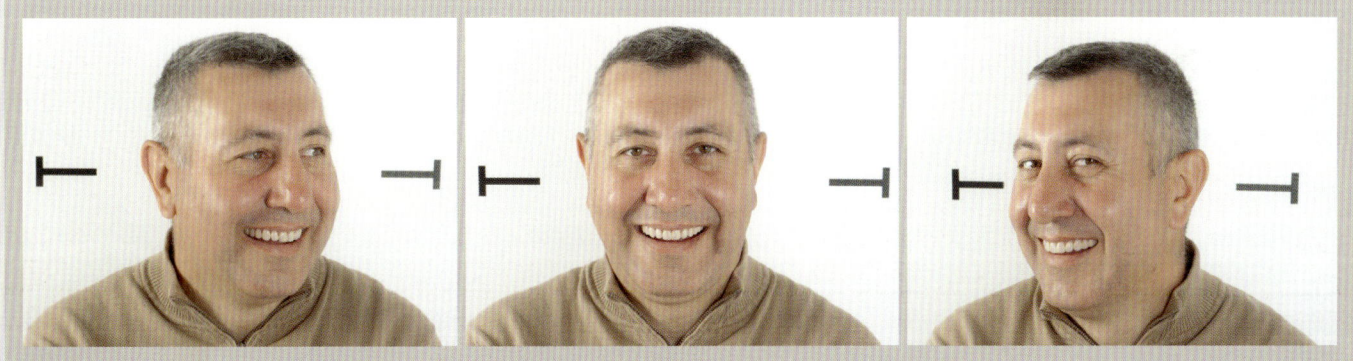

📷 **1.14** Aspecto estético del paciente tras colocar la maqueta en visión frontal y lateral 45 grados. Se determinó disminuir levemente el tamaño final de los dientes.

Se procedió a realizar una cirugía preprotésica de alargamiento coronario. Aunque actualmente se realiza en una sola fase, en el año de realización del tratamiento se consideró realizarlo en dos fases: una primera para regularizar la posición del margen óseo y tres meses después una gingivectomía para recolocar el tejido blando.

Colocando la férula quirúrgica acrílica se marcó con ayuda de una sonda periodontal (Sonda North Carolina PC15, Hu Friedy) la localización del cenit gingival de las futuras restauraciones y se procedió a medir la localización del margen óseo. Se procedió a levantar un colgajo sin descargas verticales a cada lado sin levantar la papila central interincisiva (bisturí 15C Aesculap) y se fue eliminando en altura y grosor el hueso vestibular del incisivo central hasta el segundo premolar con ayuda de una fresa de carburo de tugsteno (Komet 902 314 012) y mediciones constantes con la férula, asegurándose de que la distancia del futuro margen restaurativo al hueso fuese de 3 mm.

Tras realizarlo en ambos cuadrantes se suturó con puntos colchoneros verticales (Sutura monofilamento Seralene 5 ceros, Serag Wiessner) (📷 1.15).

El tratamiento de gingivectomía se realizó con ayuda de un bisturí eléctrico (Perfect TCS II Whaledent). Se colocó de nuevo la plantilla quirúrgica acrílica y se marcó con ayuda de una sonda periodontal (Sonda North Carolina PC15, Hu Friedy) en el cenit gingival de cada uno de los dientes. A baja intensidad se fue recortando el margen en cada una de las piezas y se dejó cicatrizar un período de 1 mes (📷 1.16).

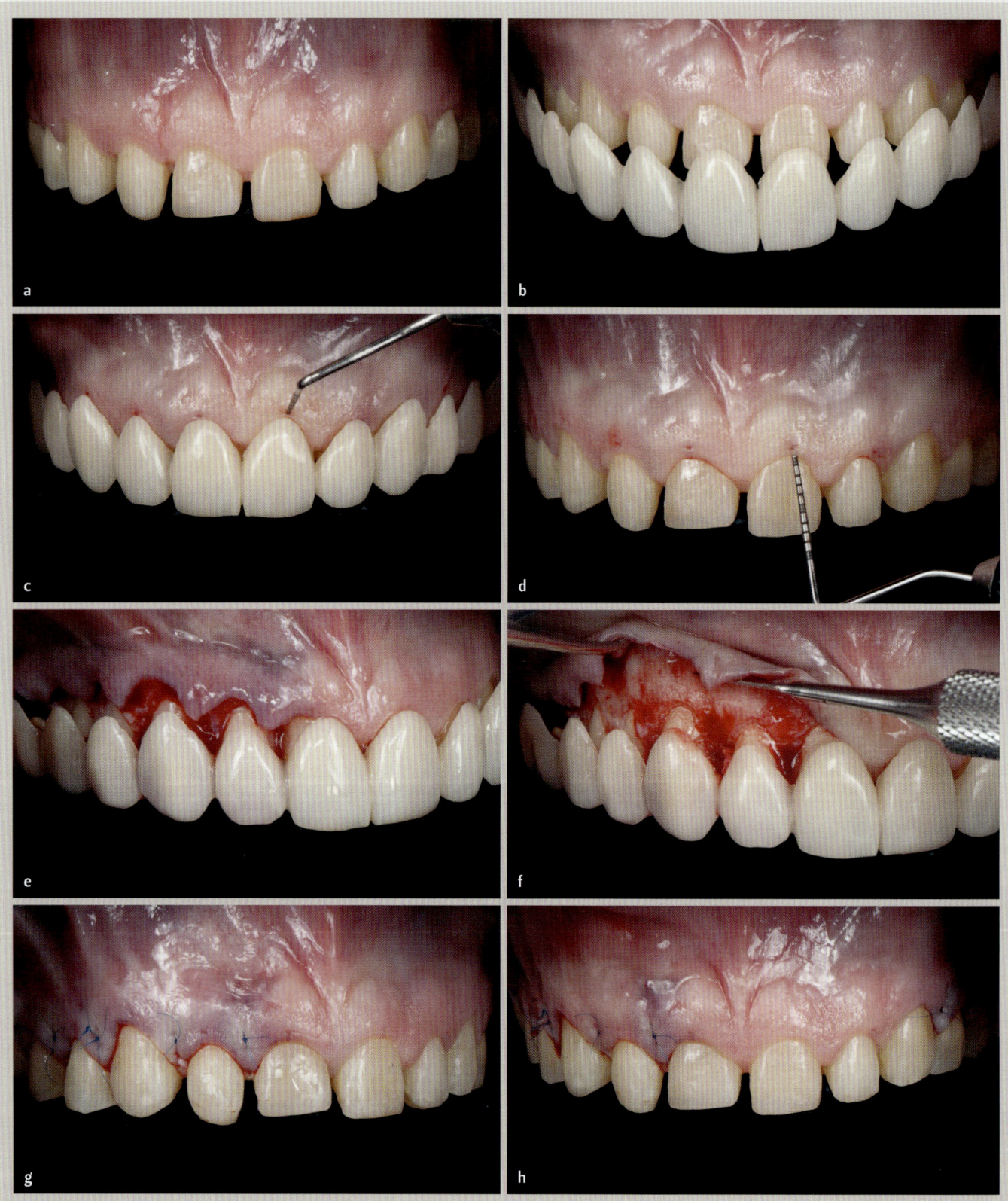

📷 **1.15** Cirugía de regularización ósea. a) Situación previa tras ortodoncia. b) Prueba maqueta en boca. c) Marcado de los cenits gingivales con la sonda periodontal. d) Medición del margen óseo. e) Levantamiento de colgajo manteniendo la papila interincisiva. f) Regularización ósea a 3 mm del margen gingival final. g) Sutura. h) Aspecto final tras la cirugía bilateral.

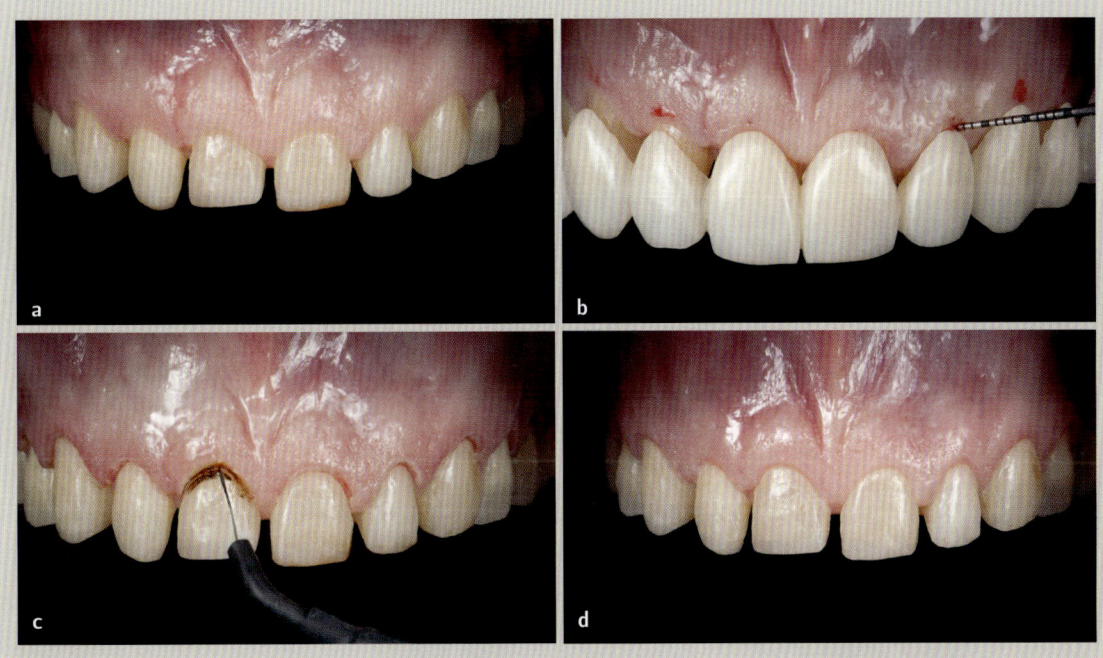

1.16 Cirugía de gingivectomía. a) Aspecto 3 meses tras la cirugía ósea. b) Marcado de los cenits gingivales con la sonda periodontal. c) Gingivectomía con bisturí eléctrico. d) Aspecto inmediatamente después de la gingivectomía con bisturí eléctrico.

Fase prostodóncica

El objetivo de este caso es realizar carillas múltiples lo más ultraconservadoras posibles. El paciente no era partidario de cambiar el color de sus dientes y prefirió no blanquearse previamente. Por ello se decidió fabricar únicamente ocho láminas cerámicas.

El técnico de laboratorio a través del *model transfer* realizó un encerado superior aditivo compensando estas discrepancias (📷 1.17) y se probó en boca a través de un *mock-up* (luxatemp A1 AMG) para la validación estética desde un punto de vista frontal y lateral de 45 grados (📷 1.18-1.20).

Se realizó el tallado yuxtagingival a través del *mock-up* (Magne y cols., 2002) y se eliminaron los composites incisales. En este caso de color favorable y dado que el paciente no quería un diente con un valor excesivamente alto, el grosor elegido fue de 0,3-0,4 mm (Coachman y cols., 2014). Por ello se utilizaron fresas calibradas que guían exactamente la cantidad a eliminar. Podemos, incluso, llegar a 0,2 mm en carillas realizadas con el modelo refractario, pero al ser tan extremadamente finas existe un mayor peligro de fractura durante las fases de prueba y de cementado.

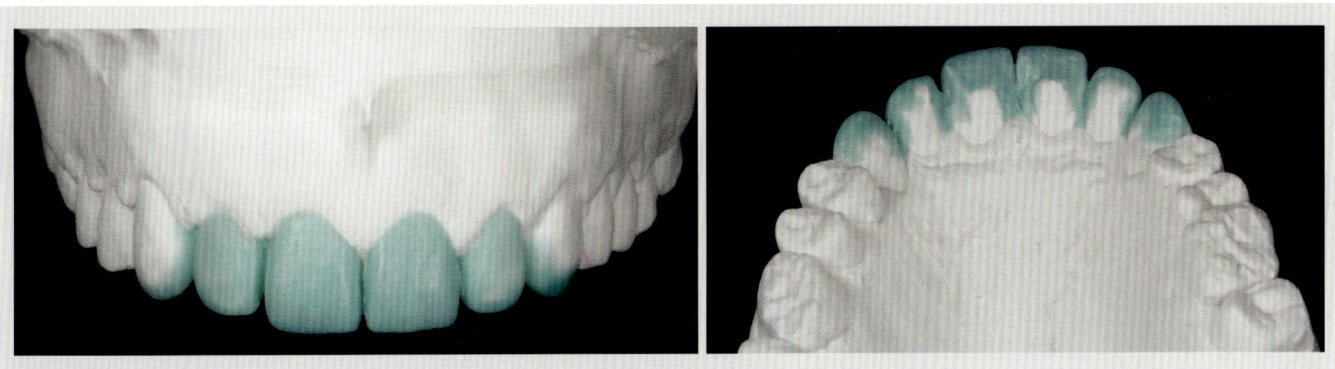

📷 **1.17** Encerado final.

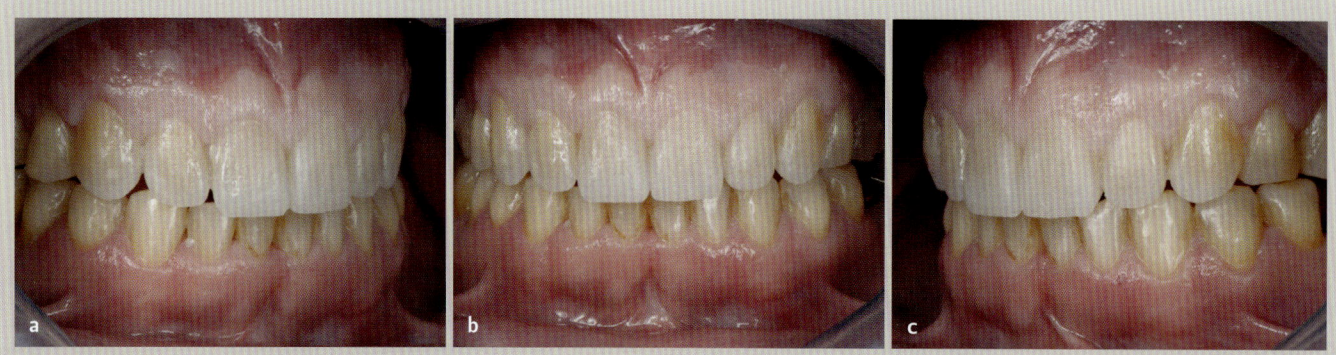

📷 **1.18** *Mock-up* intrabucal. a) Visión lateral derecha. b) Visión frontal superior. c) Visión lateral izquierda.

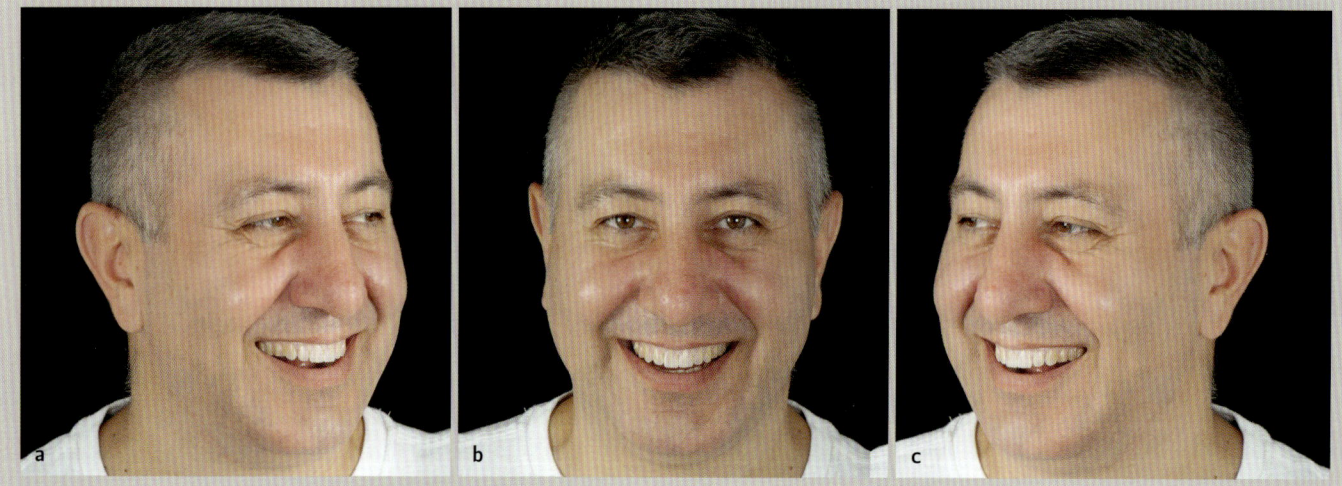

📷 **1.19** *Mock-up* intrabucal. a) Visión lateral derecha. b) Visión frontal superior. c) Visión lateral izquierda.

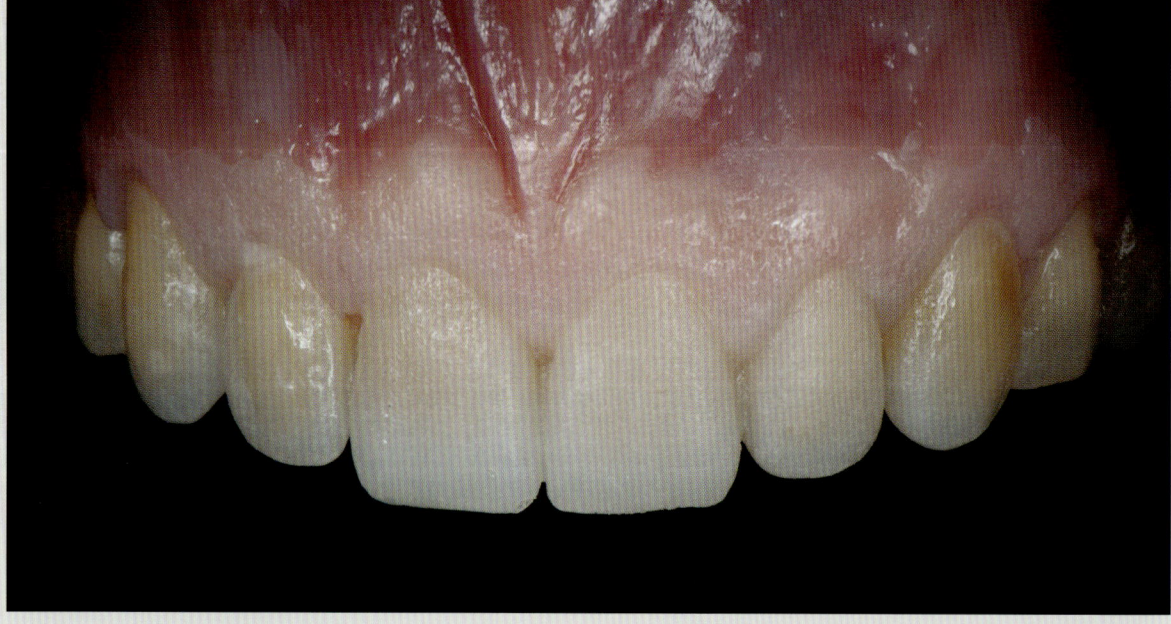

📷 **1.20** Disminución del tamaño del diente en comparación con la plantilla acrílica inicial.

Tras tomar impresiones con poliéter (Impregum 3M ESPE), se procedió a la realización de restauraciones provisionales (Luxatemp AMG) aprovechando la llave del *mock-up*. Se colocó una gota de ácido ortofosfórico (Total Etch Ivoclar Vivadent) en el centro de cada uno de los dientes para favorecer y mejorar la retención, se colocó adhesivo de segunda generación (Heliobond, Ivoclar Vivadent) y se volcó el material en la llave posteriormente. Se llevó a boca durante 2 minutos ejerciendo presión y se retiró cuidadosamente.

Los excesos fueron escrupulosamente retirados con bisturí y fresa (Komet 859 314 014) asegurándonos de que no quedaban restos, especialmente en los espacios intrapapilares y gingivales.

En estos casos siempre damos al paciente una férula transparente de vacío (Erkodur 0,5 mm, Erkodent) con dos objetivos: uno, colocarse gel de clorhexidina unos días para mejorar la situación gingival y dos, evitar el desprendimiento de las restauraciones provisionales por estar poco adheridas. De paso, si alguna se desprende, el paciente puede colocarla de nuevo en la férula y no tener una urgencia estética (📷 1.21).

Durante la fase de laboratorio se respetó al máximo la composición estética elegida y se fabricaron ocho carillas feldespáticas (Creation Ceramic, Willy Geller) en un modelo refractario (📷 1.22 y 1.23).

Tras la retirada del provisional de resina se procedió a probar y validar el ajuste de las carillas cerámicas (📷 1.24).

Tras considerar que el resultado anatómico y de color era el buscado, la superficie interna de cada una de las carillas feldespáticas fue tratada de la siguiente manera:

○ En primer lugar se aplicó gel de ácido fluorhídrico al 10 % (IPS Ceramic Etching Gel Ivoclar Vivadent) durante 60 segundos, se lavó con chorro de agua y se secó durante 20 segundos para eliminar los excesos de ácido, y se aplicó alcohol al 96 % con un hisopo durante 20 segundos colocándolo en un baño ultrasónico con agua destilada durante 3 minutos posteriormente. Tras comprobar la ausencia de restos de sílice y sales mineralizadas se procedió a aplicar un silano (Silane, Ultradent Products) con un pincel y dejó 1 minuto. Se secó con jeringa de aire y se reservó en una caja especial para evitar su polimerización (Orange Box Ivoclar

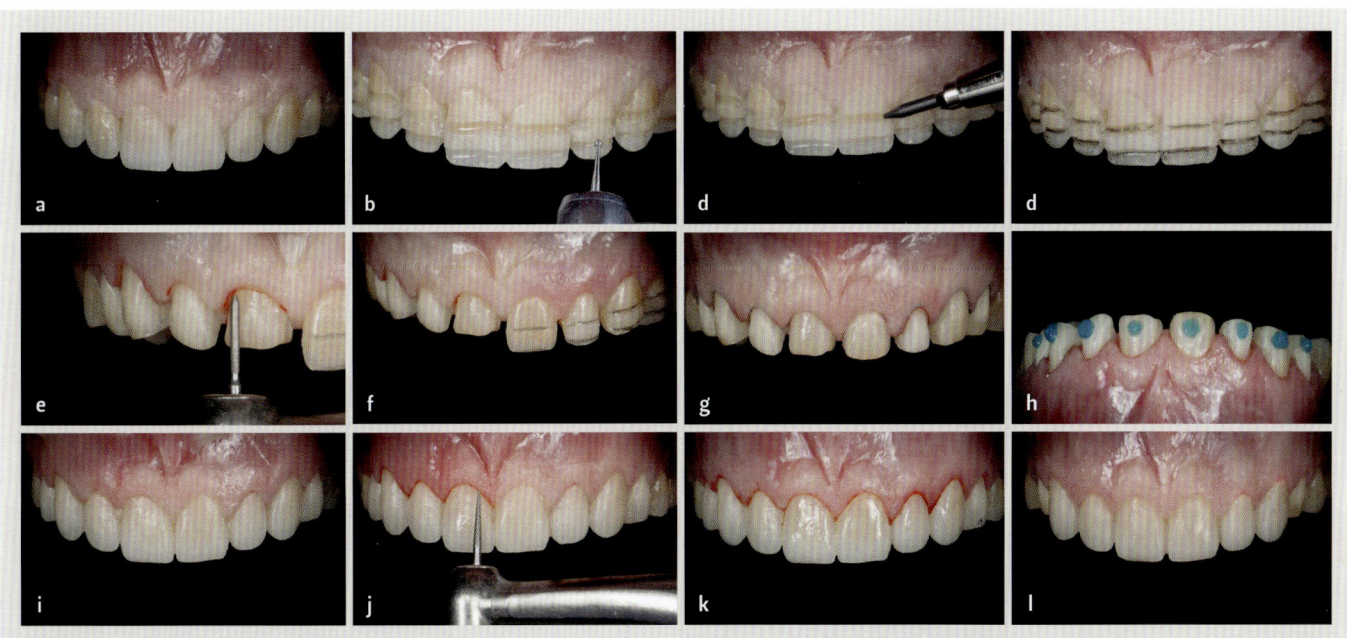

📷 **1.21** Secuencia de tallado. a) *Mock-up* frontal. b) Marcado con fresa calibrada grosor 0,3 mm. c) Marcado con lápiz. d) Aspecto final del marcado con lápiz. e) Tallado primer cuadrante tras eliminar el *mock-up*. f) Comparación primer y segundo cuadrante tras tallado primer cuadrante. g) Tallado final. h) Técnica Spot-Edge con ácido ortofosfórico para favorecer la retención de provisionales. i) Restauraciones provisionales. j) Eliminación de excesos con fresa a baja velocidad. k) Aspecto de provisionales inmediatamente después del procedimiento de tallado. l) Aspecto del provisional 1 mes tras tallado, el día de la colocación de definitivos. Nótese la pérdida de provisionales en los primeros premolares superiores.

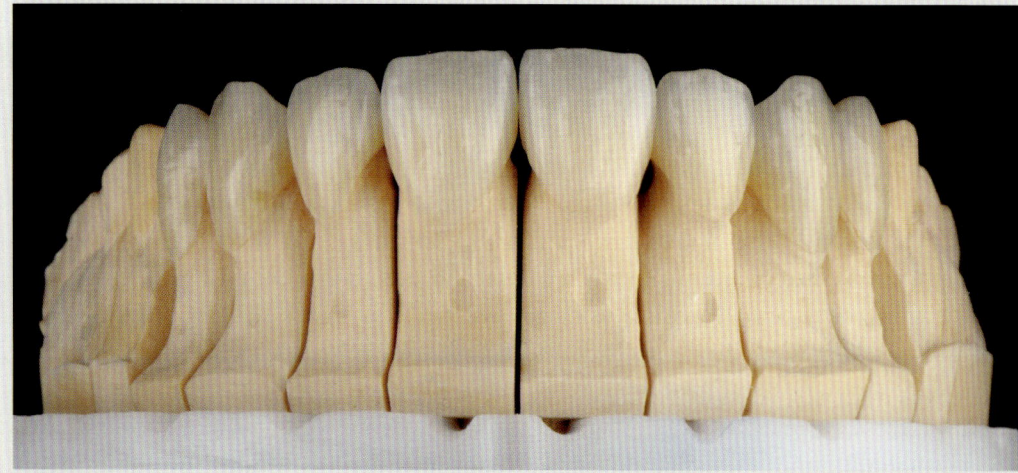

📷 **1.22** Carillas feldespáticas en modelo de trabajo.

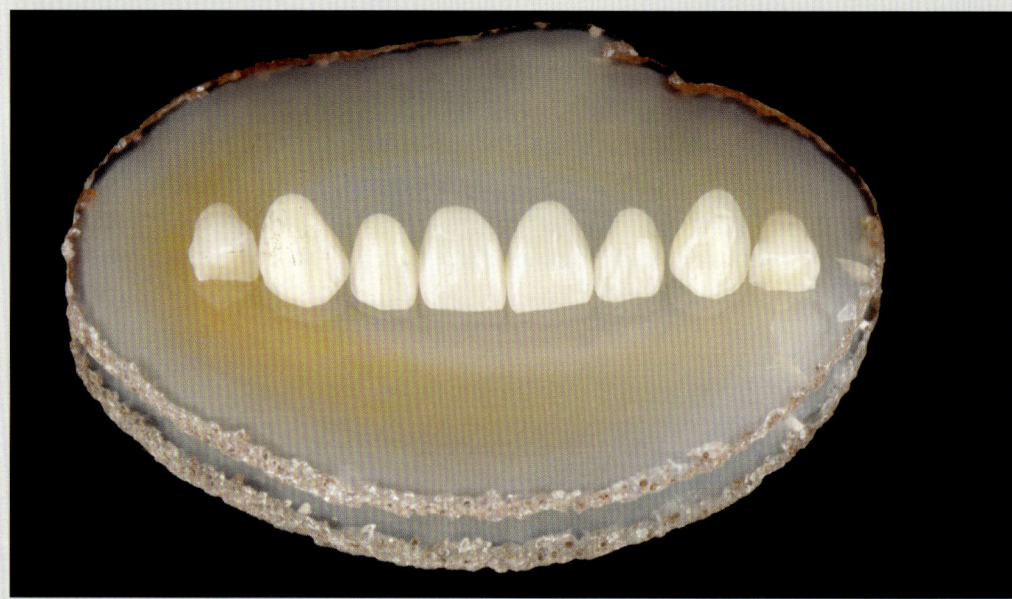

📷 **1.23** Carillas feldespáticas finaliza-das antes de su cementación.

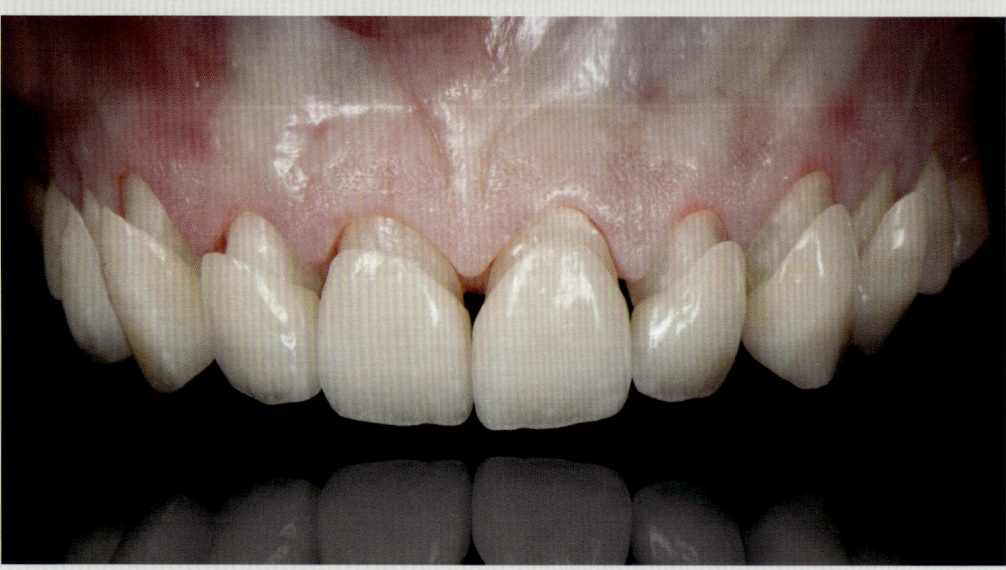

📷 **1.24** Prueba en boca de las carillas feldespáticas.

Vivadent) (📷 1.25). Tras aislar el diente convenientemente con dique de goma y comprobar el correcto asentamiento de cada carilla, se protegió la superficie del diente vecino con una matriz transparente y se procedió al grabado con ácido ortofosfórico al 37 % (Total Etch Ivoclar Vivadent) durante 15 segundos. Tras el grabado con ácido, se lavó y secó con agua durante 20 segundos hasta ver un aspecto tizoso y mate en el esmalte. Se aplicó un adhesivo dentinario de 4.ª generación (Optibond FL, Kerr) y sin polimerizar se llevó la carilla a boca a la que se le colocó previamente el mismo adhesivo pero solo la resina hidrofóbica (bote número 2) y el cemento adhesivo (Variolink trasparente, Ivoclar Vivadent) presionando levemente hasta notar que asentaba correctamente.

o A partir de aquí se procedió sin soltar la carilla a eliminar los excesos con un pincel y con seda hasta asegurarnos de que no quedaban restos y se polimerizó a baja intensidad (400 Nw/cm), comenzando por la cara palatina 90 segundos y después por incisal y vestibular.

(Bluephase Ivoclar Vivadent) 60 segundos por cara. Tras aplicar un gel de glicerina se volvió a polimerizar 20 segundos más para asegurarnos de una mejor conversión de radicales libres en el margen.

o Tras finalizar la polimerización se retiraron los excesos con bisturí (Bisturí curvo 12 Aesculap) y se pulieron los márgenes con copas de pulido de diamante (Optrapol, Ivoclar Vivadent). Cada una de las carillas se cementó de la misma manera partiendo de los incisivos centrales y, de forma secuenciada, se fueron colocando hasta llegar a los premolares (📷 1.26 y 1.27).

Tras unas semanas, la integración obtenida entre las restauraciones y los tejidos circundantes fue óptima y el resultado obtenido fue natural y armónico, imitando las características del diente natural (📷 1.28 y 1.29).

Posteriormente se rehabilitó el implante en posición de primer molar inferior izquierdo.

La sonrisa del paciente y su aspecto fue armónica. Obsérvese la gran diferencia entre el aspecto antes del tratamiento y la estética conseguida (📷 1.30).

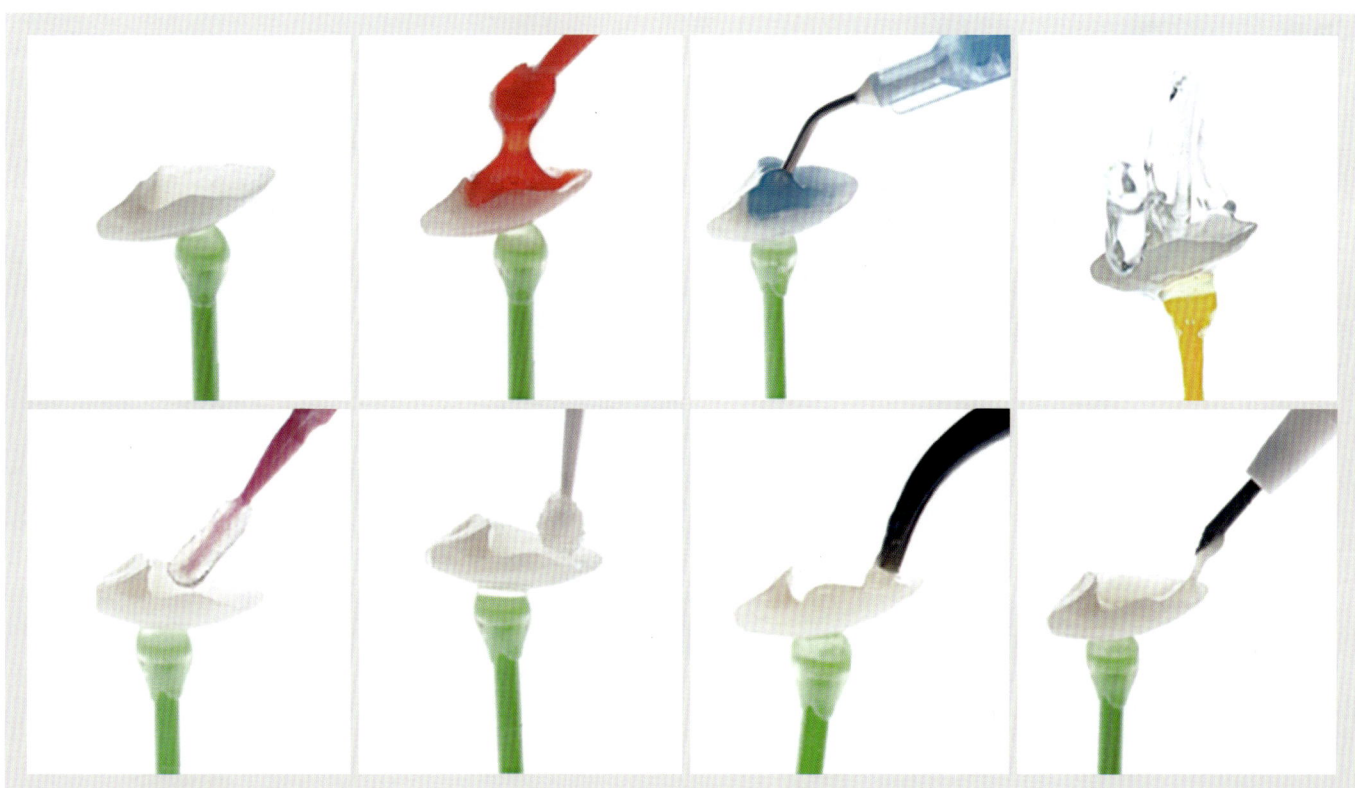

📷 **1.25** Secuencia de tratamiento de cada una de las carillas. a) Carilla de laboratorio sin tratar. b) Carilla con ácido fluorhídrico. c) Colocación de ácido fosfórico. d) Lavado con agua. e) Colocación de silano. f) Colocación de adhesivo de 4³ generación. g) Colocación de cemento de resina. h) Pincelado de cemento en toda la superficie de la carilla.

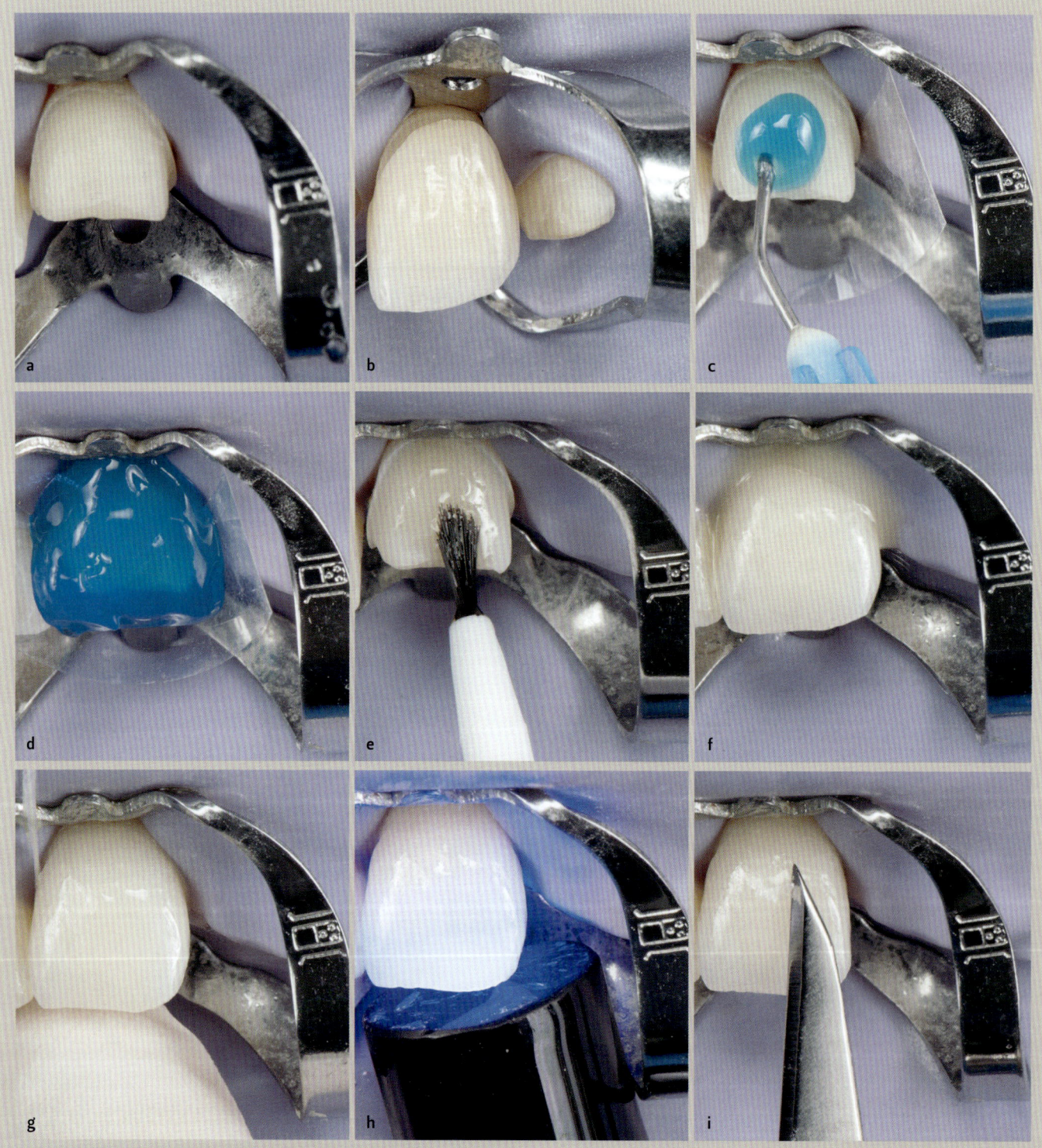

📷 **1.26** Secuencia de cementado. a) Aislamiento individual del diente. b) Prueba de la carilla en seco. c) Colocación de ácido ortofosfórico. d) Ácido ortofosfórico en toda la superficie vestibular. e) Colocación de adhesivo. f) Cementado de la restauración. g) Remoción de cemento de resina con seda dental. h) Polimeración de la carilla desde palatino. i) Retirada de cemento con bisturí.

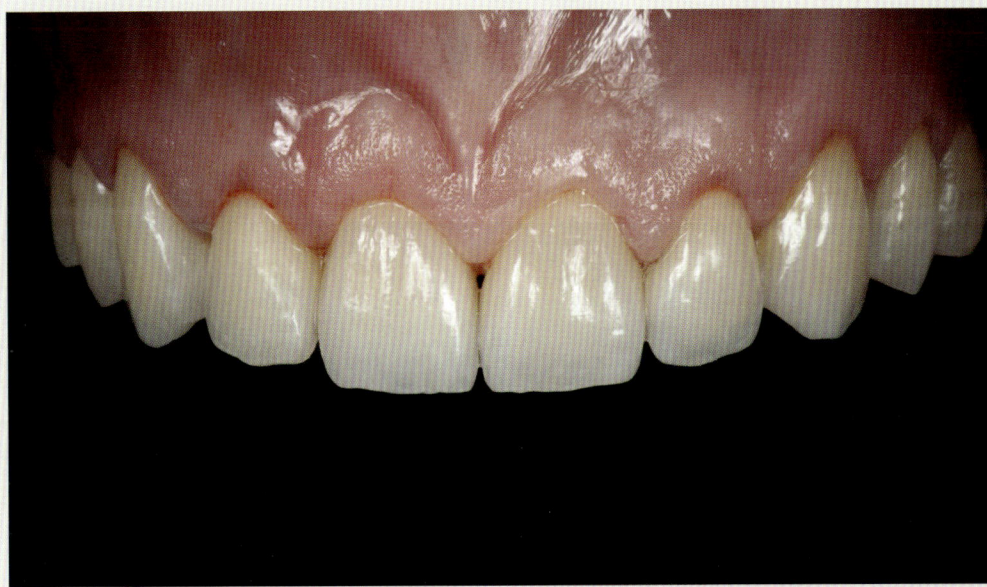

📷 **1.27** Aspecto de las carillas inmediatamente tras la realización del cementado.

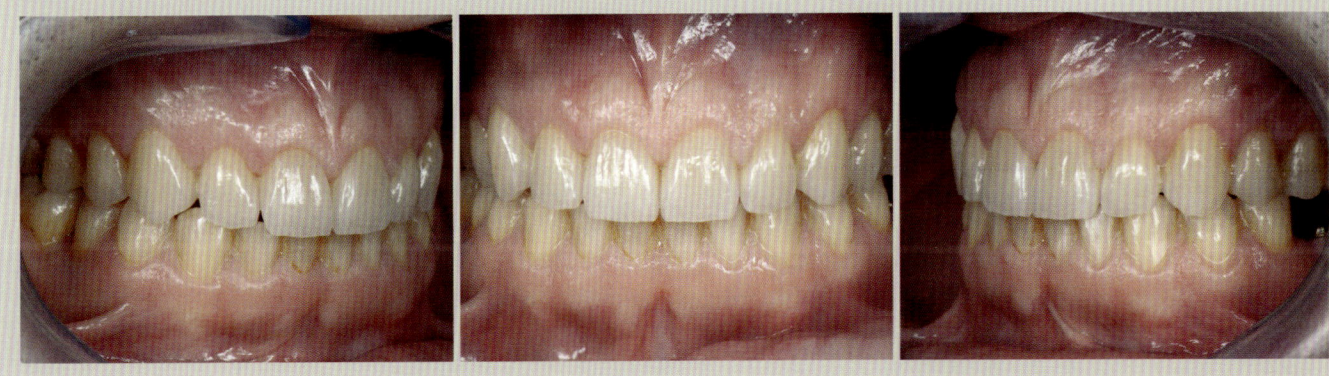

📷 **1.28** Aspecto final intrabucal del caso.

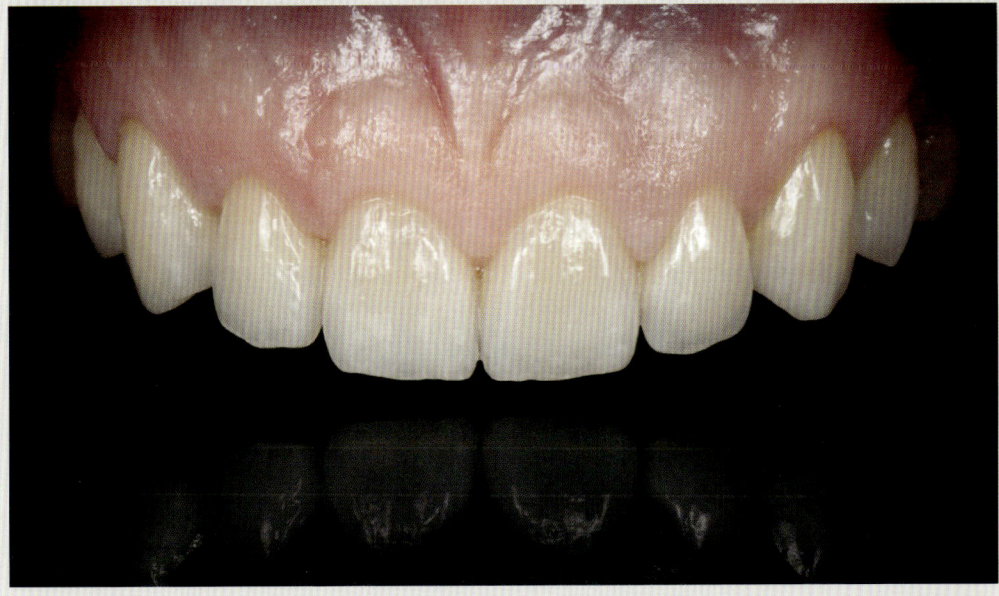

📷 **1.29** Aspecto final 1 mes tras la
cementación de las carillas.

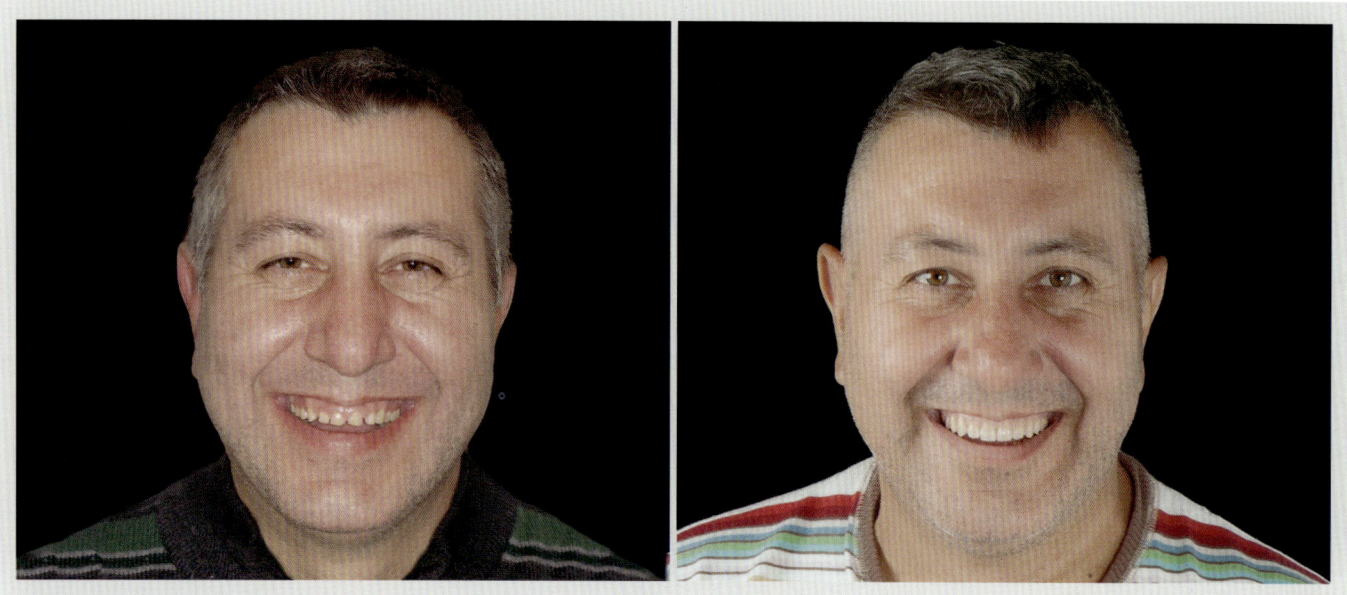

📷 **1.30** Aspecto facial previo (izquierda) y final del caso (derecha).

Fase de mantenimiento

Al finalizar el tratamiento al paciente se le instruyó en las técnicas de higiene oral y se le introdujo en el programa de mantenimiento periodontal. Asimismo se le fabricó una férula de descarga oclusal nocturna y se le insistió en su utilización a fin de proteger las restauraciones a largo plazo (📷 1.31).

Diez años más tarde podemos ver que el resultado estético se mantiene y el tratamiento de carillas cerámicas es estable. No hubo fracturas ni descementaciones de carillas a pesar de que el paciente no fue constante en las visitas de mantenimiento ni se colocó la férula de descarga de forma continuada (📷 1.32-1.34).

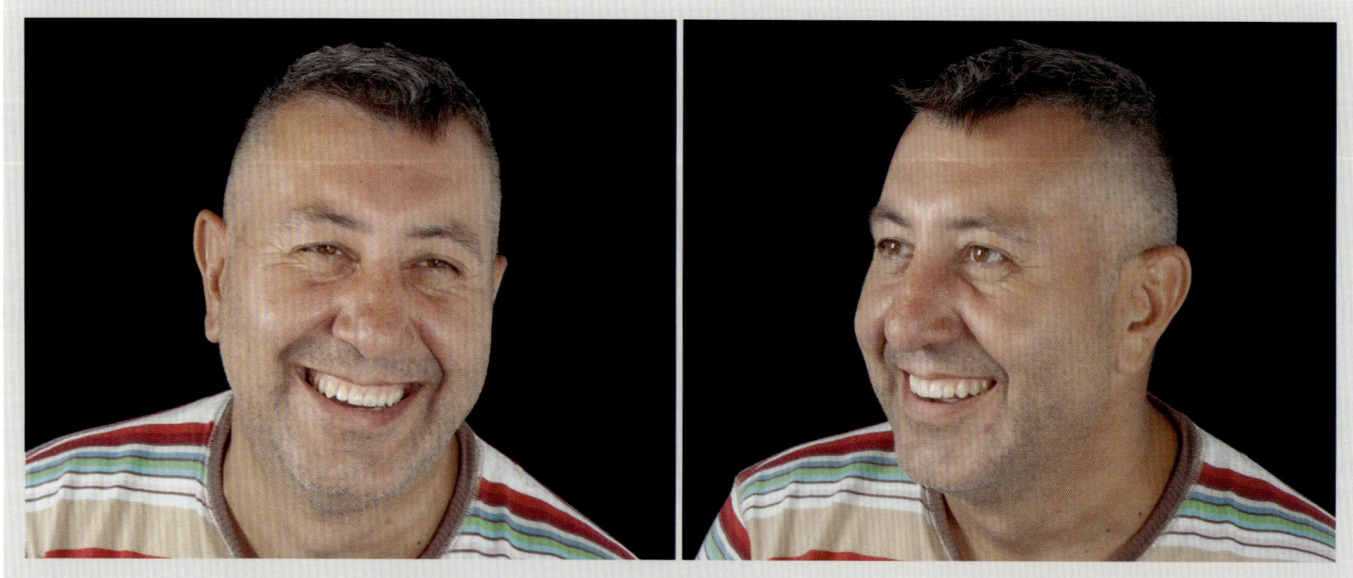

📷 **1.31** Fotografías del paciente tras el tratamiento.

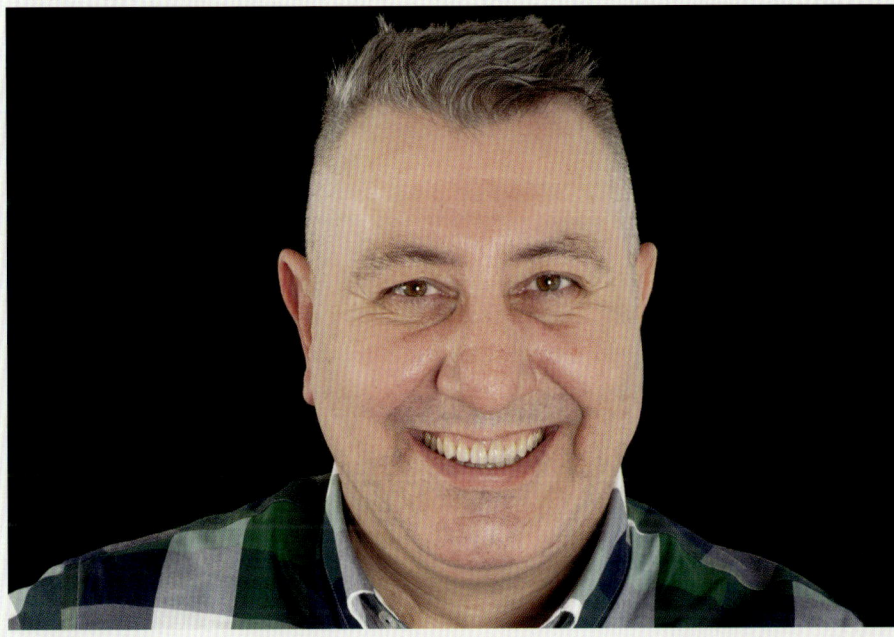

📷 **1.32** Fotografía de la cara del paciente 10 años tras el cementado de las carillas.

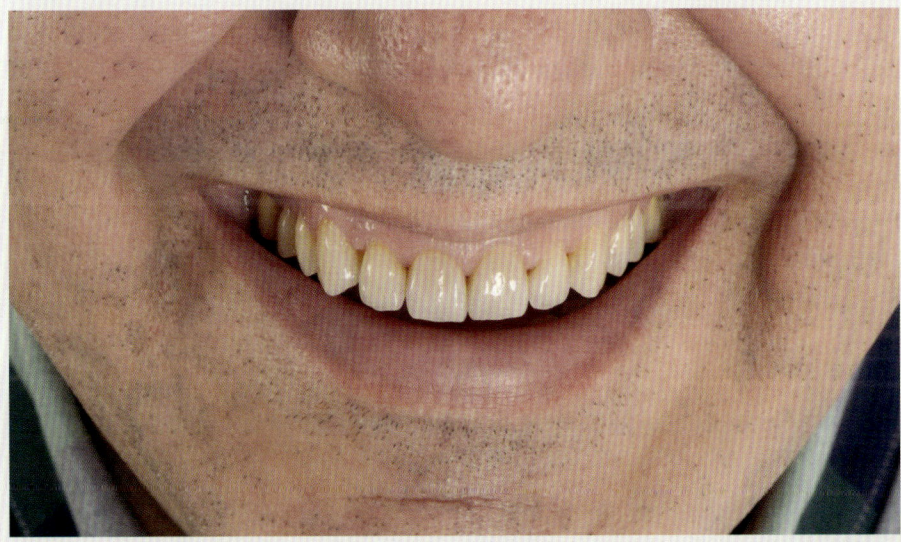

📷 **1.33** Aspecto de la sonrisa 10 años más tarde.

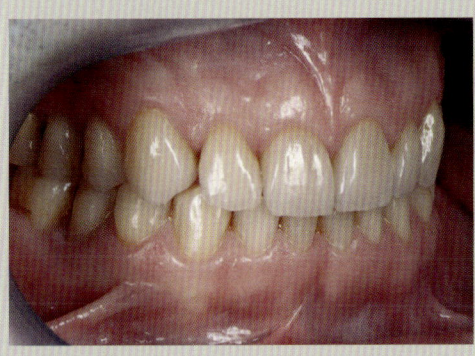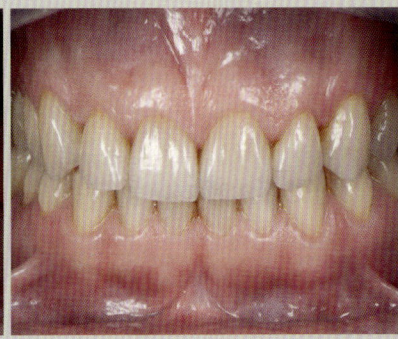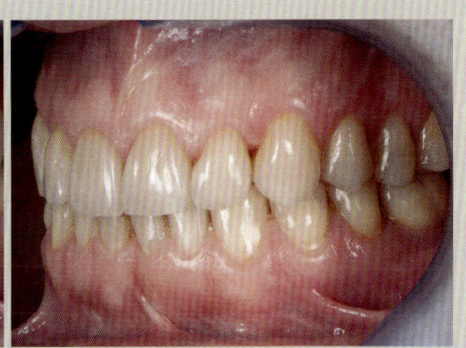

📷 **1.34** Aspecto del caso 10 años tras su finalización. Obsérvese la estabilidad oclusal y el aspecto de integración de las láminas cerámicas.

Comentarios finales

El pronóstico de este tipo de tratamientos complejos en pacientes parafuncionales depende en gran medida del cumplimiento de los programas de mantenimiento y la utilización de férula de descarga oclusal.

Aunque pueda parecer que el tratamiento fue totalmente exitoso, es necesario advertir que durante los diez años siguientes el paciente sufrió tres fracturas verticales más en piezas posteriores que hubo que reposicionar con implantes.

Por tanto, es necesario a partir de su última radiografía panorámica (📷 1.35) la realización de algunas consideraciones:

○ Los tratamientos adhesivos de mínima invasión en los que se persigue el mantenimiento del esmalte al máximo son más duraderos y estables en el tiempo que cualquier otro tipo de tratamientos. La literatura los avala firmemente como la mejor opción restaurativa (Gurel, 2003).

○ No obstante, es necesario y honrado considerar que durante 32 años de dentición permanente este paciente mantuvo todas sus piezas en boca. La maloclusión de clase III y la parafunción fue desgastando el material dentario pero se mantuvo el equilibrio y la estabilidad que la naturaleza consideró el adecuado. Diez años después de realizar un tratamiento que consideramos correcto y defendible, aplicando los criterios de mínima invasión, el paciente fracturó verticalmente cuatro piezas posteriores sanas, una de ellas 8 meses tras comenzar el tratamiento de ortodoncia. En tratamientos erosivos y no parafuncionales quizás el resultado hubiese sido bien distinto, como algunos autores nos comunican (Spreafico, 2010; Vailati 2008; Dietschi, 2011; Sierra, 2022).

○ Por tanto, tratamientos con *brackets* en pacientes parafuncionales en los que aparecen prematuridades e interferencias continuas durante el movimiento dentario pueden tener consecuencias. Las opciones de tratamiento con alineadores pueden tener más sentido por esta razón, ya que actúan como férulas de descarga en sí mismos.

○ Curiosamente, las piezas estructuralmente más débiles, con tratamientos técnicamente realizados de forma no del todo adecuada como las endodoncias de los molares superiores, son capaces de ser estables a lo largo del tiempo sin dar sintomatología y sin fracasar.

○ El cambio de la envolvente de función en pacientes parafuncionales que consigue una nueva estabilidad no elimina el riesgo de complicaciones en este tipo de pacientes bajo la opinión del autor y, por tanto, la utilización de férulas de descarga y el compromiso de los pacientes parafuncionales se hace prioritario.

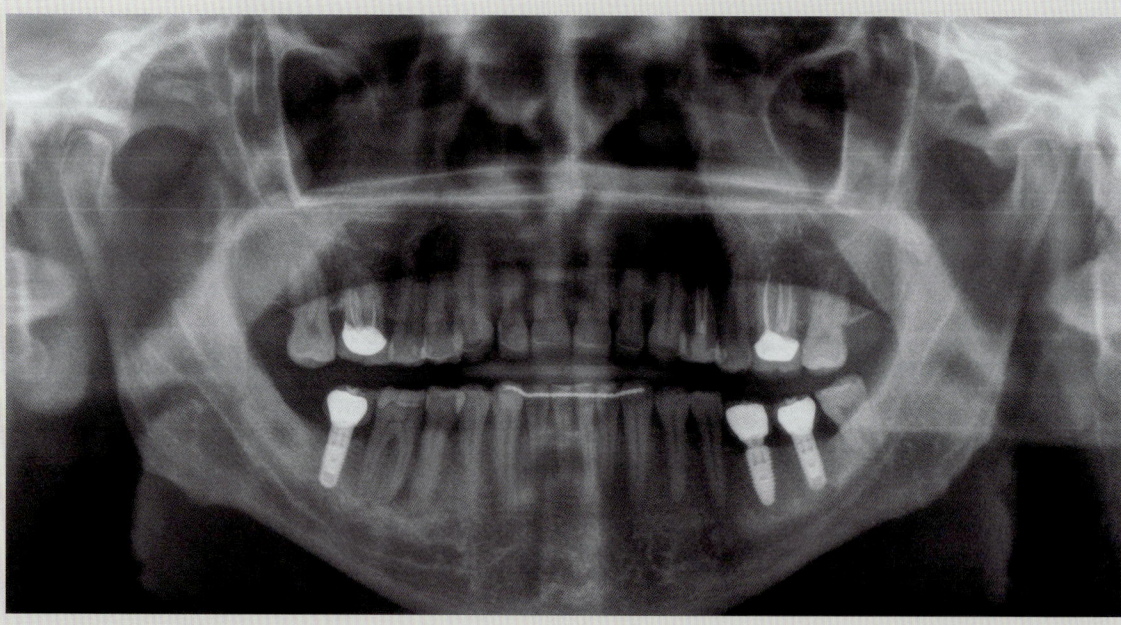

📷 **1.35** Radiografía panorámica 10 años tras el tratamiento.

Sin embargo, al no tener dolor ni molestias, este tipo de pacientes no suelen ser constantes en su utilización, a diferencia de los otros pacientes con problemas de ATM.

○ Es necesario avisar a nuestros pacientes que aunque solucionemos los problemas estéticos que presentan, podemos generar una inestabilidad que puede causar problemas funcionales futuros (Granells, 2014).

Agradecimiento

El autor agradece a todo el equipo de la Clínica Aurea por su apoyo constante a lo largo de todos estos años. Igualmente, el autor agradece al Dr. Pedro Torres por su implicación en la realización de la ortodoncia de este caso y en tantos otros, así como el técnico de laboratorio Carlos Saavedra por la elaboración de las carillas cerámicas y su apoyo constante durante años de colaboración conjunta.

BIBLIOGRAFÍA

1. **Asutay F, Atalay Y, Asutay H, Acar AH**. The evaluation of the clinical effects of botulinum toxin on nocturnal bruxism. Pain Research and Management 2017 Jul 5.

2. **Calamita M, Coachman C, Sesma N, Kois J**. Occlusal vertical dimension: treatment planning decisions and management considerations. International Journal of Esthetic Dentistry. Summer 2019, Vol. 14 Issue 2, p166-181.

3. **Coachman C, Calamita M**. Digital Smile Design. A Tool for Treatment Planning an Communication in Esthetic Dentistry. En **Sillas Duarte Jr**. Quintessence of Dental Technology (QDT), 2012. Vol 35. 103-111.

4. **Coachman C, Gurel G, Calamita M, Morimoto S, Paolucci B, Sesma N**. The influence of tooth color on preparation desing for Laminate Veneers fron a inimally Invasive Perspective; Case report. Int Journal of Periodontics and restorative Dentistry, 2014. Vol 3. 453-459.

5. **Dietschi D, Argente A**. A comprehensive and conservative approach for the restoration of abrasion and erosion. Part I. Concepts and clinical rationale for early intervention using adhesive techniques. Eur J Esthet Dent 2011;6:20-33.

6. **Edelhoff D, Sorensen JA**. Tooth structure removal associated with various preparation designs for anterior teeth. J Prosthet Dent 2002;87:503-509.

7. **Fradeani, M**. Rehabilitación estética en prostodoncia fija. Quintessence Int, 2006.

8. **Fradeani M, Barducci G, Bacherini L, Brennan M**. Esthetic rehabilitation of a severely worn dentition with minimally invasive prosthetic procedures (MIPP). Int J Periodontics Restorative Dent 2012; 32: 135-147.

9. **Granell-Ruíz M, Agustín-Panadero R, Fons-Font A, Román-Rodríguez JL, Solá-Ruíz MF**. Influence of bruxism on survival of porcelain laminate veneres. Medicina Oral, Patología Oral y Cirugía Bucal, vol. 19,432, 2014.

10. **Gürel G**. Predictable, precise, and repeatable tooth preparation for porcelain laminate veneers. Pract Proced Aesthet Dent 2003;15:17-24.

11. **Koubi S, Gurel G, Margossian P, Massihi R, Tassery H**. A Simplified Approach for Restoration of Worn Dentition Using the Full Mock-up Concept: Clinical Case Reports.Int Journal of Periodontics and Restorative Dentistry 2018. Vol 38. 189-197.

12. **Magne P, Belser U**. Bonded Porcelain Restorations in the Anterior Dentition: A Biomimetic Approach: Chicago: Quintessence, 2002.

13. **Magne P, Belser UC**. Novel porcelain laminate preparation approach driven by a diagnostic mock-up. J Esthet Restor Dent 2004;16:7-16.

14. **Magne P, Magne M**. Use of additive waxup and direct intraoral mock-up for enamel preservation with porcelain laminate veneers. Eur J Esthet Dent 2006; 1:10-19.

15. **Matsumoto K**. Esthetic Rehabilitation of Tetracycline-Stained and Worn Teeth with Porcelain Laminate Veneers. En **Sillas Duarte Jr**. Quintessence of Dental Technology (QDT) 2011. Vol 34, 200-206.

16. **Papapanou PN, Sanz M, Buduneli N, Dietrich T, Feres M**, y cols. Periodontitis: Consensus report of workgroup 2 of the 2017 World Workshop on the Classification of Periodontal and Peri-Implant Diseases and Conditions. Journal of Periodontology. Jun2018 Supplement S1, Vol. 89, pS173-S182.

17. **Robbins W**. Differential diagnosis and treatment is excess gingival display. Pract Periodont Aesthet Dent 1999, vol. 265-772.

18. **Sierra D, Vailati F, Mojon P, Torosyan A, Sailer I**. Retrospective Clinical Study of Minimally Invasive Full-Mouth Rehabilitation in Patients with Erosions and/or Abrasions Following the 3 Step Technique. Part 1. 6 Years Outcomes and Patient-Reported Outcome Measures. Int Journal of Prosthodontics Vol 35;2:152-162.

19. **Spear F**. A patient with severe wear on the posterior teeth and minimal wear on the anterior teeth. J Am Dent Assoc 2009;140:99-104.

20. **Spear FM, Kokich VG, Mathews DP**. Interdisciplinary management of

anterior dental esthetics. J Am Dent Assoc 2006;137:160-169.

21. **SPREAFICO R.** Composite resin rehabilitation of eroded dentition in a bulimic patient: A case report. Eur J Esthet Dent. 2010;5:28-48.

22. **TOROSYAN A, VAILATI F, MOJON P, SIERRA D, SAILER I.** Retrospective Clinical Study of Minimally Invasive Full-Mouth Rehabilitation in Patients with Erosions and/or Abrasions Following the 3 Step Technique. Part 1. 6 Years Outcomes and Patient-Reported Outcome Measures. Int Journal of Prosthodontics Vol 35;2: 139-151.

23. **VAILATI F, BELSER UC.** Full-mouth adhesive rehabilitation of a severely eroded dentition: The three-step technique. Part 1. Eur J Esthet Dent 2008;3:30-44.

24. **VAILATI F, BELSER UC.** Full-mouth adhesive rehabilitation of a severely eroded dentition: The three-step technique. Part 2. Eur J Esthet Dent 2008;3:128-146.

25. **VAILATI F, BELSER UC.** Full-mouth adhesive rehabilitation of a severely eroded dentition: The three-step technique. Part 3. Eur J Esthet Dent 2008;3:236-257.

Abordaje clínico directo mínimamente invasivo para el tratamiento de las secuelas estéticas de la enfermedad periodontal

Antonio Mendoza Rodríguez, Álvaro Ferrando Cascales

Introducción

El tratamiento de los espacios negros visibles en dientes anteriores siempre ha sido un motivo de consulta frecuente en la clínica diaria (Novak y cols., 2008).

La pérdida de la papila puede desencadenar sobre el paciente problemas estéticos, fonéticos y biológicos:

- A pesar de ser una estructura anatómicamente pequeña, la papila desempeña un papel muy importante en la **estética facial** debido a su fuerte asociación con la sonrisa del paciente, especialmente en casos de sonrisas altas que exponen esta área dentogingival.

- Su ausencia también puede generar **impedimentos durante el habla** al dificultar la pronunciación de ciertos fonemas debido al escape de aire o de saliva por el espacio interdental vacío.

- Los **problemas biológicos** asociados a la pérdida de la papila afectan directamente a la salud periodontal del diente y se relacionan con un mayor acúmulo de placa bacteriana, cálculo y restos de alimentos difíciles de eliminar en estas áreas tan anfractuosas (Vijendra y cols., 2013).

La etiología de los triángulos negros es multifactorial. En el análisis diagnóstico debemos tener presente factores como: espacio interproximal entre dientes, distancia entre la posición del punto de contacto interdental y la cresta ósea, el fenotipo gingival, la edad del paciente, gravedad de la enfermedad periodontal, la presencia de raíces divergentes así como la morfología de la corona clínica del diente o la presencia de contornos protésicos o restauradores inadecuados (Zhiahosseini y cols., 2014).

La periodontitis está asociada, generalmente, a la pérdida de la papila interdental como consecuencia de la disminución de la altura del hueso alveolar. La base del soporte de los tejidos blandos supracrestales radica en el correcto contorno óseo subyacente. Además de la enfermedad periodontal *per se*, debemos tener en cuenta que la pérdida papilar puede producirse como resultado de la terapia quirúrgica periodontal aplicada en el control de la enfermedad debido a la contracción de los tejidos blandos durante el periodo de curación (Pugliese y cols., 2019).

En el abordaje integral de los triángulos negros debemos considerar técnicas quirúrgicas, ortodónticas y restauradoras.

- Cuando planteamos la **reconstrucción quirúrgica** de la papila mediante injertos de tejido blando debemos tener presente que el aporte vascular de la papila es limitado (representa el punto final de la microvasculatura gingival). También debemos valorar que el espacio de trabajo y el acceso para realizar los procedimientos quirúrgicos de restitución papilar están también circunscritos a un área muy pequeña, por lo que se trata de procedimientos sensibles a la técnica cuyo éxito depende en gran medida de la experiencia del operador que lo ejecute. Por ello podemos concluir que se trata de un procedimiento quirúrgico con una predictibilidad limitada y que conlleva una morbilidad asociada importante para el paciente (Cunliffe y Rizvi, 2019).
- La **ortodoncia** nos puede ayudar también a "camuflar" la pérdida papilar mediante la corrección de la angulación radicular (en casos de raíces divergentes) y la modificación de la forma divergente mesial de la corona clínica de dientes, sobre todo triangulares, mediante la reducción de esmalte interproximal (IPR, por *interproximal reduction*). Con ambos procedimientos ortodónticos ensanchamos el punto de contacto interdental acercándolo a la cresta ósea, al tiempo que reducimos el área de la tronera, lo que favorecerá su llenado por parte de la papila. Las principales desventajas de esta alternativa terapéutica son la compleja aparatología necesaria para llevarla a cabo, así como el prolongado tiempo de tratamiento (Kurth y Kokich, 2001).
- En numerosas ocasiones la **odontología restauradora** nos permite corregir estos defectos gingivales de una manera rápida, eficaz y mínimamente invasiva modificando la anatomía dental presente mediante la adición de resina compuesta. La técnica empleada se conoce como *injection molding* y está descrita por el Dr. David Clark desde el año 2008. Este procedimiento se basa en la utilización de un sistema patentado de matrices con un diseño específico para el abordaje de estos casos clínicos junto con el empleo simultáneo de composite fluido y composite de consistencia tipo pasta convencional, ambos precalentados dentro de la matriz (Clark, 2020).

Presentación del caso

Anamnesis

- **Motivo de consulta**. Paciente varón de 32 años que acude al servicio de odontología conservadora y prostodoncia, derivado del periodoncista, manifestando como motivo de consulta la búsqueda de una solución a la presencia de "agujeros" entre los dientes que le han aparecido tras el tratamiento periodontal, los cuales le preocupan mucho estéticamente. También refiere impactación de comida en esos huecos. El objetivo que nos plantea es mejorar la estética de su sonrisa y, en la medida de lo posible, reducir o minimizar la retención de comida en los espacios negros vacíos interdentales.
- **Anamnesis médica**. El paciente no refiere antecedentes médicos reseñables.

Exploración clínica y radiográfica

- **Exploración extraoral**. No advertimos ninguna asimetría facial ni anomalía en la palpación de la musculatura masticatoria elevadora (maseteros, temporales, pterigoideos internos y digástrico). Respecto a la articulación temporomandibular, se observa un rango de apertura, de movimiento lateral y protrusivo dentro de los parámetros normales, con ausencia de ruidos articulares.
- **Exploración intraoral**. Observamos la presencia de numerosas troneras expuestas tras la estabilización de la enfermedad periodontal, así como una lesión de caries distocervical y subgingival en el diente 37. A pesar de esta lesión cariosa, el paciente presenta un índice CPO-D muy bajo y no se observan otras caries ni restauraciones en su dentición. La pieza 48 se presenta incluida y mesioversionada, sin historia de sintomatología dolorosa. Como antecedentes odontológicos de interés el paciente comenta la extracción de los terceros molares superiores e inferiores del lado izquierdo. Tras la fase de reevaluación periodontal el paciente acude a consulta con un excelente control de placa. La situación inicial se muestra en las 📷 2.1 y 2.2.

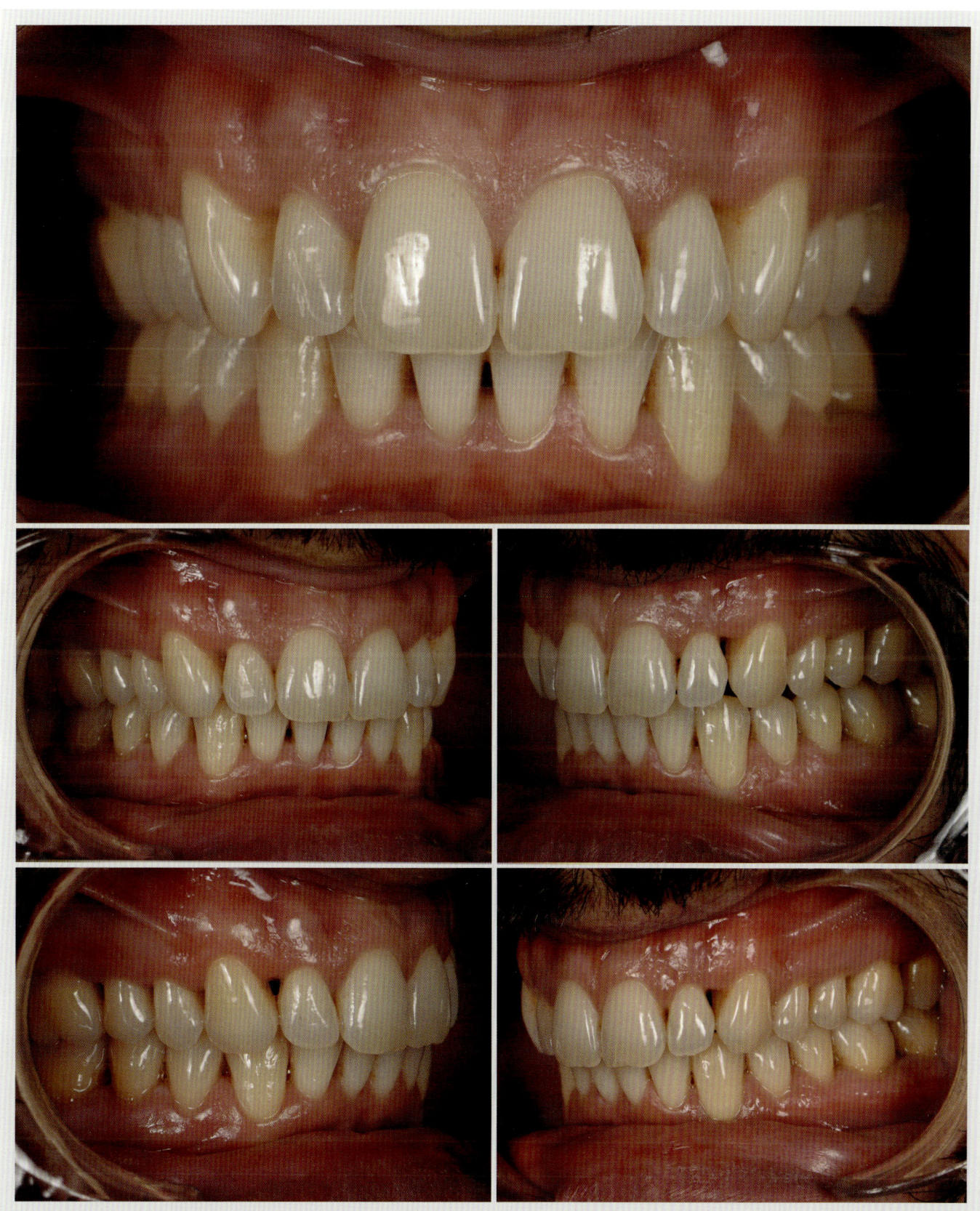

📷 **2.1** Exploración intraoral. Situación inicial del paciente tras la derivación del periodoncista.

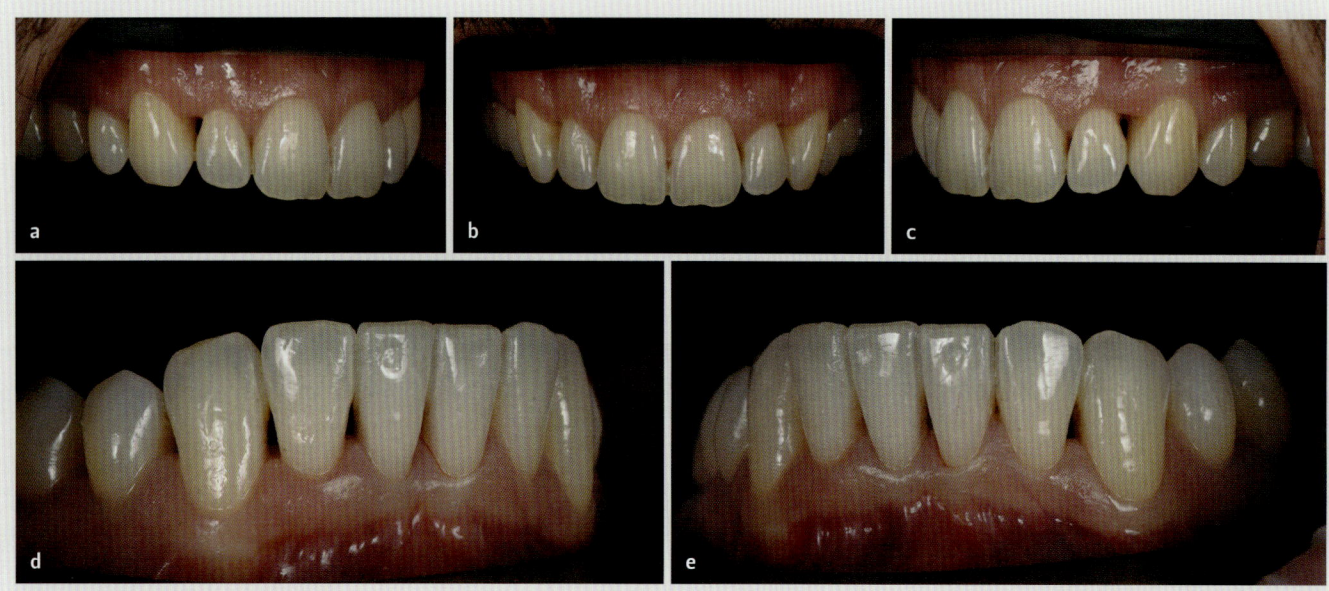

📷 **2.2** Detalle de los triángulos negros producidos tras el control y estabilización de la enfermedad periodontal. a–c) En el maxilar superior el paciente focaliza su motivo de consulta en los triángulos negros existentes entre las piezas 12-13 y 22-23. d,e) En el maxilar inferior lo hace en los triángulos negros existentes en las piezas del sextante anterior.

○ **Exploración periodontal y radiológica.** El diagnóstico inicial se complementó solicitando al periodoncista referidor el periodontograma inicial y el periodontogra-

ma actualizado (a fecha de la derivación) (📷 2.3), así como la exploración ortopantomográfica y radiográfica seriada inicial que se le practicó al paciente (📷 2.4).

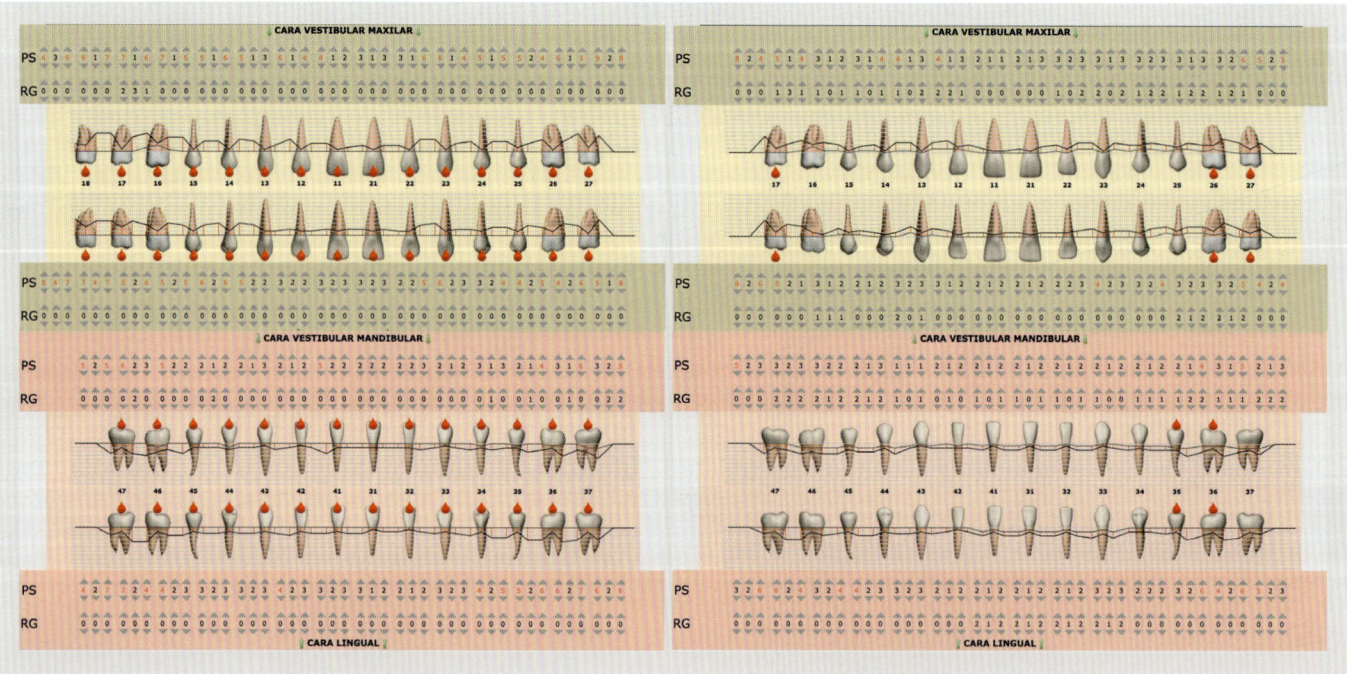

📷 **2.3** Periodontogramas. Inicial (izquierda), e inmediatamente anterior a la derivación del caso (derecha).

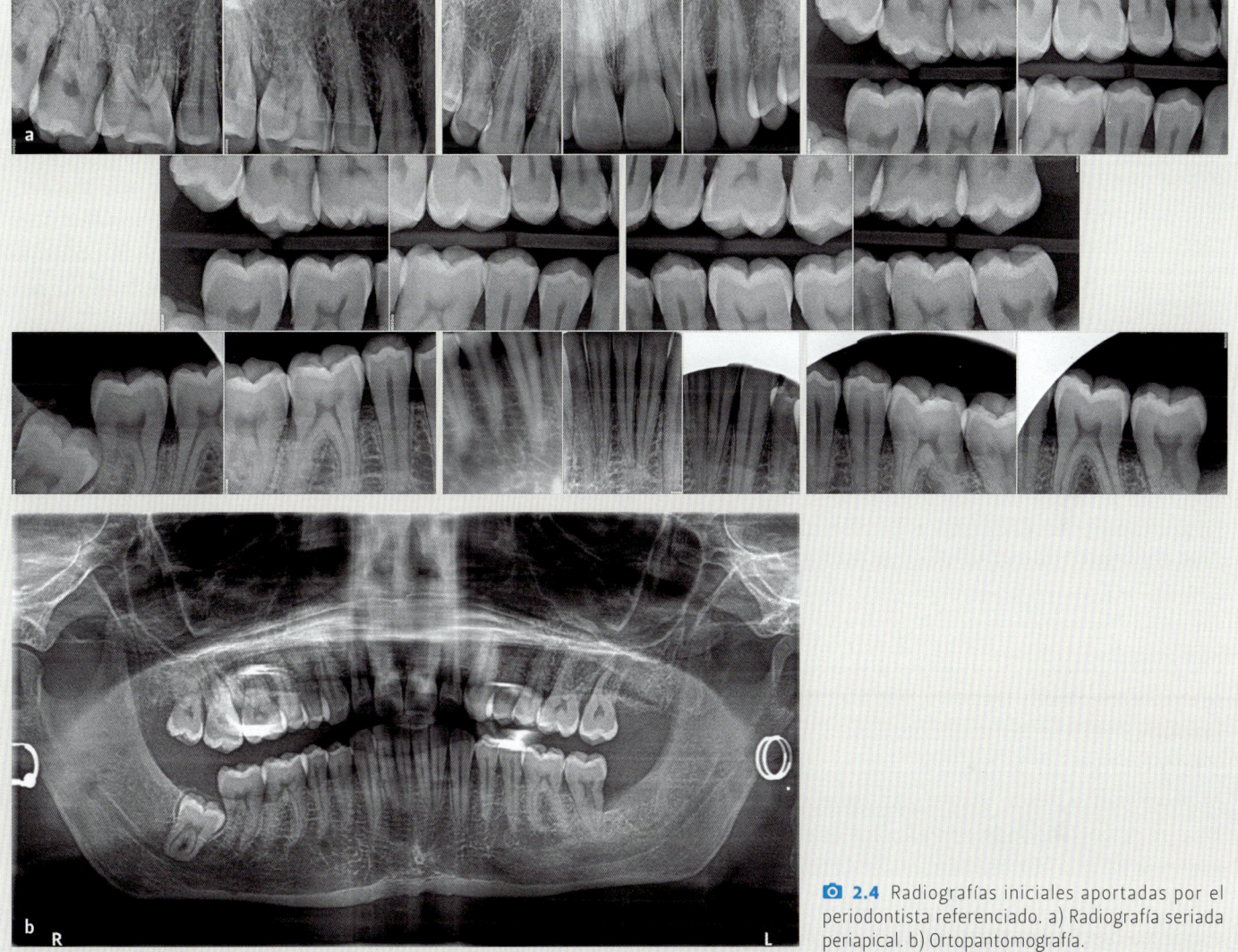

📷 **2.4** Radiografías iniciales aportadas por el periodontista referenciado. a) Radiografía seriada periapical. b) Ortopantomografía.

Resumen del caso:

Paciente referido tras la estabilización de la enfermedad periodontal debido a la presencia de espacios negros interdentales vacíos que muestra al sonreír, los cuales le preocupan mucho desde el punto de vista estético. El objetivo del tratamiento será camuflar las troneras interdentales expuestas mediante restauraciones mínimamente invasivas (100 % aditiva) de resina compuesta. Gracias a ellas pretendemos optimizar la estética de la sonrisa, así como mejorar el pronóstico periodontal de dichos dientes al minimizar la retención de comida en estos triángulos negros vacíos.

Plan de tratamiento

Tras valorar de forma conjunta con el paciente diferentes alternativas terapéuticas para cumplir con sus expectativas, de forma consensuada se decidió llevar a cabo la reconstrucción de las troneras expuestas de los sextantes anterosuperior y anteroinferior mediante restauraciones de composite de nanorrelleno. Previamente se realizó un blanqueamiento dental externo domiciliario con peróxido de carbamida al 16 % (Opalescence, Ultradent).

Tratamiento

El procedimiento clínico para llevar a cabo el cierre de triángulos negros mediante la técnica *injection molding* con composite y matrices anatómicas Bioclear (Tacoma, WA, EE. UU.) consta de 10 pasos que se deben ejecutar de forma ordenada y secuencial (Ferrando Cascales y cols. 2023). A continuación se describirá el paso a paso de la técnica sobre un fantoma dental (Nissin Dental Products INC. Tokio, Japón)).

Paso 1. Análisis pretratamiento de la tronera y selección de la matriz Bioclear Black Triangle (BT) correspondiente

La sonda calibradora BT (www.bioclearmatrix.com, product ID: 500111) es un instrumento plástico diseñado para calibrar la tronera que viene codificado con cuatro colores (rosa, amarillo, azul y verde). Cada color se asocia a una matriz Bioclear BT, de forma que la selección de dicha matriz resulta fácil e intuitiva: introducimos en la tronera la sonda BT desde vestibular hacia palatino o lingual (según corresponda) hasta que se detenga. A continuación, la observamos desde incisal para seleccionar la matriz BT que se corresponda con el color que observamos en la sonda BT una vez introducida en la tronera (📷 2.5).

Las matrices anatómicas Bioclear BT están específicamente diseñadas para el cierre de triángulos negros con composite. Presentan unas características diferenciadoras que facilitan este procedimiento de una forma eficiente y conservadora con la estructura dental remanente. Son matrices rígidas que soportan la fuerza necesaria para insertar el material de relleno sin que este se desborde, ya que ofrecen una gran resistencia a la deformación.

A su vez, son lo suficientemente flexibles como para adaptarse a la anatomía del diente, por lo que proporciona un óptimo sellado a nivel marginal. Son matrices autoestabilizantes, de tal forma que, estando presente el punto de contacto interdental, no necesitan ningún elemento accesorio (cuñas, anillos) para fijarlas y mantenerlas en posición. Además, poseen diferentes perfiles de emergencia que permiten abordar la totalidad de la situaciones clínicas que se presentan en el día a día de la consulta. Su composición (poliéster tipo *mylar*) permite conseguir un acabado satinado del material restaurador en la zona cervical interdental (área crítica por la dificultad de acceso). Finalmente, gracias a su transparencia, posibilitan una excelente polimerización del composite.

Existen dos tamaños de matrices anatómicas Bioclear BT: las *small* se emplearán en incisivos centrales y laterales mandibulares, así como en incisivos laterales maxilares pequeños, mientras que las *large* las seleccionaremos para incisivos centrales y laterales maxilares, así como en caninos maxilares y mandibulares.

Paso 2. Suavizado y alivio de los puntos de contacto interdentales

Este segundo paso consiste en chequear los puntos de contacto interproximales para eliminar las posibles áreas

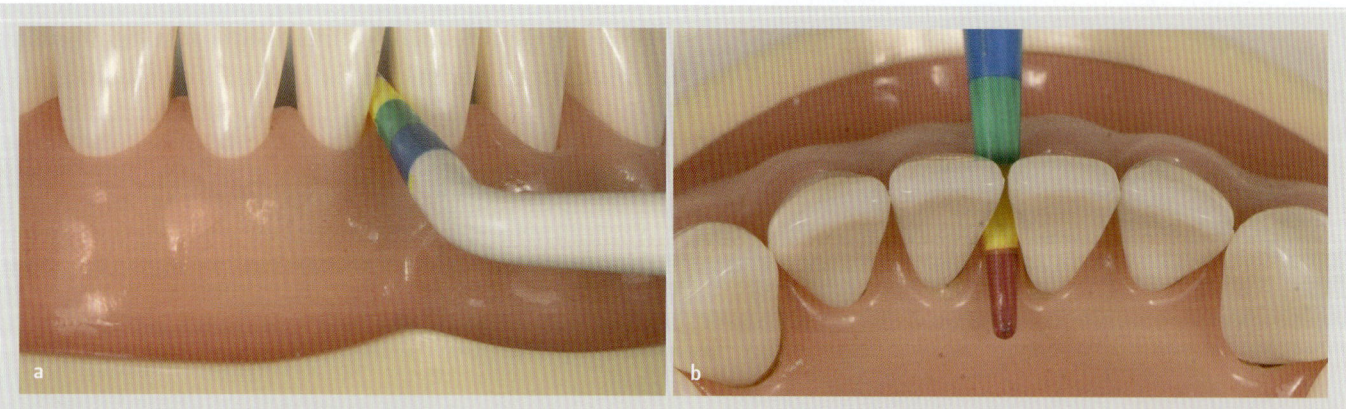

📷 **2.5** Uso de la sonda calibradora BT. a) Se introducirá desde vestibular hacia palatino/lingual a través de la tronera con una ligera presión hasta que se detenga. b) Seguidamente, observamos desde incisal para seleccionar la matriz que se corresponda con el color de la sonda.

irregulares tales como aristas cortantes u obturaciones desbordantes que puedan desgarrar el dique de goma que emplearemos para ejecutar la técnica mediante aislamiento absoluto. También nos facilita la eliminación de la placa bacteriana y cálculo presente en la superficie interdental. Así mismo, es un paso relevante de cara a facilitar el correcto y completo asentamiento de las matrices BT ya que, en aquellas situaciones en las que nos encontremos con un punto de contacto fuerte, puede ser complicado insertar las matrices debido al grosor que deben tener dichas matrices. Es importante llevar a cabo este procedimiento con delicadeza para aliviar el punto de contacto sin perderlo, puesto que podría comprometer la estabilización posterior de las matrices. Para ello empleamos tiras de pulir. En caso de necesitar un mayor grado de alivio recurrimos al kit de lijas manuales *tru-contact* (www.bioclearmatrix.com product ID: 813001) (📷 2.6).

Paso 3. Colocación del dique de goma

La técnica de cierre de troneras mediante el procedimiento *injection molding* se ejecuta con aislamiento absoluto mediante dique de goma. Este aislamiento mejora nuestras condiciones de trabajo al mantener un campo operatorio amplio, limpio y seco, lo cual resulta imprescindible cuando hablamos de técnicas adhesivas. De todas las ventajas que ofrece el dique de goma en odontología restauradora nos gustaría destacar, en este contexto, la retracción de los tejidos blandos (lengua, labios, mejilla y encía) que facilita el acceso y mejora el campo visual a un área ya anfractuosa de por sí como son estos triángulos negros. La presencia del dique de goma también ayuda a estabilizar apicalmente la matriz Bioclear BT, debido a la presión que ejerce sobre la matriz hacia el cuello del diente. Normalmente empleamos un dique de goma de látex y grosor medio, ya que nos ofrece una óptima retracción

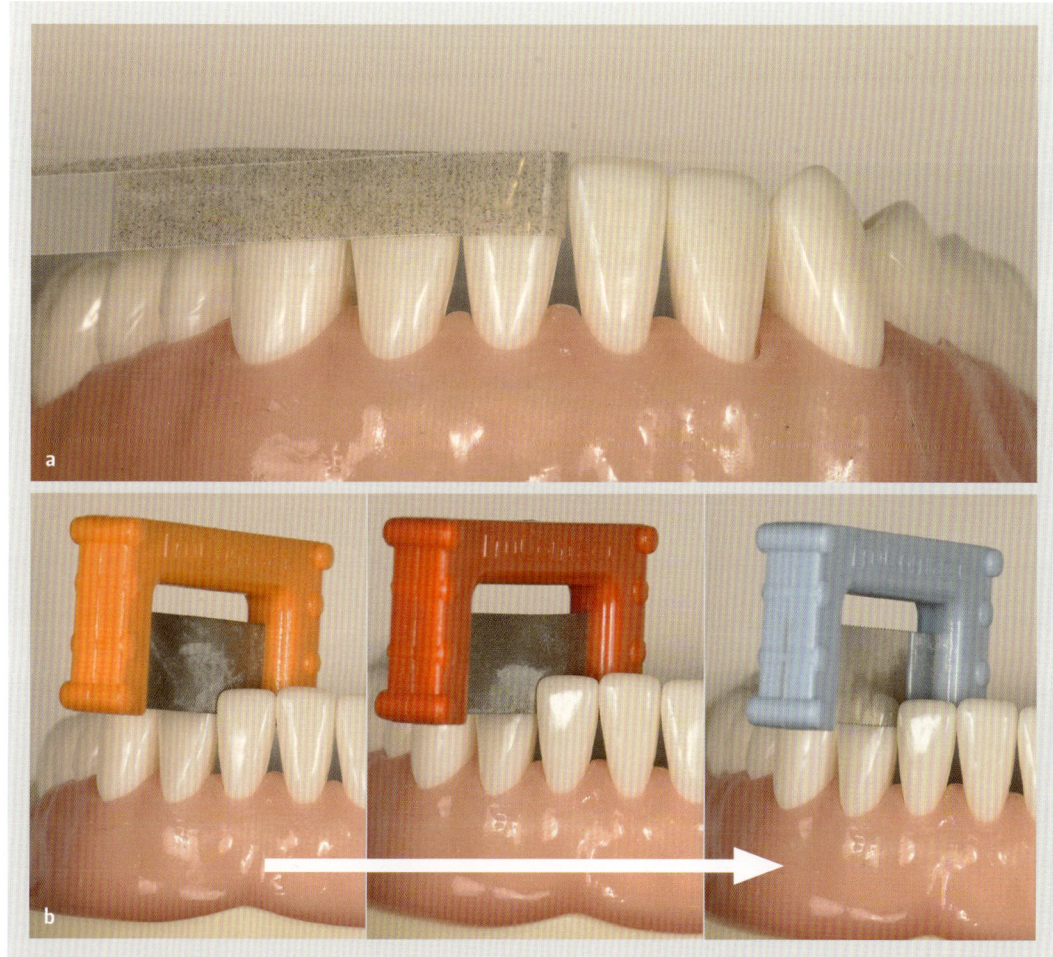

📷 **2.6** Suavizado y alivio de los puntos de contacto interdentales. a) Uso de tiras de pulir. b) Kit de lijas manuales (Bioclermatrix). La flecha indica aumento del grosor de las lijas.

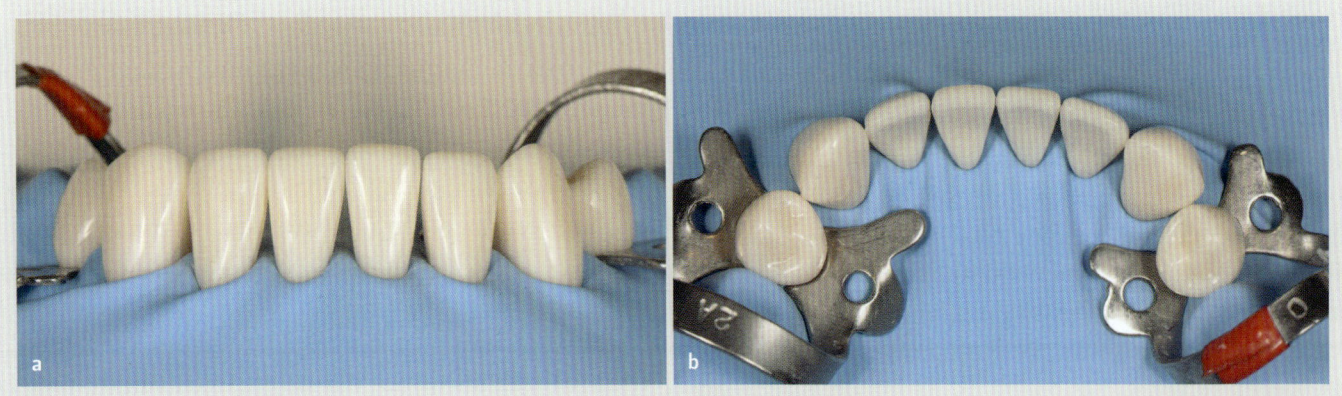

📷 **2.7** Aislamiento absoluto recomendado para ejecutar la técnica. Prestaremos atención al correcto espaciado y diámetro de las perforaciones. Los *clamps* de anclaje deberán colocarse uno o dos dientes posteriores al más distal que estemos trabajando para no interferir con el procedimiento restaurador. a) Visión frontal. b) Visión oclusal.

de tejidos y es resistente al desgarro durante el paso a través de los puntos de contacto interdentales. Preferimos el color azul claro porque aumenta la luminosidad del campo operatorio. El *clamp* de anclaje del dique de goma se colocará siempre uno o dos dientes posteriores al más distal que estemos trabajando para no interferir con el procedimiento restaurador (📷 2.7).

Paso 4. Remoción de la placa bacteriana y acondicionamiento del sustrato

La remoción de la placa bacteriana y acondicionamiento del sustrato es importante para la correcta ejecución de la técnica, ya que si queremos garantizar los procedimientos adhesivos que vamos a llevar a cabo sobre la superficie dental es imprescindible que la placa bacteriana presente sea eliminada completamente. Para facilitar su visualización y posterior eliminación pincelaremos sobre la superficie del diente (incidiendo en la tronera) una solución reveladora de placa bacteriana durante 20 s. A continuación, lavamos profusamente con agua para observar la placa bacteriana presente en la superficie dental (📷 2.8).

La eliminación de la placa bacteriana (y de las posibles tinciones extrínsecas presentes en la superficie del diente) se lleva a cabo mediante instrumentos ultrasónicos y espray de bicarbonato/trihidóxido de alumnio (Aquacare, Velopex, Londres,Reino Unido) (📷 2.9).

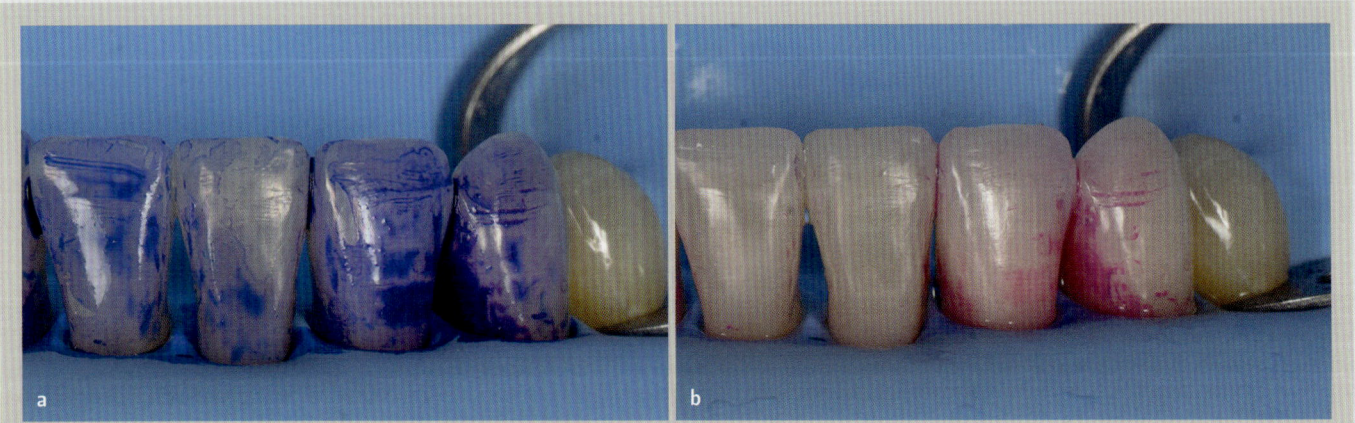

📷 **2.8** Revelador de placa bacteriana. a) Tras el pincelado sobre el diente. b) Inmediatamente después del lavado. Se observa claramente las zonas del diente que presentan placa bacteriana en su superficie. En el revelador de placa presente en el Kit Black Triangle (www.bioclearmatrix.com product ID: 801003) tiñe de rosa la placa reciente y de morado la placa bacteriana antigua.

El acondicionamiento del sustrato nos permite mejorar la unión del composite tanto al esmalte como a las superficies radiculares expuestas. También permitirá la estabilidad de los márgenes "infinitos" de la restauración al reducir la incidencia de tinciones en la transición diente-composite. Llevaremos a cabo dicho acondicionamiento mediante el arenado con óxido de aluminio entre 29-50 µm, bien en seco o combinado con agua (📷 2.10).

Paso 5. Colocación de las matrices Bioclear BT

Una vez acondicionado el sustrato y con las matrices BT seleccionadas, procedemos a su colocación en la tronera que se va a reconstruir. Se recomienda introducir la primera matriz de forma oblicua con los dedos índice y pulgar ejerciendo una presión apical hasta que se detenga (📷 2.11a,b). Tras verificar su correcto y completo asentamiento, repetimos el procedimiento con la matriz contigua (📷 2.11c-e). A veces, debido al grosor de las matrices y a la fuerza del punto de contacto interdental, puede ser necesario ayudarnos de una espátula de composite para facilitar la inserción de la segunda matriz de la siguiente manera: una vez colocada la primera matriz, introduciremos la espátula a través de la tronera y realizaremos un movimiento de rotación apoyándonos en la primera matriz ya posicionada (📷 2.11d). De esta forma, facilitamos la apertura del punto de contacto y, por ende, la inserción de la segunda matriz. La rigidez de las matrices BT impedirá que se deformen efectuando este procedimiento.

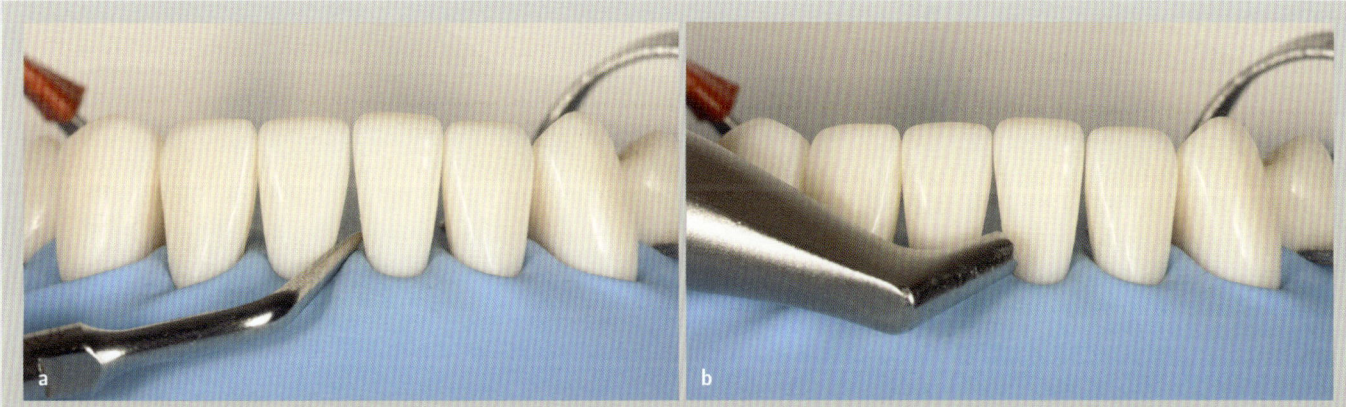

📷 **2.9** Acondicionamiento del sustrato (I). a) Eliminación del cálculo supra- y subgingival depositado sobre la superficie dental con instrumental ultrasónico. b) Eliminación de las tinciones extrínsecas del diente con spray de bicarbonato.

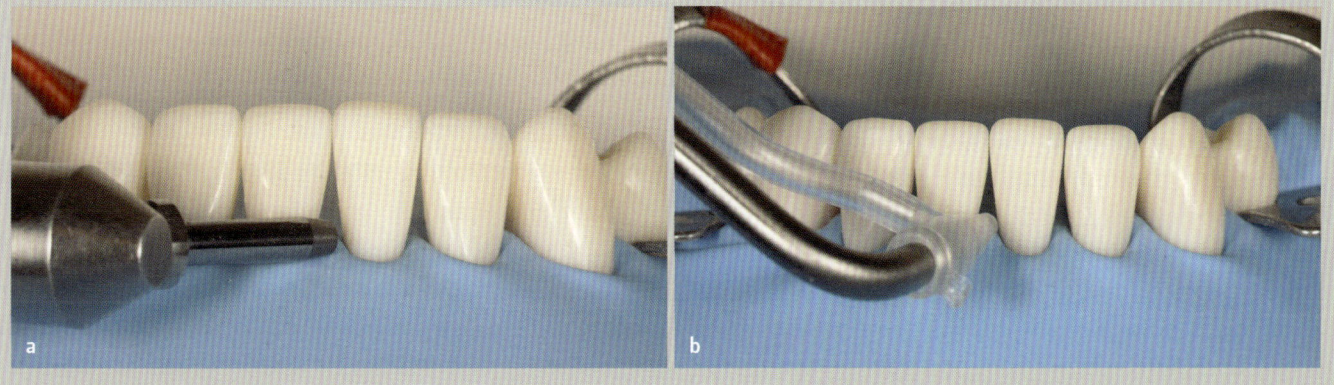

📷 **2.10** Acondicionamiento del sustrato (II). Arenado de la tronera y superficies dentales adyacentes (vestibulares y palatinas/linguales) con óxido de aluminio. a) Arenado en seco. b) Arenado húmedo.

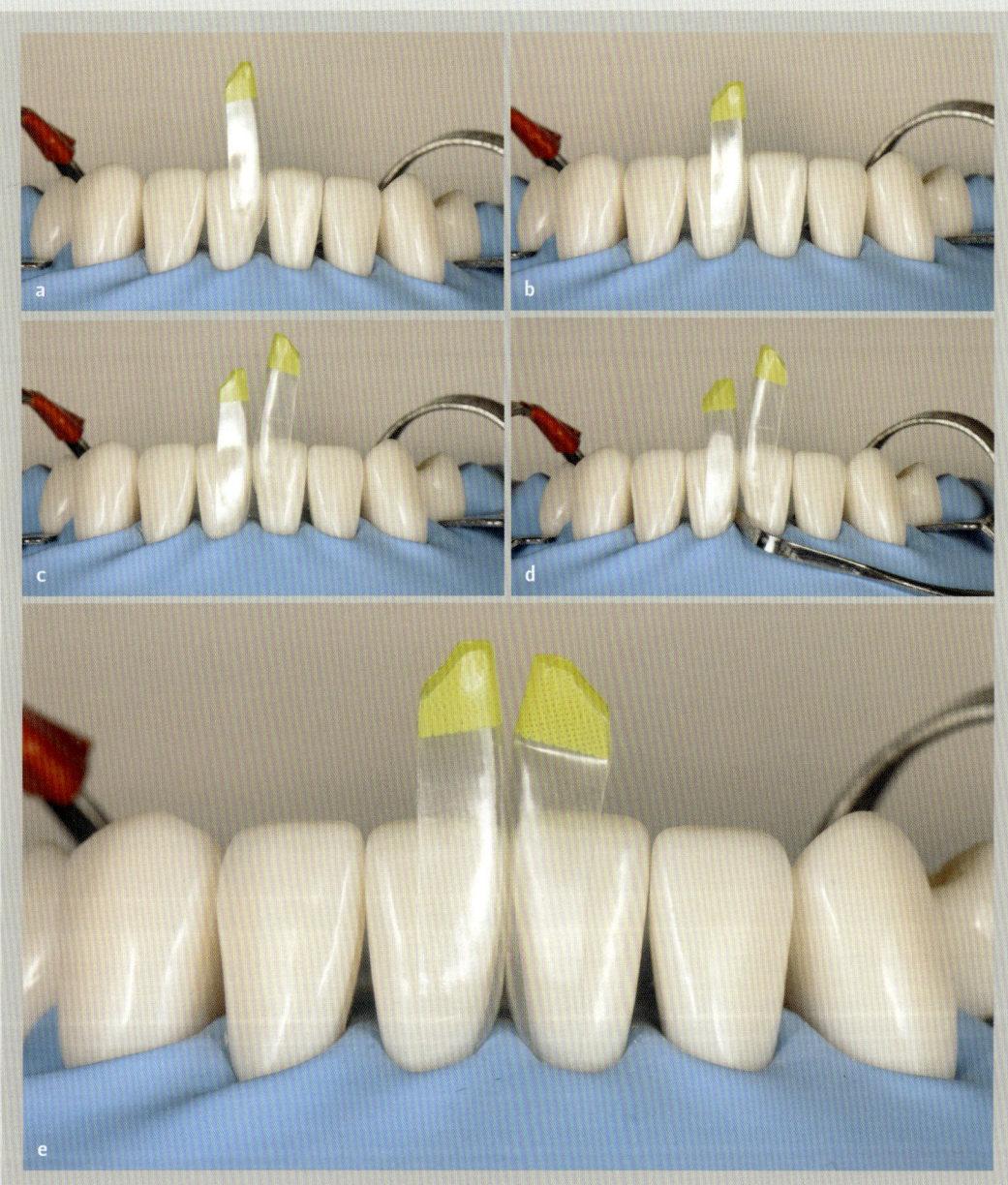

📷 **2.11** Secuencia de colocación de las matrices en la tronera. a,b) Inserción y asentamiento de la primera matriz. c,d) Inserción de la segunda matriz. En puntos de contacto interdentales fuertes puede ser necesario abrirlos con la ayuda de una espátula de composite para facilitar el completo asentamiento de la segunda matriz. e) Matrices correctamente posicionadas sobre la tronera que se va a reconstruir.

La sonda calibradora Black Triangle nos ayuda en la selección de la matriz correspondiente pero, adicionalmente, debemos valorar otros criterios como la posición y anatomía del diente, ya que, en función de la situación clínica presente, puede ser necesario utilizar matrices con un diferente contorno de perfil de emergencia y, por tanto, codificadas por colores diferentes. En este sentido, al ser transparentes, nos permiten visualizar preoperatoriamente la forma final que conseguiremos por lo que podemos probar, en caso de duda, diferentes contornos de perfiles de emergencia para seleccionar, así, el más adecuado (📷 2.12).

Paso 6. Grabado ácido y aplicación del agente adhesivo

Tras la correcta colocación de las matrices se procede a realizar el grabado del esmalte y de las superficies radiculares expuestas con ácido ortofósforico al 32-40 % (📷 2.13). Se prefiere la técnica de grabado total con las matrices *in situ*, ya que estas actúan como encofrado al favorecer la penetración del ácido ortofosfórico hasta la parte más apical de la tronera. Tras ejercer su acción durante 20 s, lavamos profusamente y secamos.

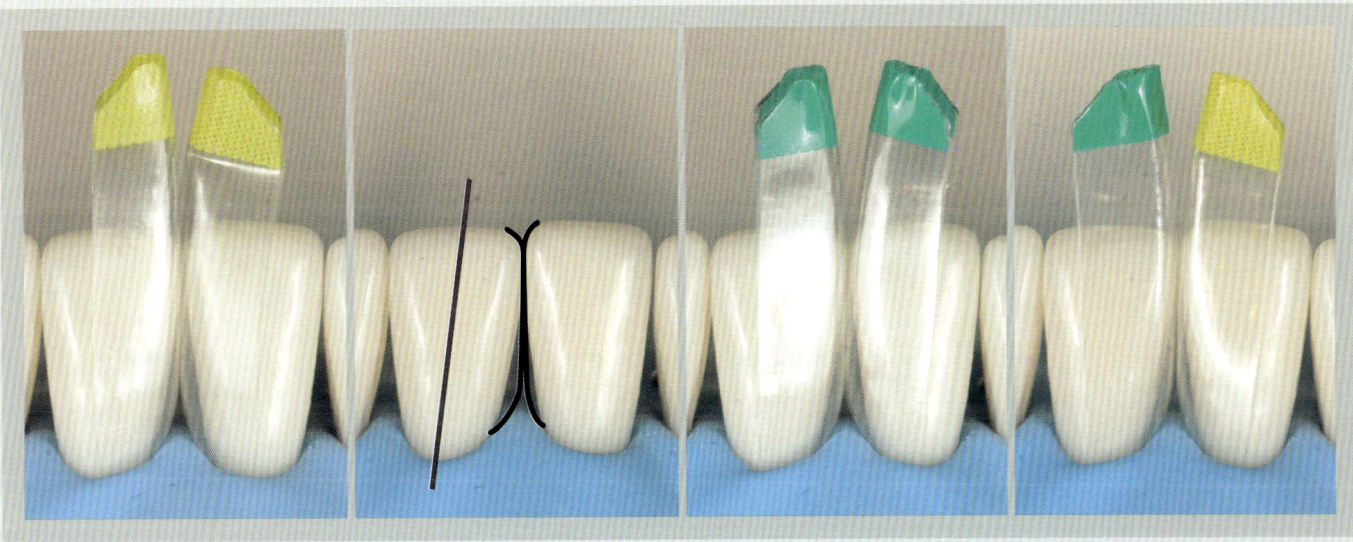

📷 **2.12** Selección de matriz teniendo en cuenta la posición y anatomía del diente

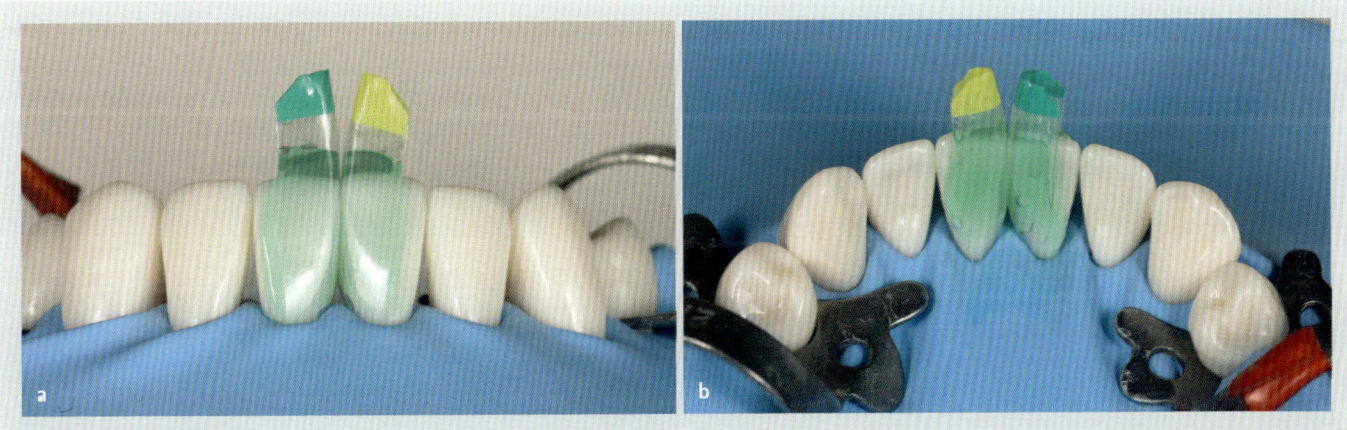

📷 **2.13** Grabado con ácido ortofosfórico. a) Vista vestibular. b) Vista lingual o palatina (según corresponda).

Paso 7. Aplicación del agente adhesivo sin polimerizar

Se recomiendan adhesivos del tipo grabado y lavado. En esta categoría podríamos utilizar desde sistemas clásicos de tres pasos o dos pasos, hasta adhesivos universales. Se prefieren, sin embargo, estos últimos, debido a su menor sensibilidad técnica durante el procedimiento. El pincelado del agente adhesivo (📷 2.14) debe realizarse de una forma activa, tratando de acceder a toda la superficie dental que debe restaurarse, tanto por vestibular como por palatino/lingual. A continuación se soplan los excesos y no se polimeriza, teniendo en cuenta la gran cantidad de esmalte presente en las superficies vestibular, palatina e interproximal existente en las troneras. De esta forma, se favorece la actuación del adhesivo como surfactante y se optimiza la distribución del composite sobre la matriz y el diente, al tiempo que disminuye la incidencia de aparición de burbujas.

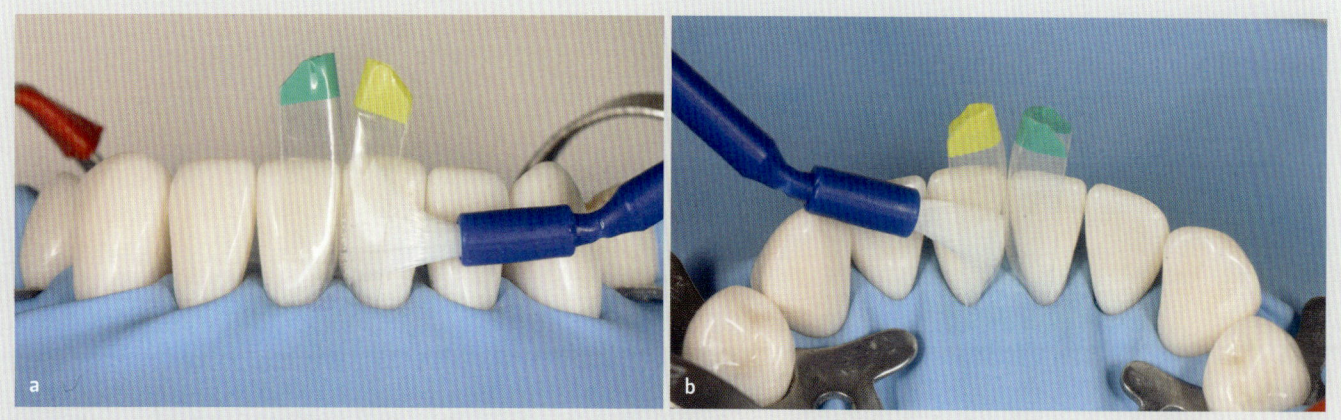

📷 **2.14** Pincelado del agente adhesivo. a) Vista vestibular. b) Vista palatina/lingual.

Paso 8. Inyección del composite fluido y composite pasta sobre la matriz

El procedimiento *injection molding* (📷 2.15) consiste en la inyección secuencial de una mezcla equilibrada de composite fluido y composite de consistencia tipo pas-ta, ambos precalentados, dentro de la matriz anatómica Bioclear BT que envuelve el diente y que actúa como reservorio al contener la inyección del material.

En primer lugar se aplica el composite fluido preca-lentado a 68 °C (preferiblemente en un horno seco) por vestibular, desde la base de la tronera hasta incisal sin

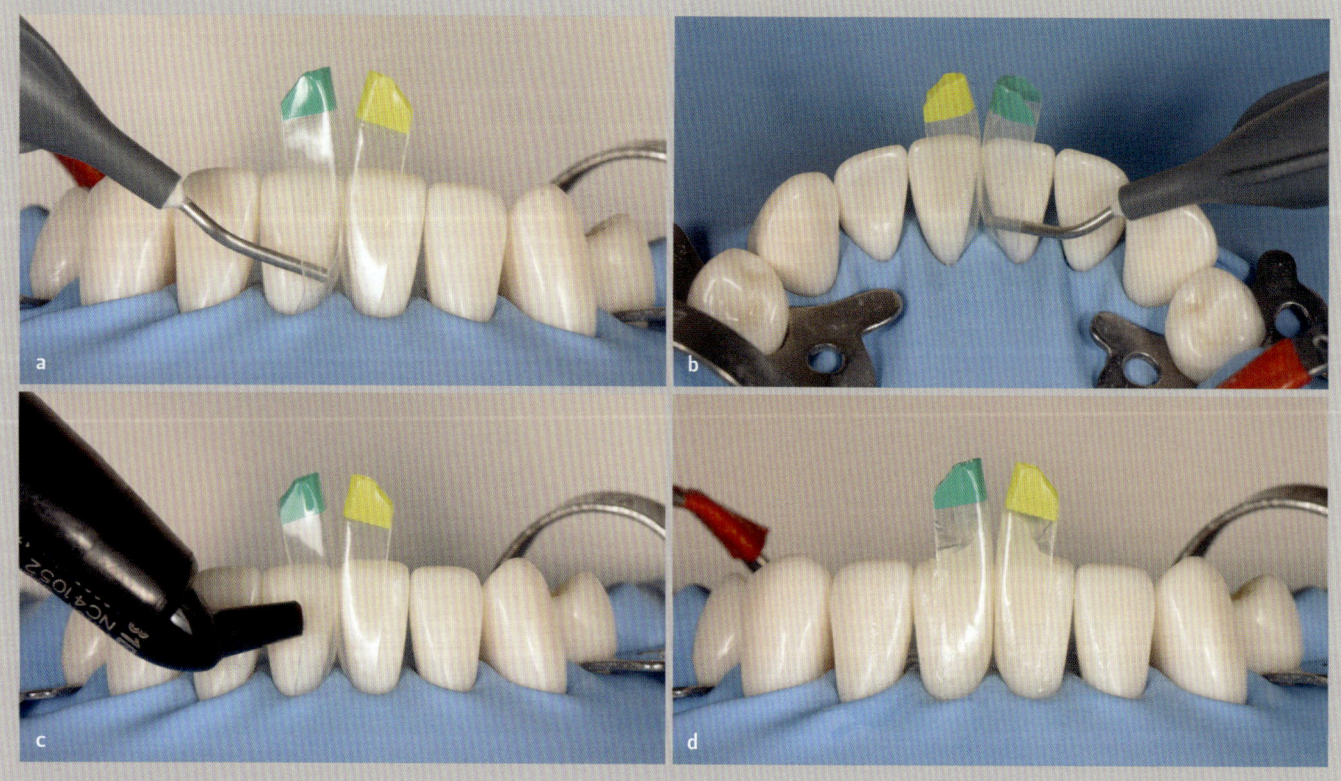

📷 **2.15** Procedimiento *injection molding*. a) Aplicación del composite fluido precalentado por vestibular. b) Aplicación del composite fluido precalentado por palatino/lingual. c) Aplicación del composite consistencia tipo pasta por vestibular. d) Se observa el exceso de material que sirve para reducir la pro-babilidad de aparición de burbujas y poros en aquellas áreas de difícil acceso.

polimerizarlo. Repetimos el procedimiento por la cara palatina o lingual de la matriz, también con composite fluido. Inmediatamente después se coloca el composite consistencia tipo pasta, igualmente precalentado, por vestibular dentro de la "piscina" de composite fluido hasta que este último rebose por el borde incisal. El objetivo es desplazar el composite fluido hacia las áreas más angostas rellenando el espacio contenido por la matriz. Para ello se precisa exceso de material, para reducir la probabilidad de aparición de burbujas y poros en aquellas áreas de difícil acceso. El procedimiento *injection molding* se lleva a cabo a la vez, en los dientes que se están restaurando, sobre ambas matrices enfrentadas entre sí, o se puede realizar de forma alterna reconstruyendo primero una de las troneras y después la otra.

Paso 9. Polimerización simultánea del adhesivo y de la mezcla de composites

La polimerización (📷 2.16) se realiza al final del procedimiento *injection molding* una vez colocada la mezcla de composites con diferente consistencia dentro de la matriz anatómica Bioclear BT. La polimerización se efectuará 20 s por cada cara (vestibular y palatino/lingual).

Paso 10. Retirada de las matrices, pulido de excesos de composite y acabado de la restauración

Las restauraciones de triángulos negros llevadas a cabo con las matrices Bioclear BT y el procedimiento *injection molding* se basan en el exceso de material restaurador, por lo que el acabado de la restauración cobra una especial relevancia.

Tras la polimerización simultánea de la mezcla de composites con distintas consistencias procedemos a retirar las matrices ayudándonos de unas pinzas mosquito (📷 2.17).

Cuando ejecutemos este paso hay que tener presente que en ningún momento debemos tocar el perfil de emergencia creado con las matrices (📷 2.18), ya que el composite en contacto con la matriz queda pulido "a espejo" con un aspecto satinado debido al material del que están confeccionadas estas matrices (poliéster tipo *mylar*).

Debemos tener presente que el pulido de excesos groseros y acabado de la restauración se efectuará en los dientes a la vez cuando realicemos el procedimiento *injection molding* sobre dos troneras adyacentes. En el caso de realizar el procedimiento diferido (primero una tronera y después la otra) se recomienda pulir los excesos y acabar la primera restauración antes de abordar la tronera adyacente. De esta forma, evitamos interferencias de excesos de material restaurador con el posicionamiento de la matriz en la tronera adyacente a la que ya esté reconstruida.

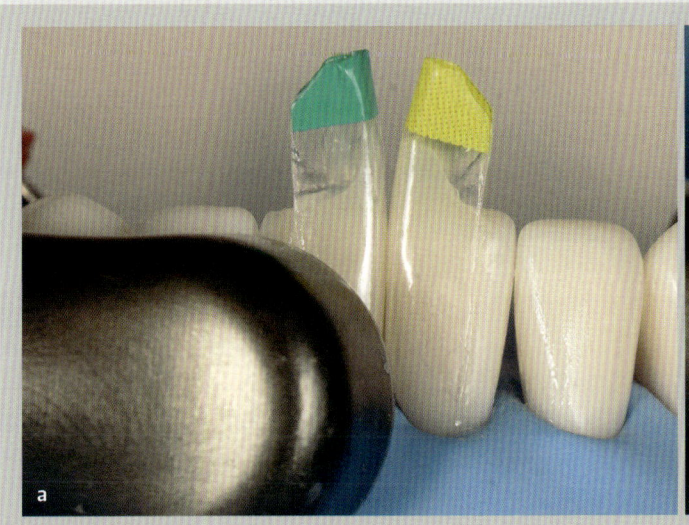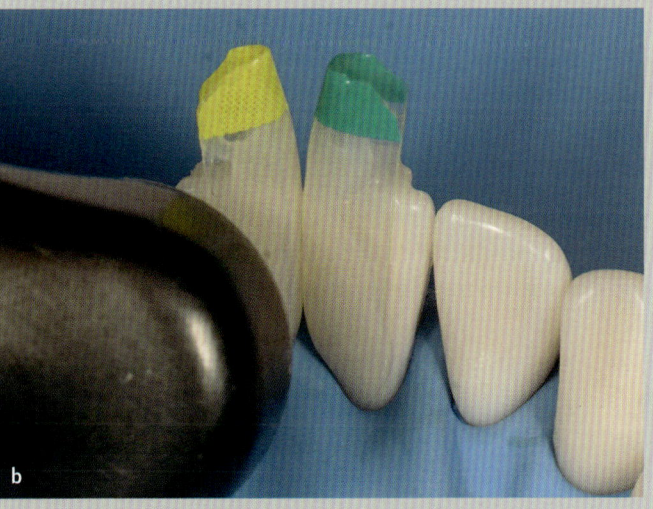

📷 **2.16** Polimerización. a) Vista vestibular. b) Vista palatina/lingual.

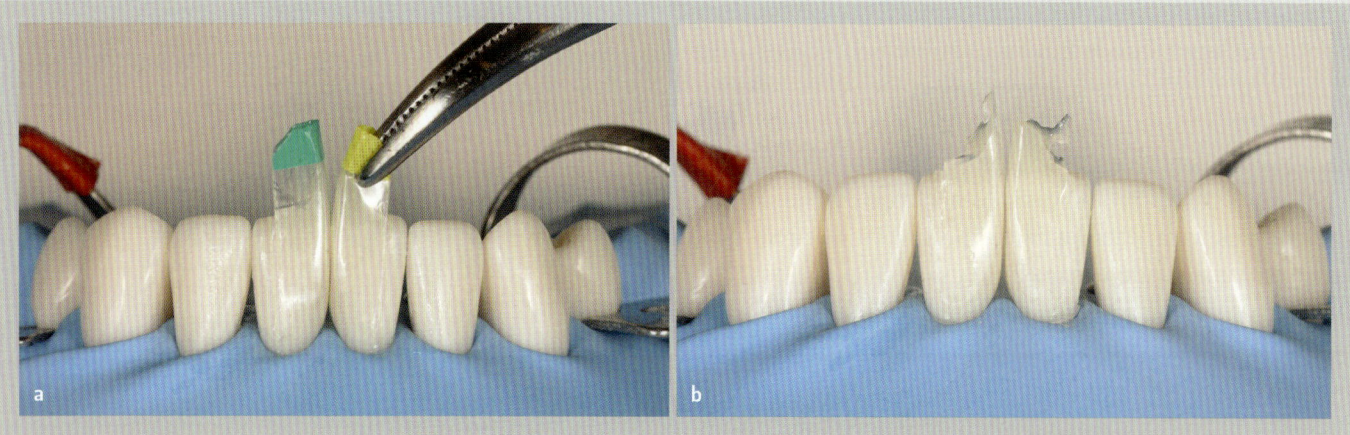

📷 **2.17** Retirada de las matrices. a) Uso de la pinzas mosquito. b) Resultado de la polimerización. Obsérvese el exceso de material restaurador.

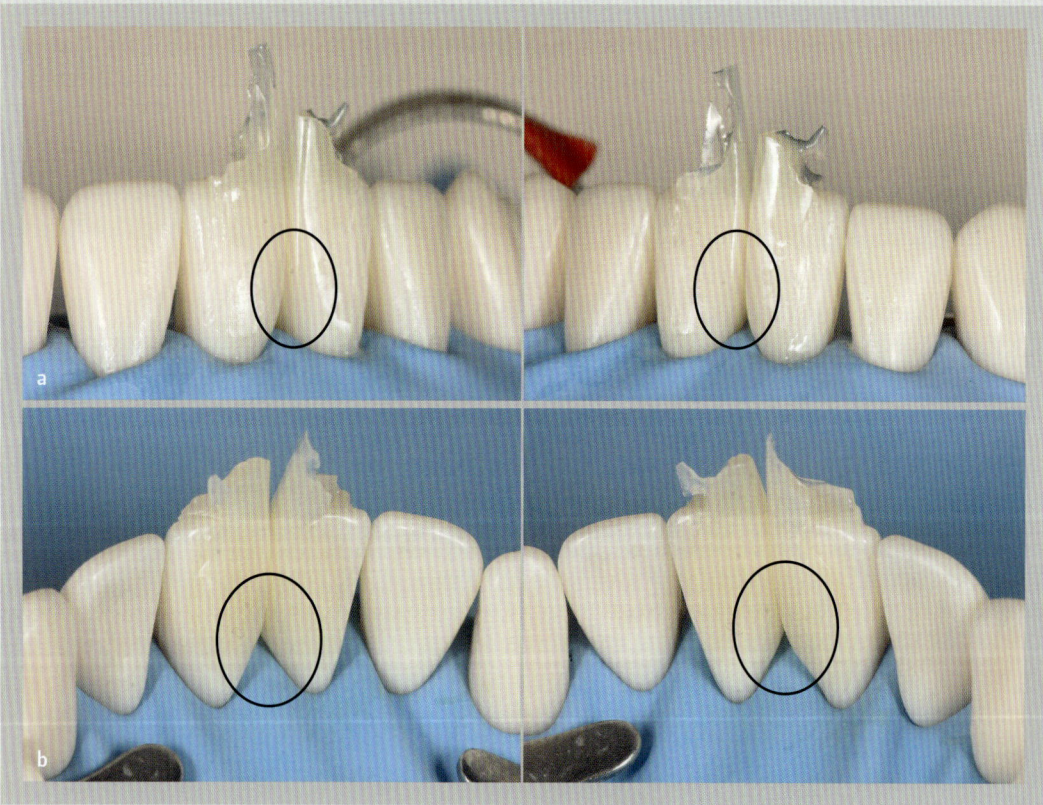

📷 **2.18** Aspecto satinado del perfil de emergencia creado con las matrices (óvalos negros). a) Vista vestibular. b) Vista palatina/lingual.

El acabado de la restauración (📷 2.19) se ejecuta en tres fases:

○ En primer lugar procedemos a la eliminación de los excesos groseros de composite en las áreas de fácil acceso como son las superficies vestibulares y palatinas/linguales. Ejecutamos este paso con fresas e instrumentos rotatorios a alta velocidad e irrigación con agua.

○ La segunda fase consiste en el pulido y recontorneado de la restauración. A medida que nos vamos acercando a la superficie dental remanente, empleamos discos de pulir de granulometría decreciente para difuminar la transición diente-restauración.

○ Finalmente procedemos al pulido fino y brillo empleando discos de goma diamantados y contraángulo a baja velocidad alternando la irrigación con agua.

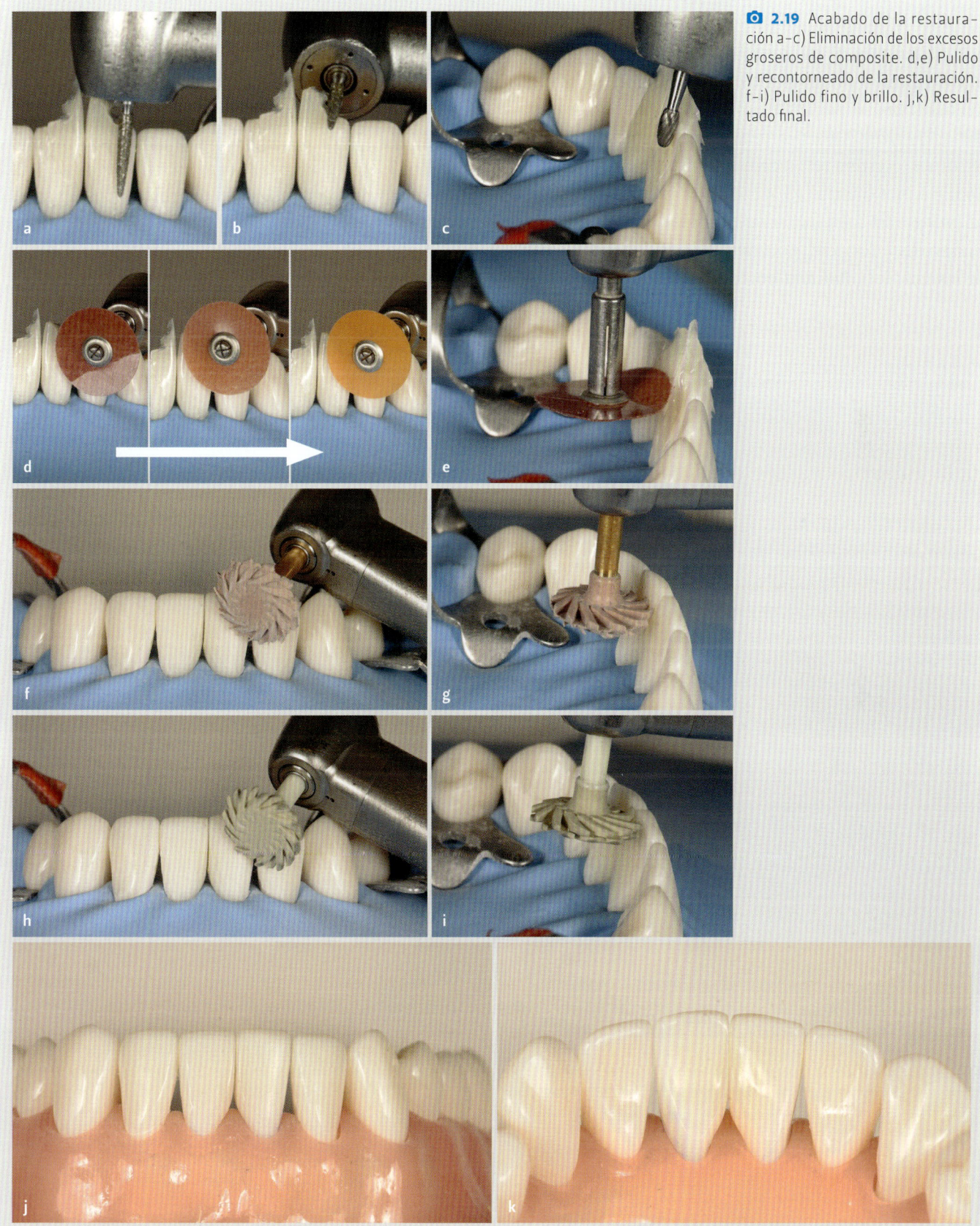

📷 **2.19** Acabado de la restauración a–c) Eliminación de los excesos groseros de composite. d,e) Pulido y recontorneado de la restauración. f–i) Pulido fino y brillo. j,k) Resultado final.

Imágenes del caso

A continuación se muestra la iconografía del procedimiento clínico para llevar a cabo el cierre de triángulos negros sobre el paciente en el sextante anteroinferior (📷 2.20-2.26). Obsérvese la situación inicial de la que partimos, con una retracción completa de la papila interdental en los dientes 43, 42, 41, 33 y parcial en el diente 32 (véanse 📷 2.1 y 2.2). Tras el aislamiento absoluto del campo operatorio se procede a la selección y colocación de las matrices Bioclear correspondientes. En este caso

nos decantamos por las matrices *small* de color rojo al tratarse de incisivos inferiores para los que necesitamos un contorno suave del perfil de emergencia en la futura restauración de composite. El procedimiento *injection molding* se realizó de forma simultánea en las troneras adyacentes 31-41, 31-32 y 41-42. En un segundo acto llevamos a cabo el cierre de la tronera distal de 42 y 32.

Se muestran fotografías de control del posoperatorio inmediato a los 15 días (📷 2.23) y fotografías de control a los 3 años (📷 2.24). En este caso no se realizó ningún pulido periódico de las restauraciones.

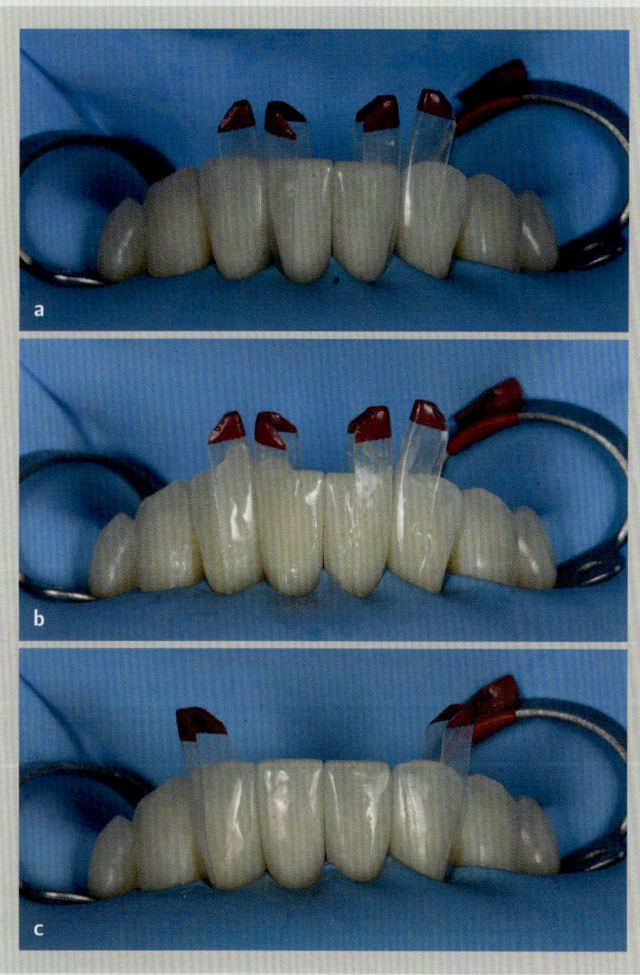

📷 **2.20** a) Colocación de las matrices en los incisivos inferiores. El color rojo de las matrices indica que las troneras son de pequeño tamaño. Nótese el aislamiento con dique de goma que facilita la realización del procedimiento. b) Detalle del exceso de los composites polimerizados, con las matrices sin retirar. c) Retirada de las matrices de los dientes 11 y 21 colocación de matrices en la parte distal de los dientes 12 y 22.

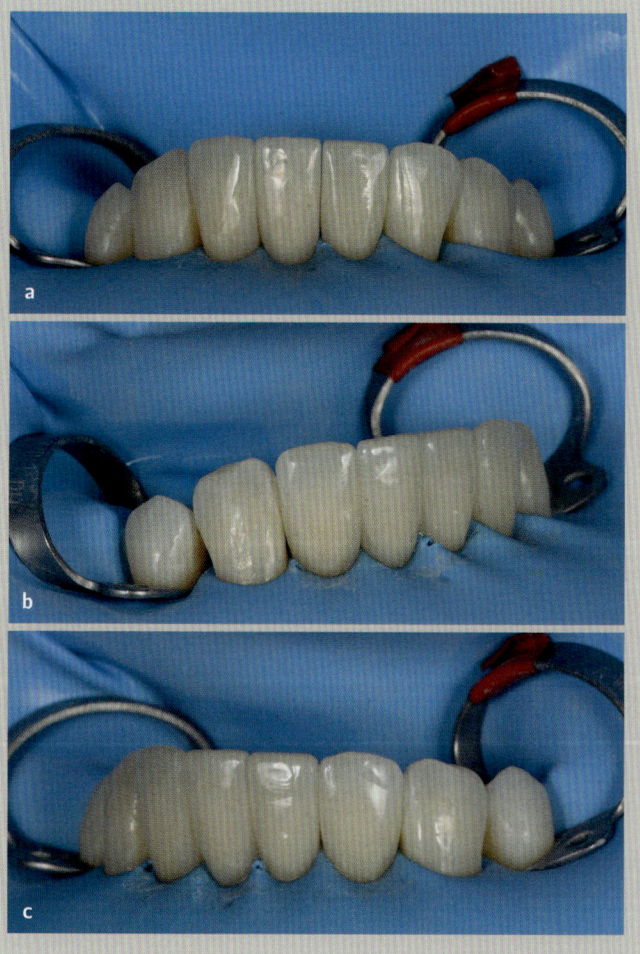

📷 **2.21** Situación inmediatamente después de la restauración. a) Frontal. b) Derecha. c) Izquierda.

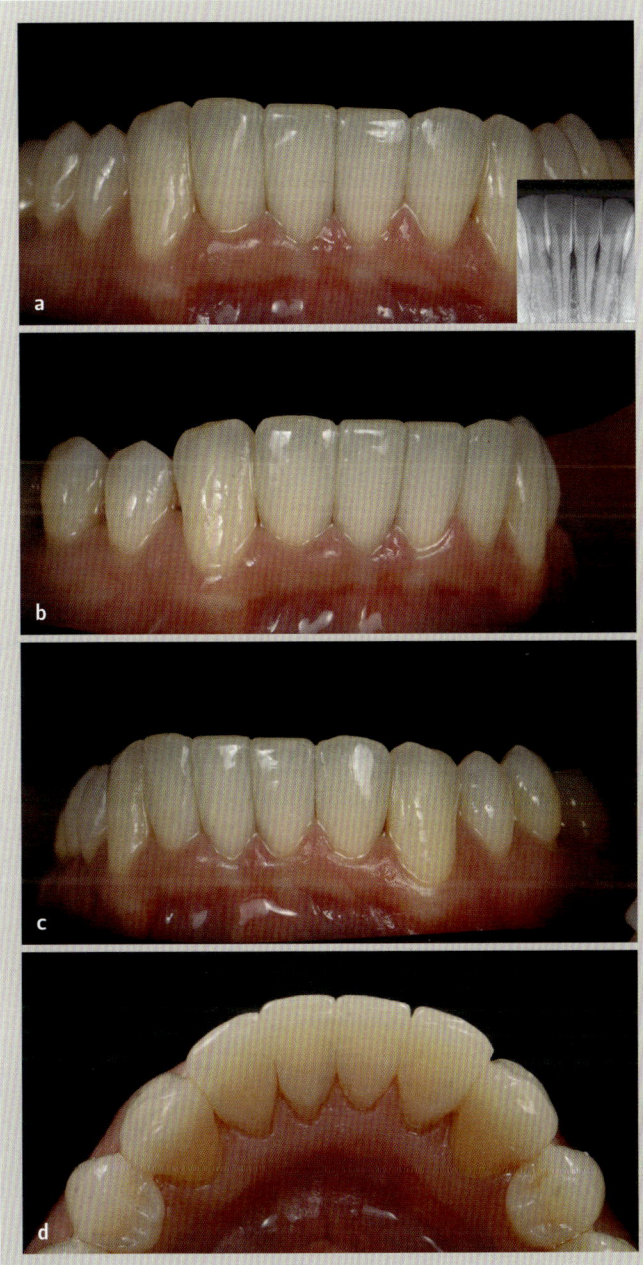

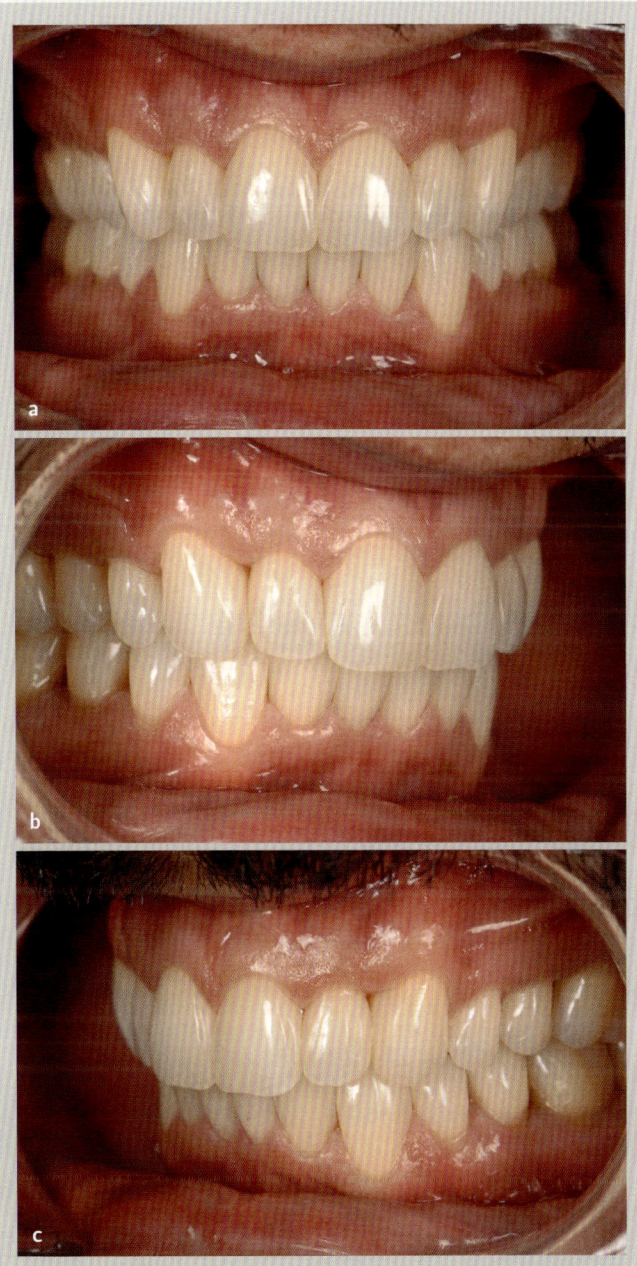

📷 **2.22** Situación inmediatamente después de la intervención. a) Frontal. b) Derecha. c) Izquierda. d) Vista oclusal.

📷 **2.23** Control a los tres años. Vista vestibular. a) Frontal. b) Derecha. c) Izquierda.

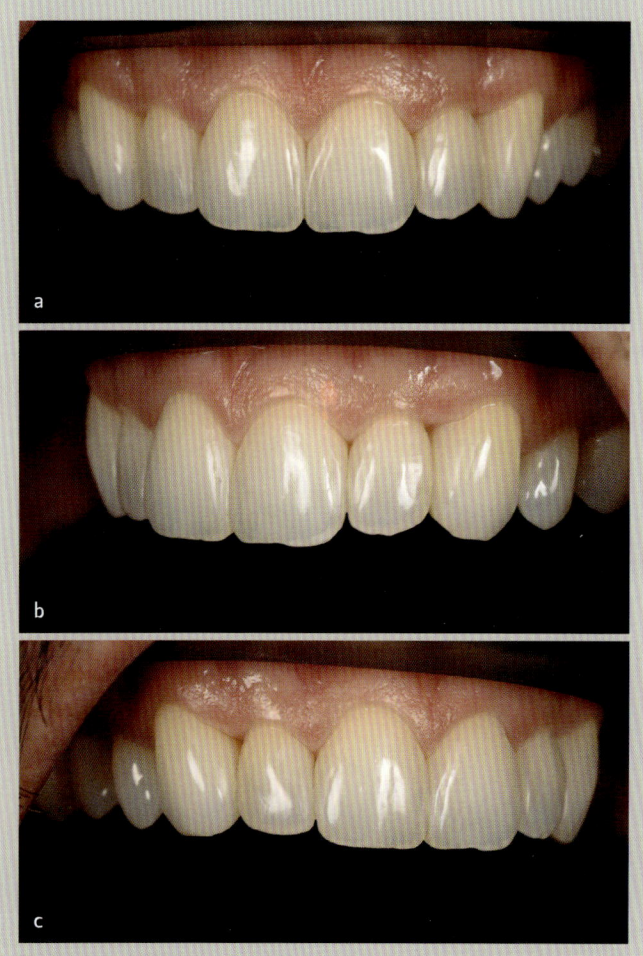

📷 **2.24** Control a los tres años. Vista vestibular de la arcada superior. a) Frontal. b) Derecha. c) Izquierda.

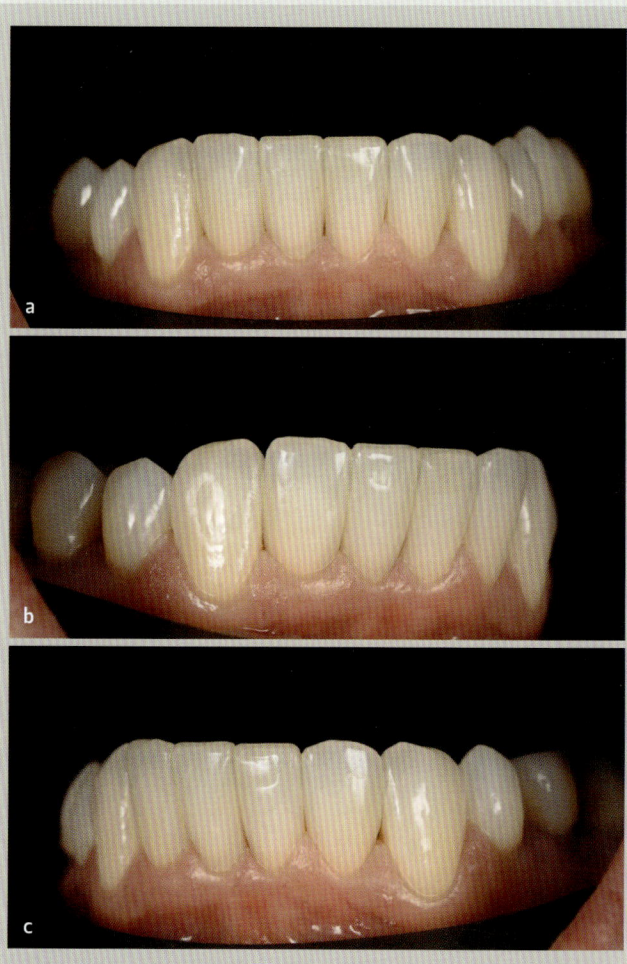

📷 **2.25** Control a los tres años. Vista vestibular de la arcada inferior. a) Frontal. b) Derecha. c) Izquierda.

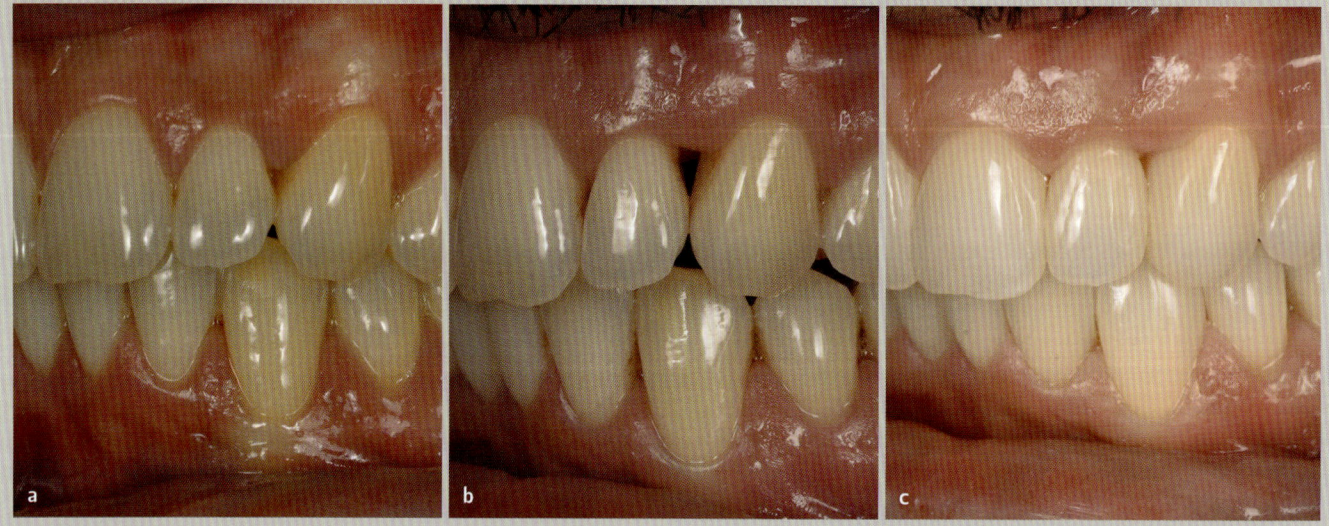

📷 **2.26** Imágenes que muestran la evolución del caso. a) Situación inicial. b) Situación tras el tratamiento de periodontitis, que visibilizó las troneras. c) Situación final, en el que los espacios interdentales son apenas perceptibles.

BIBLIOGRAFÍA

1. **Novak, MJ; Albather, HM; Close, JM.** Redefining the biologic width in severe, generalized, chronic periodontitis: implications for therapy. J. Periodontol. 2008,79,1864–1869.

2. **Singh, VP; Uppoor, AS; Nayak, DG; Shah, D.** Black triangle dilemma and its management in esthetic dentistry. Dental Research journal. 2013, Vol 10. Issue 3.

3. **Zhiahosseini, P; Hussain F; Millar, B.** Management of gingival black triangles. Br. Dent. J. 2014, 217, 559–563.

4. **Pugliese, F; Hess, R; Palomo, L.** Black triangles: Preventing their occurrence, managing them when prevention is not practical. Seminars in Orthodontics. Vol 25, No 2, 2019: pp 175–186.

5. **Cunliffe J; Rizvi, A.** A literature review of the treatment of black triangles. J Dent Maxillofacial Res. 2019 Vol 2(1): 1-5.

6. **Kurth J; Kokich, G.** Open gingival embrasures after orthodontic treatment in adults: Prevalence and etiology. Am J Orthodox Dentofacial Orthop 2001; 120:116-23.

7. **Clark D.** Treatment of the dreaded black triangle: A case report and an introduction to injection molded composite dentistry. CDA Journal. 2020. Vol 48, N° 2.

Rehabilitación total aditiva en paciente con desgaste dentario avanzado

Carlota Suárez-Feito Tuero

Presentación del caso

Anamnesis

- **Motivo de consulta.** Paciente de 56 años que acude a la consulta porque es consciente de que cada vez desgasta más sus dientes debido al bruxismo y quiere buscar una solución.
- **Anamnesis médica.** Fumadora, con reflujo gastroesofágico controlado.
- **Anamnesis odontológica.** La paciente tiene un desgaste dentario generalizado, restauraciones directas de composite en sectores posteriores, resto radicular de 17 y un implante en posición del 26, sin restaurar. Ha llevado ortodoncia hace 12 años y es portadora de férula de descarga.

Exploración clínica y radiográfica

- **Exploración extraoral.** Paciente simétrica, tercios faciales proporcionados, labios finos y sonrisa baja (Tjan, 1984). No existe exposición del borde incisal superior, muestra hasta 3 mm de borde incisal inferior (Vig, 1984) (📷 3.1).
- **Exploración intraoral.** En máxima intercuspidación se observa una erupción compensatoria, más destacado en los incisivos centrales superiores, debido al desgaste dentario de origen erosivo, así como por atrición (Berry, 1976). En la fotografía con los dientes separados, se observa el plano oclusal superior invertido y desgaste por atrición de los bordes incisales (📷 3.2).

En las fotografías laterales observamos una gran sobremordida, recesiones en los dientes posteriores, así como abfracciones en los premolares.

A nivel oclusal se puede observar un desgaste dentario generalizado originado por atrición y erosión, este último como consecuencia del reflujo gastroesofágico (Schlueter, 2018). En la cara palatina de los incisivos superiores, se puede apreciar que el desgaste está más avanzado, de forma que la zona pulpar se llega a transparentar (Bartlett, 2020).

En la arcada superior hay un resto radicular del 17 y un implante en posición del 26 sin restaurar. En la arcada inferior los molares tienen reconstrucciones de composite y algunas de ellas fracturadas (📷 3.3).

o **Exploración radiológica**. Se observa una pérdida de hueso horizontal moderada. La paciente se realiza mantenimientos periodontales cada 4 meses.

Otros estudios

ESTUDIO FUNCIONAL Y OCLUSAL

En la exploración muscular y de la articulación tempo-romandibular (ATM), la paciente se encuentra asintomática. Para el estudio del caso, se realizó un montaje en articulador en relación céntrica (RC), comenzando con la toma del arco facial Artex face-bow® Amman Girbach,

siguiendo por el registro en RC, que se realizó con una desprogramación mediante el uso de laminillas de Long , en la que se observó que la RC no coincidía con la máxima intercuspidación.

Tras el montaje en articulador semiajustable Artex®CPR, observamos el espacio restaurador generado a nivel anterior y que el primer contacto en RC se efectúa entre 27 y 37 (📷 3.4).

> **Resumen del caso:**
>
> Paciente con desgaste dentario y desproporción del tamaño dentario de los dientes superiores debido a atrición y el reflujo gastroesofágico. Consciente de que las medidas que venía implementando no son suficientes, acude a la consulta en busca de una solución funcional.

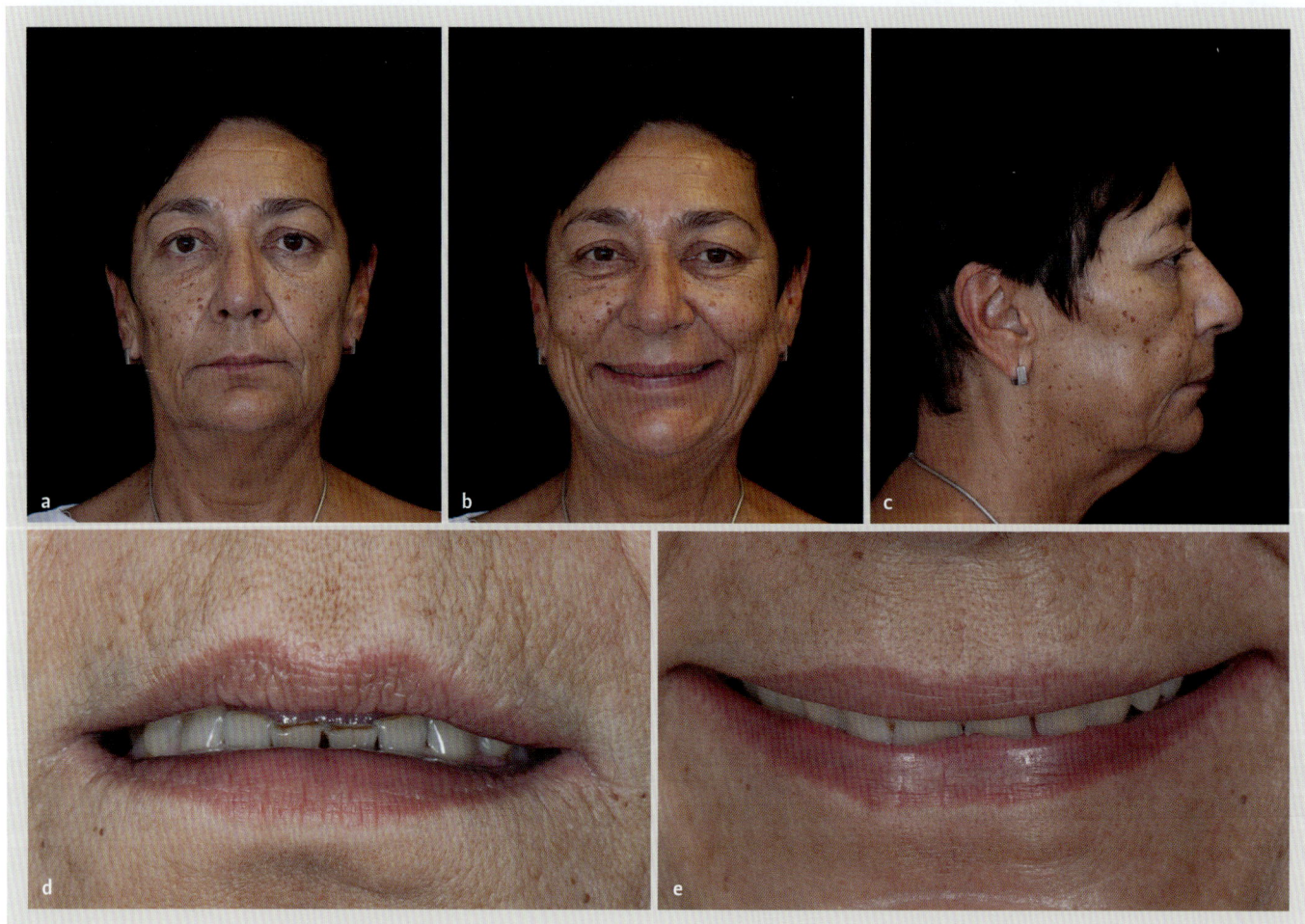

📷 **3.1** Exploración estética extraoral. a–c) Fotos iniciales extraorales. d–e) Fotos movilidad labial: reposo (d) y máxima sonrisa (e).

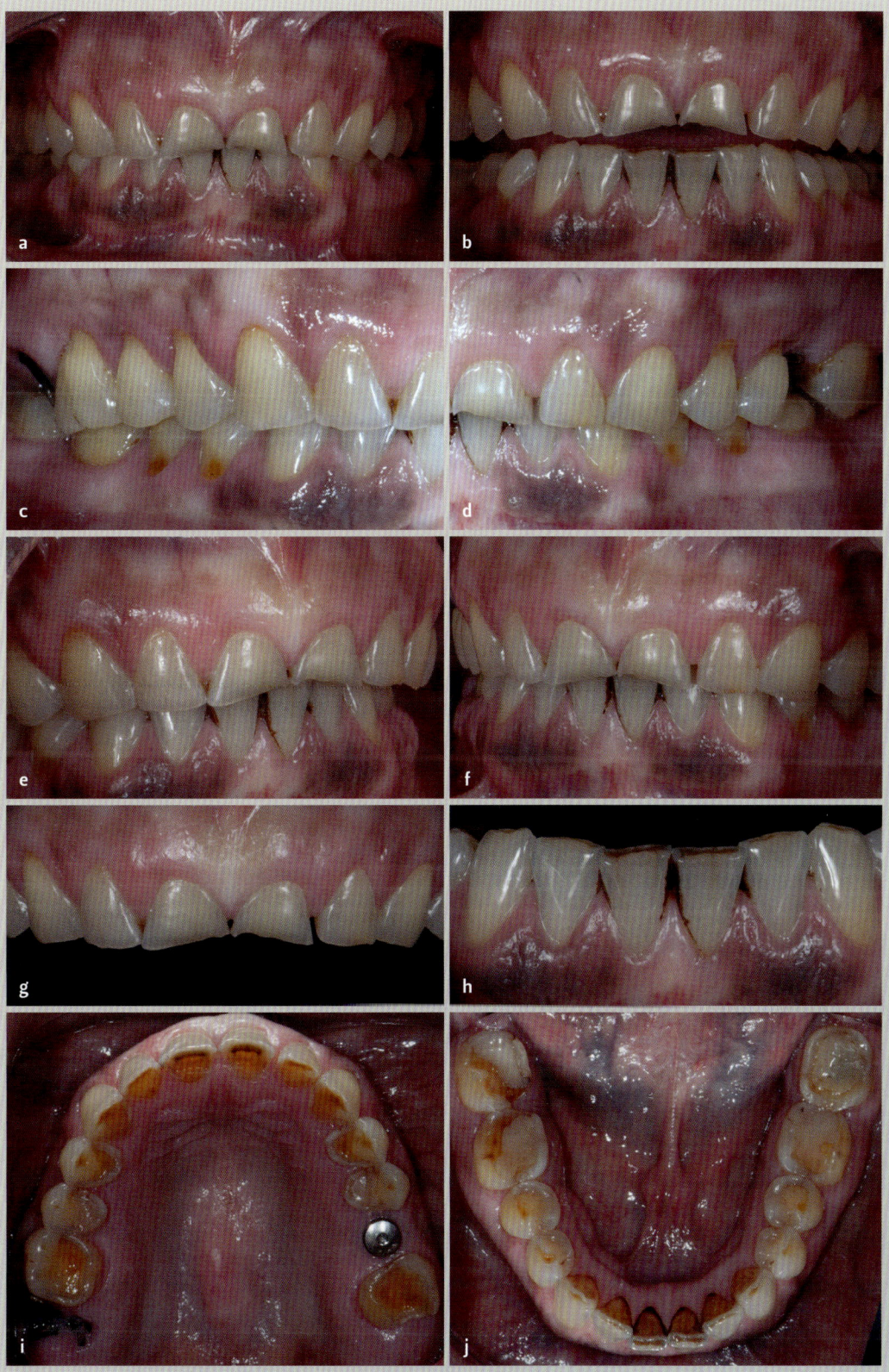

☉ 3.2 Fotografías intraorales. Se puede apreciar la erupción compensatoria como consecuencia del desgaste dentario, así como la desproporción del tamaño dentario de los dientes superiores. a) Máxima intercuspidación. b) Imagen con los dientes separados. c–d) Fotos laterales. e–f) Detalle de máxima intercuspidación en la zona anterior. g,h) Detalle de los dientes anteriores. i,j) Fotos oclusales.

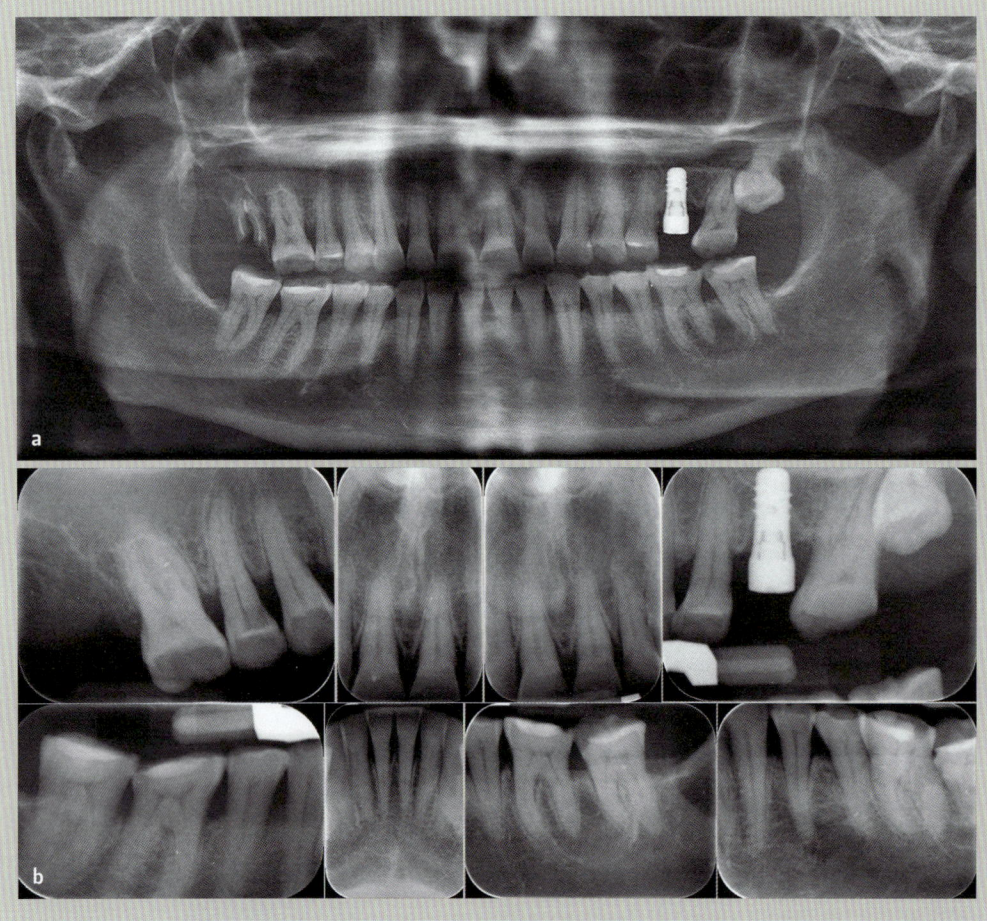

📷 **3.3** Radiografías panorámica y periapicales. a) Radiografía panorámica. b) Radiografías periapicales.

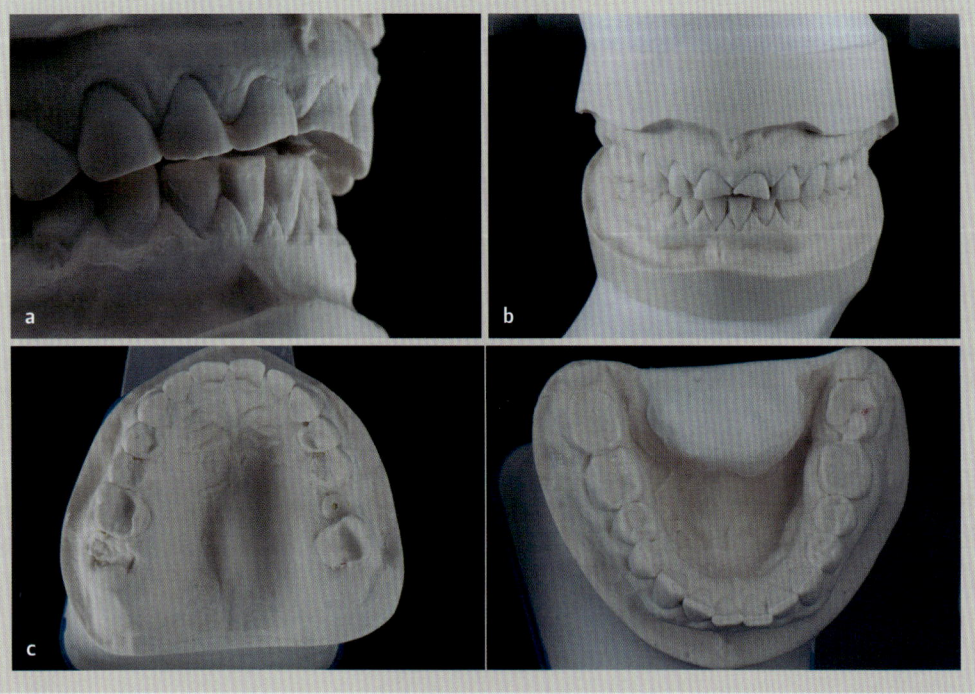

📷 **3.4** Montaje de los modelos de estudio en relación céntrica (RC). a) Espacio restaurador en RC. b) Montaje en RC visión frontal. c) Arcadas superior e inferior consecutivamente donde se observa el primer contacto con papel de articular rojo.

Diagnóstico y pronóstico

Este es un caso de desgaste dentario producido por la atrición y el reflujo gastroeso-fágico. Como consecuencia se produce una erupción compensatoria del proceso den-toalveolar, provocando la pérdida de espacio restaurador. Este es un mecanismo de adaptación del aparato masticatorio, en respuesta a la pérdida progresiva de estructura dentaria para mantener el contacto oclusal y la dimensión vertical de oclusión (DVO)(Davis SJ y cols., 2002; Abduo, 2012).

El pronóstico general es bueno siempre y cuando la paciente se realice un tratamiento restaurador, teniendo en cuenta que a nivel funcional y biomecánico tiene un riesgo alto debido al desgaste dentario. Si la paciente no procediera con ningún tratamiento, entonces este desgaste seguiría avanzando hasta tal punto que el plan de tratamiento a futuro cambiaría por completo y sería más agresivo y, por tanto, tendría un pronóstico malo. Por eso, es interesante en estos casos realizar una rehabilitación completa en el momento adecuado, lo más conservadora posible con técnicas aditivas para preservar al máximo el tejido dentario remanente (Loomans, 2020).

Plan de tratamiento

ALTERNATIVAS DE TRATAMIENTO

Alternativa 1:
1. Mantenimiento periodontal.
2. Extracción resto radicular 17.
3. Implante dental en posición 17.
4. Tratamiento de ortodoncia para intruir los incisivos superiores y generar espacio restaurador.
5. Rehabilitación completa mediante restauraciones parciales de cerámica:
   o Carillas en "V" de canino a canino superior.
   o Carillas vestibulares de canino a canino inferior.
   o Restauraciones parciales oclusovestibular de los sectores posteriores.
   o Restaurar corona sobre implante en posición 26.

Alternativa 2:
1. Mantenimiento periodontal.
2. Extracción resto radicular 17.
3. Rehabilitación completa mediante restauraciones parciales de cerámica:
   o Carillas en "V" de canino a canino superior.
   o Carillas vestibulares de canino a canino inferior.
   o Restauraciones parciales oclusovestibular de los sectores posteriores.
   o Restaurar corona sobre implante en posición 26.

Alternativa elegida:

La paciente decide realizar la opción 2 de tratamiento, ya que no quiere volver a pasar por un tratamiento de ortodoncia, ni por más intervenciones para colocarse un implante. El objetivo de la paciente es funcional y no estético. Por lo tanto, con la opción 2 cumplen los objetivos de tratamiento.

Secuencia de tratamiento

○ **Fase higiénica:**
  ○ Realización de mantenimiento periodontales por parte de su periodoncista.
  ○ Extracción de resto radicular del 17.
○ **Fase restauradora:**
  ○ Realización de la rehabilitación total aditiva con restauraciones parciales cerámicas.
  ○ Corona sobre implante en 26.
  ○ Férula de descarga.

Tratamiento

Fase higiénica

Se realizó la extracción del resto radicular del 17, así como los mantenimientos periodontales.

Fase restauradora

1. ENCERADO DIAGNÓSTICO

La rehabilitación comienza con el encerado diagnóstico, determinando la posición del borde incisal superior e inferior, así como el espacio restaurador. Cuando es necesario generar un nuevo esquema oclusal, como ocurre en el caso de los pacientes con desgaste dentario intenso, la única referencia anatómica de la que disponemos para relacionar entre sí ambas arcadas dentarias es la posición de relación céntrica, siendo esta una posición condilar optimizada (Dawson, 2008). Para generar el espacio restaurador, en este caso, sería necesario el aumento de la dimensión vertical de oclusión (DVO) para la rehabilitación adhesiva de los pacientes con desgaste dentario. Este aumento de la DVO vendría determinado por factores estéticos, estructurales y funcionales, y siempre que fuese posible, deberíamos utilizar el espacio restaurador que se genera a partir del primer contacto con los cóndilos en RC. La magnitud del aumento de la dimensión vertical, desde una perspectiva mínimamente invasiva, vendrá determinada por el grosor necesario del material restaurador que vamos a utilizar para proporcionar la suficiente resistencia a la fractura y por el espacio necesario para rediseñar un nuevo esquema oclusal. Aunque

los materiales restauradores utilizados en la actualidad en este tipo de situaciones nos permiten trabajar con espesores muy finos, su resistencia a la fractura vendrá también condicionada por el tipo de sustrato dentario sobre el que se va a llevar a cabo los procedimientos de adhesión (Fradeani 2016).

2. *MOCK-UP* EMOCIONAL

Tras la realización del encerado total a la DV establecida, abriendo el puntero del articulador (📷 3.5), transferimos la información prueba de *mock-up* emocional de 15-25 para valorar la posición del borde incisal superior y la estética. Para este paso se realizó una llave del encerado festoneada con silicona de condensación y se utilizó resina bisacrílica Protemp (3m ESPE) como material de transferencia en boca (📷 3.6). Una vez comprobada la estética y con la aprobación de la paciente, se realizó la remoción del *mock-up*.

3. *MOCK-UP* DE TRANSICIÓN

En otra sesión realizaremos el *mock-up* de transición (MT), que será la referencia funcional y estética a partir de la cual se van a elaborar las restauraciones definitivas (📷 3.7). El establecimiento de unas correctas relaciones oclusales en dicho MT (Calamita, 2019) será fundamental para simplificar posteriormente todo su proceso de fabricación por parte del laboratorio y facilitar posteriormente su colocación en la cavidad oral, sin contratiempos. Recordemos que, una vez establecido en el MT un esquema oclusal estable con los cóndilos en RC, el proceso de rehabilitación definitiva se efectuará por segmentos simplemente copiando los contornos estéticos y funcionales finales obtenidos en el propio MT. Para la adhesión del MT, se graba con ácido fosfórico al 35 % (Ultra-Eetch de Ultradent) y, posteriormente, se coloca adhesivo a toda la superficie que se va a cubrir con el *mock-up* de transición (Koubi, 2018). Se colocan las llaves de silicona, realizadas previamente sobre el encerado, en este caso, extendiendo toda la arcada, utilizando la misma resina bisacrílica que utilizamos en la prueba anterior. Oclusalmente queremos generar contactos simultáneos en todos los dientes, consiguiendo un contacto por diente, protrusiva con los incisivos centrales y guía canina. Generalmente dejamos al paciente con el *mock-up* de transición desde 2 sema-

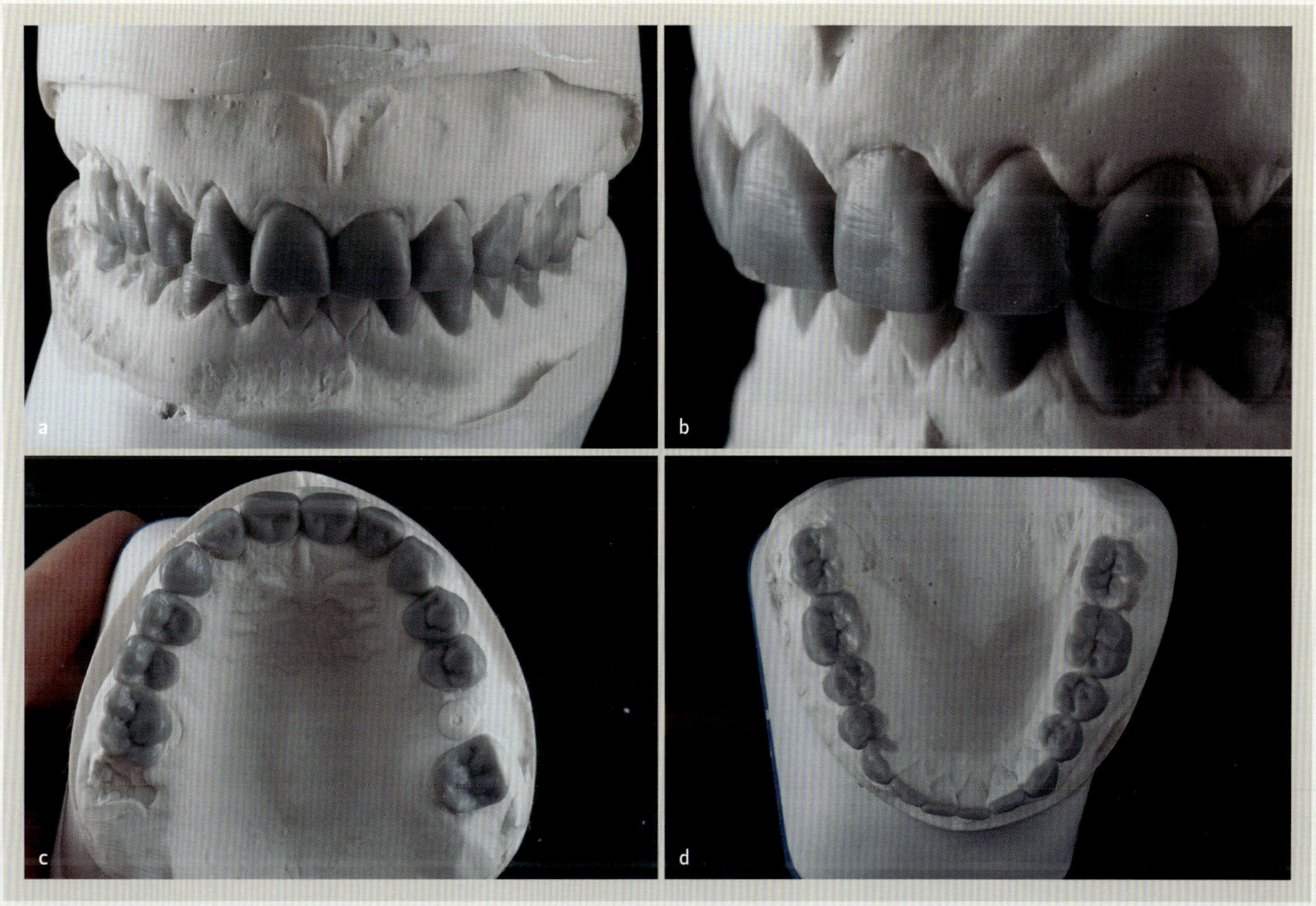

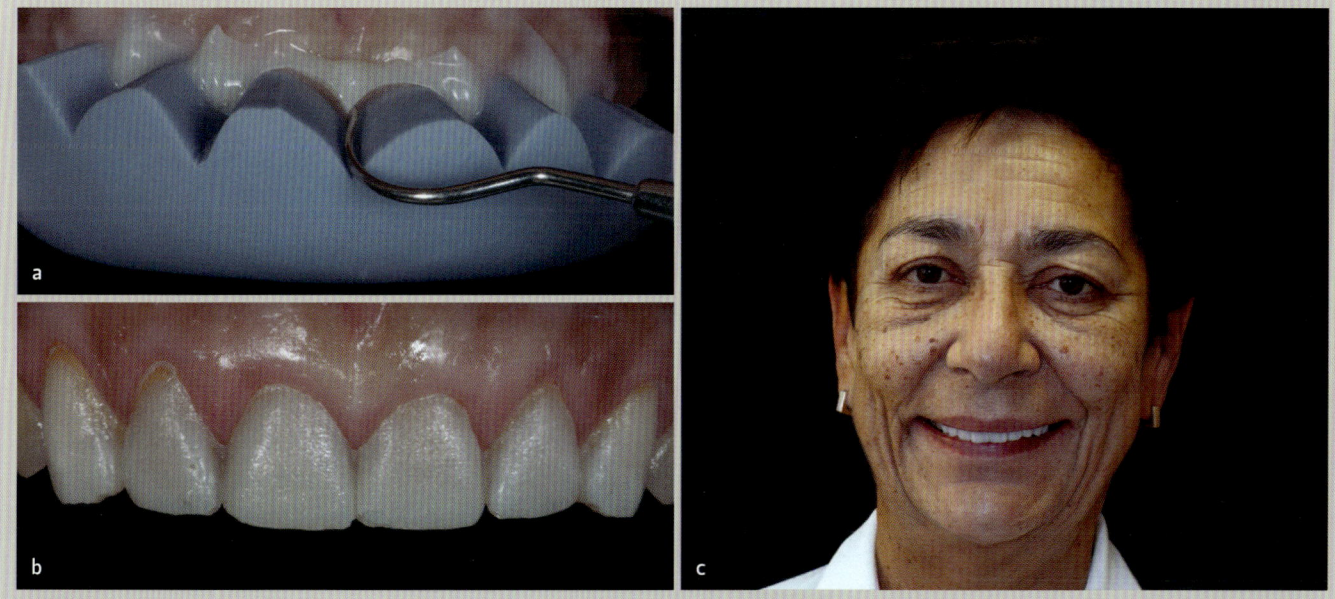

📷 **3.5** Encerado diagnóstico para la realización de la rehabilitación en RC. a) Visión frontal. b) Detalle. c,d) Visión oclusal.

📷 **3.6** *Mock-up* emocional. a) Retirada de los excesos de la resina bisacrílica de la llave de silicona festoneada. b) *Mock-up* emocional de 15 a 25. c) Foto en máxima sonrisa con el *mock-up* emocional.

nas a 2 meses como máximo, para comprobar que está cómodo con los cambios. Hay que destacar que en este provisional adherido están todos los dientes unidos, por lo tanto, hay que dejar espacio interproximal para una correcta higiene.

4. TALLADO DE LAS RESTAURACIONES DEL SECTOR ANTEROINFERIOR

Tras comprobar que el paciente está cómodo con el *mock-up* de transición, podemos comenzar con el tallado de las restauraciones definitivas. Antes de la cita del

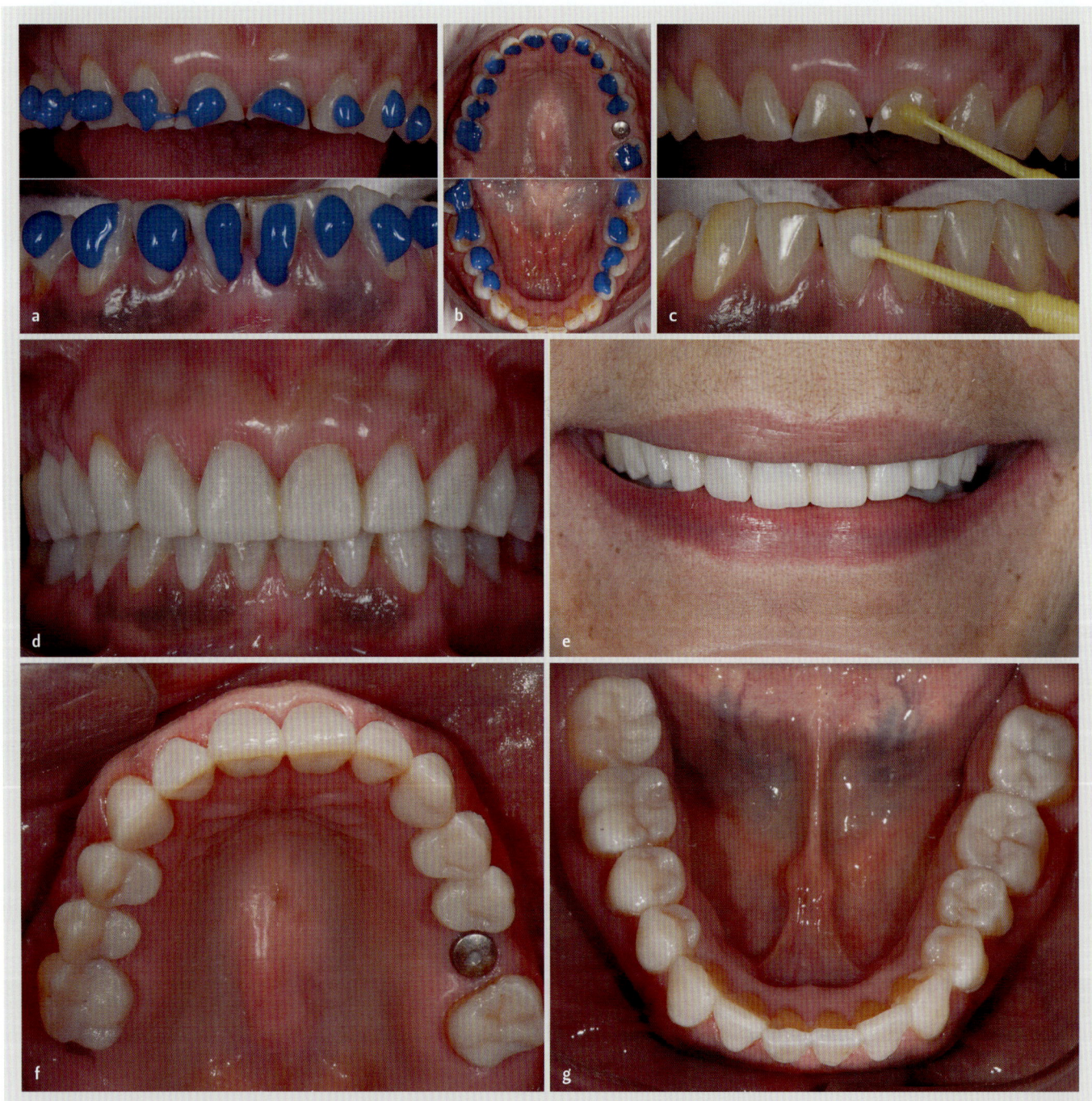

📷 **3.7** *Mock-up* de transición. a,b) Grabado con ácido fofosfórico. c) Aplicación de adhesivo a las superficies correspondientes. d,e) *Mock-up* de transición adherido en RC y máxima sonrisa. f,g) Caras oclusales del *mock-up* de transición.

tallado, necesitamos unos modelos del *mock-up* de transición, ya que sobre ellos vamos a realizar las llaves que nos van a servir como guía de tallado incisal y vestibular, así como una nueva llave para la realización del *mock-up* (3.8). De esta manera, en el día del tallado, en la provisionalización, realizaremos menos ajustes sobre un *mock-up* ya ajustado previamente en boca respecto a los ajustes necesarios si utilizáramos la llave del encerado inicial. De esta forma se acorta el tiempo de trabajo.

Comenzaremos con el sector anteroinferior, con el tallado para carillas vestibulares de canino a canino a través del *mock-up* con fresas calibradas (Magne, 2004), realizando la reducción incisal de 1,5 mm empleando una fresa de carburo de tungsteno (330/008) (3.8a). A continuación, se realiza la reducción vestibular con una fresa calibrada a 0,4 mm (828-026 Komet), respetando los tres planos del diente (3.8b). Posteriormente se marca con un lápiz la profundidad del tallado (3.8c) y se prepara hasta ese punto, utilizando una fresa alargada de diamante (6844.FG.016 Komet). Antes de marcar la línea de terminación se observa que todavía quedan restos de *mock-up* que se eliminan con una cureta. Al finalizar la preparación y marcar la línea de terminación, se procede al pulido mediante uso de la fresa de diamante, pero de grano fino (8868314016 Komet). Se procede a la toma de color y de impresión, este último realizado de manera analógica con polivinil siloxano, empleando una textura fluida para la preparación y regular para rellenar la cubeta de impresión. Para la provisionalización utilizaremos la llave de silicona que tenemos preparada, empleando la misma técnica con la que realizamos el *mock-up* con resina bisacrílica Protemp (3M ESPE). En este caso solamente se colocan dos puntos de grabado ácido y adhesivo solamente a nivel de los caninos, ya que tras la realización de la preparación el *mock-up* es autorretentivo.

5. COMPROBACIÓN DE LA IDONEIDAD DE LAS CARILLAS

Como material restaurador, decidimos utilizar disilicato de litio monolítico (IPS e.max Press, Ivoclar Vivadent) ya que es el material óptimo para pacientes con elevadas fuerzas masticatorias y parafunción (Edelhoff, 2018). Toda la rehabilitación fue realizada por el técnico de laboratorio Alberto Díaz López.

En la siguiente cita el objetivo era realizar el cementado de las carillas de 33 a 43 bajo aislamiento absoluto con dique de goma. Sin embargo, antes del aislamiento se retiró el provisional con una cureta o incluso realizando unos cortes con una fresa de carburo de tungsteno (330/008) en el propio provisional para poder eliminarlo por completo, verificando bien que no quedaba ningún resto de adhesivo, ya que impediría el correcto asentamiento de la carilla. Posteriormente probamos las carillas en conjunto para comprobar la estética y una a una para valorar el ajuste de las mismas.

6. AISLAMIENTO Y CEMENTACIÓN DE LAS RESTAURACIONES DEL SECTOR ANTEROINFERIOR

Cuando todo estuvo correcto y la paciente estuvo satisfecha con el resultado, se procedió a la realización del aislamiento absoluto con dique de goma. Se colocó el *clamp* 212 (Ivory) en el 41, se probó de nuevo la carilla verificando que ajustaba correctamente en el margen y que no chocaba con el *clamp*.

Posteriormente, realizamos el acondicionamiento de la misma mediante ácido fluorhídrico al 4 % durante 20 segundos (IPS Ceramic, Ivoclar Vivadent), lavamos y secamos, y aplicamos alcohol para limpiar los restos que pudieran quedar del ácido. A continuación aplicamos silano (Monobond plus, Ivoclar) y dejamos actuar durante 60 segundos y reservamos la carilla.

Pasamos a acondicionar las preparaciones mediante la aplicación de ácido ortofosfórico al 35 % (Ultra-Etch, Ultradent) durante 30 segundos en el esmalte, seguido del adhesivo Adhese Universal (Ivoclar Vivadent), que aplicamos en ese momento también en la carilla y, por último, el cemento (Variolink veneer LC, Ivoclar Vivadent), asentando la carilla sobre la preparación.

Una vez asentada la carilla, eliminamos los excesos de cemento y se fotopolimerizó a la vez que se aplicaba presión sobre la misma. Tras la fotopolimerización, se eliminó con un bisturí n.º 12 (Swan Norton) los restos de cemento. A continuación repetimos la misma secuencia con el otro central, seguido de los incisivos laterales que se cementaron simultáneamente y, por último, los caninos. En la 3.9 se muestra la secuencia del cementado de las carillas anteroinferiores.

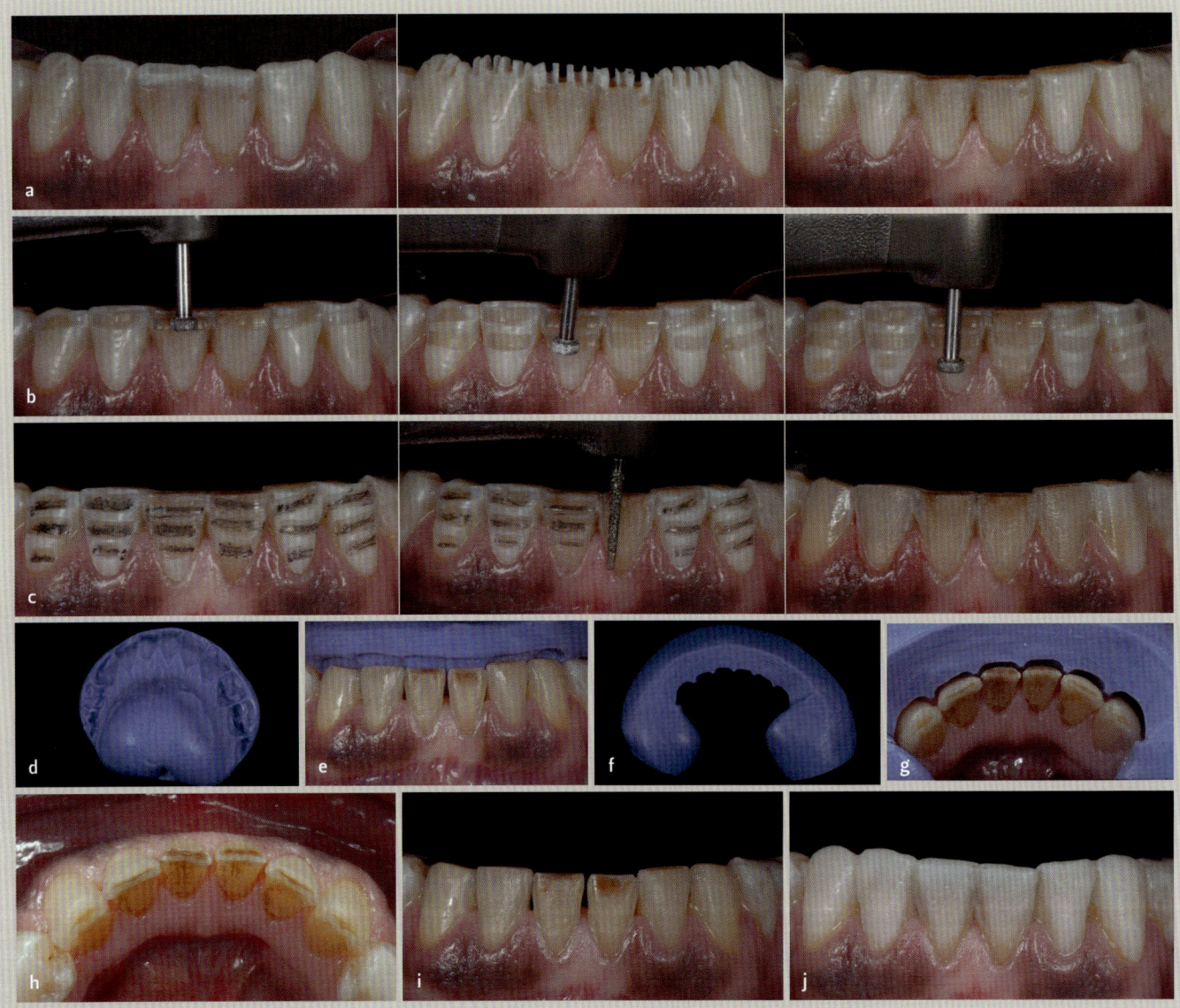

📷 **3.8** Tallado de carillas anteroinferiores. a) Reducción incisal. b) Reducción vestibular, respetando los tres planos. c) Marcas con lápiz de la profundidad del tallado y tallado con restos de *mock-up*. d,e) Vista frontal del tallado y comprobación llave de reducción incisal. f,g) Comprobación con llave reducción vestibular h) Vista oclusal del tallado. i) Vista vestibular del tallado. j) Provisionalización tras el tallado.

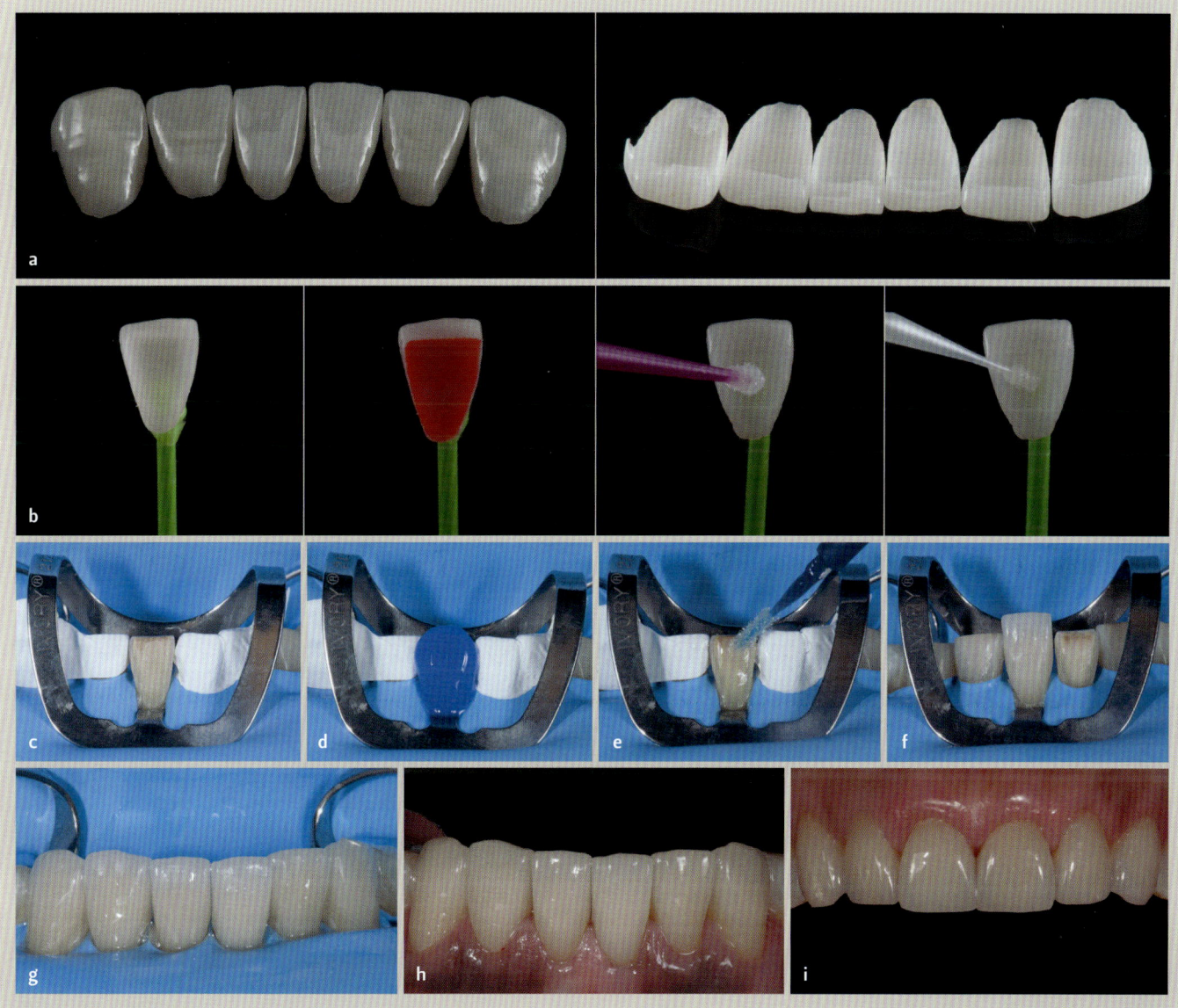

📷 **3.9** Cementado de carillas anteroinferiores. a) Carillas de disilicato de litio. b) Acondicionamiento de una de las carillas con ácido fluorhídrico al 5 %, aplicación de silano y, por último, del adhesivo. c) Aislamiento absoluto con *clamp* 212. d) Grabado con ácido fosfórico al 35 %. e) Aplicación del adhesivo. f) Carilla cementada. g) Todas las carillas cementadas. h) Tras la remoción del dique de goma. i) Restauraciones provisionales y definitivas.

7. PREPARACIÓN DE LAS CARILLAS ANTEROSUPERIORES

En la siguiente cita realizamos la preparación de las carillas anterosuperiores, con la misma secuencia. Solamente hay que tener en cuenta que este caso la preparación es para carillas en "V"; por lo tanto, hay que preparar también por palatino, teniendo en cuenta el eje de inserción, y hay que respetar la zona proximal, sin sobrepasar la preparación a palatino. Realmente en esta zona, al

existir una pérdida de tejido dentario, no fue necesario apenas tallar, solamente marcar la línea de terminación (📷 3.10).

En este caso se realizaron carillas en V de disilicato de litio monolítico (IPS e.max Press, Ivoclar Vivadent) de 13 a 23, siguiendo la misma secuencia de cementado que para las carillas anteroinferiores. En este momento ya queda finalizado el frente anterior y, por tanto, es importante ajustar la guía anterior (📷 3.11).

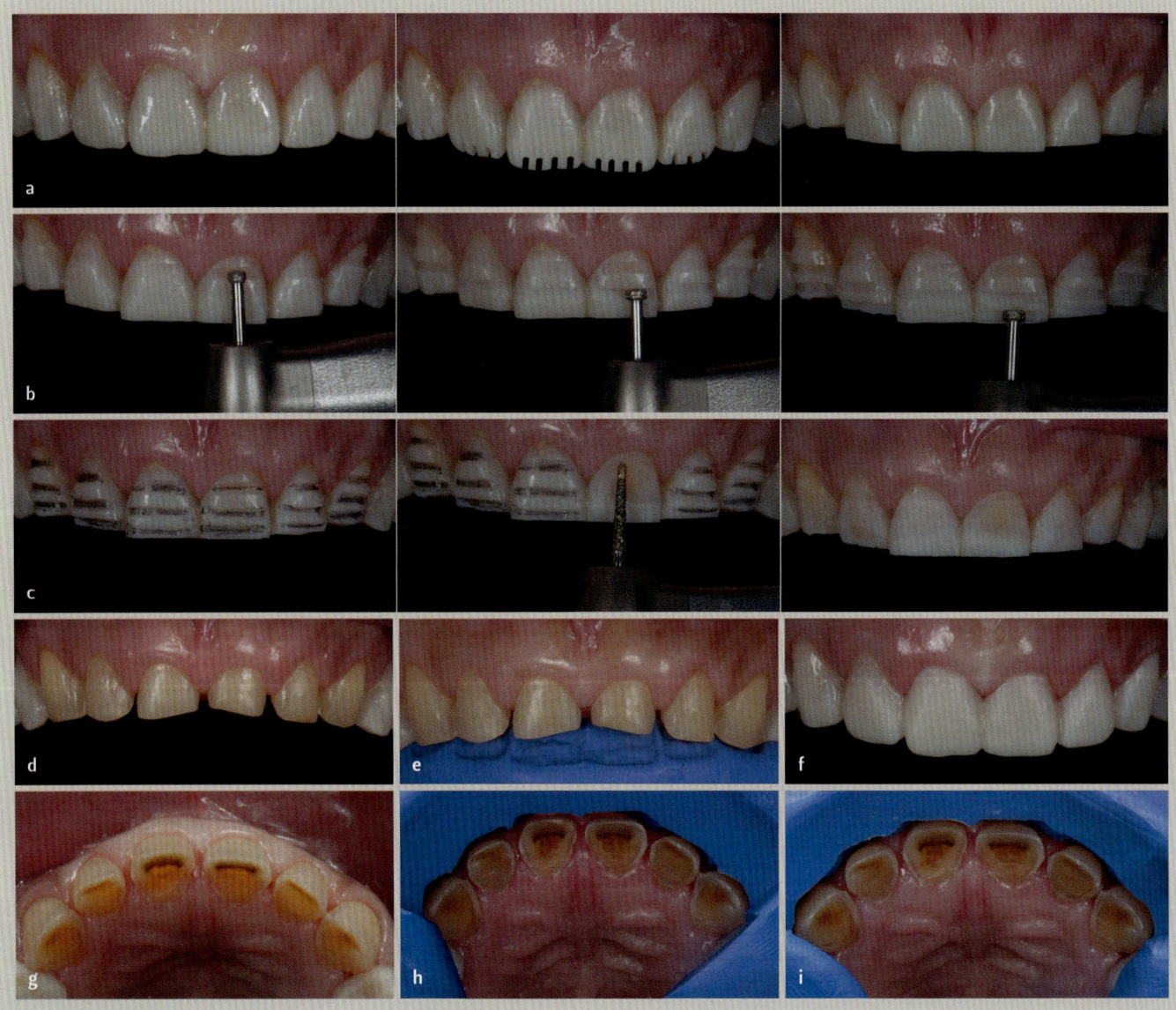

📷 **3.10** Tallado para carillas dientes anterosuperiores. a) Reducción incisal. b) Reducción vestibular, respetando los tres planos. c) Marcas con lápiz de la profundidad del tallado. d) Tallado terminado. e) Comprobación de la llave de reducción incisal. f) Provisionalización. g) Vista oclusal del tallado y eje de inserción. h, i) Comprobación de la llave de reducción vestibular en la zona media y zona gingival.

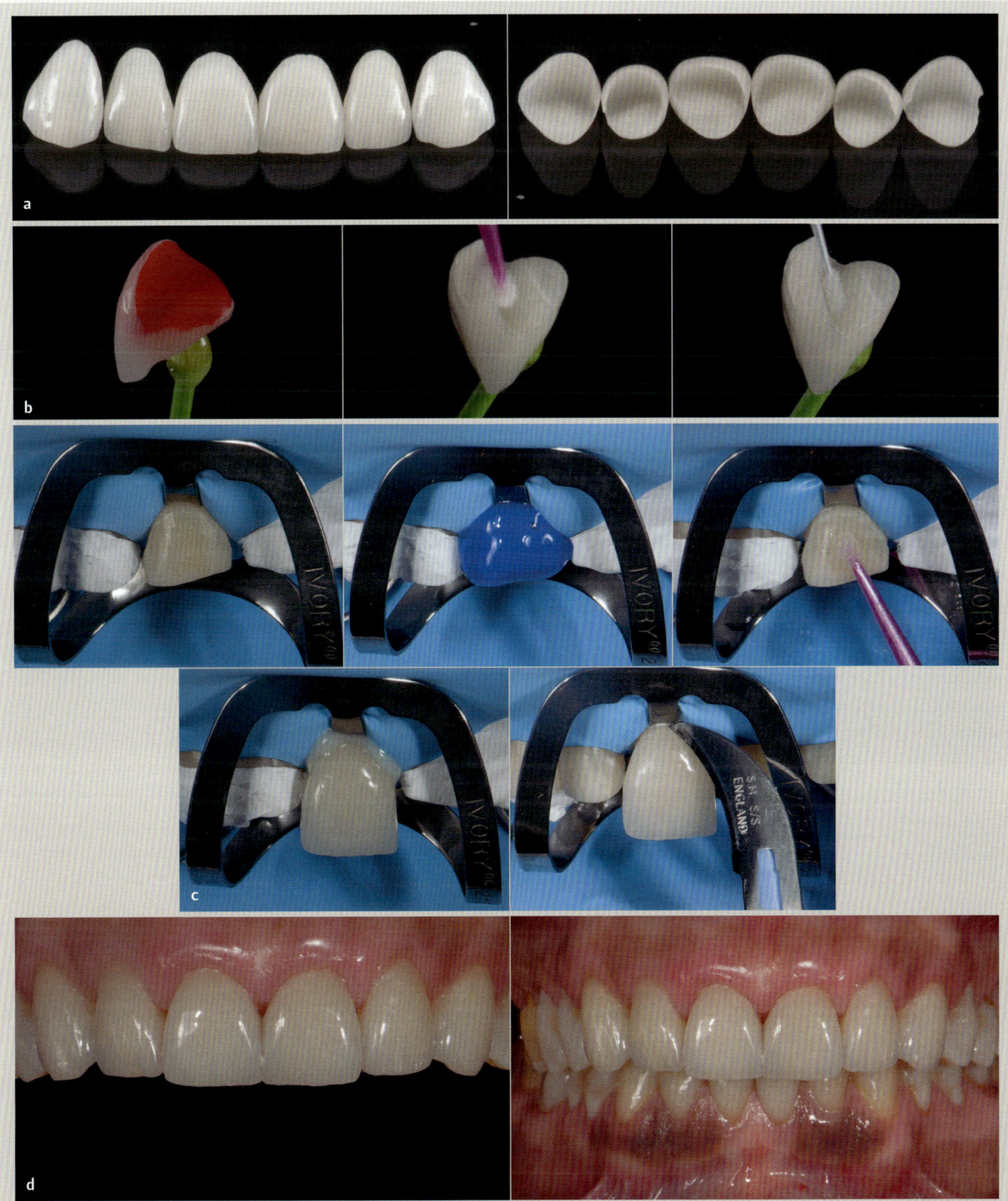

📷 **3.11** Cementado de las carillas anterosuperiores. a) Carillas en V de disilicato de litio. b) Acondicionamiento de las carillas. c) Acondicionamiento de las preparaciones y cementado de las carillas. d) Carillas tras la remoción del dique de goma y frente anterior con las restauraciones definitivas

8. PREPARACIÓN DEL SECTOR POSTEROINFERIOR

Una vez finalizado el sector anterior, se realiza el sector posteroinferior, realizando un tallado para restauraciones parciales tipo *onlay* que en este caso van a recubrir también la cara vestibular. El tallado se realizó también a través del *mock-up* utilizando la misma fresa empleada para la reducción vestibular de las carillas anteriores con una profundidad de tallado de 0,5 mm aproximadamente. La preparación vestibular se realizó igual que la de las carillas vestibulares, teniendo en cuenta, en este caso, el eje de inserción. Una vez finalizadas las preparaciones y toma de impresión, se provisionalizó con el mismo protocolo que las anteriores restauraciones (📷 3.12).

Las restauraciones definitivas también son de disilicato de litio monolítico y cubrieron, en este caso, tanto la zona oclusal como la vestibular. Se realizó el mismo protocolo de cementado que para el sector anterior, también bajo aislamiento absoluto (📷 3.13).

9. PREPARACIÓN DE LOS SECTORES POSTEROSUPERIORES

Para finalizar esta rehabilitación, realizamos el tallado de los sectores posterosuperiores, siguiendo el mismo protocolo que para la arcada inferior. La única diferencia es que, a nivel del 16 y 27, las restauraciones parciales cubren solo la cara oclusal, para ser menos invasivos. Además, se rehabilitó el implante en posición 26 con una corona sobre implantes metal-cerámica atornillada (📷 3.14).

Una vez terminada la rehabilitación (📷 3.15) se ajusta la oclusión, siguiendo los mismos objetivos oclusales que en la fase del MT y se toma una impresión para la realización de una férula de descarga superior. Una vez colocada la férula de descarga, comprobaremos que existe un contacto por diente, protrusiva y guía canina. Se realizaron revisiones conjuntamente de la férula y de la rehabilitación a los quince días, al mes, a los tres meses, 6 meses y, luego, anualmente. En 📷 3.16 –3.18 se muestran las imágenes de inicio y de finalización del tratamiento.

Fase de mantenimiento

Desde la finalización del tratamiento hemos revisado a la paciente anualmente. El mantenimiento periodontal lo realiza con su periodoncista dos veces al año. A los 6 años hubo que cambiar una incrustación en el 27 que se fracturó por palatino, ya que desde el principio en esa zona era muy fina. La paciente sigue siendo fumadora, por lo tanto, los márgenes de las restauraciones o zonas expuestas se tiñen con facilidad.

En la revisión a los 7 años (📷 3.19) se observan dos recesiones a nivel de 13 y 23, y zonas de desgaste a nivel posterior. La paciente está muy cómoda con la rehabilitación. A los 6 años también se realizó una férula de descarga inferior para poder llevarla en el trabajo ya que ha pasado por episodios de estrés.

Como conclusiones hay que destacar que el abordaje aditivo con restauraciones parciales de disilicato de litio en pacientes con desgaste dentario avanzado es una buena opción conservadora (Edelhoff, 2019), siempre y cuando exista una mayor superficie de esmalte y exista una buena estabilidad oclusal. El control periódico, así como ver la evolución de los factores etiológicos del desgaste dentario son clave para el éxito de la rehabilitación.

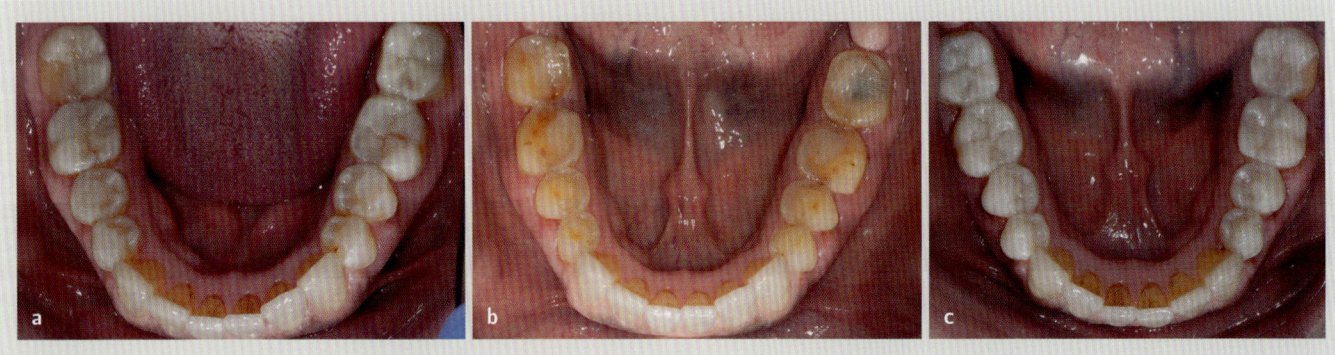

📷 **3.12** Preparación del sector posteroinferior. a) *Mock-up* de transición posterior. b) Preparaciones posteriores. c) Provisionalización de las restauraciones posteriores.

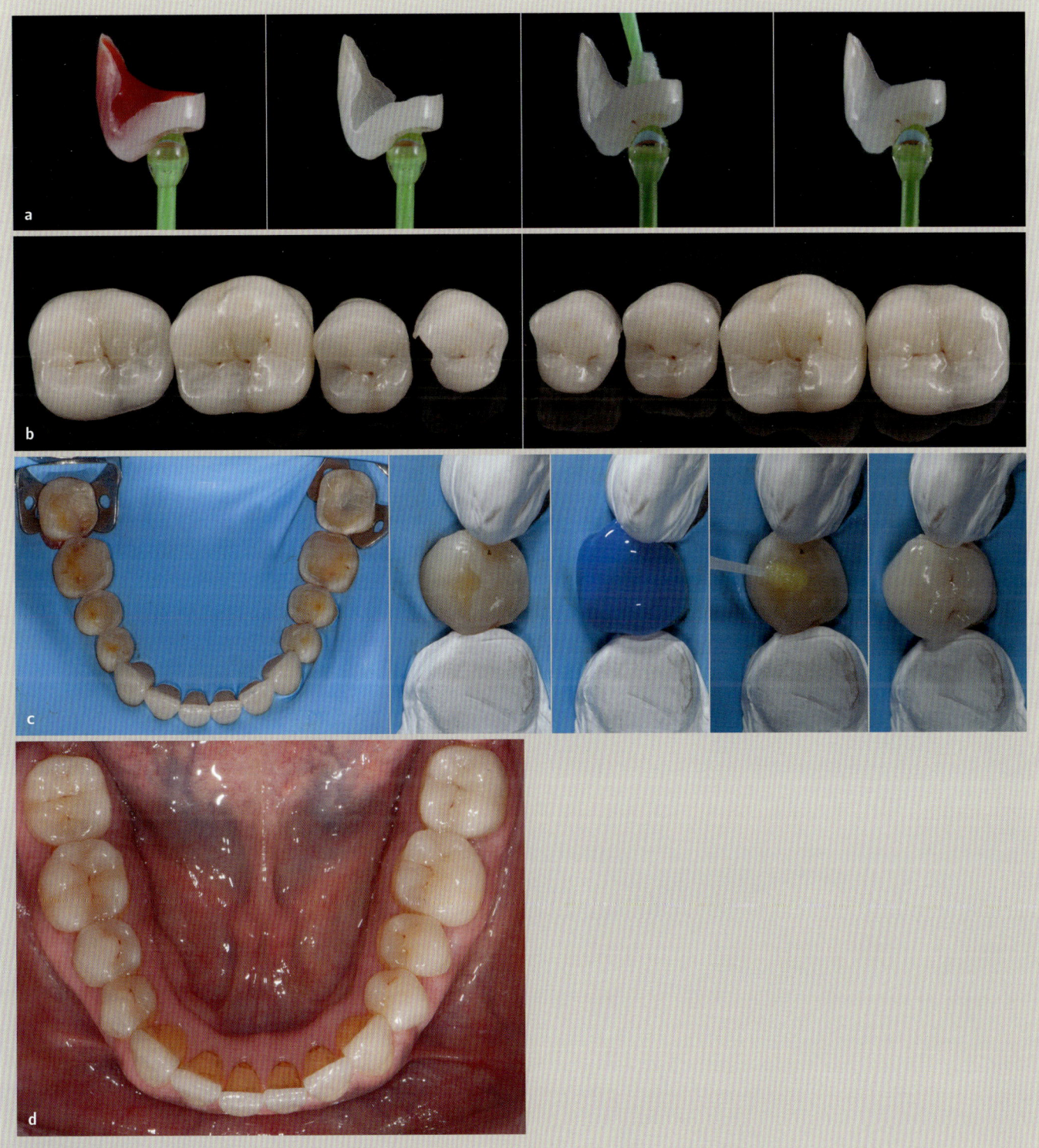

📷 **3.13** Cementado de restauraciones del sector posteroinferior. a) Restauraciones parciales de disilicato de litio. b) Acondicionamiento de las restauraciones. c) Secuencia cementado. d) Restauraciones definitivas.

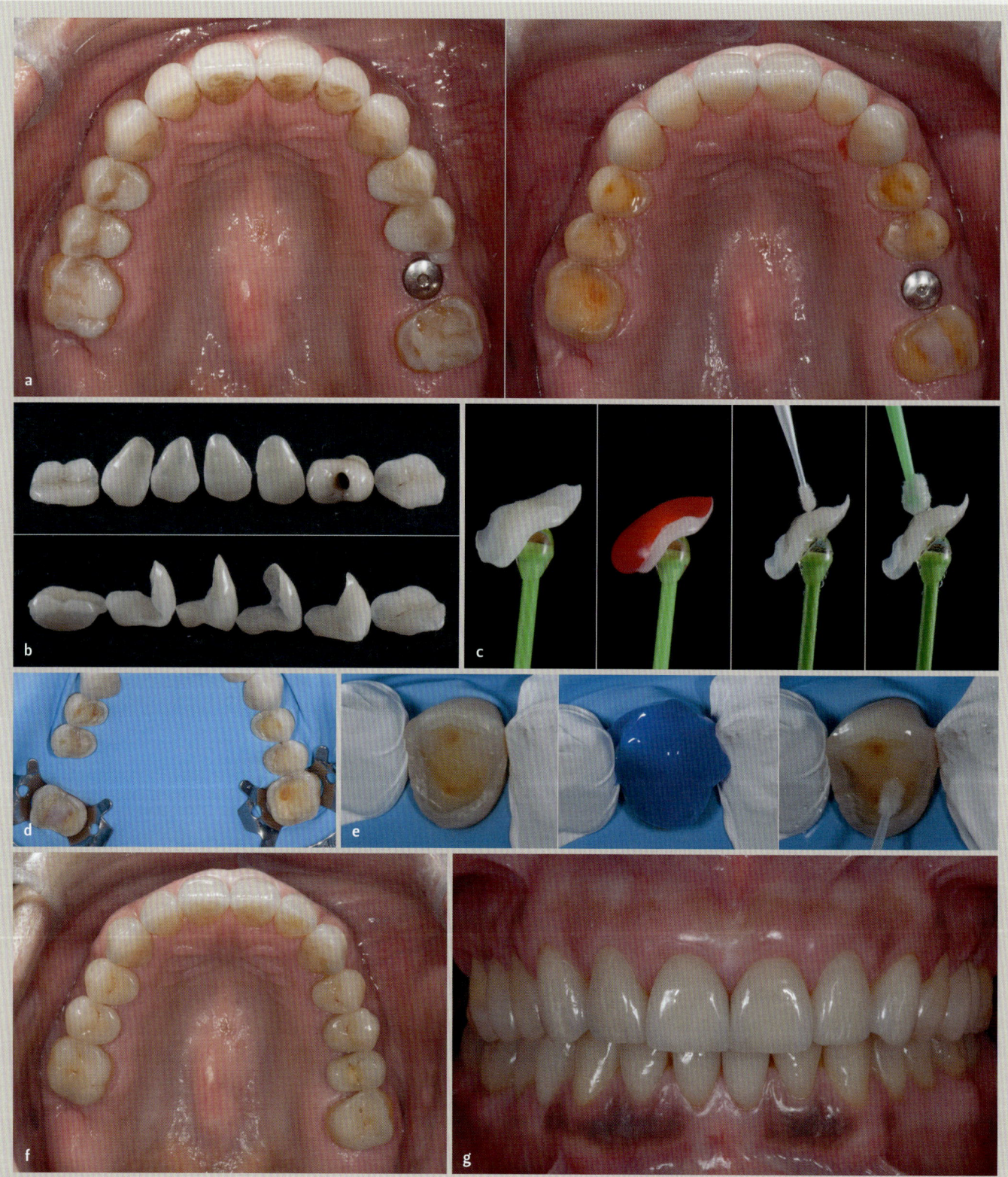

📷 **3.14** Tallado y cementado restauraciones posterosuperiores a) *Mock-up* de transición de los sectores posteriores. b) Tallado de las restauraciones posteriores. c) Restauraciones de disilicato de litio monolítico. d) Acondicionamiento de las restauraciones. e) Secuencia de acondicionamiento de las preparaciones. f) Restauraciones posteriores cementadas. g) Rehabilitación completa finalizada.

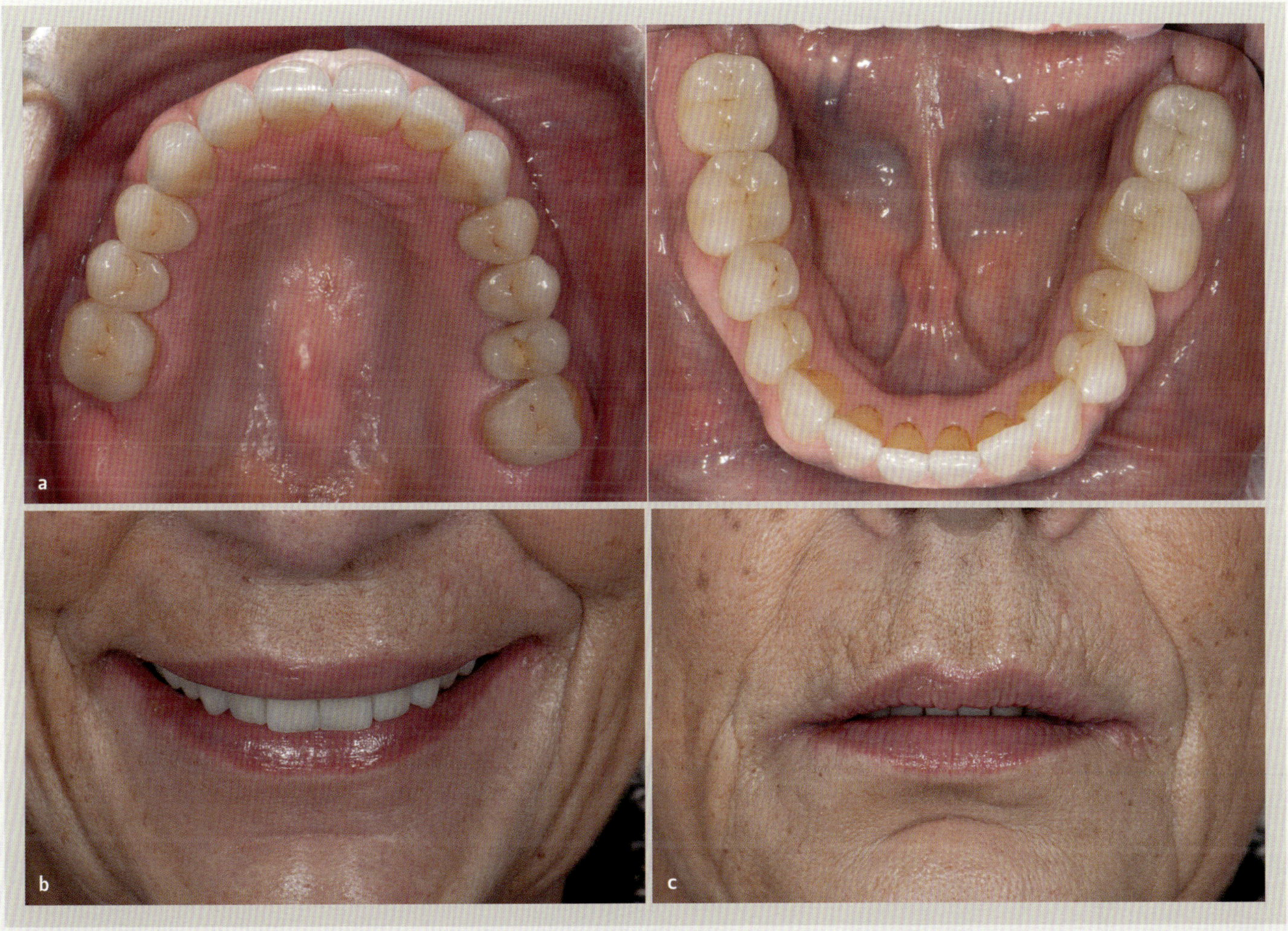

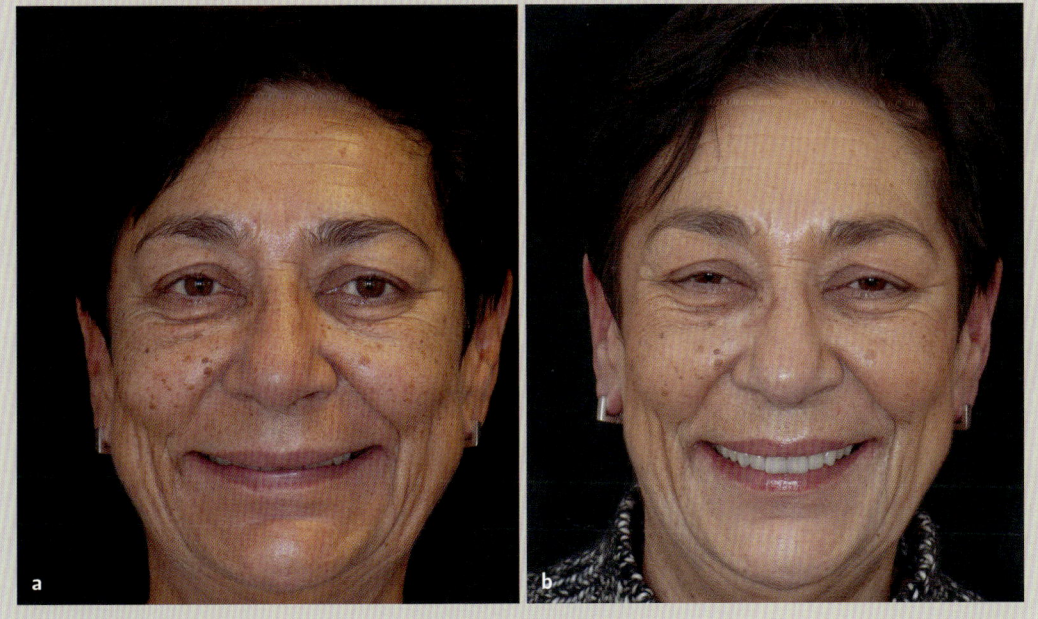

📷 **3.15** Restauraciones definitivas. a) Caras oclusales. b) Máxima sonrisa. c) Posición en reposo.

📷 **3.16** a) Situación inicial.
b) Situación final.

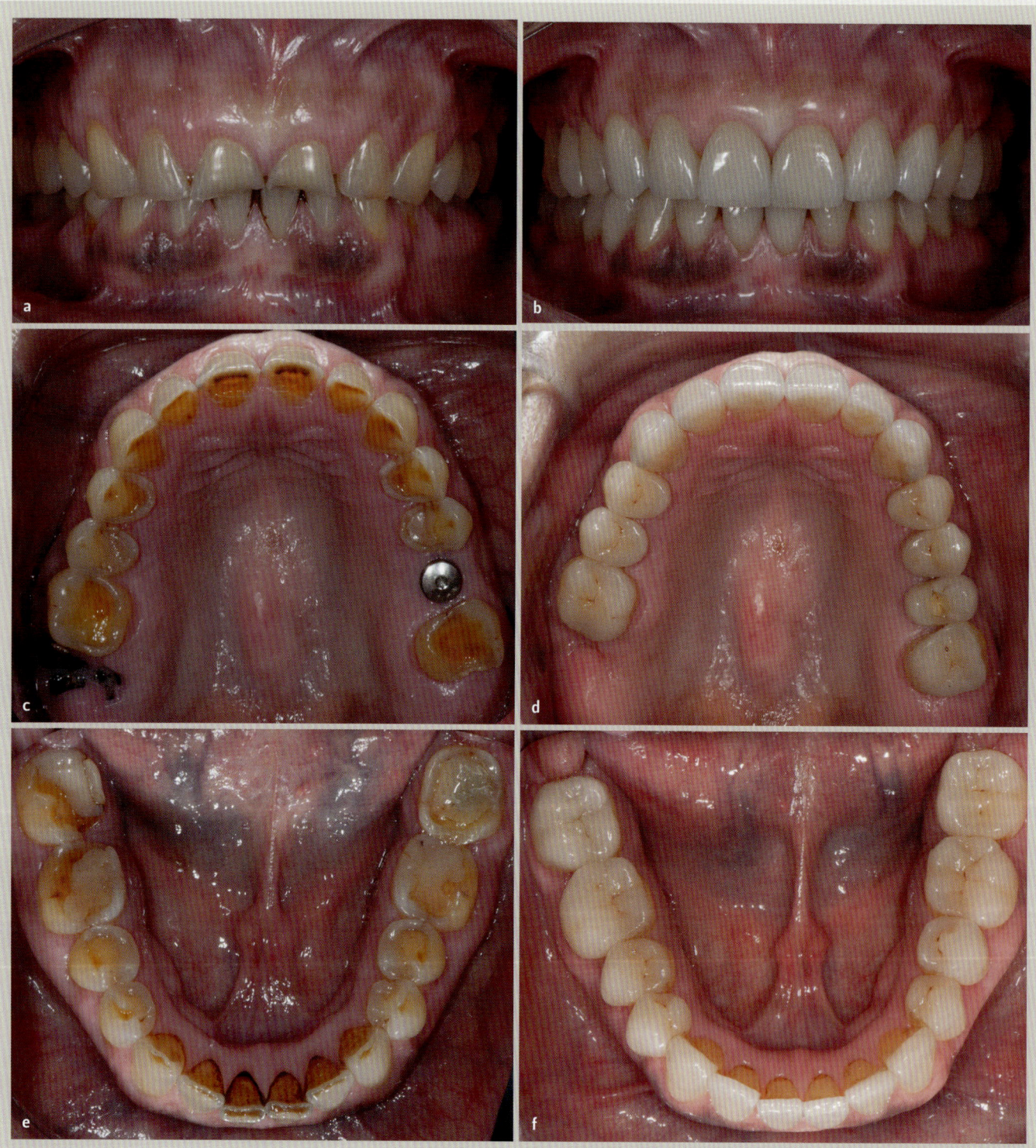

📷 **3.17** a,c,e) Situación inicial. b,d,f) Situación final.

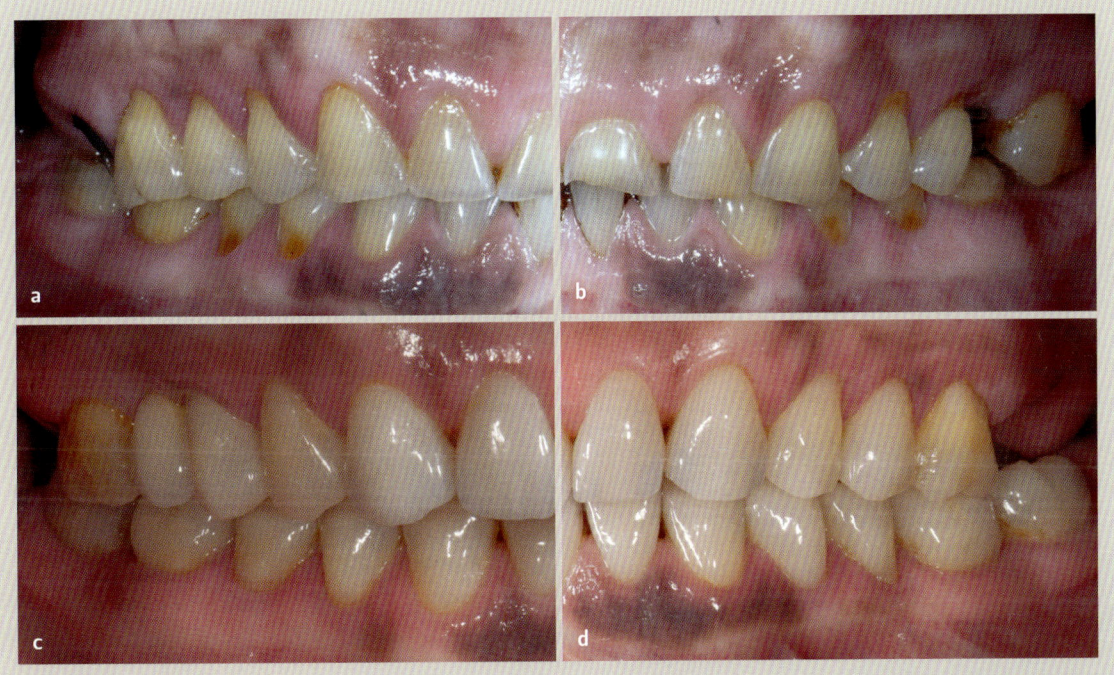

📷 **3.18**
Fotografías laterales.
a,b) Situación inicial.
c,d) Situación final.

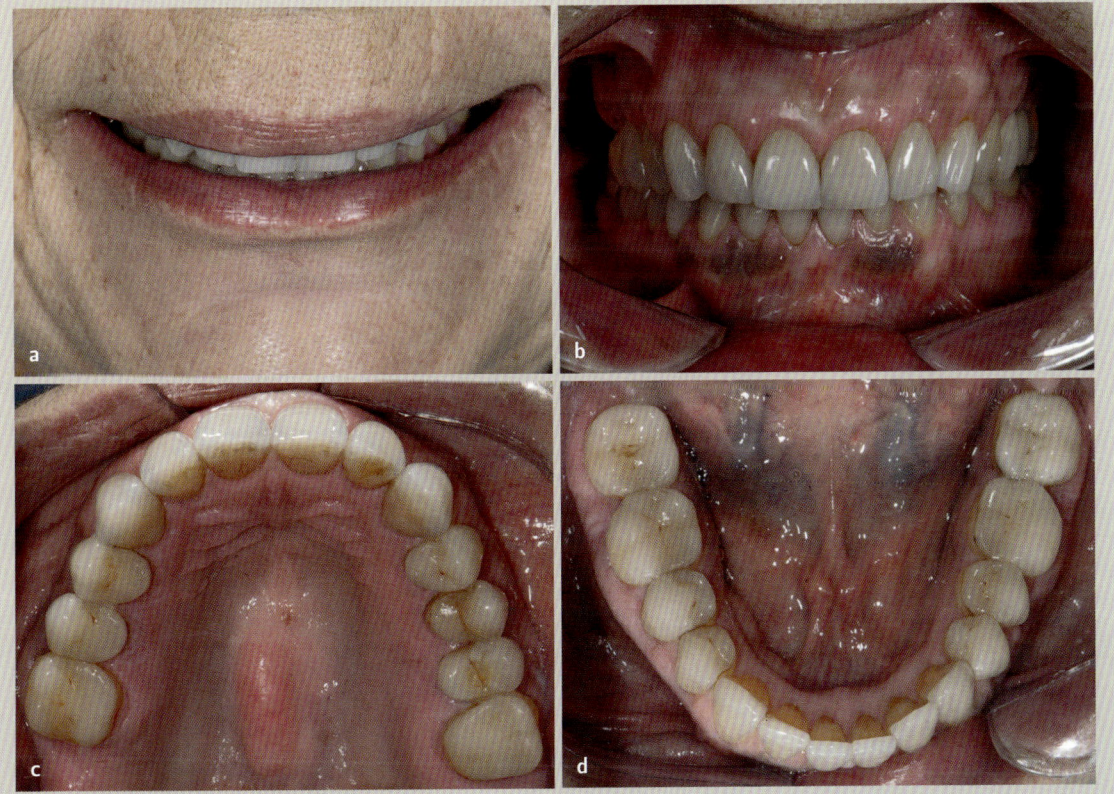

📷 **3.19**
Seguimiento a los 7 años.
a) Máxima sonrisa.
b) Foto en máxima
intercuspidación.
c,d) Fotografías oclusales.

BIBLIOGRAFÍA

1. **Abduo J.** Safety of increasing vertical dimension of occlusion: a review. Quintessence Int 2012; 43:369-380.

2. **Bartlett D, O'Toole S.** Tooth Wear: Best Evidence Consensus Statement. J Prosthodont. 2020 Dec 17. Epub ahead of print. PMID: 33350551.

3. **Berry DC, Poole DF.** Attrition: possible mechanisms of compensation. J Oral Rehabil. 1976 Jul;3(3):201-6. PMID: 1068232.

4. **Calamita M, Coachman C, Sesma N, Kois J.** Occlusal vertical dimension: treatment planning decisions and management considerations. Int J Esthet Dent. 2019;14(2):166-181. PMID: 31061997.

5. **Davis SJ.** Management of tooth surface loos. Br Dent J 2002; 192:11-23.

6. **Dawson PE.** Chanching vertical dimension: A solution or problem? Complete and predictable dentistry 2008.

7. **Edelhoff D, Güth JF, Erdelt K, Brix O, Liebermann A.** Clinical performance of occlusal onlays made of lithium disilicate ceramic in patients with severe tooth wear up to 11 years. Dent Mater. 2019 Sep;35(9):1319-1330. Epub 2019 Jun 28. PMID: 31256912.

8. **Edelhoff D, Prandtner O, Saeidi Pour R, Liebermann A, Sti mmelmayr M, Güth JF.**Anterior restorations: The performance of ceramic veneers. Quintessence Int.2018;49(2):89-101.

9. **Fradeani M, Barducci G, Bacherini L.** Esthetic rehabilitation of a worn dentition with a minimally invasive prosthetic procedure (MIPP). Int J Esthet Dent. 2016 Spring;11(1):16-35. PMID: 26835522.

10. **Koubi S, Gurel G, Margossian P, Massihi R, Tassery H.** A Simplified Approach for Restoration of Worn Dentition Using the Full Mock-up Concept: Clinical Case Reports. Int J Periodontics Restorative Dent. 2018 Mar/Apr;38(2):189-197. PMID: 29447311.

11. **Loomans B, Opdam N, Attin T, Bartlett D, Edelhoff D, Frankenberger R, Benic G, Ramseyer S, Wetselaar P, Sterenborg B, Hickel R, Pallesen U, Mehta S, Banerji S, Lussi A, Wilson N.** Severe Tooth Wear: European Consensus Statement on Management Guidelines. J Adhes Dent. 2017;19(2):111-119. PMID: 28439579.

12. **Magne P, Belser UC.** Novel porcelain laminate preparation approach driven by a diagnostic mock-up. J Esthet Restor Dent. 2004;16(1):7-16; discussion 17-8. PMID: 15259539.

13. **Schlueter N, Luka B.** Erosive tooth wear - a review on global prevalence and on its prevalence in risk groups. Br Dent J. 2018 Mar 9;224(5):364-370. doi: 10.1038/sj.bdj.2018.167. Epub 2018 Mar 2. PMID: 29495027.

14. **Tjan AH,** *et al.* Some esthetic factors in a smile. J Prosthetic Dent 1984: 51(1): 24-28.

15. **Vig RG, Brundo GC.** The kinetics of anterior tooth display. J Prosthetic Dent 1978; 39(5): 502-504.

Protocolo de restauraciones directas en el sector anterior

José Bahillo Varela, Javier Domínguez Cachón

Introducción

Las fracturas del sector anterior son un hecho que se encuentra muy presente en el día a día de nuestra consulta. Si el paciente acude con el fragmento fracturado, será de gran ayuda cementar el fragmento de manera adhesiva, pero muchas veces, esta opción no es posible. Estos casos se convierten en un reto restaurador de gran exigencia para el profesional dentro de la rutina de la clínica. Es necesario, por ello, poder encontrar un protocolo clínico que ayude a realizar el tratamiento de una forma más predecible (Soares y cols., 2008a; Soares y cols., 2008b; Fahl, 2007).

Dentro de los materiales estéticos a los que podemos acudir para restaurar el sector anterior, y con las mejoras que en los últimos años se están produciendo dentro de estos, los composites cada vez toman un mayor protagonismo. Debido a que son un material que nos permite realizar una odontología mínimamente invasiva, que poseen una gran estética, respetan al antagonista en cuestiones de desgaste o que son fáciles de reparar. Estamos hablando de un material idóneo para la rehabilitación de este tipo de fracturas (Fahl, 2006; Beddis y Nixon, 2012).

Realizar una correcta restauración del sector anterior con composite puede resultar muchas veces un reto mayúsculo para el profesional. Es preciso conocer las carac-

terísticas de los materiales que vamos a emplear, dada la gran variedad de casas comerciales que hay, tamaños de partícula, opacidades, etc., así como también los distintos elementos complementarios que nos pueden facilitar el tratamiento. Es una opción restauradora que, con un bajo coste para el paciente, puede devolver la estética a medio plazo, sabiendo las limitaciones del material como la degradación o pérdida de pulido y brillo. Así mismo, el clínico deberá formarse para poder realizar el tratamiento de forma predecible, por lo que deberá conocer las bases de una correcta estratificación de las diferentes masas de composite, para aportar un resultado integrado y estéticamente armónico con las exigencias del sector anterior (Mizrahi, 2004; Aida y cols., 2016).

Por ello, a continuación vamos a describir el protocolo clínico que seguimos en casos en los que el paciente acude con una fractura coronal en un diente del sector anterior, apoyándonos siempre en la evidencia científica ya descrita en la literatura. Explicaremos cómo planificamos el caso y cómo los pasos que seguimos se pueden realizar de una forma predecible, sencilla y reproducible, consiguiendo unos resultados estéticos satisfactorios con los medios que podemos poseer en la mayor parte de nuestras consultas en el día a día.

Presentación del caso

- **Exploración inicial.** En el momento en que el paciente acude a nosotros con una lesión en el sector anterior en la que debemos devolverle la estructura perdida, lo primero será analizar la fractura y ver si están afectadas otras estructuras como la raíz, otros dientes o tejidos anexos.

- **Estudio fotográfico.** Será de vital importancia la planificación del caso mediante un estudio fotográfico del mismo. Para la fotografía dental y, en particular, para el sector anterior, debemos emplear un cuerpo de calidad media o media-alta, un objetivo de tipo macro y un flash (concretamente, un *twin flash*, ya que nos aportará más detalles en esta área).

- **Análisis de las imágenes.** Una vez realizadas las fotografías iniciales (📷 4.1) y habiendo explorado minuciosamente al paciente, el siguiente paso será realizar un mapeo del diente contralateral y analizar las formas internas y las diferentes estructuras del diente, así

como el color y sus detalles. El color percibido es una combinación de un sustrato interno (dentina) y un sustrato externo (esmalte), de forma que la percepción de ambos en conjunto nos dará el aspecto final del diente a nivel individual y colectivo (📷 4.2). Además de la fotografía, podemos ayudarnos de otros elementos como el espectofotómetro para captar de forma más precisa el color del diente. El color y la forma van a ser fundamentales en nuestra restauración.

> **Resumen del caso:**
>
> Paciente que acude tras recibir un traumatismo con fractura más amplia en el diente 11 y fracturas de menor tamaño en el 12, 21 y 22. El objetivo es recuperar la función y la estética perdida en el sector anterior de la manera más conservadora posible.

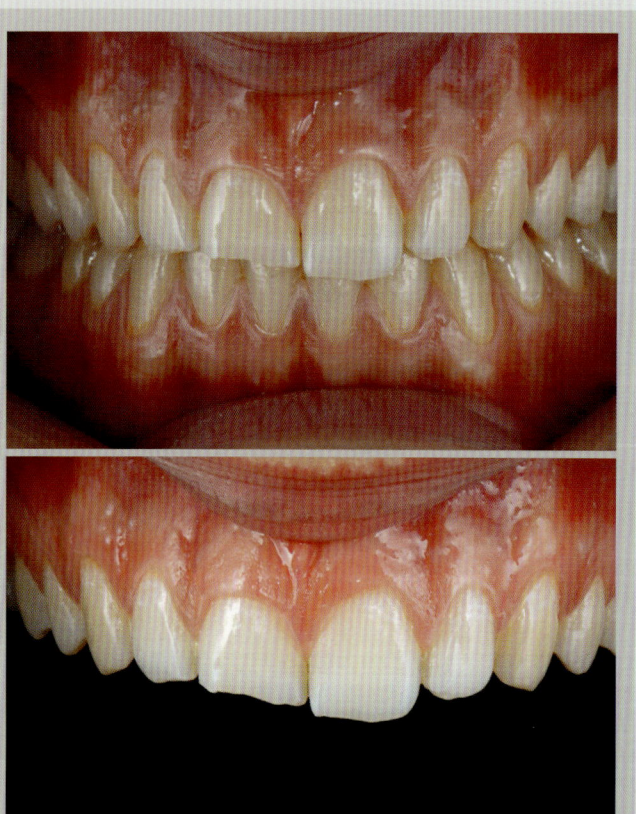

◀ 📷 **4.1** Fotografías iniciales. Obsérvese la fractura coronal de mayor tamaño en el 11 y fracturas de menor tamaño en 12, 21 y 22. Este tipo de lesiones suponen un reto para el clínico.

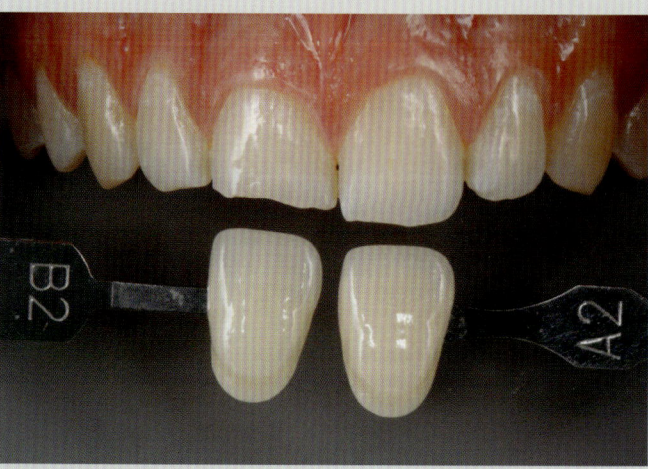

📷 **4.2** Toma de color de los dientes fracturados.

Plan de tratamiento

La planificación de cómo afrontar el caso restaurado se basa, lógicamente, en los datos recogidos. Se recomienda realizar un esquema en el cual describamos cómo nos gustaría realizar la restauración previamente a la realización del tratamiento. Así, dicho tratamiento podrá seguir de forma ordenada el protocolo propuesto mediante un mapa cromático en el que se define la estrategia de estratificación con los composite que vamos a utilizar.

Asimismo, y para completar esta primera fase previa al tratamiento, debemos tomar una impresión con silicona de adición de ambas arcadas y vaciar estas impresiones con yeso tipo IV. Con los modelos vaciados, realizamos un encerado diagnóstico de la restauración que buscamos realizar, esto además, nos va a servir para ir entrenando para la futura restauración. Una vez que el encerado sea de nuestro gusto, procedemos a realizar una impresión de la cara palatina de este encerado con silicona de condensación de laboratorio rígida. Con esta impresión realizamos una llave que nos va a ayudar durante el tratamiento para transferir desde el modelo al paciente la cara palatina y el borde incisal, dos elementos fundamentales dentro de la restauración (📷 4.3).

Tratamiento

Fase de aislamiento

Para la realización del tratamiento es muy recomendable la realización de un aislamiento minucioso y preciso, empleando los diversos elementos de apoyo para que este sea lo más eficaz posible. Un correcto aislamiento derivará en un correcto procedimiento adhesivo y nos hará trabajar de forma más cómoda.

Mantener el campo de trabajo seco nos garantizará un correcto tratamiento, perdurable en el tiempo y de una mayor calidad (📷 4.4).

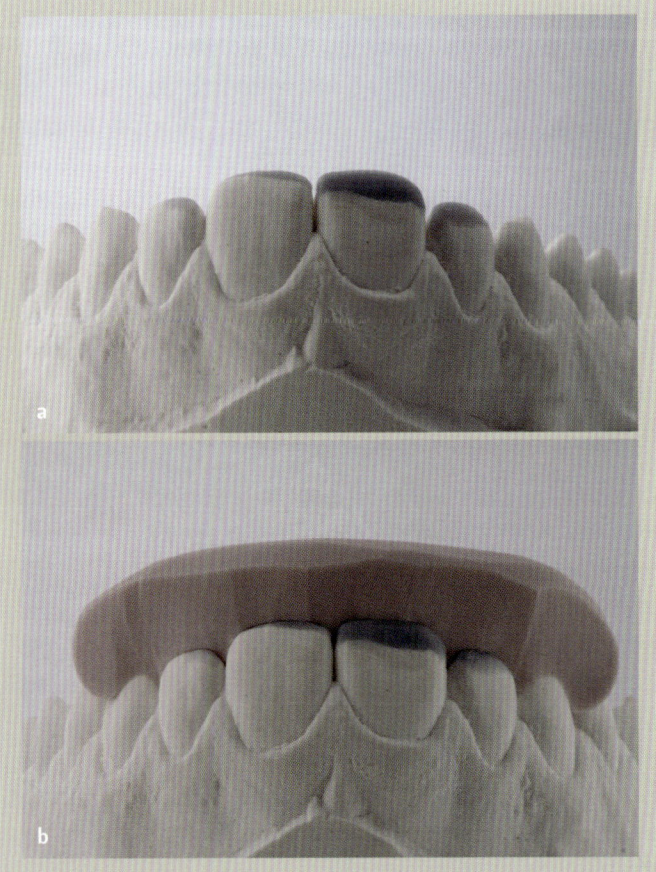

◀ 📷 **4.3** a) Encerado diagnóstico. b) Impresión para confección de una llave de silicona.

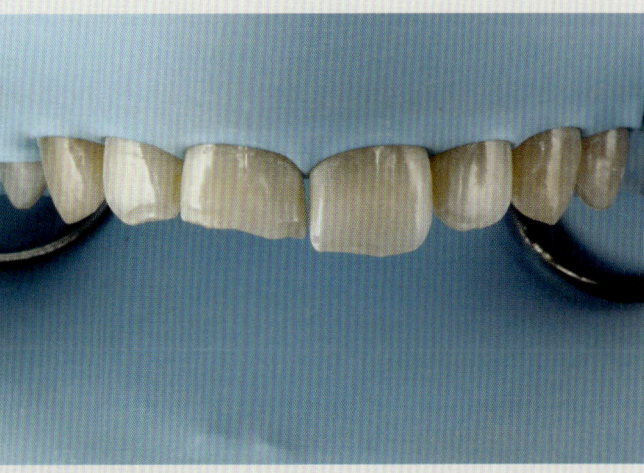

📷 **4.4** Aislamiento del campo operatorio. Cómodo para el clínico, imprescindible para un resultado óptimo.

Fase de preparación previa del diente

Aunque hay casos en los que no es necesario una preparación previa del diente (como el cierre de diastemas o cuando empleemos la técnica *collage* con un fragmento separado por un traumatismo), en la mayoría de casos sí debemos preparar el diente. En este caso haremos un *chamfer* o bisel en esmalte soportado. Para una terminación en *chamfer*, realizaremos, mediante una fresa de bola diamantada (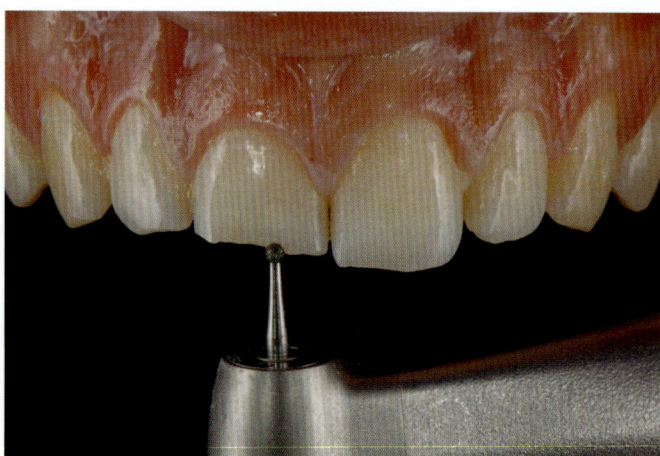 4.5), un tallado del diente en el que profundizaremos aproximadamente 1 mm en la zona vestibular y abarcaremos el área de la fractura. Las zonas interproximales y palatina se mantendrán siempre a 90°. Este *chamfer* ha de pulirse para eliminar el esmalte sin soporte dentinario, exponer los prismas de esmalte y así aumentar los valores de adhesión para realizar un tratamiento con mayor predictibilidad. En caso de que decidamos que nuestra terminación debe ser en bisel, debemos colocar una fresa de diamante alargada, con 45° de inclinación sobre la línea de fractura y pulir el diente entre 1 y 3 mm, profundizando según convenga para ocultar la línea de fractura.

Posteriormente, debemos realizar un segundo pulido de las posibles aristas que queden remanentes en la zona vestibular y que puedan comprometer el resultado final de nuestra restauración. Las terminaciones en interproximal y palatino continúan siendo de 90°.

Fase restauradora

Para este paso, es muy importante que conozcamos, de forma muy minuciosa, el material restaurador que vamos a emplear. Debemos fijar un paso a paso claro y ser totalmente predecibles en nuestra rutina clínica. Para realizar la reconstrucción optamos por un procedimiento de estratificación por capas sencillo y reproducible.

Existen diferentes tipos de composite en función del relleno del que están compuestos y el tamaño de la partícula que los conforma. En un origen, los composites tenían un tamaño de partícula grande, lo que les confería una gran resistencia y durabilidad pero, a su vez, carecían de estética debido a la poca capacidad de pulido y, además, se degradaban fácilmente con el tiempo. Posteriormente, aparecieron composites con partículas más pequeñas, que aportaban un excelente pulido, lo que hacía que estos composites fuesen óptimos para el sector

4.5 Preparación del diente para lograr la integración de la restauración.

anterior, en cambio, carecían de tanta resistencia como los de macrorelleno. Los avances en la tecnología llevaron a los composite a evolucionar de manera notable y, con la aparición de la suprananotecnologia y los composites de nanorelleno, hemos logrado alcanzar materiales de gran estética y con una resistencia adecuada, aptos para un tratamiento satisfactorio a ambos niveles (Ferracane, 2011; Demarco y cols., 2015; Romero y cols., 2017).

El primer paso que se realiza dentro de este procedimiento es el protocolo adhesivo, aplicación de ácido ortofosfórico en esmalte durante 30 s y 10-15 s de acondicionamiento de la dentina (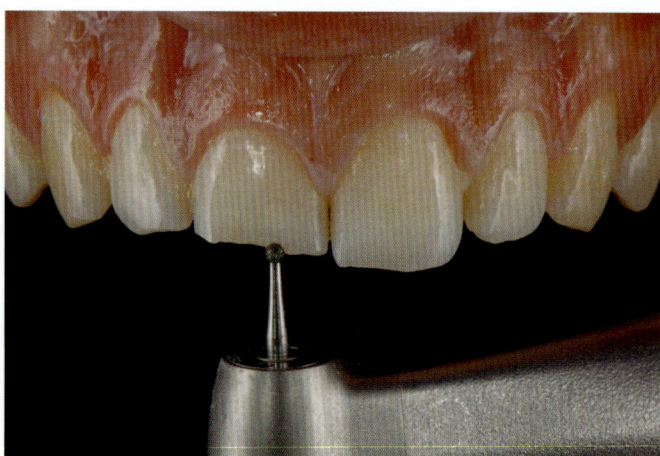 4.6). Aplicamos el sistema adhesivo en la superficie dental y polimerizamos durante 20 s (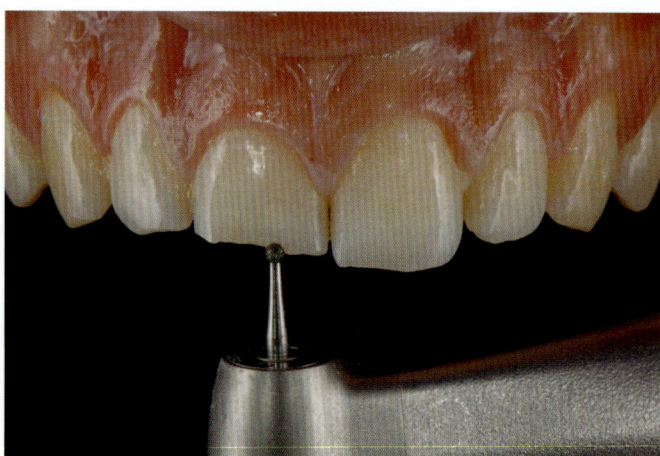 4.7). A continuación, nos aseguramos del correcto asentamiento de la llave de silicona (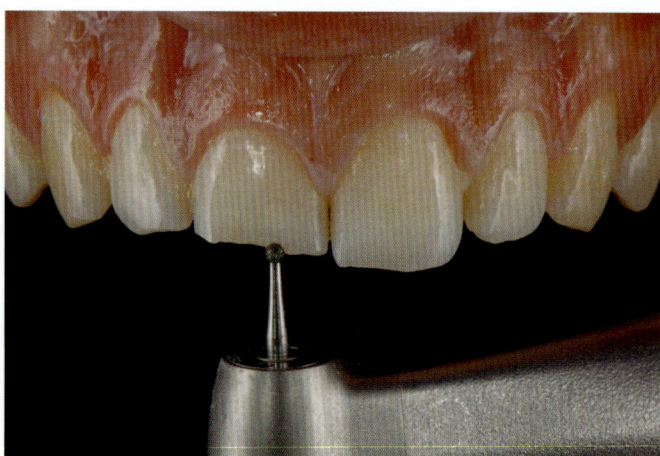 4.8), la cual vamos a recortar por vestibular para exponer el borde incisal. Con ella realizaremos una concha palatina con esmalte acromático que se va a extender desde la zona palatina hasta el borde incisal incluido (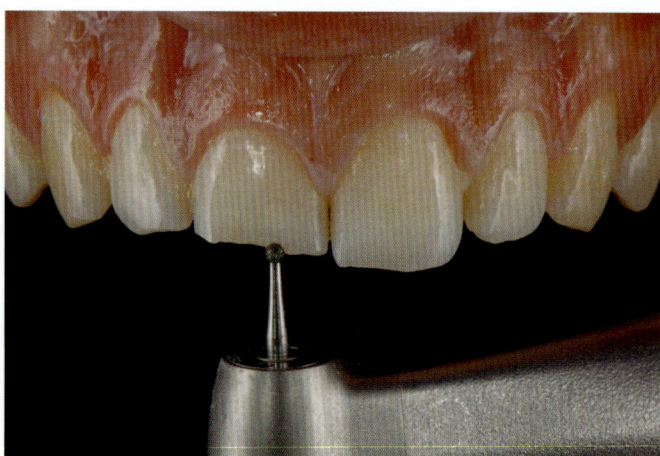 4.9).

A continuación realizaremos las caras interproximales empleando matrices metálicas o tiras de acetato, dependiendo del ángulo interincisal. Para ayudarnos en la realización de este contacto interproximal podremos utilizar también una matriz seccional preformada colocada en disposición longitudinal y cuñas para fijar estas matrices en la posición idónea.

Una vez realizada la concha palatina con esmalte, y con el fin de evitar un aspecto monocromático y artificial, procedemos a estratificar con un composite dentina, mediante incrementos progresivos (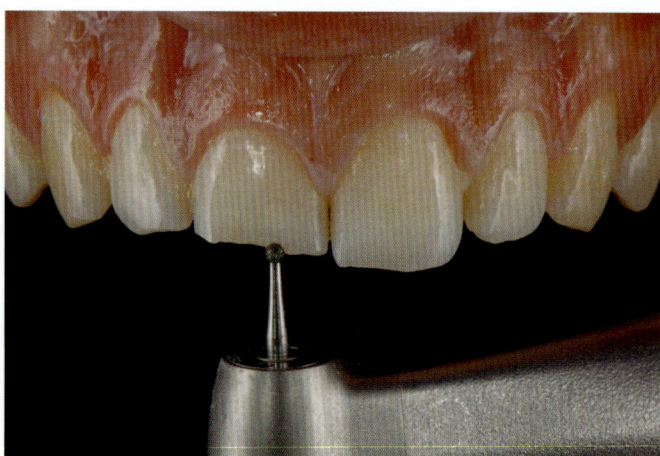 4.10).

El *build up* de dentina cromática deberá extenderse hasta casi el borde incisal dejando un espacio de aproximadamente 1 mm para la incorporación de incrementos como pueden ser los tintes o el halo translúcido u opalescente, imitando las propiedades del tercio incisal del diente contralateral. Es importante extender la capa de dentina con opacidad a lo largo del *chamfer* para ocultar la transición diente-restauración (Dietschi y Fah, 2016; Fahl y cols., 1995; Mackenzie y cols., 2013; Wirsching, 2015; Jun y cols., 2013).

En ocasiones, para conseguir un resultado todavía mejor y más natural, podremos recurrir a una capa intermedia de esmalte cromático por encima de la capa de dentina que equilibrará el croma y el valor del diente.

Por último, colocamos la capa final de esmalte acromático que tendrá un grosor aproximado de 0,5 mm que nos aportará un aspecto de pulido y brillo final de alta calidad puesto que será con un composite de microrrelleno (📷 4.11) (Beun y cols., 2007).

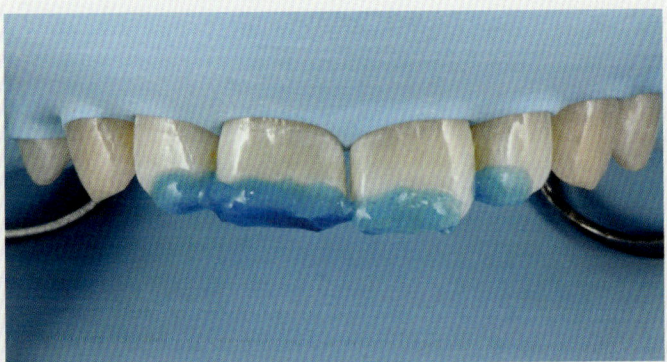

📷 **4.6** Realización del grabado con ácido ortofosfórico.

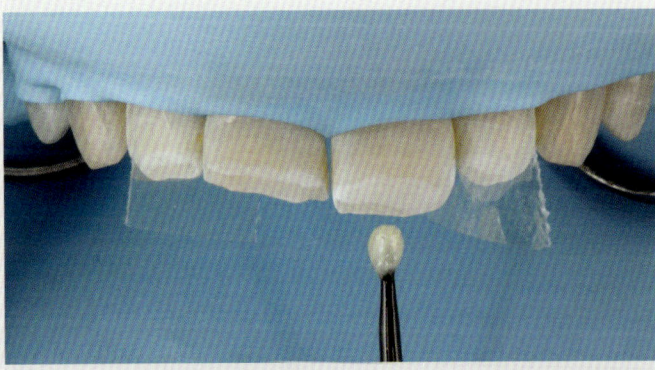

📷 **4.7** Aplicación de sistema adhesivo.

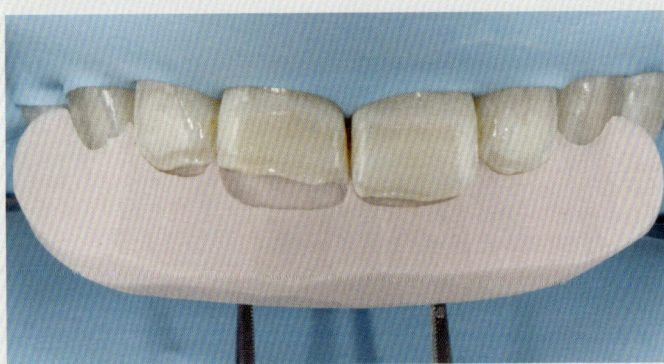

📷 **4.8** Comprobación de la llave de silicona palatina.

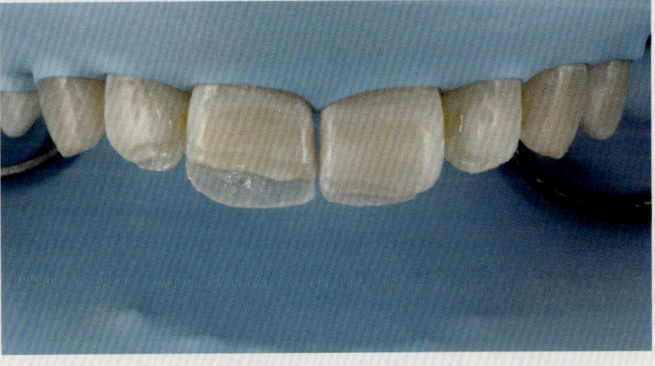

📷 **4.9** Capa palatina de esmalte.

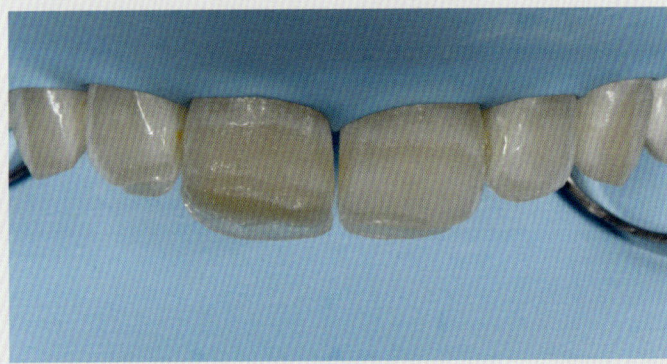

📷 **4.10** Estratificación con composite dentina.

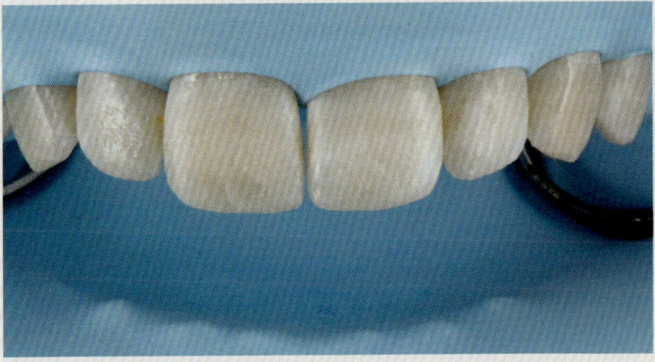

📷 **4.11** Estratificación con esmalte final.

PULIDO

El acabado y pulido desempeñan un papel esencial en la forma en que la luz actúa sobre la restauración y, por lo tanto, en su aspecto final. La textura superficial natural de la restauración puede conseguirse siguiendo el protocolo que se desarrolla a continuación:

o Comenzamos el protocolo de acabado y pulido realizando el contorno del diente, longitud, ángulos interincisales y líneas de transición. Utilizamos una fresa de diamante fino o de carbono de tungsteno para eliminar excesos y redefinir la forma y el correcto margen, elementos que influyen en la retención de placa bacteriana. Podremos utilizar también discos de pulido para suavizar la restauración y redefinir ángulos interincisales y longitud del diente (◉ 4.12).

o Una vez que hemos realizado el paso anterior, procederemos a marcar la macrotextura. Tendremos que realizar este procedimiento fijándonos en el contralateral. Con una fresa multilaminada (a poder ser, gastada) marcaremos los tres lóbulos de desarrollo vestibulares mediante los dos surcos correspondientes en la superficie vestibular (◉ 4.13).

o Una vez definida la macrotextura, realizaremos la microtextura. Si se encuentran presentes en el contralateral, marcaremos crestas y surcos accesorios, los periquematíes y las líneas de transición con una fresa de diamante de grano grueso a muy baja velocidad (◉ 4.14).

o Posteriormente y ayudándonos de copas y pastas de pulido (◉ 4.15), finalizaremos nuestra restauración aportando un acabado y brillo final que nos aporte estéticamente un resultado satisfactorio (◉ 4.16).

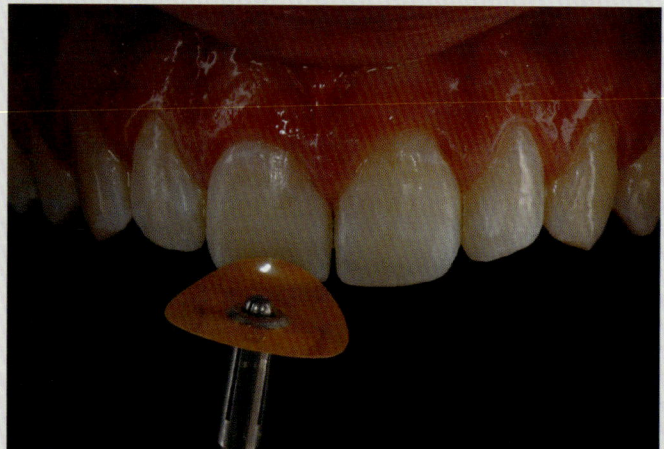

◉ **4.12** Disco de pulido para ajustar longitud, ángulos interincisales y líneas de transición.

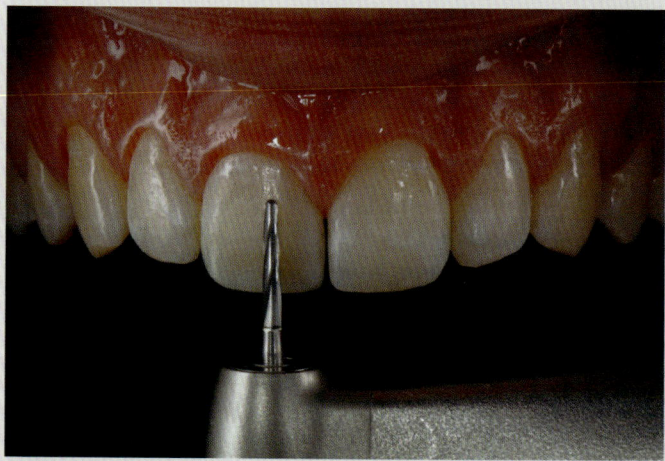

◉ **4.13** Marcamos la macrotextura con fresa Endo- Z.

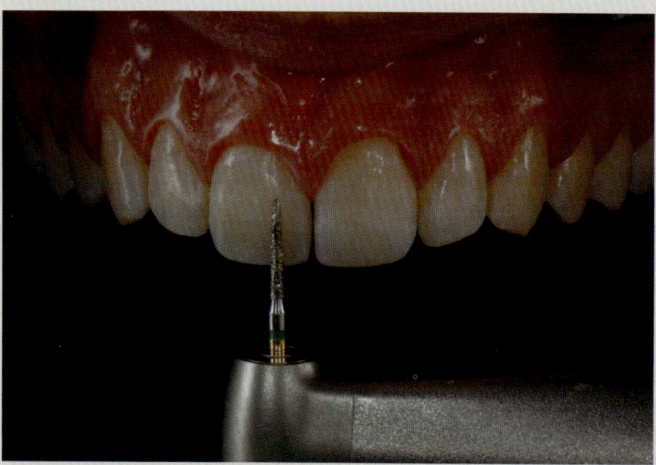

◀ ◉ **4.14** Realización de la microtextura con fresa de diamante de grano grueso a muy baja velocidad.

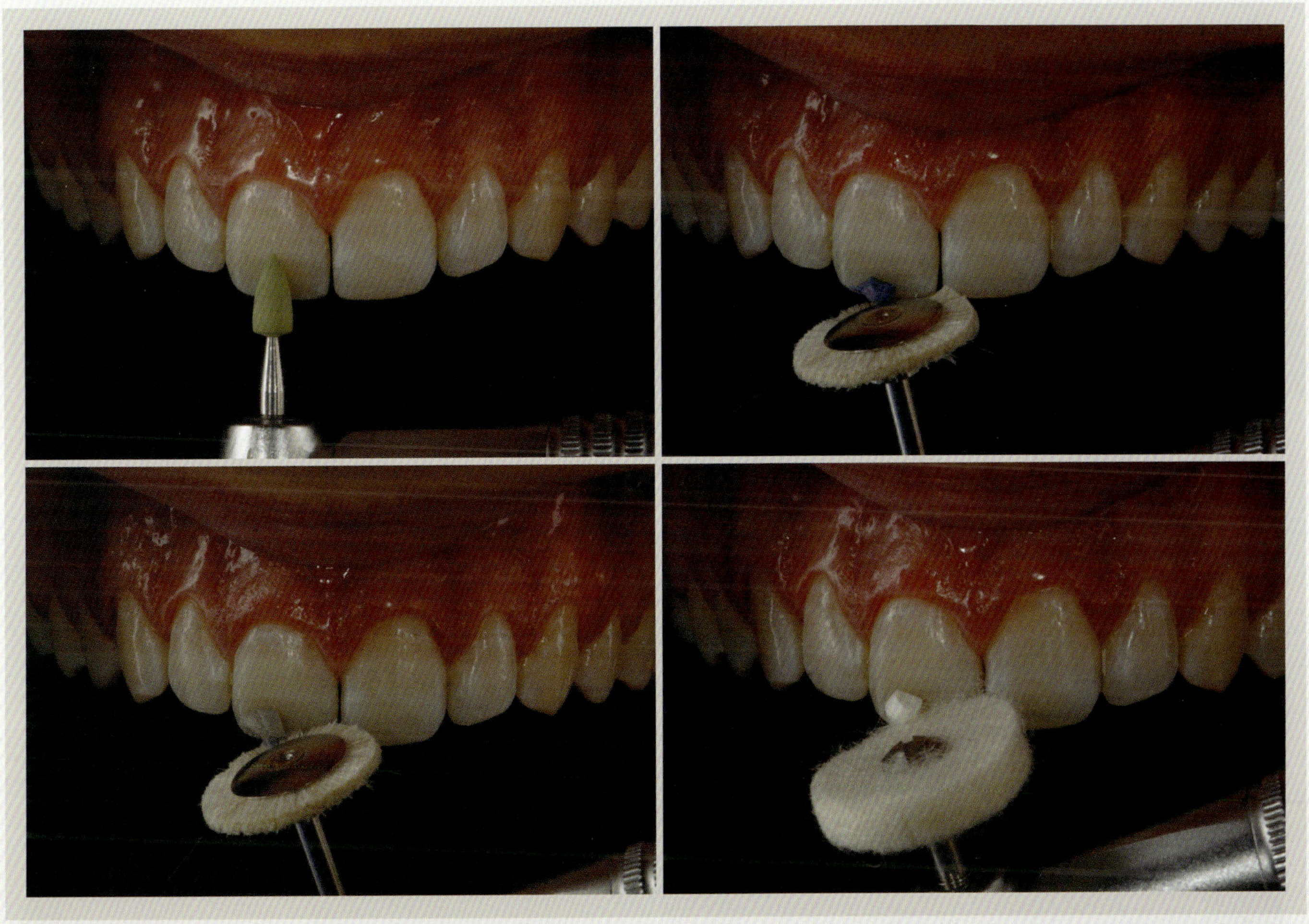

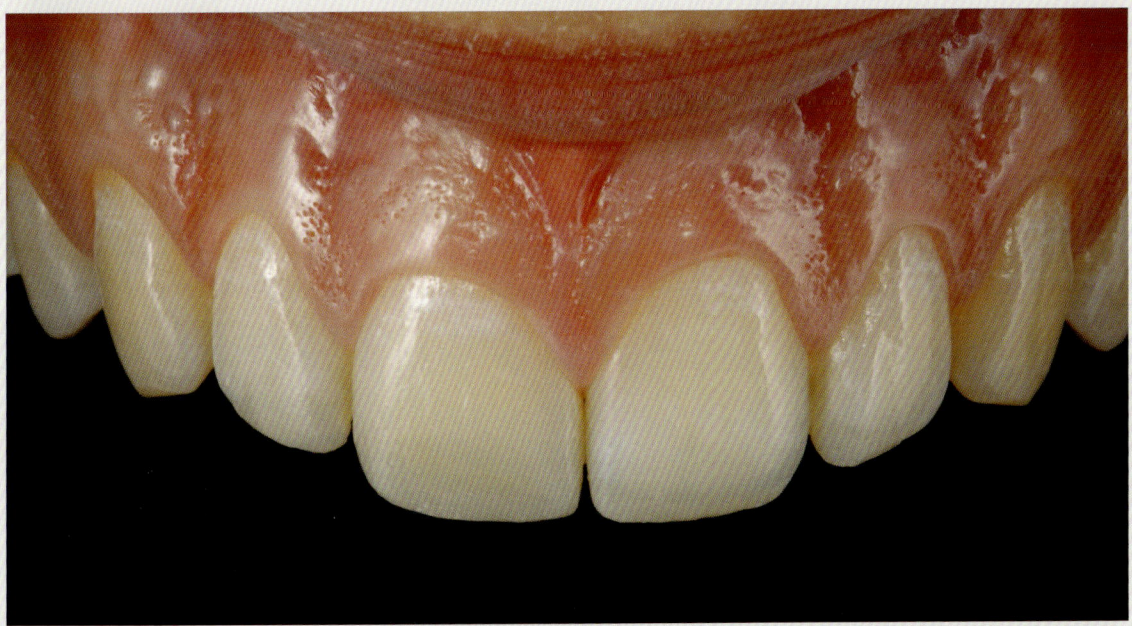

📷 **4.15** Uso de copas y pastas de pulido para finalizar la restauración (sistema ENA SHINY, Micerium HRi. SHINY A pasta diamantada de 3 micras (azul) aplicada con cepillo, SHINY B pasta diamantada de 1 micra (gris) aplicada con cepillo y SHINY C pasta de óxido de aluminio con fieltro).

📷 **4.16** Resultado final.

Fase de mantenimiento

Los materiales compuestos de resina absorben el agua que es atraída por el relleno, lo que altera las propiedades ópticas de las restauraciones. Por esta razón, los procedimientos de pulido y acabado fino pueden posponerse a una segunda cita cuando se haya producido la estabilización del color. También podremos reflexionar sobre el resultado funcional y estético y realizar los ajustes necesarios. Citaremos al paciente a los 10 o 15 días y para realizar este paso es muy importante la fotografía, ya que nos aportará datos que *in situ* puede que no consigamos percibir (📷 4.17).

Como ocurre con todos los procedimientos directos e indirectos, se debe informar a los pacientes, desde el principio, sobre la importancia del mantenimiento de la restauración y la necesidad de revisiones periódicas para permitir la evaluación y la renovación o reparación a largo plazo.

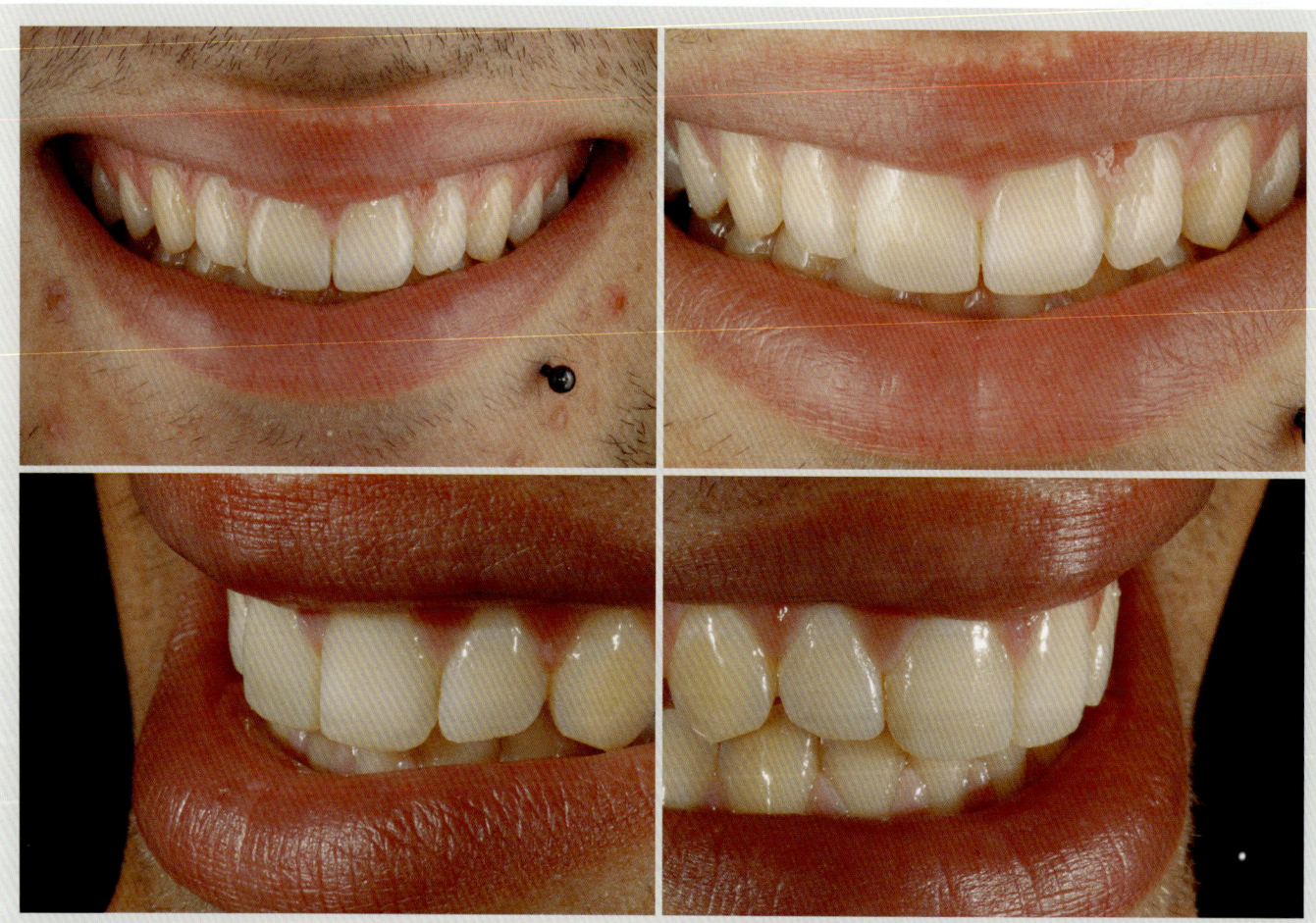

📷 **4.17** Fotos finales del tratamiento.

BIBLIOGRAFÍA

1. AIDA A, NAKAJIMA M, SEKI N, KANO Y, FOXTON RM, TAGAMI J. Effect of enamel margin configuration on color change of resin composite restoration. Dent Mater J. 2016;35(4):675-83.

2. BEDDIS HP, NIXON PJ. Layering composites for ultimate aesthetics in direct restorations. Dent Update. 2012 Nov;39(9):630-2, 634-6.

3. BEUN S, GLORIEUX T, DEVAUX J, VREVEN J, LELOUP G. Characterization of nanofilled compared to universal and microfilled composites. Dent Mater. 2007 Jan;23(1):51-9.

4. DEMARCO FF, COLLARES K, COELHO-DE-SOUZA FH, CORREA MB, CENCI MS, MORAES RR, OPDAM NJ. Anterior composite restorations: A systematic review on long- term survival and reasons for failure. Dent Mater. 2015 Oct;31(10):1214-24.

5. DIETSCHI D, FAHL N JR. Shading concepts and layering techniques to master direct anterior composite restorations: an update. Br Dent J. 2016 Dec 16;221(12):765-771.

6. FAHL N JR, DENEHY GE, JACKSON RD. Protocol for predictable restoration of anterior teeth with composite resins. Pract Periodontics Aesthet Dent. 1995 Oct;7(8):13-21; quiz 22.

7. FAHL N JR. A polychromatic composite layering approach for solving a complex Class IV/direct veneer/diastema combination: Part II. Pract Proced Aesthet Dent. 2007 Jan-Feb;19(1):17-22.

8. FAHL N JR. A polychromatic composite layering approach for solving a complex Class IV/direct veneer-diastema combination: part I. Pract Proced Aesthet Dent. 2006 Nov-Dec;18(10):641-5; quiz 646.

9. FERRACANE JL. Resin composite--state of the art. Dent Mater. 2011 Jan;27(1):29-38.

10. JUN SK, KIM DA, GOO HJ, LEE HH. Investigation of the correlation between the different mechanical properties of resin composites. Dent Mater J. 2013;32(1):48-57.

11. MACKENZIE L, PARMAR D, SHORTALL AC, BURKE FJ. Direct anterior composites: a practical guide. Dent Update. 2013 May;40(4):297-9, 301-2, 305-8 passim.

12. MIZRAHI B. A technique for simple and aesthetic treatment of anterior toothwear. Dent Update. 2004 Mar;31(2):109-14.

13. ROMERO MF, AUSTIN JG, TODD M. Restoration of a large class IV fracture using direct composite resin: A clinical report. J Prosthet Dent. 2017 Oct;118(4):447-451.

14. SOARES PV, SANTOS-FILHO PC, GOMIDE HA, ARAUJO CA, MARTINS LR, SOARES CJ. Influence of restorative technique on the biomechanical behavior of endodontically treated maxillary premolars. Part II: strain measurement and stress distribution. J Prosthet Dent. 2008 Feb;99(2):114-22.

15. SOARES PV, SANTOS-FILHO PC, MARTINS LR, SOARES CJ. Influence of restorative technique on the biomechanical behavior of endodontically treated maxillary premolars. Part I: fracture resistance and fracture mode. J Prosthet Dent. 2008 Jan;99(1):30-7.

16. WIRSCHING E. Contemporary options for restoration of anterior teeth with composite. Quintessence Int. 2015 Jun;46(6):457-63.

Carillas feldespáticas sobre refractario desde flujo digital

Ricardo Recena Orlando, Luis Mampel Jorge

Presentación del caso

Anamnesis

- **Motivo de consulta**. Paciente de 46 años de edad, empresario del sector dental, acude a clínica Xmile Studio por primera vez para una revisión general y una limpieza.
- **Anamnesis médica**. Paciente fumador ocasional, sin antecedentes médicos de interés.
- **Anamnesis odontológica y estética**. No presenta ninguna queja, dolor o molestia, aunque tras una breve entrevista, comenta que está contento con el aspecto de su sonrisa pero que si hubiera alguna solución conservadora para mejorar la estética, que estaría dispuesto a conocer las posibilidades de tratamiento para ello. Cuando indagamos más profundamente, el paciente refiere un poco de disgusto con su estética en cuanto a la zona anterior, por la presencia de espacios entre los dientes anteriores (📷 5.1).
- **Anamnesis de higiene**. Buena higiene oral aunque con poca acumulación de placa, paciente refiere no haber estado revisión dental donde se hizo limpieza hace más o menos 2 años.

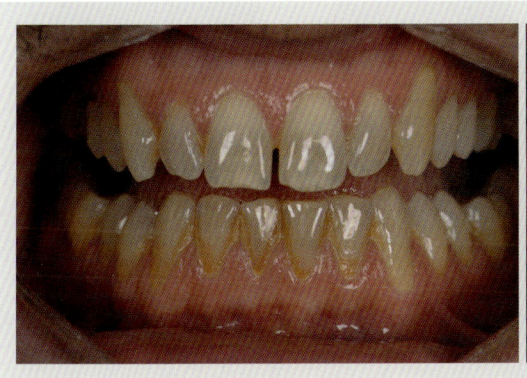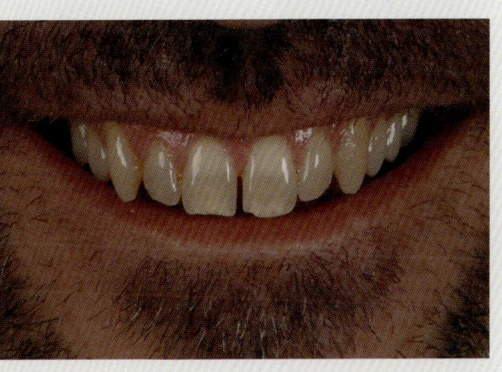

📷 **5.1** Presencia de espacios entre los dientes anteriores.

Exploración clínica y radiográfica

El protocolo de documentación inicial conlleva una seriada de fotografías, vídeos, radiografías, y un archivo .stl de la situación intraoral inicial.

Exploración estética extraoral. Las fotografías (📷 5.2) deberán cumplir unos criterios para poder contribuir a un correcto diagnóstico. La posición erecta de la cabeza orientará un plano correcto para la valoración de la sonrisa. Una hipo- o hiperextensión del cuello conllevaría a una imprecisa evaluación y un diseño de sonrisa con una curva equivocada. También es necesaria una correcta orientación en cuanto al giro. Se tomarán fotografías completamente frontales, y como complementarias, fotografías en 45 grados y laterales.

En las fotografías de reposo los labios deben estar entreabiertos, con la finalidad de valorar la exposición dental (presente, o ausente como en este caso). Este es un parámetro que ayudará en la toma de decisiones, pero no debe considerarse como parámetro único, ya que la valoración de la sonrisa deberá estudiarse de manera dinámica, observando así el comportamiento muscular y de soporte de los labios. Esta valoración se hará de manera fácil mediante un vídeo. Para la grabación de vídeo, hacemos una breve entrevista al paciente con preguntas que nos puedan ayudar a guiar las decisiones y propuestas de tratamiento.

En esta entrevista, entre otras cosas, preguntamos qué nota da el paciente a su sonrisa, en una escala de 0 a 10. En este caso el paciente cree que su sonrisa tiene una nota de 8 entre 10. Este tipo de preguntas nos puede dar directrices en cuanto a la expectativa del paciente con referencia a las posibilidades que nosotros pensamos que podamos tener en el tratamiento.

Una puntuación parecida a lo que nosotros profesionalmente consideremos confirmará que las posibilidades de mejora que valoramos están alineadas con las expectativas del paciente. Por el contrario, si el paciente considera su sonrisa muy problemática (concediendo a sí mismo una nota muy baja, por ejemplo, un 3) mientras

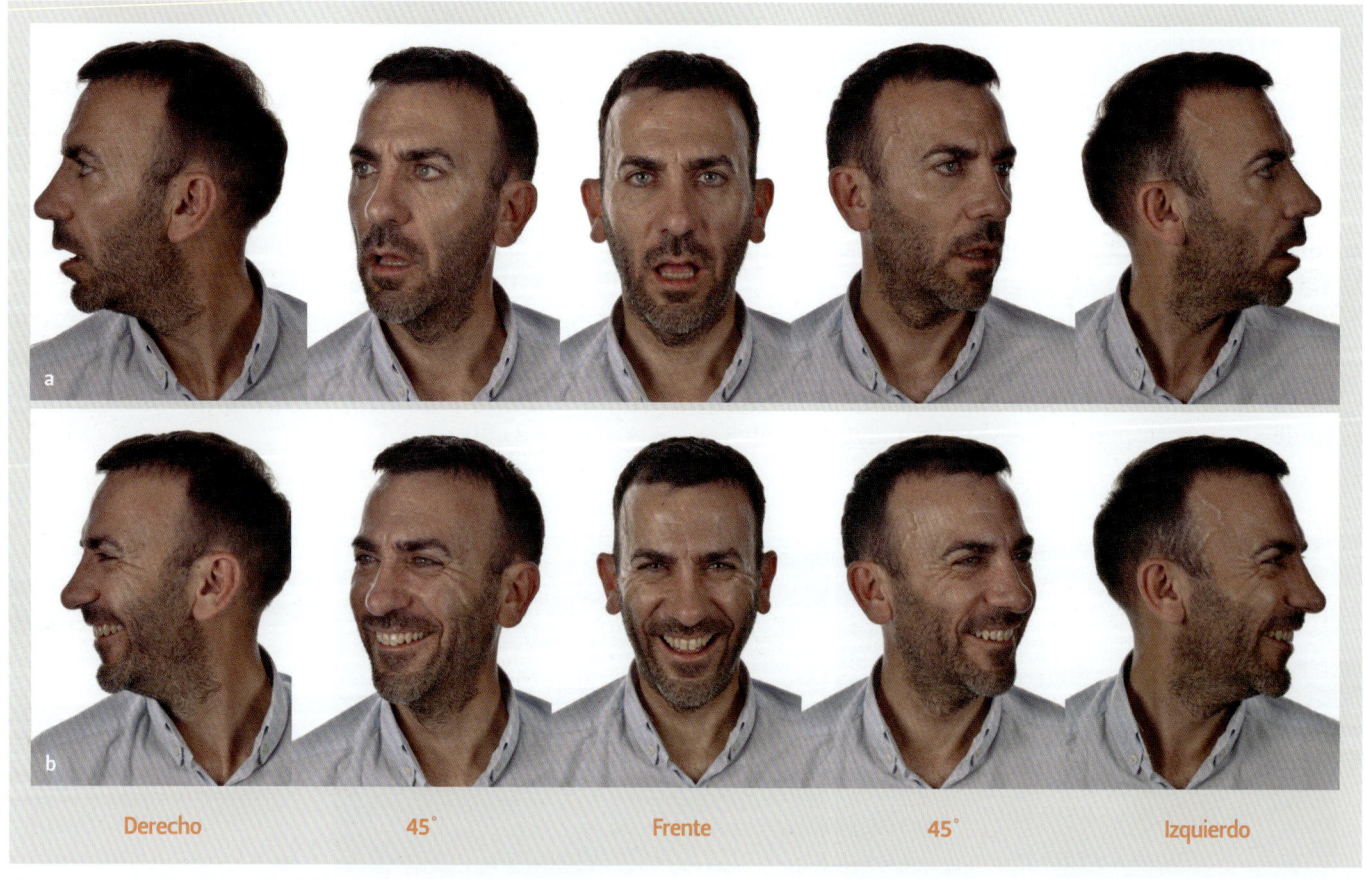

Derecho   45°   Frente   45°   Izquierdo

📷 **5.2** Fotografías extraorales. a) En reposo. b) En máxima sonrisa.

nosotros consideramos una sonrisa con una puntuación alta (por tanto, con pocas posibilidades de mejora) podrá haber conflicto: mientras nosotros vemos pocas posibilidades de mejora, el paciente espera muchísimo cambio y mejora.

Es fundamental que en los casos de cambios o reforma estética, las expectativas se encuentren perfectamente alineadas a las posibilidades y a los resultados, ya que si no lo están el caso no tendrá éxito.

En el caso presentado, la valoración de posibilidades y expectativas se ven muy alineadas: coincidimos con el paciente, entendiendo que tiene una sonrisa bonita, pero con aspectos y detalles mejorables que también están en sintonía con los deseos del paciente.

La **exploración intraoral** (📷 5.3) se observa una oclusión con relación canina de clase 1 y molar 16 en mordida cruzada, una sobre mordida acentuada en anteriores y pieza 15 con abfración cervical.

La **exploración radiográfica** 2D y 3D no muestra datos que reseñar (📷 5.4)

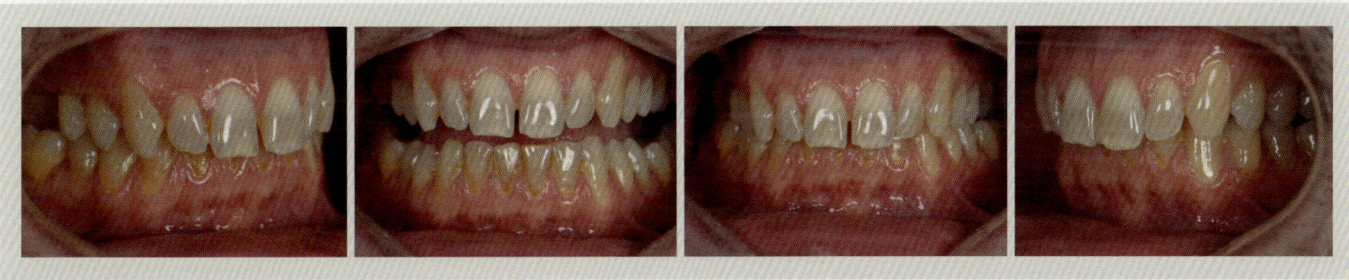

📷 **5.3** Fotografías intraorales.

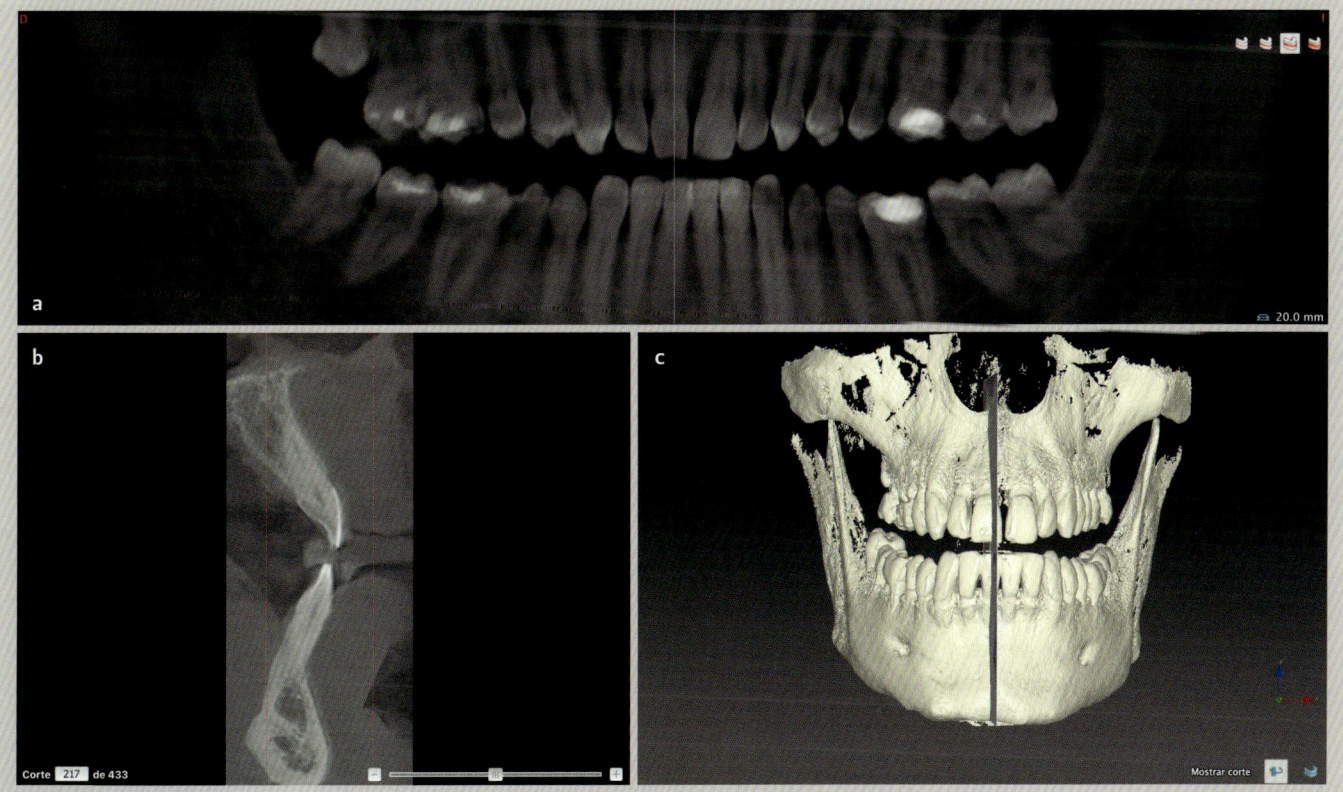

📷 **5.4** Estudio radiográfico. a) Ortopantomografía. b) Oclusión. c) Archivo .stl.

Otros estudios

En el **estudio oclusal** se identifica ligero contacto prematuro en la pieza 15.

El **análisis estético intaoral** revela un desnivel gingival en las zonas de los caninos, presencia de diastemas entre 11 y 21, laterales con forma redondeada y troneras incisales desproporcionadas. El paciente refiere un deseo de mejorar el color pero sin cambiar la personalidad marcada principalmente por los caninos.

Resumen del caso:

El paciente presenta una buena situación dental. Sin embargo, en la entrevista se detecta un deseo de mejorar la estética de su sonrisa. La valoración del paciente y del profesional coinciden en expectativas.

Plan de tratamiento

ALTERNATIVAS DE TRATAMIENTO

Se presentan distintas opciones de tratamiento.

Alternativa 1:
Tratamiento de ortodoncia para mejora de oclusión general y estética con cierre de diastemas y corrección de angulaciones.

Alternativa 2:
Tratamiento de ortodoncia para mejora general de la oclusión, combinado con una finalización estética en composite del 13 al 23 para mejorar las proporciones.

Alternativa 3:
Tratamiento de ortodoncia para mejora general de la oclusión, combinado con una finalización estética en cerámica.

Alternativa 4:
Carillas cerámicas para la corrección de la estética, sin modificar la actual oclusión. Para esta opción presentamos diferentes diseños de sonrisa (4, 6 o 12 piezas).

Alternativa elegida:

Después de comprender los tiempos de tratamiento, secuencia, pros y contras de cada opción, se decide por la opción 4: mejorar estéticamente los espacios y formas en el frente anterior, sin tratamiento ortodóntico previo.

Objetivo del tratamiento:

Conseguir una mejor harmonía estética de manera poco invasiva y proteger la oclusión actual, para evitar desgastes y pérdida de estructura causadas por una oclusión no ideal.

Tratamiento

Fase higiénica, de ajuste y conservadora

Se realiza una limpieza con el protocolo GBT (*guided biofilm therapy*) utilizando Airflow EMS. Posteriormente, se realiza un ajuste oclusal, y la restauración de composite clase V en la pieza 15 con composite Telio Ivoclar.

Fase previa de preparación

Realizamos un blanqueamiento dental casero con peróxido de carbamida al 16 % durante 15 días, más un tiempo de espera de 15 días posfinalización del blanqueamiento. Como se puede observar en las imágenes (📷 5.5), el resultado obtenido con el blanqueamiento dental nos brinda un color de base más favorable y, como consecuencia, permitirá un menor desgaste dental para las carillas.

Tras finalizar la fase conservadora, volvemos a hacer fotografías, ahora con el nuevo color conseguido, y se vuelven a discutir todas las opciones de tratamiento. Para orientar y ayudar en las decisiones, enseñamos de manera comparativa las diferentes propuestas de diseño de sonrisa. Para ello, hacemos uso de la aplicación Smile Cloud donde creamos diferentes escenarios: rehabilitación de 4, 6 o 12 piezas.

DISEÑO EN 2D

Para el diseño de sonrisa en Smile Cloud utilizaremos una fotografía frontal y de máxima sonrisa (📷 5.6).

El *software* también ofrece la posibilidad de añadir más fotografías y poder también alinearlas unas a otras para tener más orientación al diseñar.

Una vez elegida la fotografía de máxima sonrisa, deberemos marcar los límites del labio para que el *software* pueda hacer una adaptación de la luz en esta zona y conseguir así un mayor realismo en la simulación.

En 📷 5.7 vemos cómo en el *software* seleccionamos el área de trabajo para poder limitar el diseño y la simulación a la cantidad de piezas que deseamos. En estas fotografías se puede observar la propuesta de **diseño para 4 piezas** (12, 11, 21 y 22).

El mismo *software* propone un *frame* para la sonrisa, que adaptaremos a las condiciones del paciente (📷 5.8). Este es un paso delicado e importante, ya que falsear la situación puede llevar al paciente a un entendimiento equivocado en cuanto a las posibilidades de resultado. Por lo tanto, adaptaremos los límites del *frame* a las zonas distales de los caninos y a partir de ahí afinaremos ajustes hasta tener una propuesta real y posible.

Terminado los ajustes del *frame*, la inteligencia artificial del *software* propondrá una serie de librerías dentales dentro del rango de proporciones y medidas que hemos marcado. Podremos utilizar todos los dientes de la misma librería o mezclarla a gusto, de forma que es posible hacer ajustes de tamaño guardando las proporciones establecidas. Para los ajustes de color, daremos referencia al *software* seleccionando los colores de la encía y diente del paciente (📷 5.9).

Una vez generada la simulación podemos alterar la luminosidad del color deslizando la barra de control. Esto permitirá obtener un *feedback* en cuanto a las expectativas del paciente en cuanto al color deseado.

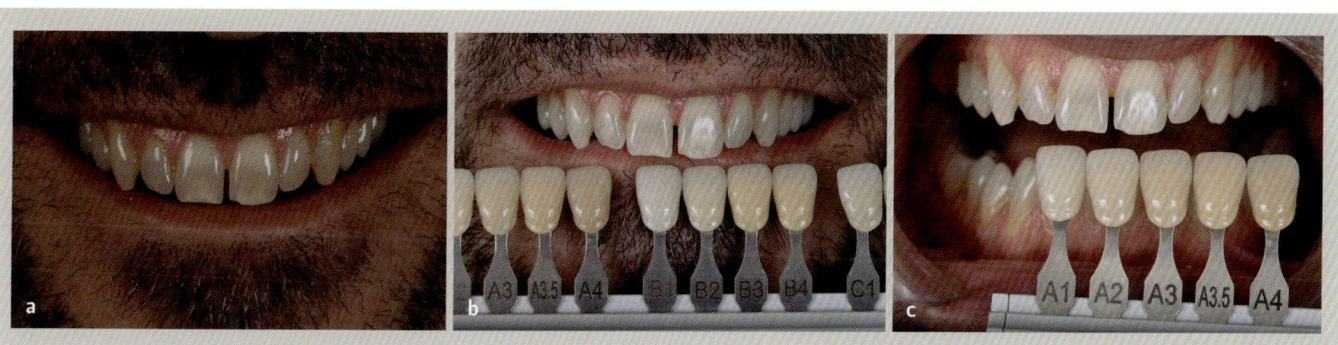

📷 **5.5** a) Color antes del blanqueamiento con peróxido de carbamida al 16 %. b,c) Resultado satisfactorio.

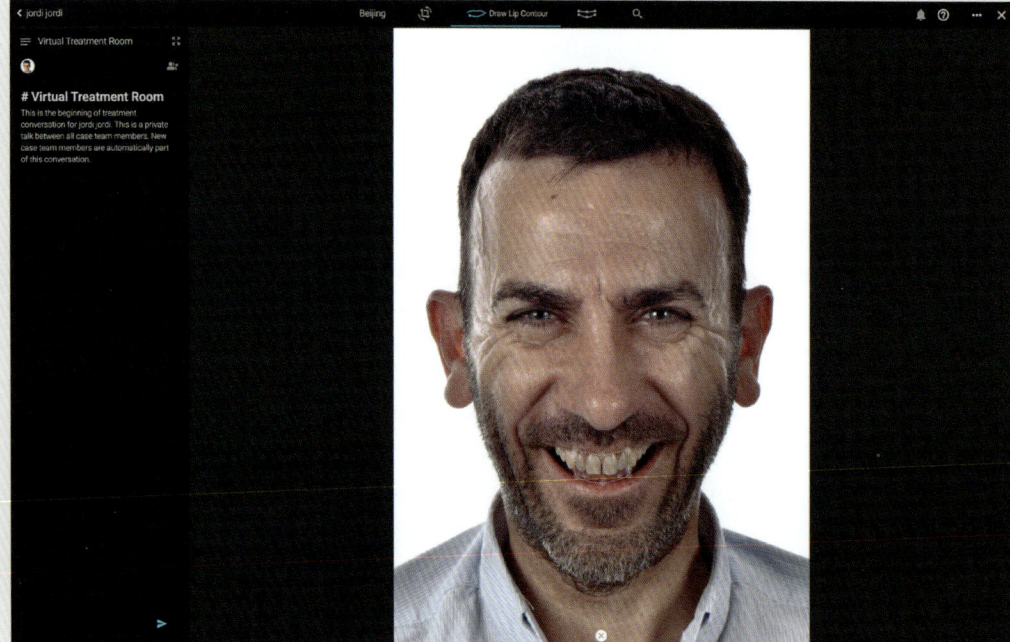

📷 **5.6** Fotografía frontal y de máxima sonrisa como punto de partida del diseño en Smile Cloud.

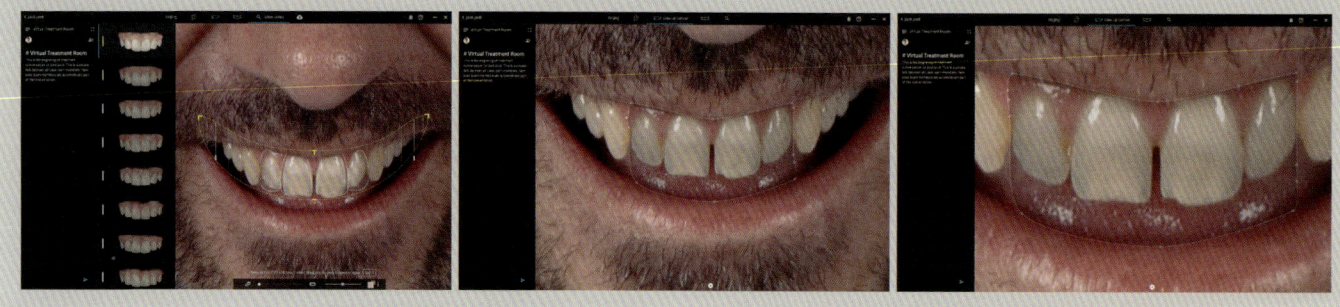

📷 **5.7** Selección del área de trabajo para una propuesta de tratamiento para las piezas 12, 11, 21 y 22.

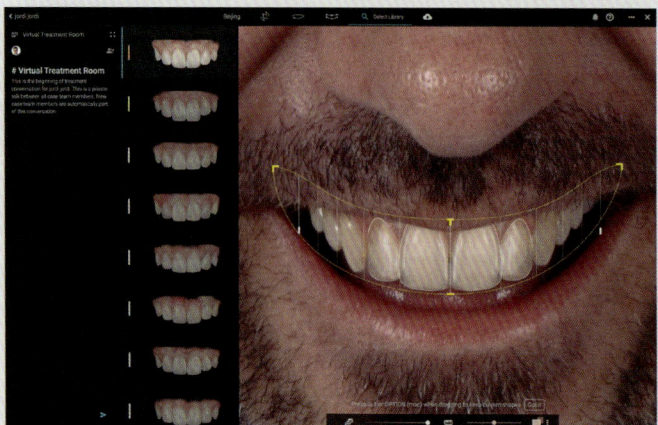

📷 **5.8** *Frame* de sonrisa.

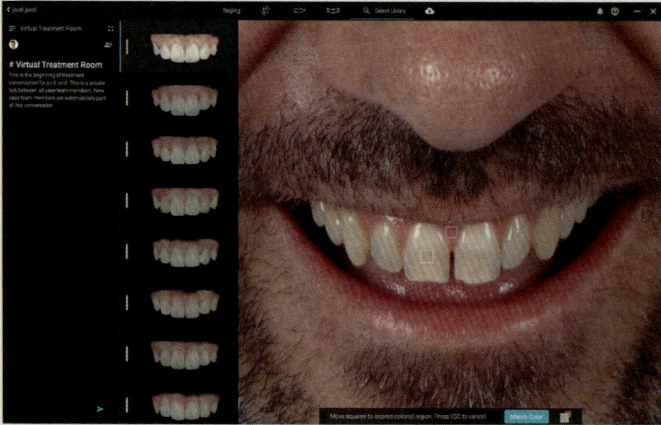

📷 **5.9** Selección de los colores propios de las estructuras (encía y diente) del paciente.

En este caso hemos generado tres simulaciones, para poder orientar el paciente en cuanto a la decisión de tratamiento de hacer un blanqueamiento de sus piezas y solamente rehabilitar de 12 a 22 o hacer más dientes:

o Simulación con el color actual del paciente (📷 5.10a).
o Simulación con exceso de luminosidad (📷 5.10b).
o Simulación un poco más blanca que su color (📷 5.10c).

Para el **diseño de 6 piezas**, el proceso es el mismo que en el caso anterior (📷 5.11–5.13). Incluyendo las simulaciones para obtener el *feedback* del paciente.

Paralelamente, el **diseño con 12 piezas** en diferentes luminosidades se muestra en la 📷 5.14.

Presentamos la comparación de las tres propuestas en cuanto al número de piezas y opciones de luminosidad, explicando al paciente cómo será el procedimiento clínico de cada opción y resolviendo cualquier duda que pueda presentar el paciente.

La gran ventaja de estos *softwares* de diseño de sonrisa 2D es que podemos de manera rápida y sencilla acercar al paciente sus posibilidades estéticas en cuanto a la finalización, además de ser una herramienta potente para ayuda en diagnóstico y planificación. Nuestro objetivo siempre será conseguir el equilibrio ideal entre biología y estética. Deberemos conseguir el mejor resultado estético con el menor coste biológico para el paciente, ya que las tasas de éxito y supervivencia de los trabajos adhesivos están directamente relacionadas con la cantidad de estructura dental remanente (Peumans y cols., 2004; Layton y Walton, 2007).

Otra ventaja de estos *softwares* es que también podemos descargar la librería de dientes utilizada para que el laboratorio pueda dar secuencia fabricando un modelo 3D con la propuesta aceptada.

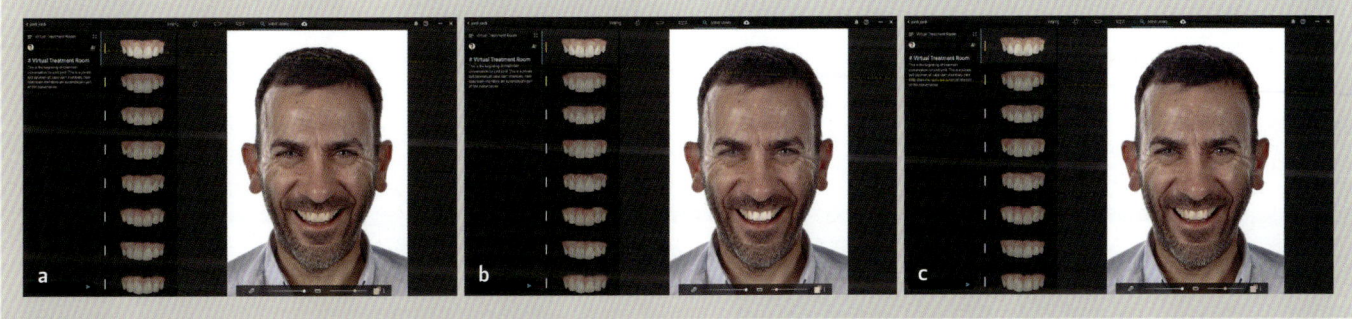

📷 **5.10** Simulaciones de color para el diseño de 12 a 22. a) Color actual. b) Exceso de luminosidad c) Un poco más blanca.

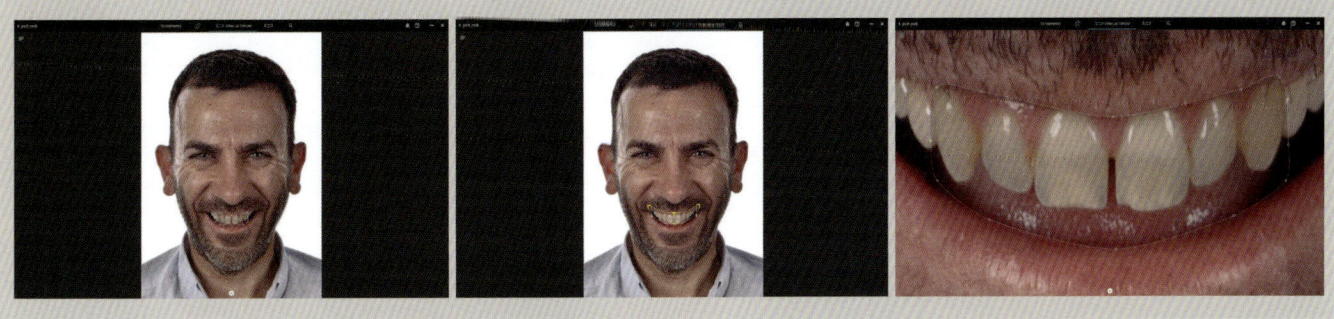

📷 **5.11** Selección del área de trabajo para una propuesta de tratamiento para las 6 piezas.

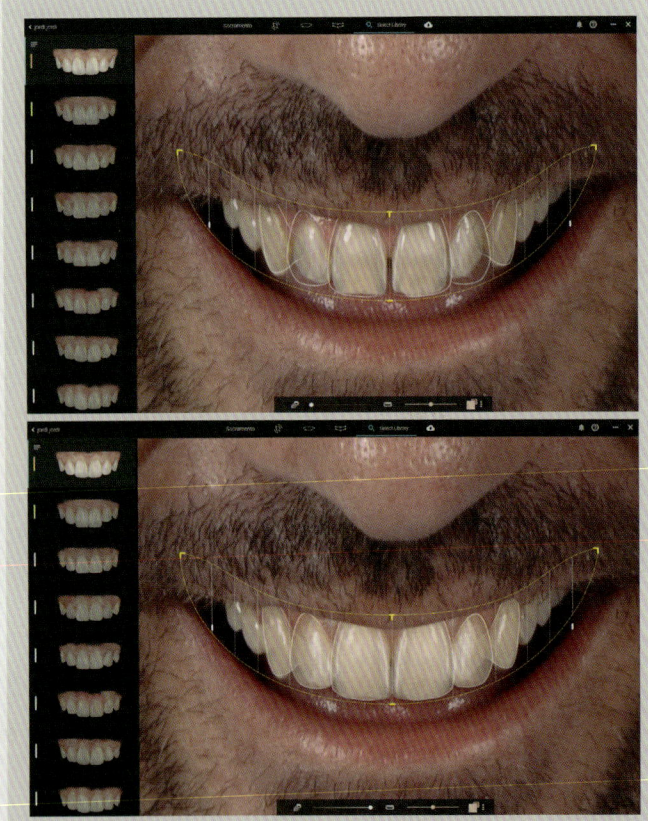

📷 **5.12** *Frame* de sonrisa.

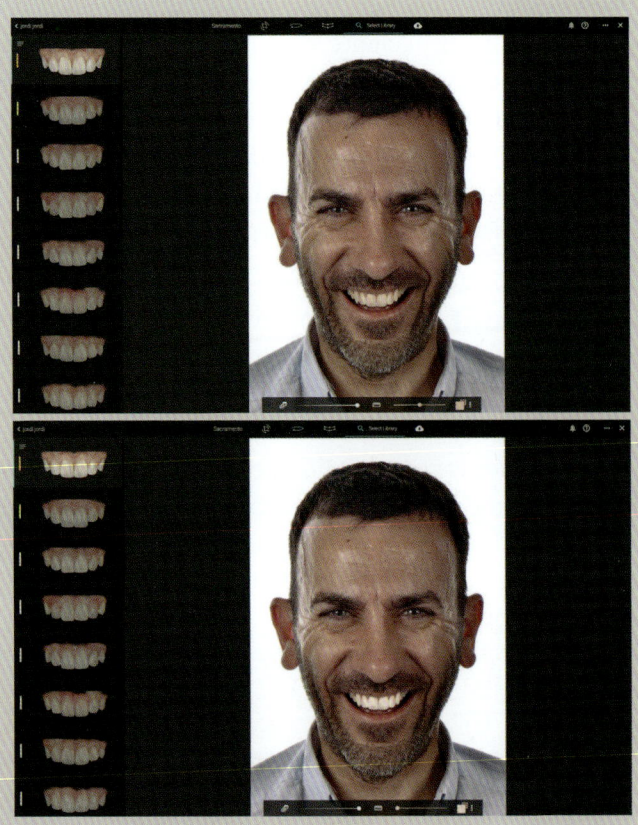

📷 **5.13** Color inicial y simulación para el diseño con 6 piezas.

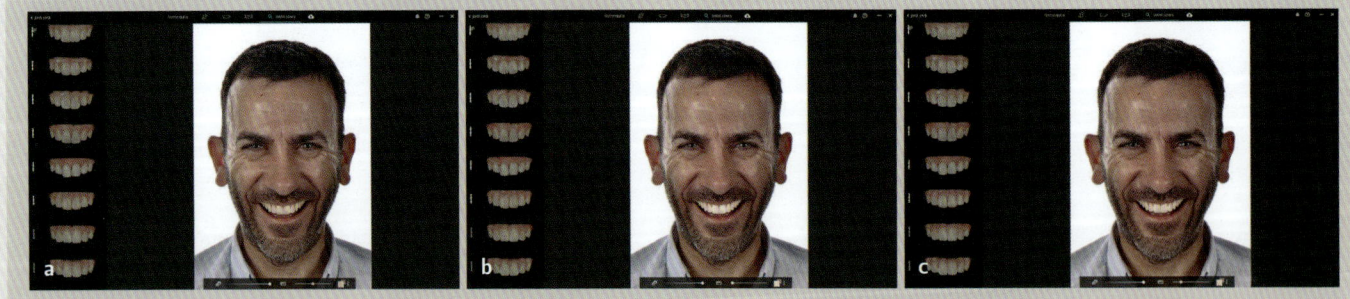

📷 **5.14** Diseño de sonrisa con carillas en 12 piezas. a) Color actual. b) Color un poco más blanco que el actual. c) Color extra blanco en comparación con el actual.

Fase de diseño 3D

Una vez seleccionada por el paciente la opción de tratamiento en cuanto a forma y número de piezas, trasladamos la información del diseño 2D para que se proceda la confección de un modelo 3D para la realización de un *mock-up*, que cumplirá la función de diagnóstico y también de guía y orientación para el tallado.

Tener una precisión exacta en el posicionamiento del *mock-up* en boca es un paso crítico, ya que valdrá como guía de preparación, pero también como guía estética al laboratorio, además de funcionar para modular las expectativas y los resultados del tratamiento. Por lo tanto, si fallamos en posicionar el *mock-up* en boca, podemos estar distorsionando la planificación del trabajo.

Para evitar la pérdida de información o incongruencia entre lo planificado y lo realizado procedemos a realizar el *mock-up* en boca del paciente siempre sin anestesiar. Así, antes de tallar se realizará la verificación y validación estética de este *mock-up*. Para una correcta comparación, las nuevas fotografías deben tener una luminosidad similar, con la misma orientación y posición que las fotografías iniciales (📷 5.15).

La edición de las fotografías en blanco y negro (📷 5.16) puede ayudar a la valoración de la forma y disposición dental. Por otro lado, sobreponer la fotografía inicial con la simulación de sonrisa final puede ayudar a comprender los cambios deseados en el caso, donde prácticamente añadiremos material a su estructura (📷 5.17).

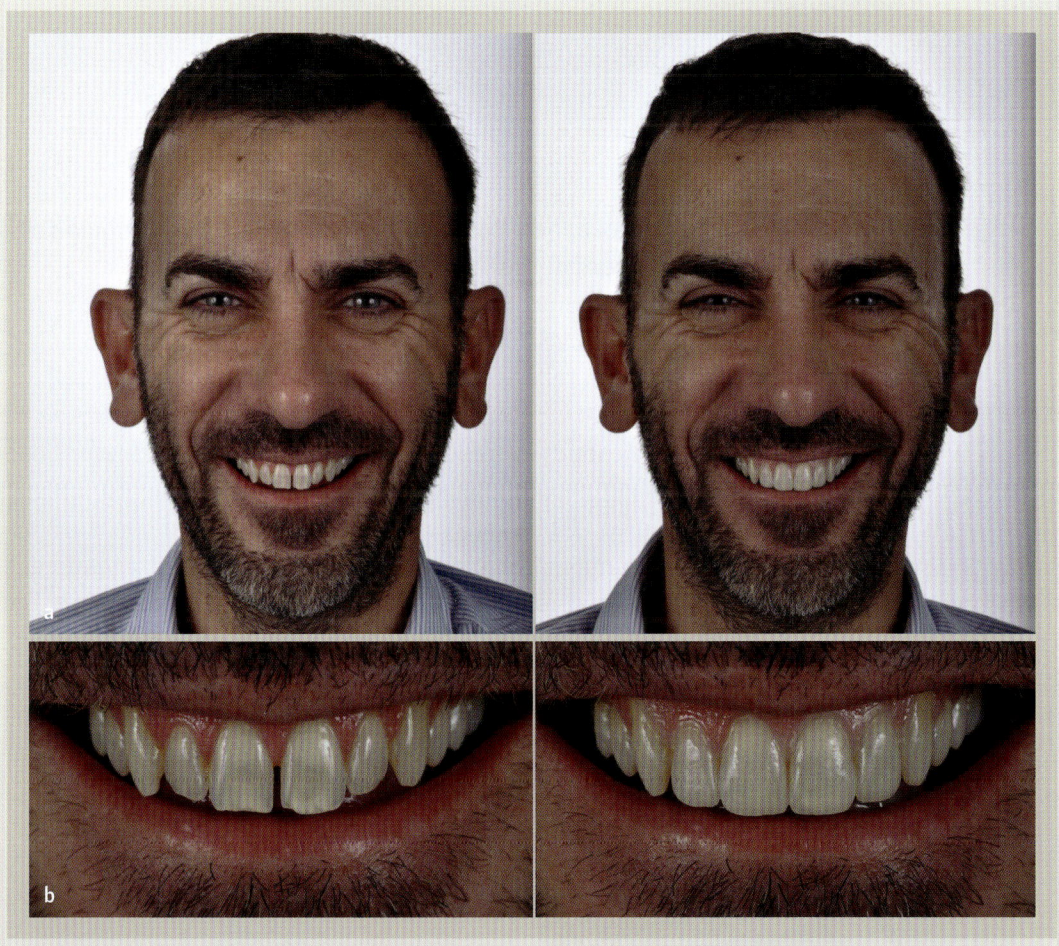

📷 **5.15** Comparación con la situación inicial (izquierda) y el *mock-up* colocado en el paciente (derecha). a) Sonrisa completa. b) Detalle de la boca en sonrisa completa.

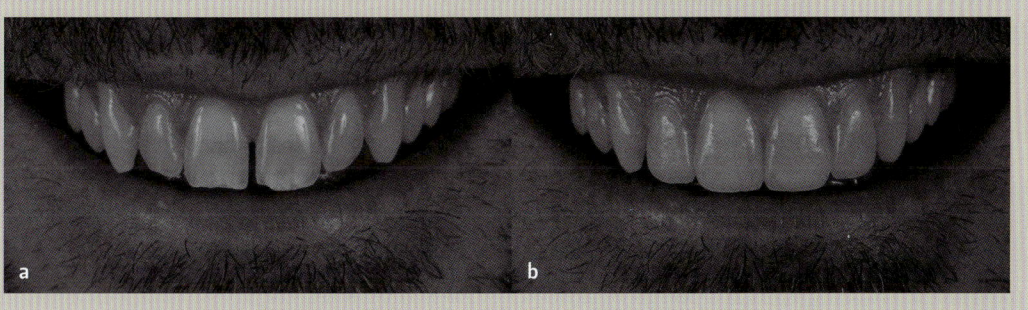

📷 **5.16** Edición de la imagen anterior en blanco y negro, para valorar mejor la forma y disposición dental.

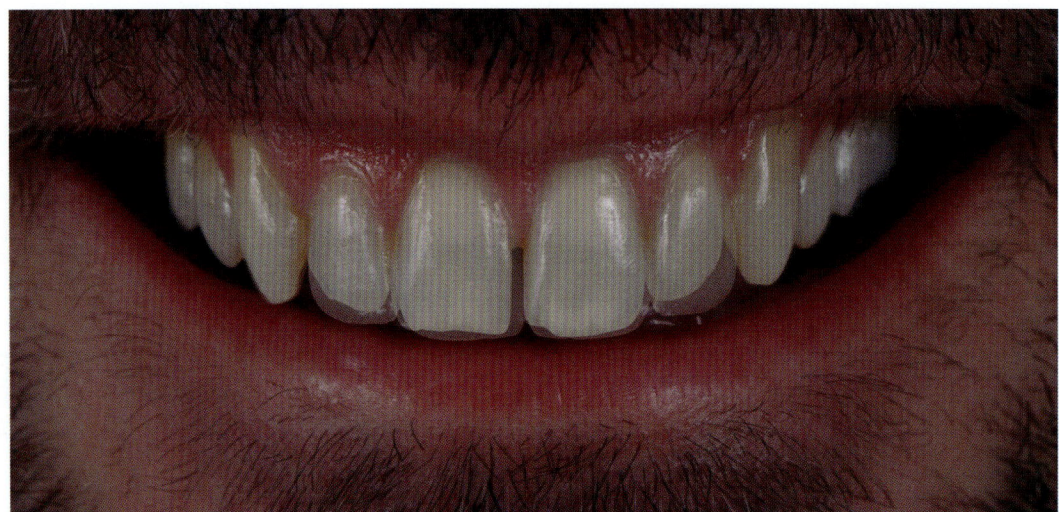

📷 **5.17** Superposición de la fotografía inicial y el *mock-up*.

Preparación de llave de silicona para mock-up

Para la realización del *mock-up* haremos una llave de silicona sobre el modelo del encerado 3D. Esta llave debe ser lo suficientemente gruesa para así mantener una correcta estabilidad (📷 5.18a). Una llave demasiado fina que será inestable y alterará el volumen del *mock-up*, lo que llevará a un error en las medidas de la preparación primero y en la finalización estética del caso después (📷 5.18b).

Para la construcción de la llave guía de *mock-up* utilizaremos silicona de adición fluida para una correcta copia de los detalles y una cobertura con putty en una camada de por lo menos 1 cm en las zonas vestibulares y 0,5 cm en la zona oclusal. De esta manera, la llave tendrá suficiente rigidez y cuerpo para no alterar su forma en la colocación en boca, pero será flexible para permitir la remoción sin ruptura del acrílico (📷 5.19).

Utilizamos resina bisacrílica Structur (Voco) para rellenar la llave (📷 5.20). Con el fin de evitar la incorporación de aire, rellenaremos comenzando por el fondo de la llave (📷 5.21).

Después de rellenar la llave con material bisacrílico, insertaremos la llave en boca con un movimiento vertical único (📷 5.22a), y mantendremos la posición durante 2 minutos (📷 5.22b). Pasado el tiempo de fraguado del material, retiraremos los excesos y con el auxilio de un instrumento (📷 5.22c), gentilmente desplazamos la llave para poder facilitar la remoción (📷 5.22d).

Una vez eliminados lo excesos y ajustado el *mock-up*, debemos comprobar que las expectativas del paciente están en línea con este resultado (📷 5.23 y 5.24).

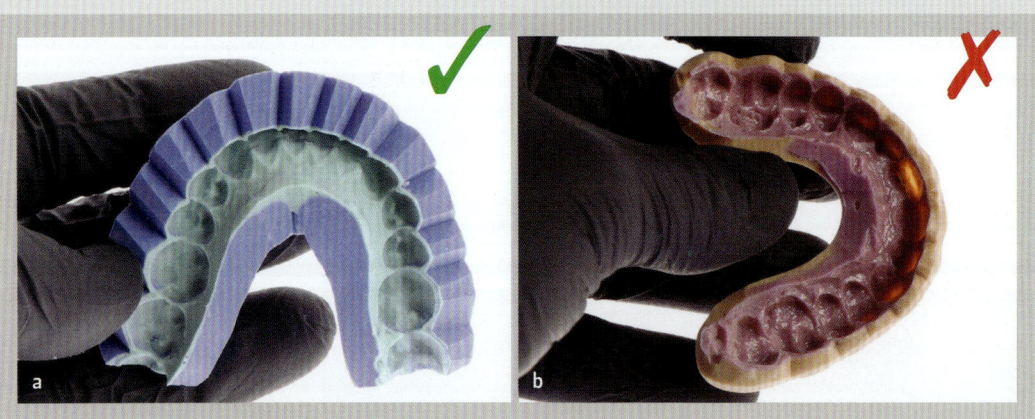

📷 **5.18** Preparación de la llave de silicona para la realización del *mock-up*. a) Llave gruesa que mantendrá la estabilidad requerida. b) Llave fina que probablemente conducirá a un fracaso estético.

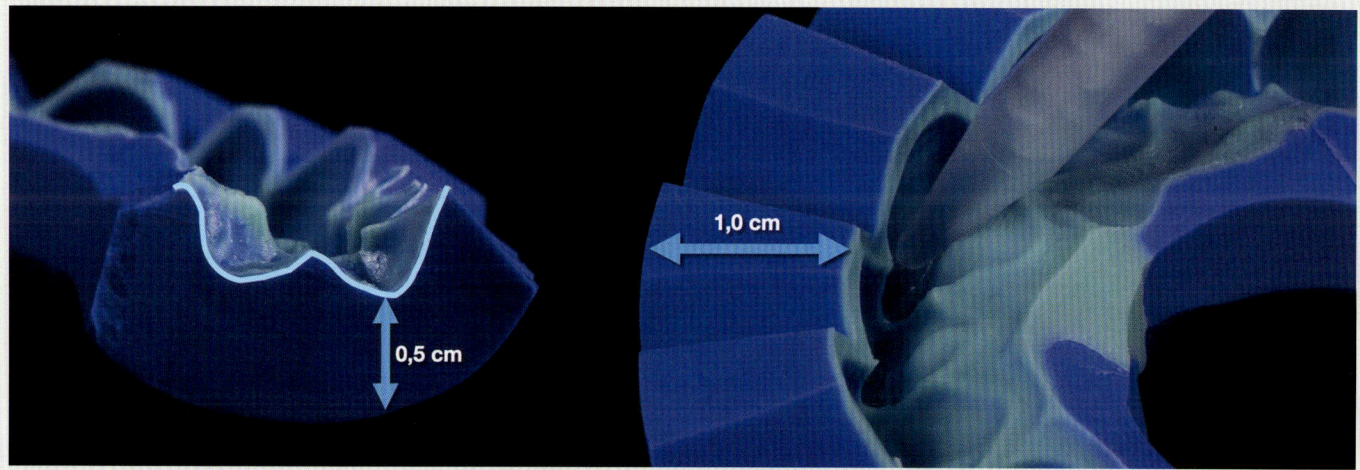

📷 **5.19** Medidas del espesor de la capa de putty para la obtención de una guía fiable.

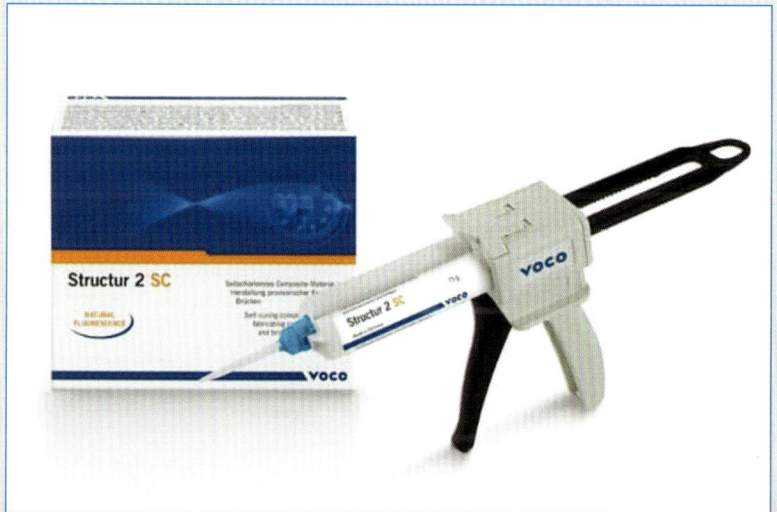

📷 **5.20** Resina biscarílica Structur (Voco).

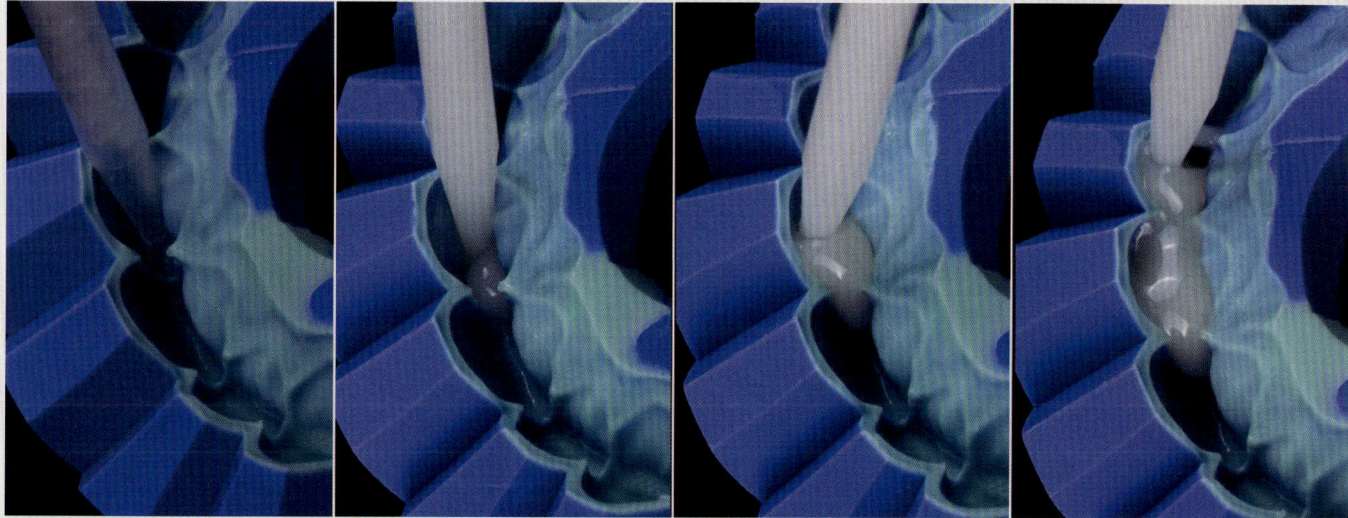

📷 **5.21** Secuencia de rellenado de la llave de silicona con resina biscarílica. Se ha de comenzar por el fondo para que no queden burbujas de aire.

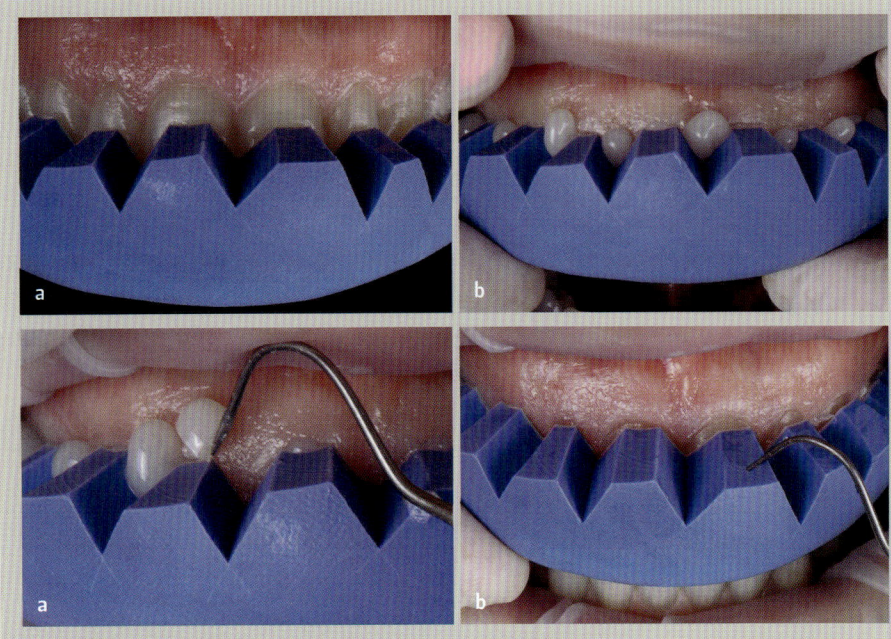

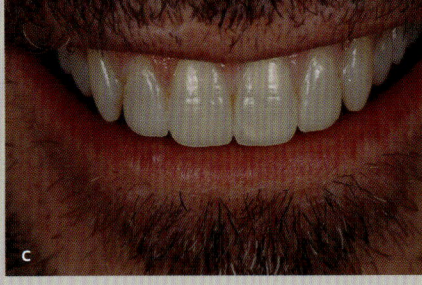

📷 **5.22** Secuencia. a) Colocación en boca.
b) Movimiento vertical y fraguado durante
2 minutos. c) Eliminación del material sobrante.
d) Remoción de la llave.

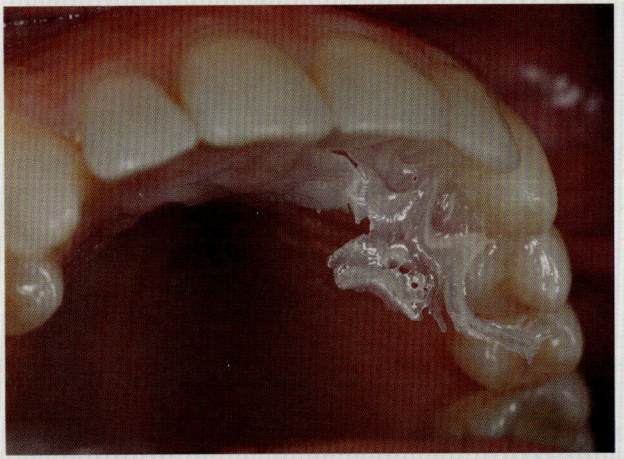

📷 **5.23** Necesidades de ajuste del *mock-up*.

📷 **5.24** Evaluación estética del *mock-up*. a) Detalle.
b) Boca semicerrada. c) Sonrisa frontal. d) Sonrisa lateral.

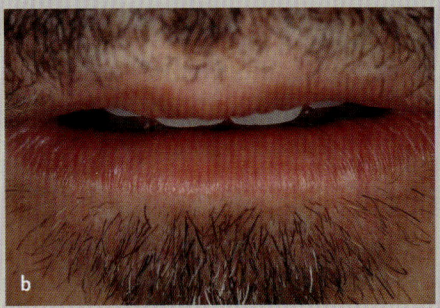

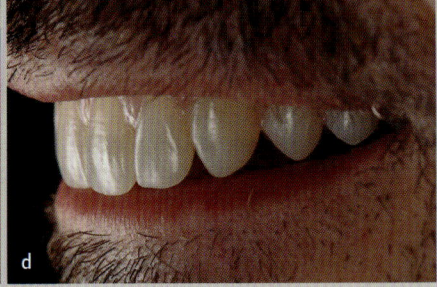

Fase de tallado

El paso siguiente será la preparación de los dientes para creación del espacio necesario para el técnico. Para ello utilizaremos la técnica de preparación sobre el *mock-up* descrita por Galip Gurel (2007).

Las decisiones de cuánto reducir deben acordarse previamente con el técnico, para así evitar desgastar más de lo necesario, o también lo contrario, lo que conlleva que el técnico, por falta de espacio debido a un insuficiente tallado, se ve obligado a modificar la estética final esperada, dando más volumen para compensar la deficiencia en el tallado. Entre otros factores que también influencian en la cantidad de reducción citamos algunos (Martínez y cols., 2007):

- Color inicial y color final deseado: cuanto mayor sea la diferencia entre el color inicial del paciente y el color deseado, mayor deberá ser nuestra reducción para así proporcionar mayor espacio para que el técnico pueda lograr la transición de color de base al color final. Por eso, muchas veces los casos pueden beneficiarse de un blanqueamiento previo con la finalidad de mejorar el color de base y lograr unas restauraciones más finas y con mejor estética.
- Material seleccionado, método de fabricación y requerimientos técnicos (Calamia y Calamia, 2007): no todos materiales requieren del mismo espesor mínimo en cuanto a criterios de resistencia y también métodos de fabricación, así como un mismo material en manos de técnicos diferentes puede requerir espesores distintos. Una planificación correcta y una ejecución precisa serán puntos claves para la longevidad de nuestros trabajos.

Para la calibración correcta de la preparación sobre el *mock-up*, haremos uso de fresas calibradas, para las que es de fundamental importancia conocer la profundidad que dicha fresa desgastará del diente. Para este caso utilizamos una de espesor 0,3 mm (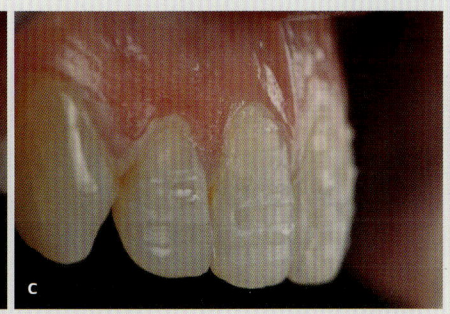 5.25). Según el espesor de preparación que necesitemos, utilizaremos una u otra fresa calibradora.

Una vez marcado los surcos que limitan la profundidad de la preparación pintaremos, utilizando un portaminas, la zonas profundas para ayudarnos a la visualización de las zonas límites (📷 5.26) para la posterior reducción.

Una vez finalizada la reducción en la profundidad deseada eliminaremos los restos de acrílico para poder finalizar la preparación, pensando en un correcto eje de inserción para la futura pieza protésica (📷 5.27).

La colocación de hilos retractores ayudará a desplazar el margen gingival para poder esconder la preparación dentro del surco (📷 5.28a). Marcamos y eliminamos zonas que dificultarían la inversión vestibular de las piezas protésicas (📷 5.28b) y finalizamos puliendo y marcando un *minichamfer* en la zona de margen cervical (📷 5.28c).

El uso de guías de silicona de apoyo palatino (📷 5.29a) y guías recortadas en forma de libro (📷 5.29b,c) pueden ayudar a la verificación de los objetivos de tallado en cuanto a espesores. Aunque al estar fabricadas en un material flexible, consideramos que utilizar solo esta técnica puede llevar a fallos en la medición y control de los espesores necesarios. Así que como método adicional, a fin de evitar estos errores y aumentar el control, por un lado preparamos una guía de control impresa con la cual podemos controlar visualmente la cantidad de desgaste (📷 5.30) y, por otro, hacemos uso de una llave de calibración impresa y calibrada en el grosor deseado (📷 5.31). Para ello, desplazaremos la llave calibradora observando si hemos conseguido una preparación uniforme (📷 5.32).

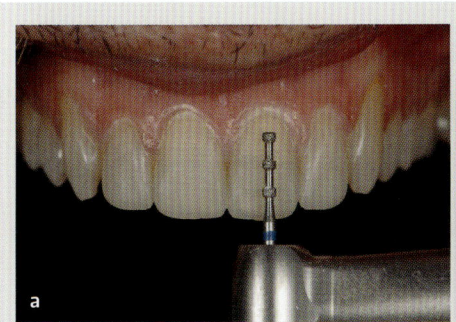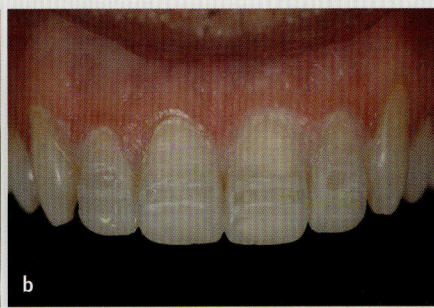

📷 **5.25** Fresado de los dientes. a) Utilización de la fresa. b) Resultado en vista frontal. c) Resultado en vista lateral.

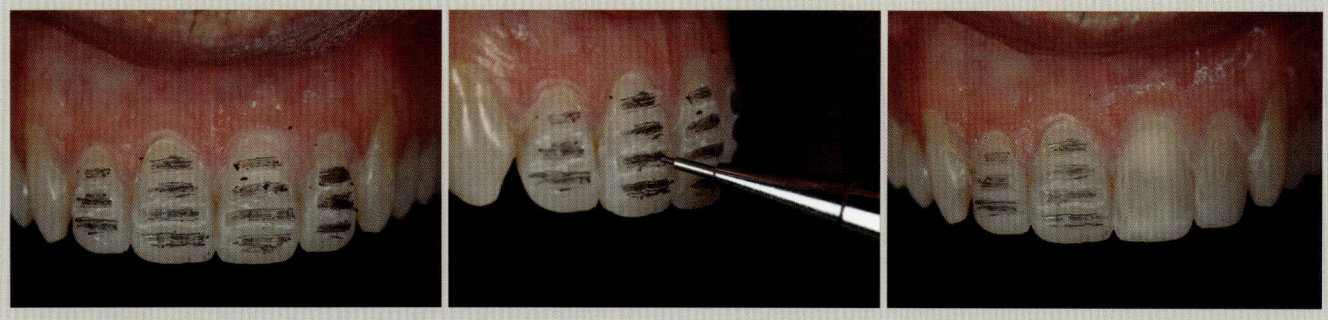

📷 **5.26** Se observan las piezas 21 y 22 ya reducidas de espesor vestibular.

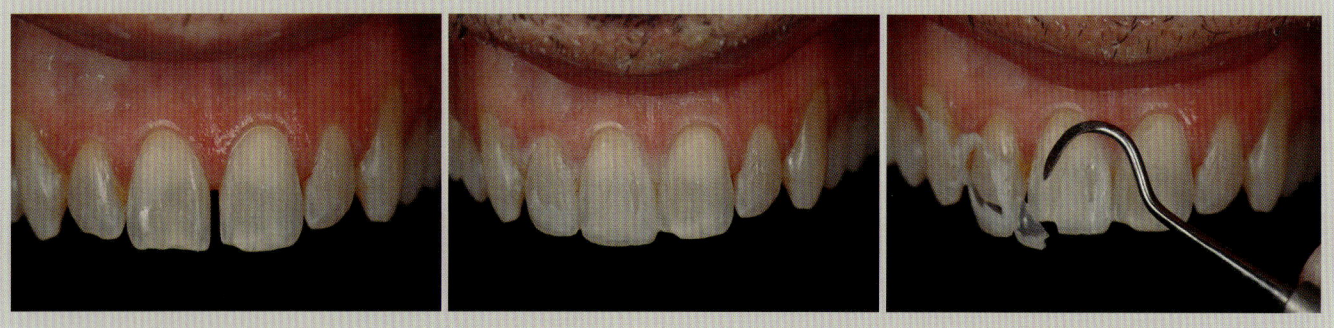

📷 **5.27** Eliminación de los restos de acrílico. Se puede observar la mínima cantidad de tejido dental removido con el tallado.

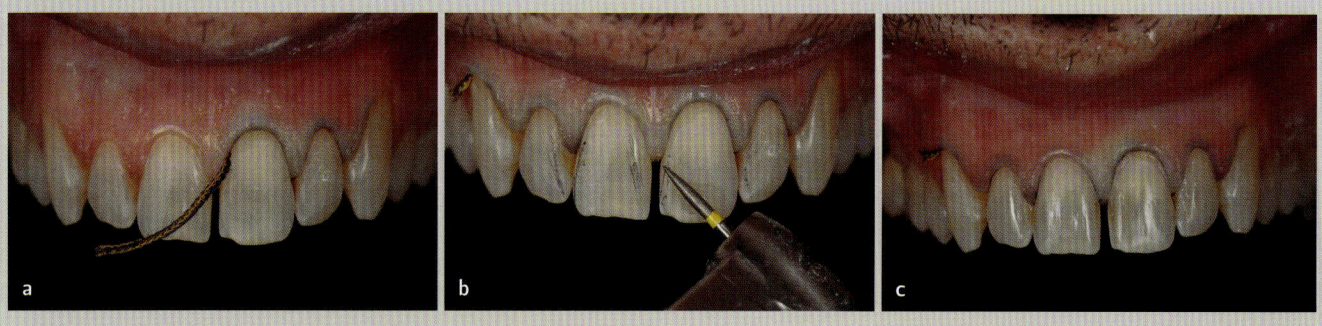

📷 **5.28** a) Colocación de hilos retractores b) Eliminación de zonas problemáticas. c) Resultado del pulido.

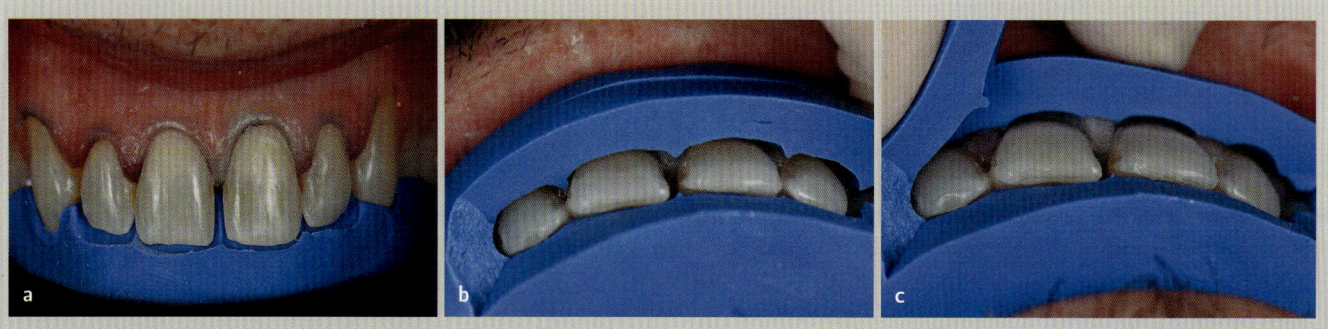

📷 **5.29** Guías de silicona. a) Apoyo palatino. b,c) Recortadas en forma de libro.

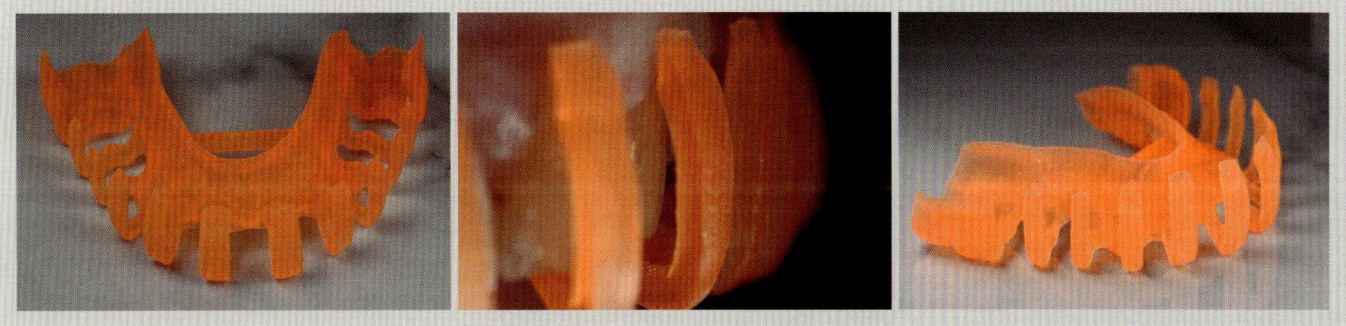

📷 **5.30** Guía de control impresa para controlar visualmente la cantidad de desgaste.

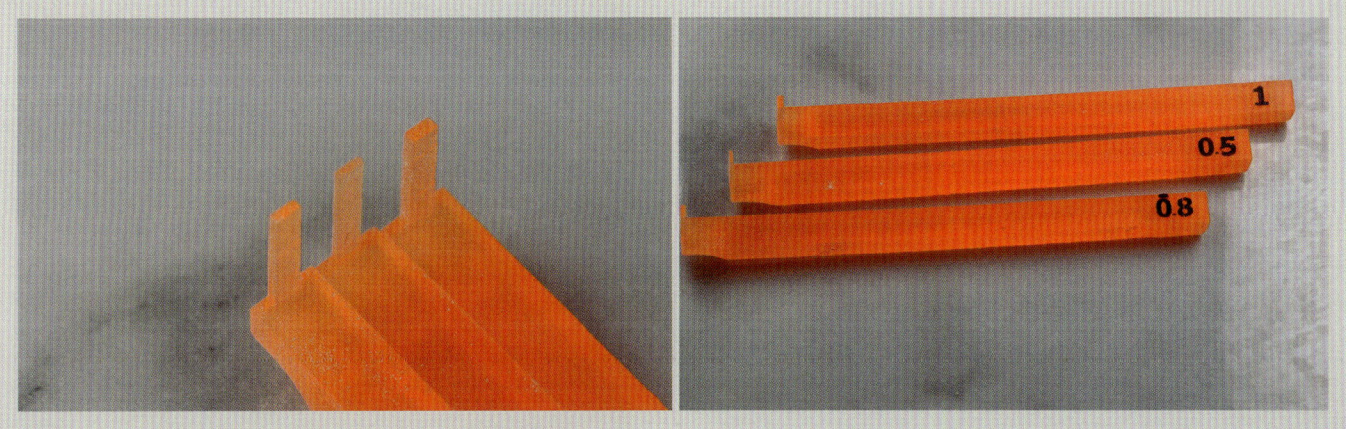

📷 **5.31** Llave de calibración impresa y calibrada en el grosor deseado.

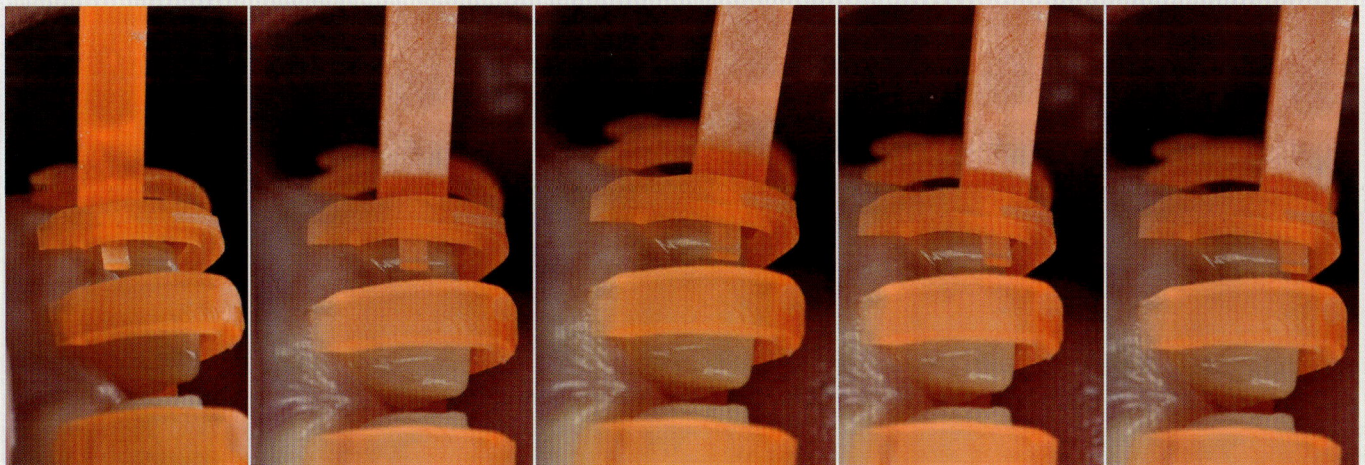

📷 **5.32** Se comprueba manualmente que el grosor de la preparación es uniforme.

Fase de laboratorio

Una vez recibidos los escaneados digitales desde la clínica, se solaparán en laboratorio los artivos .stl: el inicial, el del *mock-up* después del ajuste y antes de la preparación, y el después de la preparación, con la finalidad de comprobar y medir los espacios de trabajo.

Se imprimió un modelo tipo geller (📷 5.33) con la impresora Shera print 30 y el líquido Smoky White, el cual nos proporciona unos muñones digitales. Siguiendo el método convencional y analógico de confección de carillas feldespáticas sobre refractario, duplicamos los muñones a refractario (📷 5.34) (a fin de conseguir una base para la confección de las carillas) con silicona Adisil rápid (Siladent). Después de 30 minutos se retiran los muñones de la silicona y se vacían con el revestimiento especial para carillas refractarias Shera refract. Este vaciado permanece 30 minutos en una olla al vacío y otros 30 minutos al aire libre, luego pasa al horno de precalentamiento a la temperatura indicada por el fabricante, donde estará 40 minutos para posteriormente pasar a un

horno de cerámica donde estará unos 25 minutos alcanzando una temperatura final de 1050 °C. A partir de aquí obtuvimos unos muñones geller de material refractario que se adaptaban al modelo digital (📷 5.35), preparados para empezar la etapa de ceramización. Así, controlar los procesos, principalmente a lo que se refiere a la correcta calibración de la impresora y al proceso minucioso de trabajo, como el duplicado de revestimiento, es de vital importancia para un resultado óptimo.

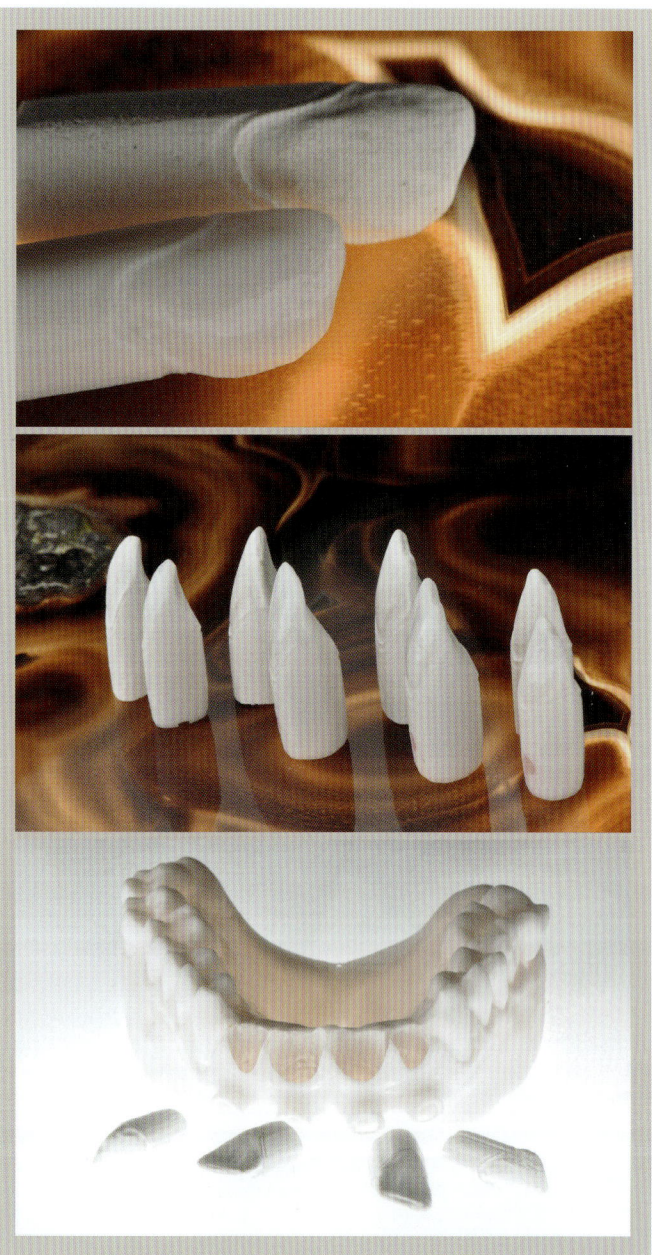

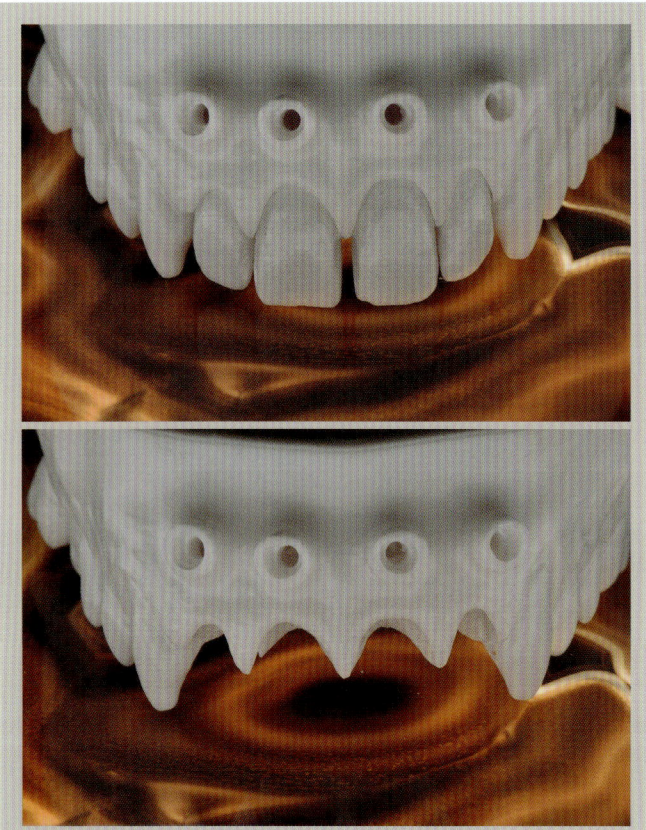

📷 **5.33** Modelo tipo geller.

📷 **5.34** Duplicación de los muñones a refractario.

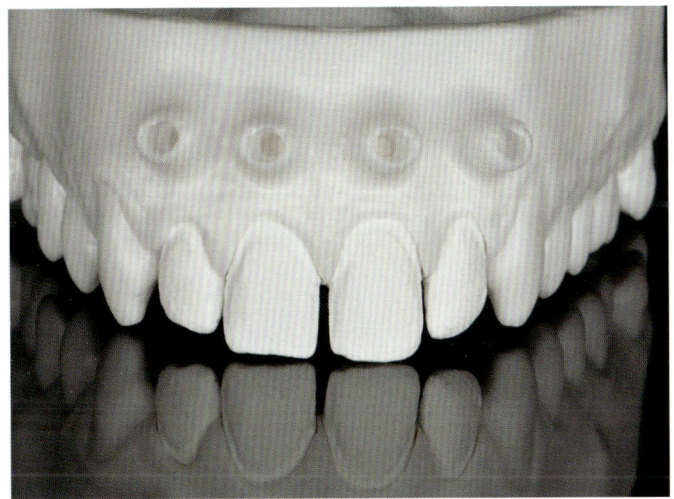

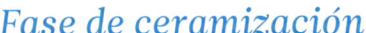
5.35 Modelo digital impreso en resina combinado con muñones gueller en refractario

Fase de ceramización

Lo primero que vamos a hacer es pintar el margen de la preparación con un lápiz de cera refractaria, que una vez cocida adquiere un color rojo que indicará dónde está el margen y nos guiará a la hora de poner la cerámica y después retirar el revestimiento sin acortar la carilla o corona (5.36).

El siguiente paso consistió en poner un producto que nos sirve a modo de imprimación y como capa intermedia entre el revestimiento y la cerámica. Aplicamos dos capas de este material a una temperatura final de 950 ˚C. A partir de aquí trabajaremos las masas cerámicas como estemos acostumbrados, en el caso presentado se utilizó la cerámica Style (Ivoclar) (5.37 y 5.38).

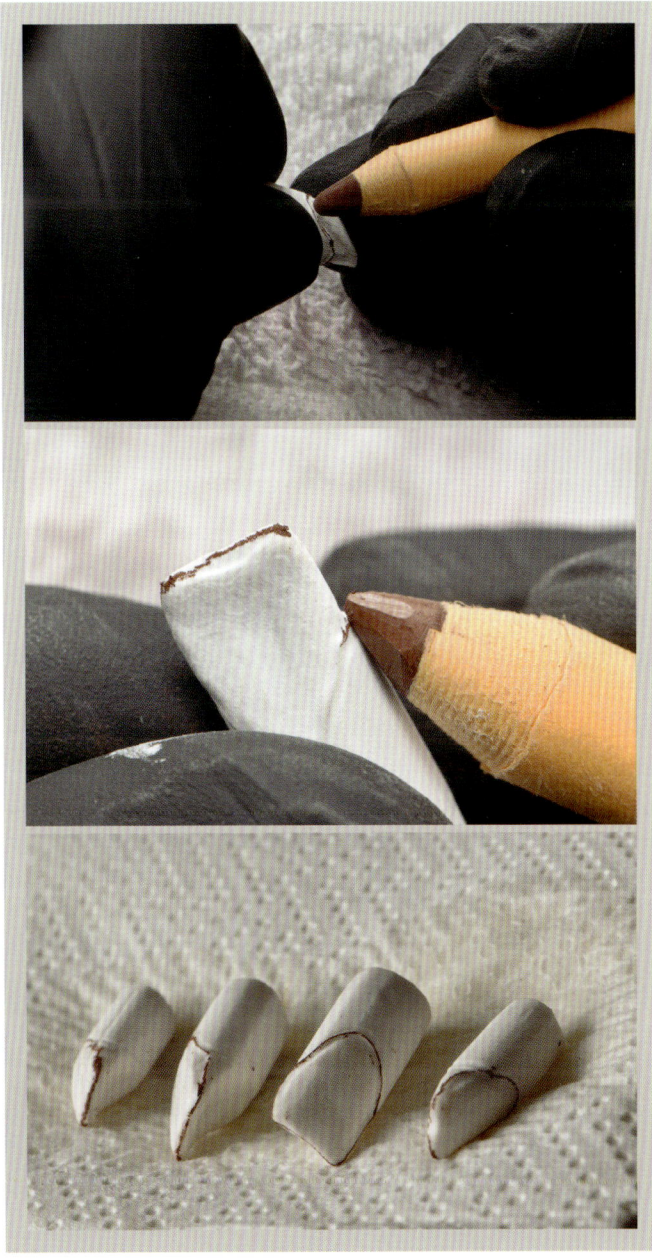
5.36 Pintado de los márgenes con cera refractaria.

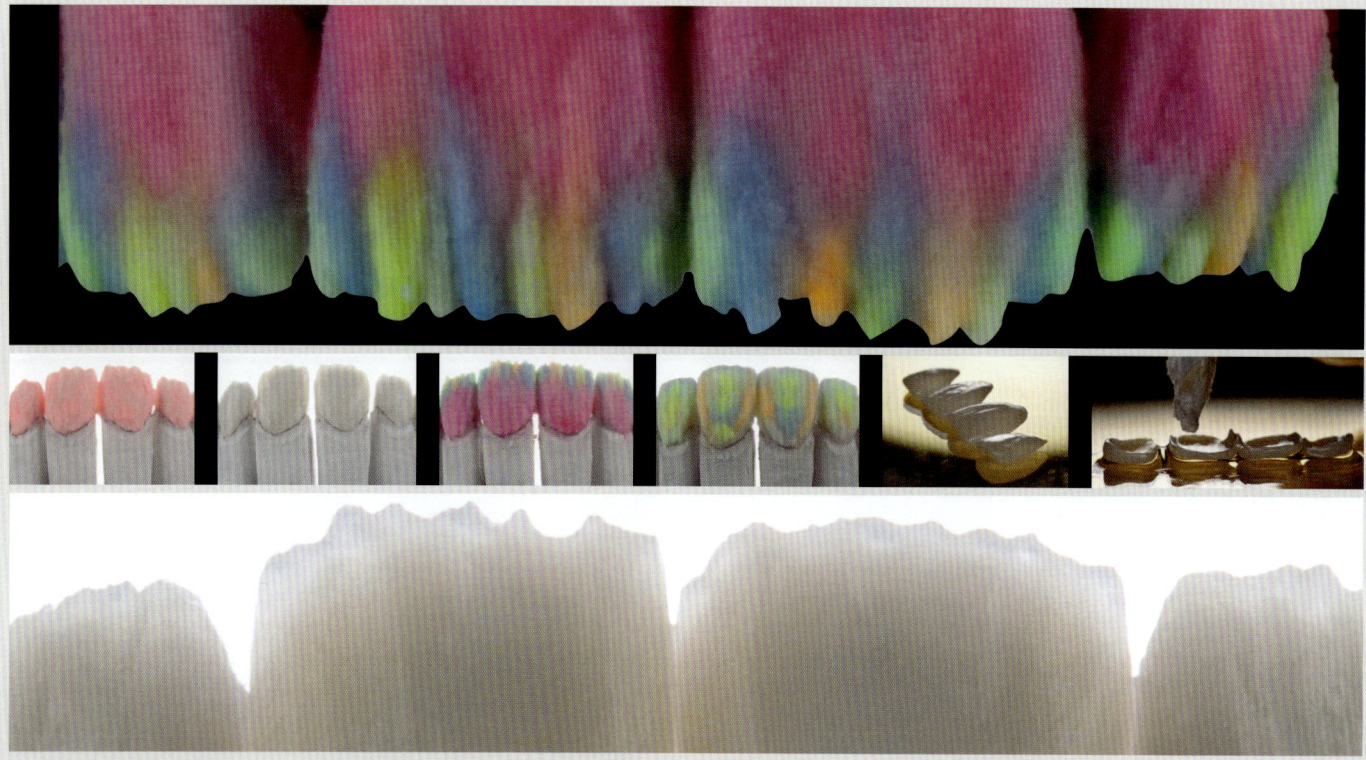

📷 **5.37** Secuencia de uso de la masa cerámica.

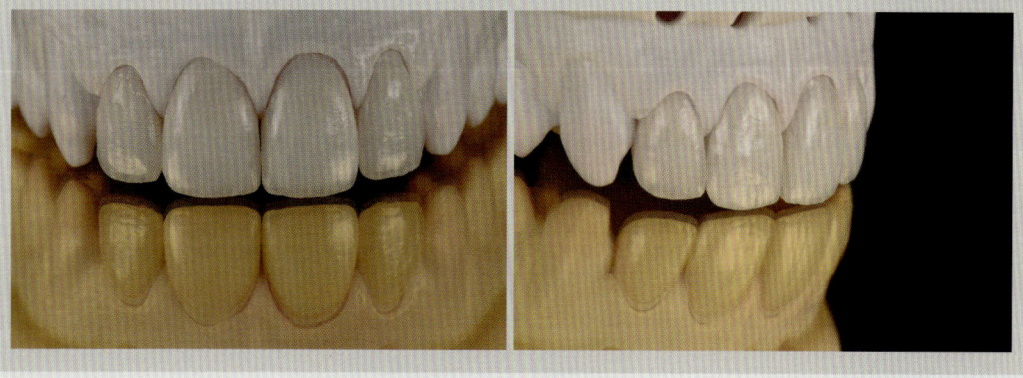

📷 **5.38** Resultado de la cera-mización.

Día de prueba y cementación

Empezamos la prueba de las restauraciones de manera individual, verificando el ajuste de cada una de las piezas (📷 5.39a), y luego en conjunto, verificando puntos de contacto y ejes de inserción. Esta prueba llamamos prueba seca, ya que no hacemos uso de ninguna pasta de conexión de la carilla al diente (📷 5.39b).

Después de la comprobación del correcto ajuste, hicimos una prueba húmeda utilizando pastas de glicerina en color, para ayudar en la elección del cemento. Este es un paso importante, ya que las restauraciones eran muy finas (📷 5.40), por lo que el color final tendrá la influencia del color del cemento. Se utilizó una pasta de prueba de color Warm para las piezas 11 y 12, y un color Light para las piezas 21 y 22 (📷 5.41).

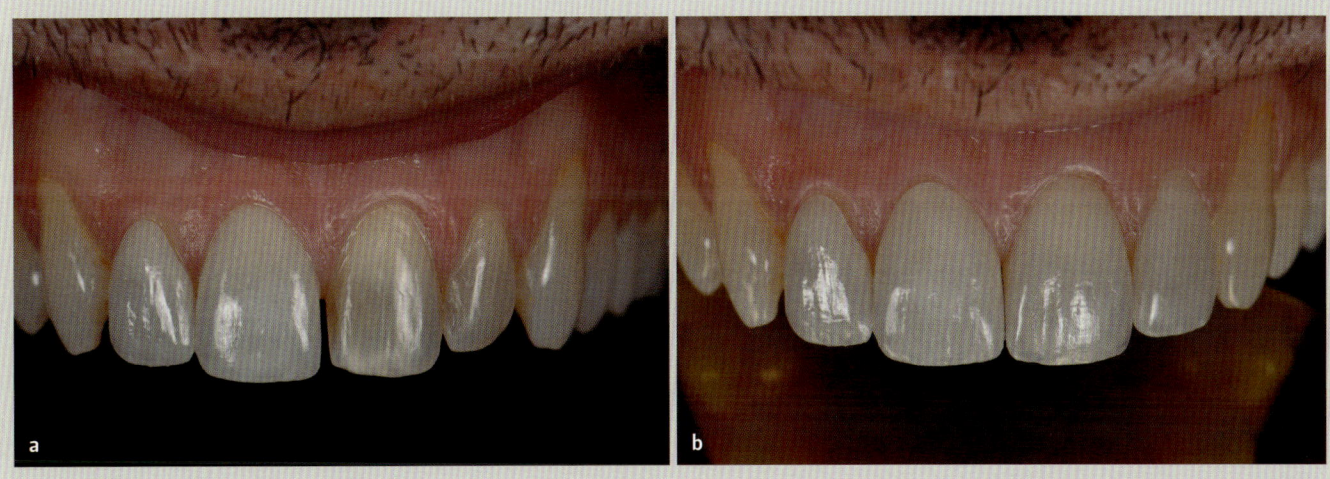

5.39 a) Prueba de las restauraciones de manera individual. b) Prueba conjunta.

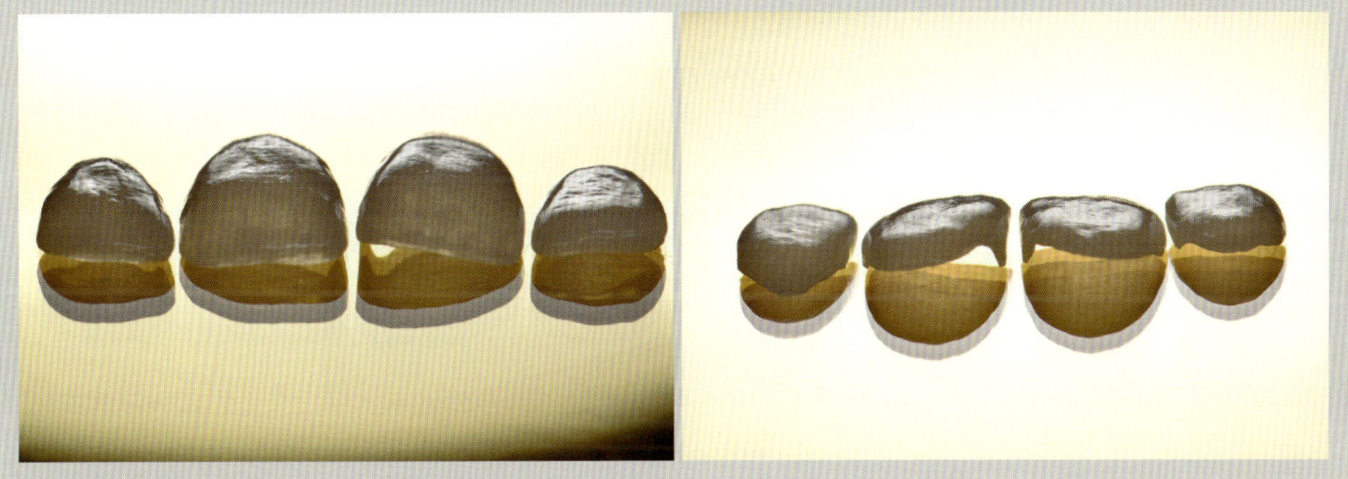

5.40 Se observa la textura natural conseguida por un acabado y pulido manual.

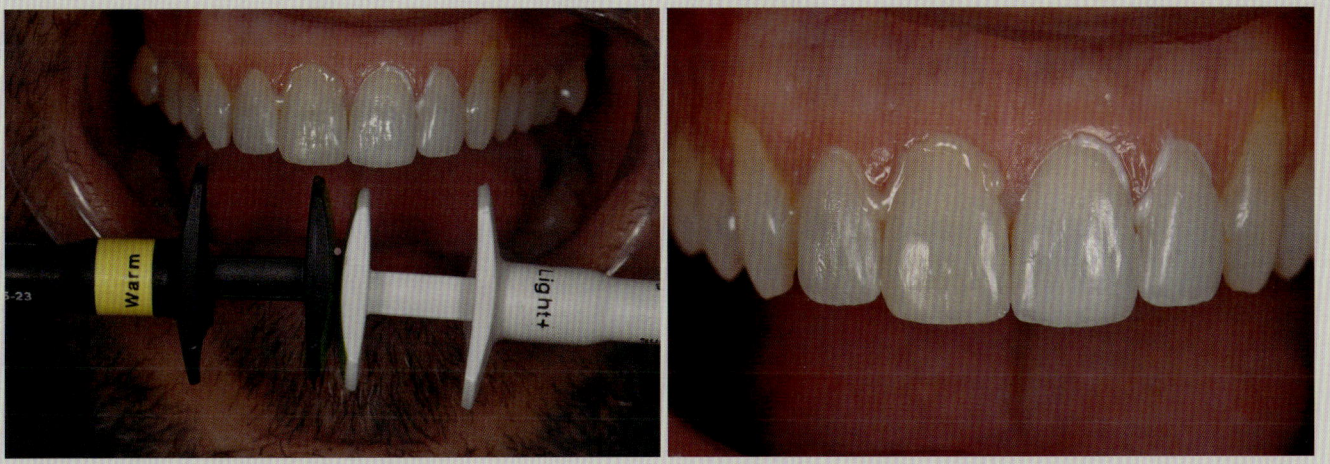

5.41 Pastas de prueba para elegir el color del cemento.

Seleccionamos el color de cemento y procedimos a la cementación de las carillas siguiendo los pasos recomendados por la literatura para cerámicas feldespáticas (Blatz y cols., 2022):

- ○ Preparación de la pieza cerámica:
  - ○ Grabado con ácido fluorhídrico al 9,8 % por 2 minutos.
  - ○ Lavado abundante con *spray* de agua hasta eliminar completamente el ácido fluorhídrico.
- ○ Limpieza con ácido fosfórico al 37 % por 60 segundos para la remoción de los precipitados cristalinos.
- ○ Aplicación de silano (Monobond Plus, Ivocar).
- ○ Secado con aire libre de aceite.

La preparación del diente se hizo con el grabado con ácido fosfórico 37 % en las zonas de esmalte durante 30 segundos, mientras que en las zonas expuestas de dentina se utilizó un adhesivo *self eching* (Adhese universal, Ivoclar), frotando el adhesivo por estas zonas durante 20 segundos en el momento de su aplicación.

Resultado final

La comparación del punto de partida y el final se observa en la ⬛ 5.42.

Se puede observar la naturalidad de la finalización (⬛ 5.43), conseguida manteniendo la personalidad de la sonrisa del paciente. Este era el objetivo que nos habíamos marcado a principio del tratamiento.

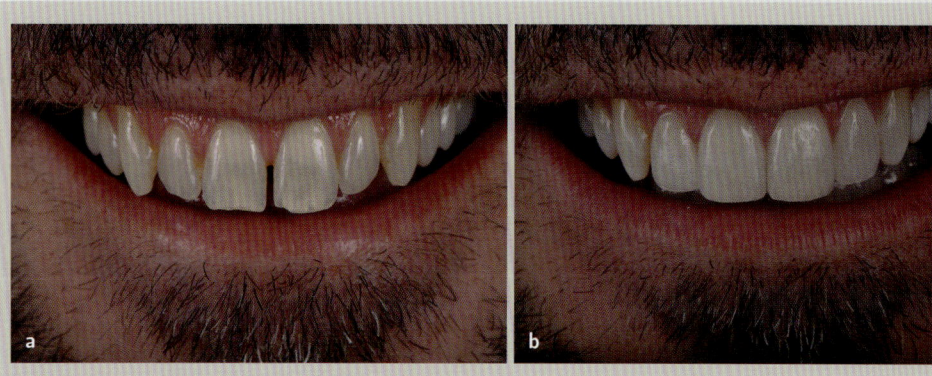

⬛ **5.42** a) Situación inicial. b) Resultado final.

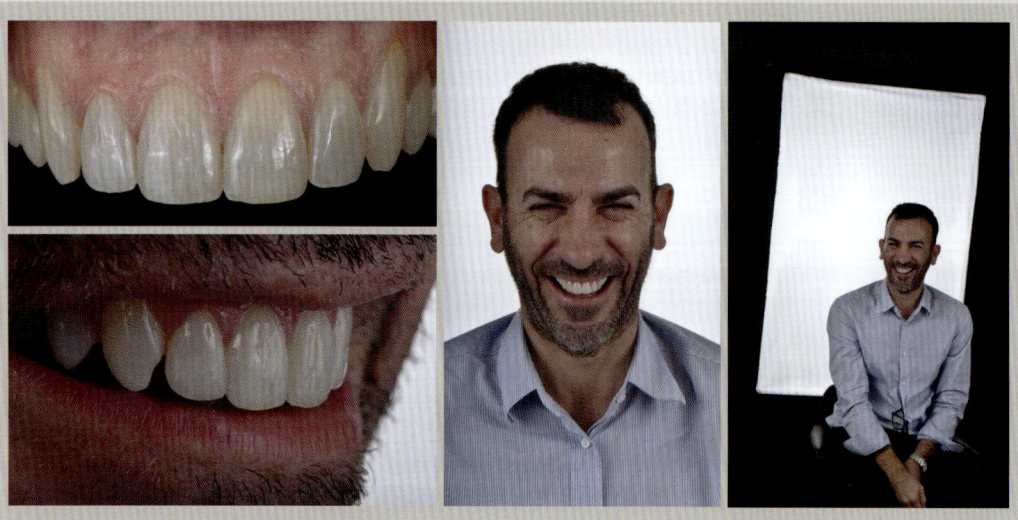

⬛ **5.43** El objetivo de mejorar la estética, manteniendo la personalidad de la sonrisa del paciente, se ha conseguido completamente.

Conclusiones

Consideramos que la correcta elección de la técnica, así como una perfecta comunicación entre odontólogo, protésico y paciente, son fundamentales para la obtención de éxito en los tratamientos restauradores estéticos. Las tecnologías actuales permiten un mejor entendimiento de las necesidades y una eficiente documentación para una mejor comprensión de las expectativas, unido a una adecuada presentación de las posibilidades.

Consideramos que el arte humano todavía puede marcar una diferencia en los resultados, principalmente en los casos que requiera de una individualización y personalización exquisita.

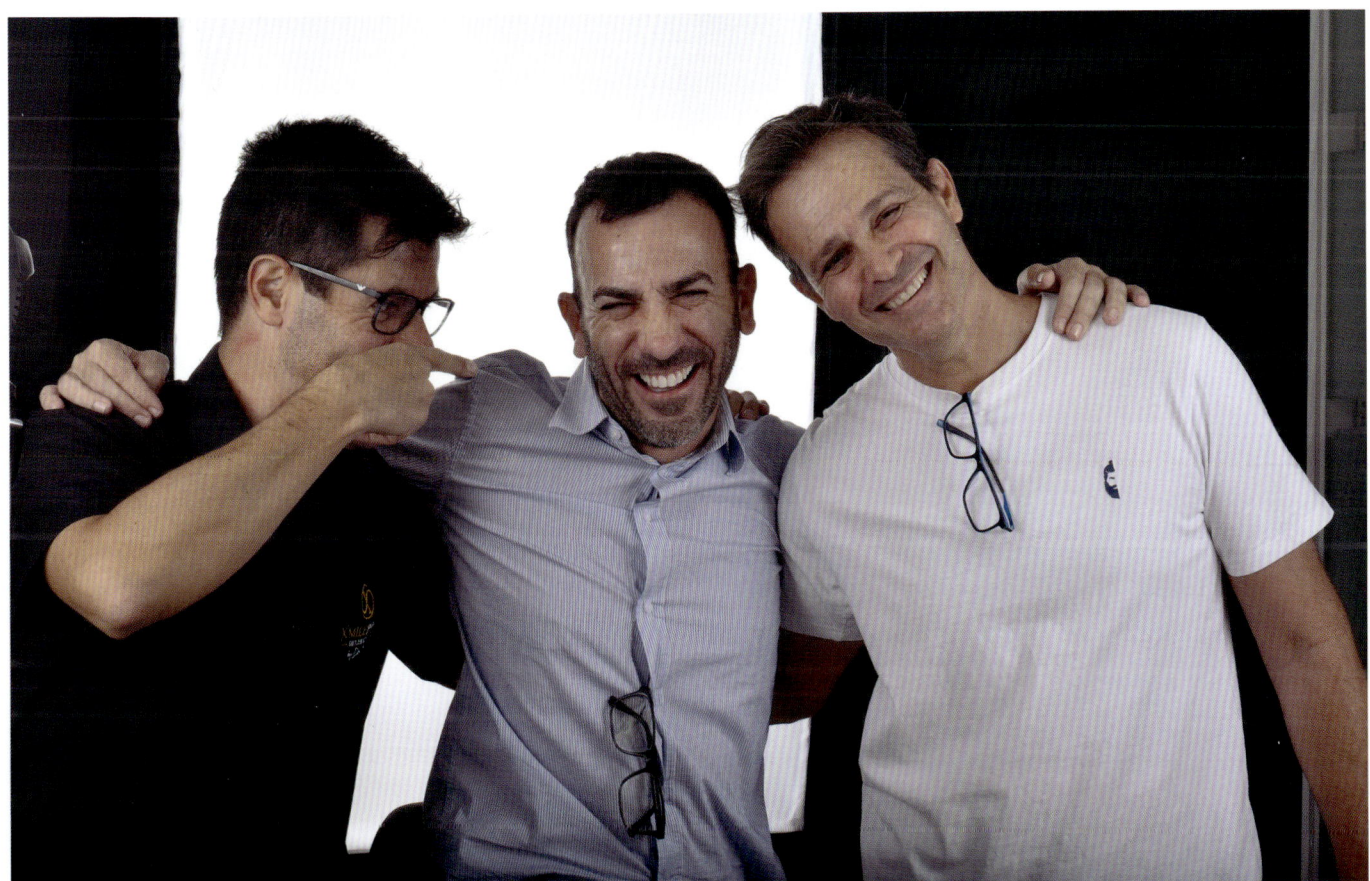

BIBLIOGRAFÍA

1. **Blatz MB, Conejo J, Alammar A, Ayub J.** Current Protocols for Resin-Bonded Dental Ceramics. Dent Clin North Am. 2022 Oct;66(4):603-625. doi: 10.1016/j.cden.2022.05.008. Epub 2022 Sep 11. PMID: 36216449.

2. **Gurel G.** Porcelain Laminate Veneers: Minimal Tooth Preparation y design, Dent Clini N Am 51 (2007) 419-431.

3. **Calamia JR, Calamia CS.** Porcelain laminate veneers: reasons for 25 years of success. Dent Clin North Am. 2007 Apr;51(2):399-417.

4. **Layton D, Walton T.** An up to 16-year prospective study of 304 porcelain veneers. Int J Prosthodont. 2007 Jul-Aug;20(4):389-96. PMID: 17695870.

5. **Martínez Rus F, Pradies Ramiro G, Suarez García MJ, Rivera Gómez B.** Cerámicas dentales: clasificación y criterios de selección RCOE, 2007, Vol.12, No4, 253-263.

6. **Peumans M, De Munck J, Fieuws S, Lambrechts P, Vanherle G, Van Meerbeek B.** A prospective ten-year clinical trial of porcelain veneers. J Adhes Dent. 2004 Spring;6(1):65-76. PMID: 15119590.

Tratamiento estético anterior con carillas de composite inyectado

Jesús Peláez Rico

Presentación del caso

Anamnesis

- **Motivo de consulta**. Paciente de 32 años de edad, que acude a consulta para ver cómo puede mejorar su aspecto estético. No presenta dolor articular, ni molestias a la masticación, y tampoco refiere sensibilidad alguna. Su principal preocupación es el "espacio que tiene a nivel anterior" y que de un tiempo a esta parte nota cómo se está moviendo mucho el incisivo inferior.
- **Anamnesis médica**. El paciente no tiene antecedentes médicos relevantes, fuma 5 cigarros al día y presenta, en general, un buen estado de salud.
- **Anamnesis odontológica**. Paciente con gran preocupación estética por el aspecto de su sonrisa. Ha visitado poco al dentista a lo largo de su vida y únicamente le han realizado algunos tratamientos de odontología conservadora.

Exploración clínica y radiográfica

- **Exploración extraoral**. Paciente ligeramente dolicofacial, con tercios proporcionados, simétrico, sin desviación de la línea media superior y sin asimetrías marcadas en tejidos duros y blandos en reposo ni en sonrisa. Exposición de casi 2 mm de borde incisal de incisivo central superior en reposo, sonrisa gingival por ligera extrusión de los incisivos y perfil recto (6.1, 6.2).
- **Exploración intraoral**. Clase I molar derecha (la izquierda no es valorable debido a la ausencia del 36). Clase I canina bilateral, con un resalte disminuido y una sobremordida aumentada de 2/3, diastema entre los incisivos centrales y con apiñamiento inferior, con la pieza 41 en localización lingual, sin signos de desgaste. Presenta varios tratamientos restauradores con composite en 16, 17, 26, 27, 37 y 47. Presenta una ligera inflamación gingival generalizada (gingivitis) sin existencia de bolsas periodontales y solo con zonas localizadas de sangrado al sondaje (Papapanou y cols., 2018) (6.3).
- **Exploración radiológica**. La panorámica y la telerradiografía no muestran datos que reseñar salvo la presencia de los terceros molares impactados. Se confirman las obturaciones realizadas sin filtraciones aparentes y la ausencia del 36. No se aprecia perdida ósea a nivel radiográfico (6.4).

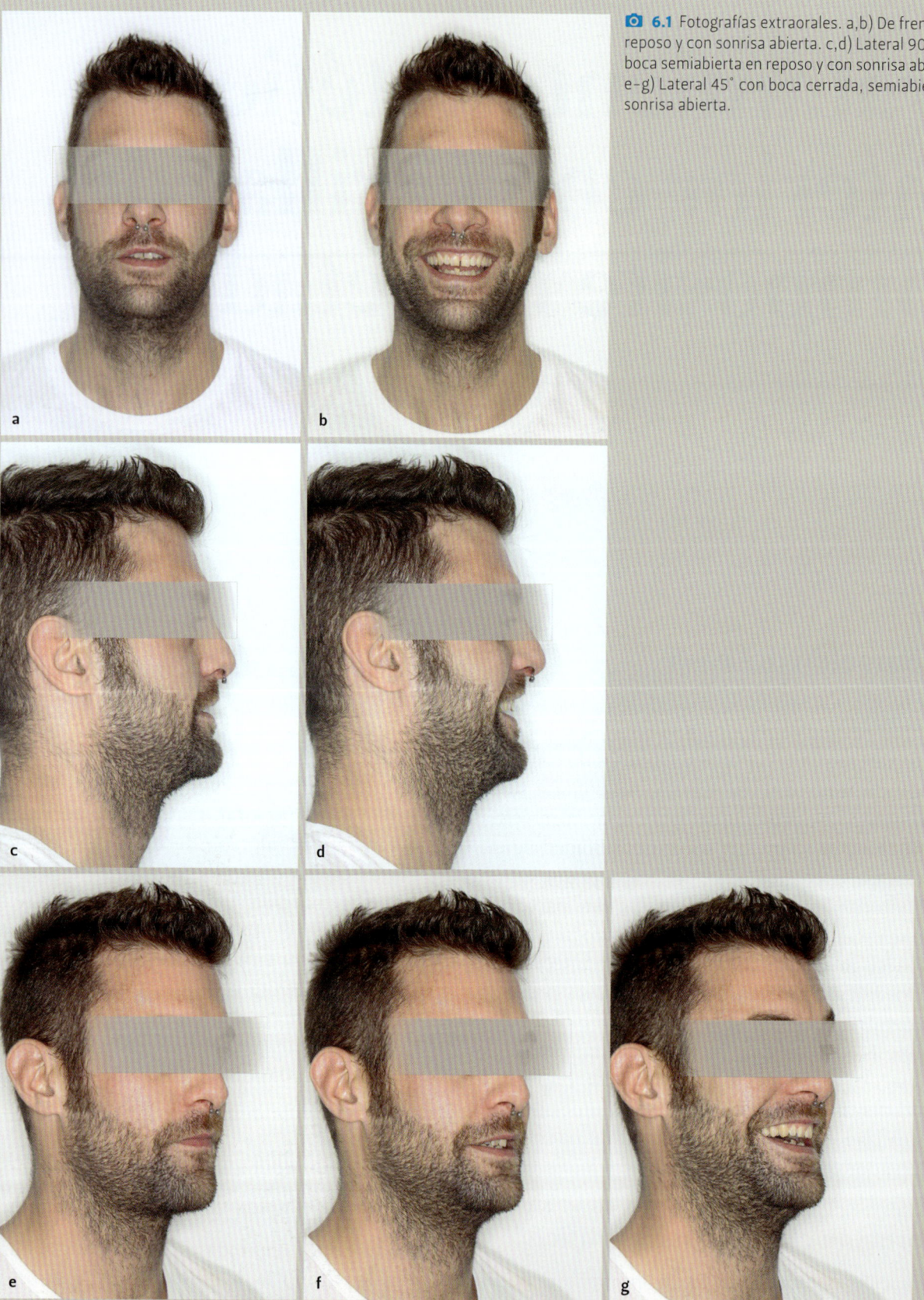

6.1 Fotografías extraorales. a,b) De frente en reposo y con sonrisa abierta. c,d) Lateral 90° con boca semiabierta en reposo y con sonrisa abierta. e–g) Lateral 45° con boca cerrada, semiabierta y sonrisa abierta.

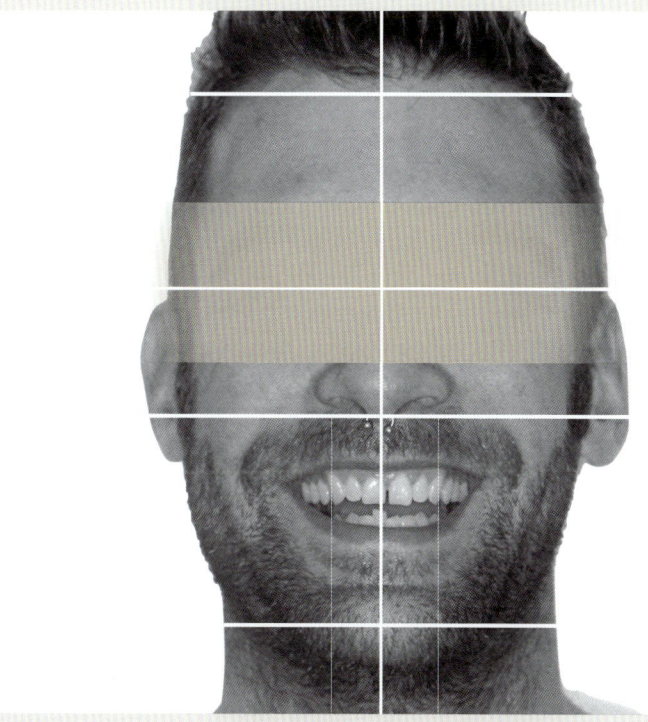

📷 **6.2** Fotografía frontal con sonrisa abierta en blanco y negro. Se observa la simetría, sin desviación de la línea media superior, así como la sonrisa gingival por ligera extrusión de los incisivos.

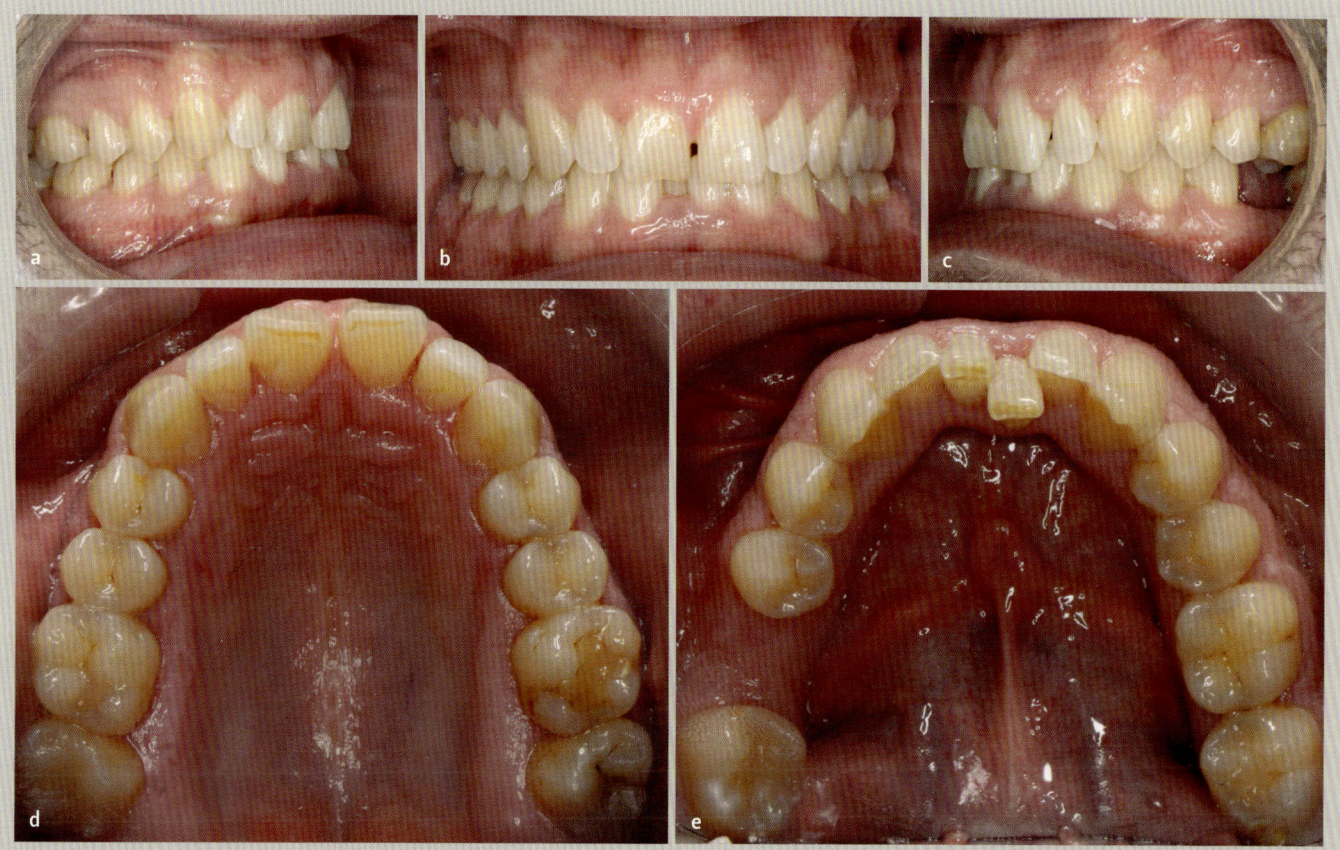

📷 **6.3** Imágenes intraorales. a) Vista frontal. b) Vista lateral derecha. c) Vista lateral izquierda. d) Vista oclusal de la arcada superior. e) Vista oclusal de la arcada inferior.

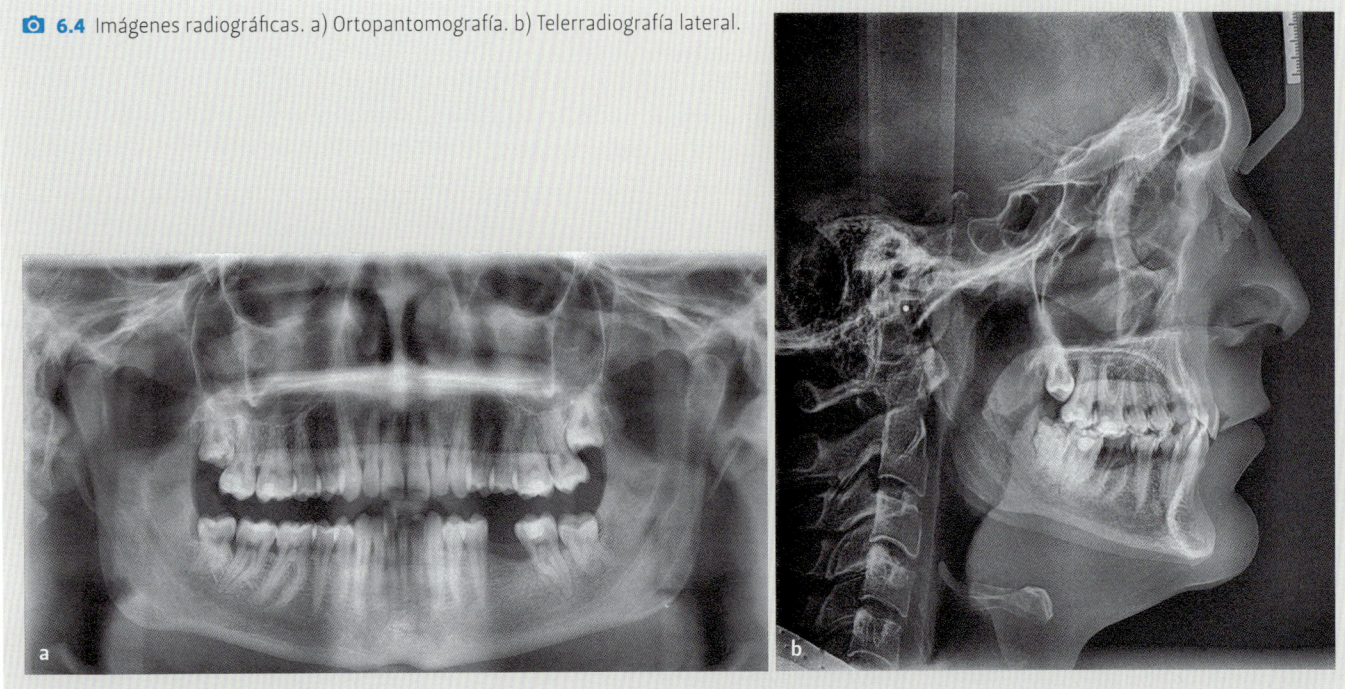

📷 **6.4** Imágenes radiográficas. a) Ortopantomografía. b) Telerradiografía lateral.

Otros estudios

ESTUDIO FUNCIONAL

El paciente no presenta alteraciones de la articulación temporomandibular (ATM). No existen desviaciones de la línea media en apertura y cierre. Existe una ligera discrepancia entre la relación céntrica y la máxima inter-cuspidación, debido a la presencia de una prematuridad en el 35 con el 25.

VALORACIÓN ESTÉTICA

Presenta un diastema central, con una línea media superior ligeramente desviada hacia la izquierda y una línea media inferior centrada. Tiene una ligera sonrisa gingival debido a la extrusión de los incisivos superiores. Los incisivos centrales están rotados hacia distovestibular; además, la pieza 41 está lingualizada y extruida (📷 6.5).

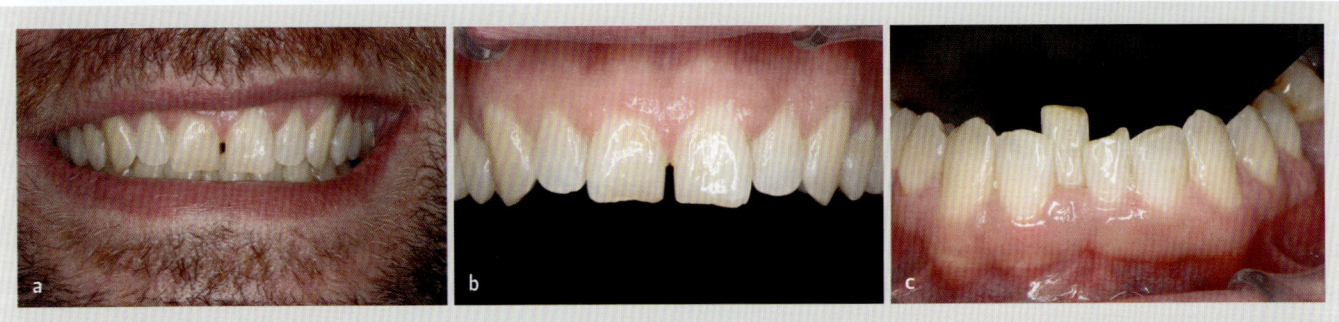

📷 **6.5** a) Imagen de sonrisa en la que se aprecia el diastema. b) Arcada superior, detalle del diastema. c) Arcada inferior, en la que se aprecia la extrusión de la pieza 41.

Resumen del caso:

Paciente sano, sin molestias y funcionalmente estable con sonrisa ligeramente gingival. El paciente estaba descontento con su estética intraoral, debido a la presencia de diastemas, malposiciones y un color dentario que no le agradaban. Además, a la exploración se observó que sus dientes anteriores presentaban ligeros desgastes asociados a una maloclusión generada por su sobremordida ligeramente aumentada. El paciente presentaba una relación de clase I canina y molar, pero una inadecuada distribución de espacios en el sector anterosuperior y un marcado apiñamiento del sector anteroinferior.

Pronóstico dental individual

El pronóstico del paciente es bueno, ya que no existe ninguna pieza dentaria con patología, lo único que se debe tener en cuenta, como en cualquier caso estético, son las demandas y perspectivas finales que pueda tener el paciente. Este es el factor más complicado en los casos de alta demanda de estética, para lo cual una correcta planificación junto a una buena comunicación y una prueba estética (*mock-up*) adecuada antes de empezar el tratamiento evitará malentendidos y poder, así, conseguir que el resultado final sea el adecuado.

Tratamiento

Fase higiénica

En primer lugar se realiza una fase básica periodontal para controlar la gingivitis. Se realiza una limpieza profunda con anestesia y se instruye al paciente en técnicas de cepillado e higiene oral para el control de placa.

Fase ortodóncica

Durante un periodo de 10 meses el paciente fue sometido a un tratamiento de ortodoncia con alineadores transparentes (sistema Invisalign). Los objetivos marcados fueron:
- Aumentar el resalte.
- Intruir el frente anterosuperior para mejorar la sonrisa gingival e igualar los márgenes gingivales.

ALTERNATIVAS DE TRATAMIENTO

Alternativa 1:
1. Tratamiento ortodóncico para mejorar la posición de los dientes y la distribución de los espacios, así como la sobremordida y el resalte.
2. Blanqueamiento dental.
3. Tratamiento estético restaurador con carillas cerámicas en el sector anterosuperior.
4. Implante en la pieza número 36.

Alternativa 2:
1. Tratamiento ortodóncico para mejorar la posición de los dientes y la distribución de los espacios, así como la sobremordida y el resalte.
2. Blanqueamiento dental.
3. Tratamiento estético restaurador con carillas de composite en el sector anterosuperior.
4. Implante en la pieza número 36.

Alternativa 3:
1. Tratamiento periodontal con alargamiento de coronas en sector anterosuperior para mejorar la sonrisa gingival y los márgenes gingivales.
2. Exodoncia de la pieza 41.
3. Blanqueamiento dental.
4. Tratamiento estético restaurador con carillas de cerámica en sector anterosuperior e inferior.
5. Implante en la pieza número 36.

Alternativa elegida:

Debido a la edad del paciente y al estado general de sus piezas, e intentando ser lo más conservadores posibles, nos decantamos por la opción 1 o 2. Una vez explicados las ventajas e inconvenientes de cada alternativa de tratamiento, y aunque en principio planteamos la opción 1 con tratamiento de carillas cerámicas, el paciente por un tema económico y por no querer tallarse sus piezas (aunque fuera poco) se decidió por la alternativa 2.

- Disminuir la sobremordida.
- Cerrar diastema central superior.
- Centrar la línea media dentaria superior.
- Alinear los dientes anteroinferiores.
- Corregir rotaciones y distribuir los espacios anterosuperiores.

El periodo inicial de tratamiento con ortodoncia duró 7 meses, de forma que cuando finalizó dicho periodo los espacios estaban a distal de los incisivos laterales superiores (📷 6.6). Analizando el caso, se observó que iban a quedar unos laterales proporcionalmente muy anchos en comparación con los incisivos centrales y se decidió realizar un pequeño refinamiento para dejar un ligero diastema también a mesial de los mismos, para poder distribuir mejor el tamaño de los dientes y que las proporciones entre los mismos fueran adecuadas.

Fase de blanqueamiento

Una vez finalizada la fase de ortodoncia se decidió realizar un blanqueamiento. En la toma de color inicial se registró un tono A3 y A3'5 (Guía VITA clásica, VITA Zahnfabrik) para incisivos y caninos, respectivamente. El tratamiento de blanqueamiento fue ambulatorio, de un mes de duración con peróxido de carbamida al 16 % (Opalescence, Ultradent). Elegimos esta opción de blanqueamiento porque

aunque existe controversia sobre cuál es el blanqueamiento más efectivo (ambulatorio, en clínica o combinado), según la literatura no hay diferencias en los resultados y la sensibilidad es menor (Fioresta y cols., 2023; Zhong B-J y cols., 2023). Tras el tratamiento, se tomaron nuevos registros de fotografías y se realizó una nueva toma de color con Guía VITA, que en este caso correspondía a un tono B1 (📷 6.7).

Fase restauradora

Tras finalizar el blanqueamiento con unos resultados muy positivos, tanto para el paciente como para nosotros, se tomaron nuevos registros de fotografías, modelos y montaje en articulador. Se reevaluaron los parámetros estéticos del paciente antes de continuar con la fase restauradora, para lo cual, realizamos un **encerado de los cuatro incisivos superiores guiado facialmente** gracias al protocolo del diseño digital de sonrisa (DSD) (Coachman y cols., 2012) que ha sido, sin duda, una de las mayores aportaciones en la odontología estética de los últimos años (📷 6.8).

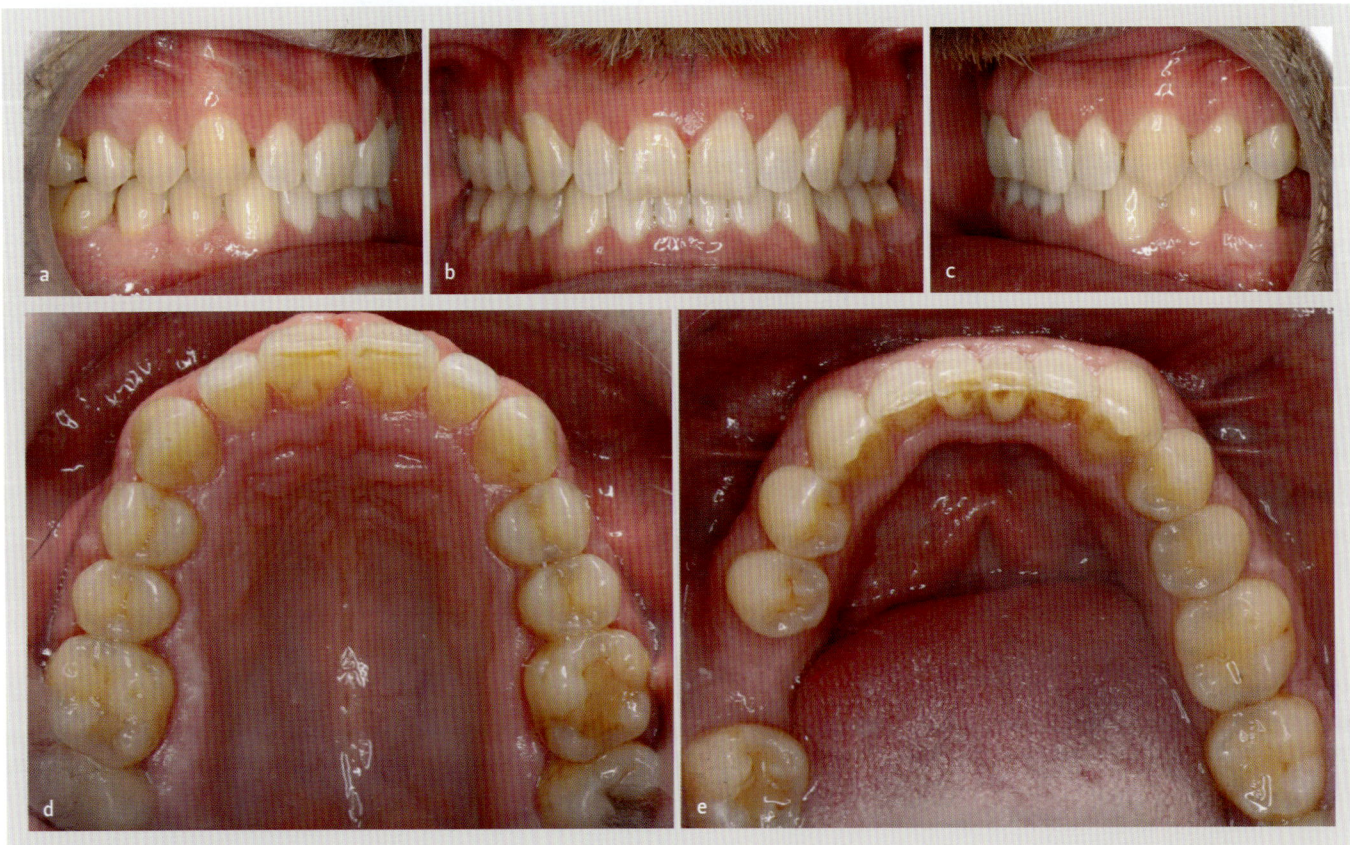

📷 **6.6** Imágenes intraorales tras el tratamiento de ortodoncia. a) Vista frontal. b) Vista lateral derecha. c) Vista lateral izquierda. d) Vista oclusal de la arcada superior. e) Vista oclusal de la arcada inferior.

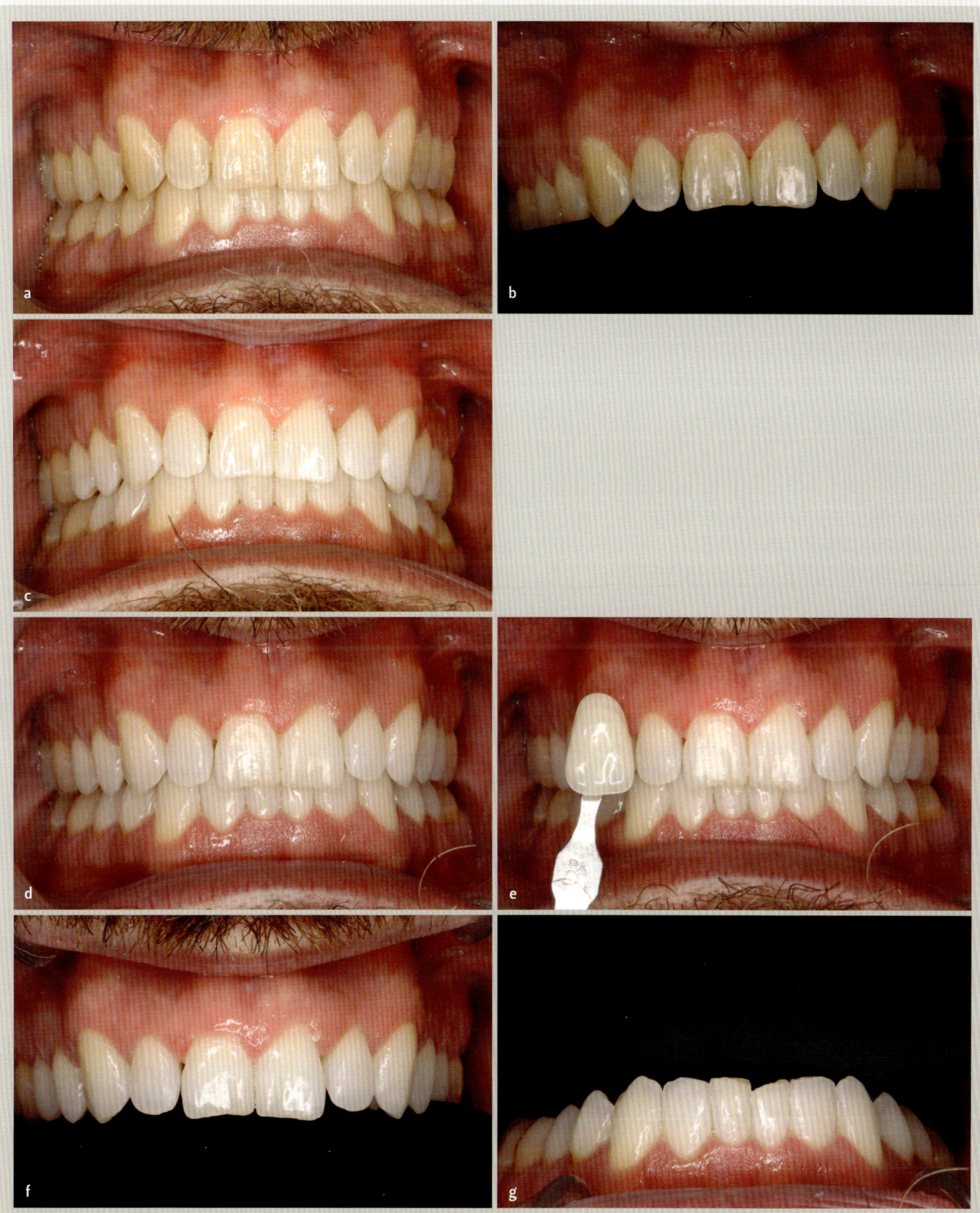

📷 **6.7** Tratamiento blanqueador. a, b) Color inicial. c) color tras 15 días de tratamiento. d–g) Fotografías que muestran el color conseguido (B1).

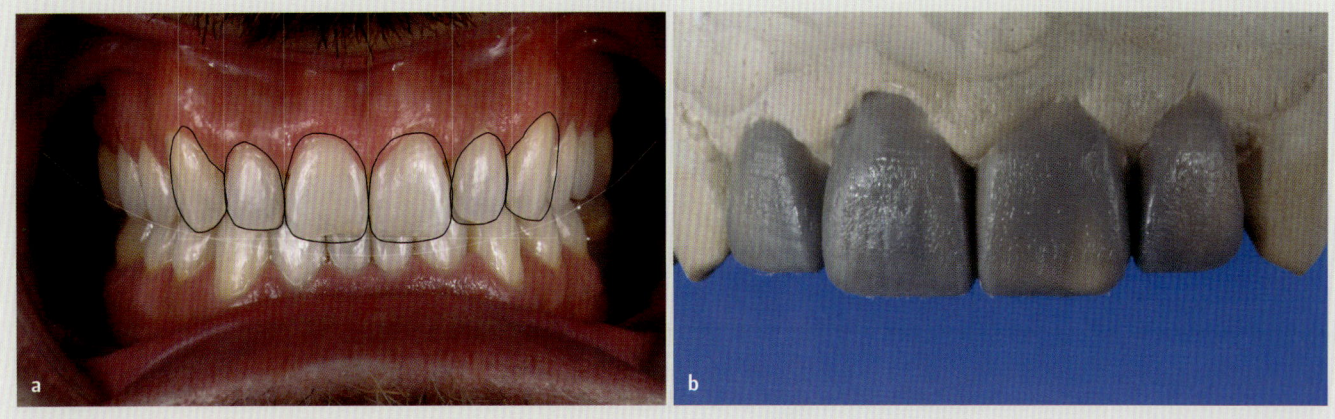

📷 **6.8** Diseño digital de sonrisa guiado facialmente. a) Líneas de referencia y elección del tamaño de diente. b) Encerado guiado por el diseño digital.

Tras un análisis de todos los movimientos en el articulador, el encerado se transfirió a la cavidad bucal para un control final a través de una prueba de *mock-up*. Para ello, preparamos la maqueta utilizando una llave de silicona de polivinil siloxano (PVS; Virtual Ivoclar) y material provisional a base de resina en el tono A1 (Protemp, 3M) (📷 6.5a, b). Se evaluaron los parámetros estéticos de anatomía, volumen y longitud; los parámetros funcionales (oclusión en máxima intercuspidación y movimientos excursivos), y los parámetros de fonación (📷 6.9).

Tras el visto bueno del clínico y el paciente, procedimos a la **realización de las restauraciones**. En cuanto a los materiales restauradores, son numerosas las opciones que se nos presentan en las rehabilitaciones estéticas adhesivas: cerámicas feldespáticas, disilicato de litio, resinas compuestas, etc. (Gracis S y cols., 2015). Dentro de las resinas compuestas se pueden utilizar composites convencionales híbridos, cuyos requerimientos estéticos se solventan a mano alzada, lo cual requiere una gran destreza y experiencia clínica del profesional y un mayor

📷 **6.9** Prueba de *mock-up* del encerado en la cavidad bucal del paciente. a) Vista frontal de la cara, en la que se puede ver la integración de la sonrisa. b) Detalle del *mock-up*.

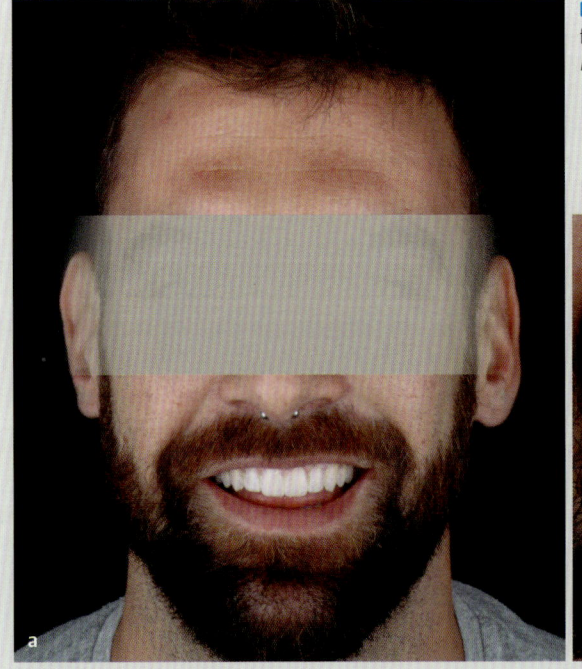

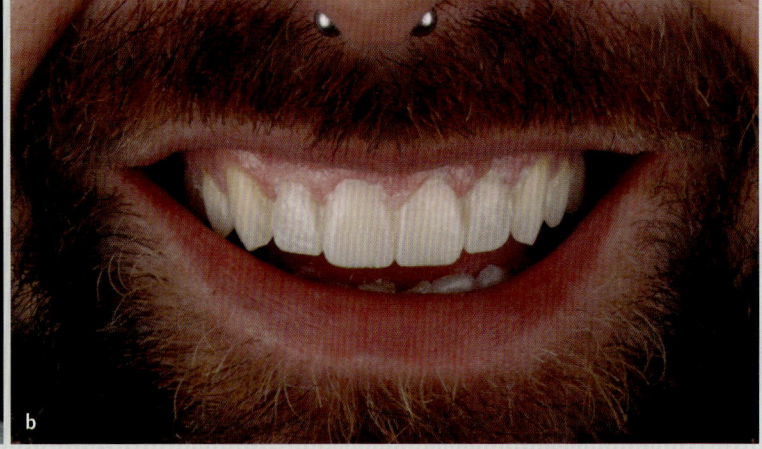

tiempo en la realización del tratamiento. Una alternativa a estos son los composites fluidos que, utilizados a partir de una técnica de inyección, nos garantizan obtener unos resultados predecibles y muy estéticos en nuestros pacientes, en un menor tiempo de sillón.

En este caso, dado que se trataba de un caso guiado por el resultado estético restaurador desde el momento inicial, se tomó la decisión de realizar las carillas de composite con la técnica de inyección, de forma que podríamos reproducir lo más fidedignamente posible las formas estéticas diseñadas con el encerado por el técnico de laboratorio.

Esta técnica presenta como principales ventajas frente a los procedimientos convencionales de revestimiento cerámico una pérdida menor de estructura dental sana, un menor tiempo en clínica y ser más económica. Debido a ello, se trata de un tratamiento más conservador y que, además, permite la posibilidad de realizar reparaciones de forma sencilla y predecible en clínica ante cualquier tipo de complicación (fractura, desgaste, cambio de color o tinción, etc.), e implica un protocolo adhesivo en esmalte relativamente sencillo sin necesidad de anestesiar en la mayoría de los casos. Por último, nos permite reproducir de una manera fiel la morfología del encerado, que nos ofrece la forma, estética y función deseadas.

En los últimos años y gracias al desarrollo de las casas comerciales, las propiedades mecánicas (resistencia al desgaste, resistencia a la flexión, pulido), translucidez y otras características de los composites fluidos han mejorado considerablemente (Tsujimoto y cols., 2015). Los composites fluidos que nos aportan las mejores características de resistencia y estética posibles son los composites nanohíbridos. Algunas casas comerciales han sacado ya al mercado nuevos formatos de composites fluidos específicos para la técnica de inyección, con un porcentaje de relleno mayor que el resto de composites fluidos convencionales. Esto otorga una gran resistencia a nuestras restauraciones, así como unas propiedades tixotrópicas que los hace ideales para este procedimiento. El formato de las jeringas de inyección también suele ir preparado específicamente para esta técnica, con unas puntas de inyección más largas y flexibles. En artículos de metaánalisis recientes se muestra que no existen diferencias estadística o clínicamente significativas entre los composites fluidos y convencionales (Boeckler y cols.,

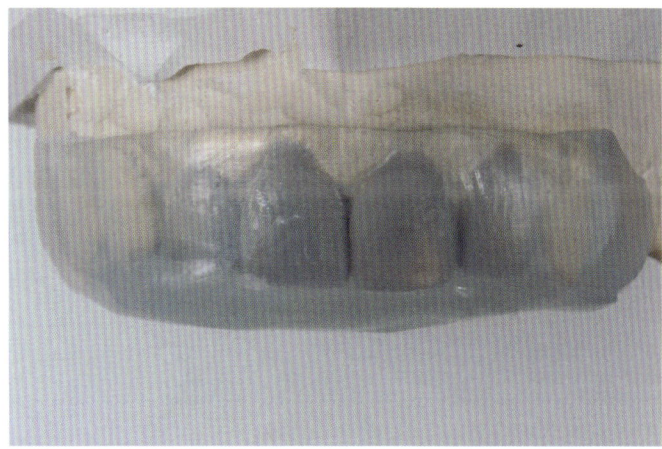

📷 **6.10** Llave de silicona.

2012; Boruziniat y cols., 2016; Shaalan y cols., 2017; Szesz y cols., 2017).

Tras el visto bueno del clínico y el paciente al tratamiento elegido, procedimos a la **realización de la llave de silicona transparente**. Esta llave puede ser confeccionada en clínica o laboratorio, con distintas siliconas disponibles en el mercado; en este caso la realizamos en el gabinete dental. Hoy en día, en mi opinión, la silicona transparente que tiene mejores propiedades ópticas es Exaclear (GC) pero en este caso, debido a que en el año de realización no existía en el mercado español, fue realizada con la silicona Transil (Ivoclar) (📷 6.10) que tiene, al igual que la anterior, unas propiedades mecánicas excelentes.

Una vez que tenemos la llave transparente procedemos a la **realización de las carillas inyectadas**, para lo cual comenzamos con la limpieza de las superficies dentarias pertinentes (con pasta de pulido y cepillo de profilaxis) y la reducción de los dientes de forma guiada para conseguir un espesor uniforme del material restaurador con fresas de grano rojo y un disco de grano grueso de tipo Softlex (3M) (📷 6.11). Gracias al encerado analógico podemos comprobar cómo se transparenta el modelo en la zona del ángulo distal de la pieza 21, por lo que si no hacemos una reducción del diente a ese nivel podríamos tener una diferencia de color de la restauración final. En este caso en concreto, el cambio de color no era drástico y, por lo tanto, esta transparencia no era tan crítica, pero sí es un factor que tenemos que tener en cuenta a la hora de planificar nuestro tratamiento. A continuación, se comprueba la adecuada adaptación de la llave transparente sobre la arcada (📷 6.12). Cabe señalar en este punto la importancia de que la llave tenga unos apoyos firmes en varios dientes adyacentes a los que van a recibir el tratamiento, para evitar movimientos y distorsiones durante la inyección del composite.

Procedemos ahora siguiendo esta **secuencia de inyección**:

1 Preparación del diente, mediante el grabado con ácido ortofosfórico al 36 %.
2 Individualización y protección de los dientes adyacentes mediante tiras de teflón.
3 Aplicación y polimerización de un adhesivo universal (Premio Bond, GC).
4 Inyección del composite fluido seleccionado (G-aenial Universal inyectable, GC).
5 Polimerización durante 20 segundos (dependerá si la llave es más transparente o menos).
6 Eliminación de los excesos con un bisturí de hoja curva (12D).
7 Utilización de matriz metálica lisa en los puntos de contacto.
8 Utilización de una tira interproximal de pulido de grano fino (Sof-Lex 3M).

La forma más sencilla de hacer la secuencia de inyección, al tratarse de varios dientes, será de forma alterna; así se da estabilidad a la llave de silicona y se favorece la retirada de excesos entre dientes adyacentes. Cuando llegamos a los incisivos centrales, estos se hacen individualmente, empezando por el diente que tenga más encerado puesto que nos será más fácil retirar los excesos al haber menos material sobrante (📷 6.13).

Ya, por último, realizaremos el **acabado y pulido de los dientes**, ayudándonos del bisturí con hoja curva (12D), fresa de lanza de grano rojo (8859.010 Komet) si fuera necesario para la adecuada adaptación cervical porque hubiera quedado algún exceso de material en esa zona, y discos de pulido para conseguir la forma y textura finales (Sof-Lex 3M) (📷 6.14). Comprobamos la oclusión y pasamos primero una fresa de pelo de cabra con pasta de pulido de óxido de aluminio a baja revolución y, después, un borrego para otorgar a las restauraciones su brillo final.

Alcanzamos tras este sencillo procedimiento unos excelentes resultados estéticos y funcionales para el paciente, que se integran perfectamente tanto de forma intraoral como extraoral (📷 6.15).

Es importante, en tratamientos con carillas de resinas compuestas, advertir al paciente de las desventajas que tienen estos materiales respecto a las carillas cerámicas. Al ser materiales más porosos, la estabilidad a largo plazo es peor que las cerámicas y, por tanto, es de suma importancia tener un buen cuidado y realizar las visitas de mantenimiento para pulir o reparar si fuera necesario las restauraciones y así obtener unos resultados estables y satisfactorios en el tiempo. En la revisión realizada a los 18 meses, podemos apreciar cómo los resultados obtenidos se mantienen estables, y tanto tejidos duros como blandos se encuentran en un estado de salud (📷 6.16).

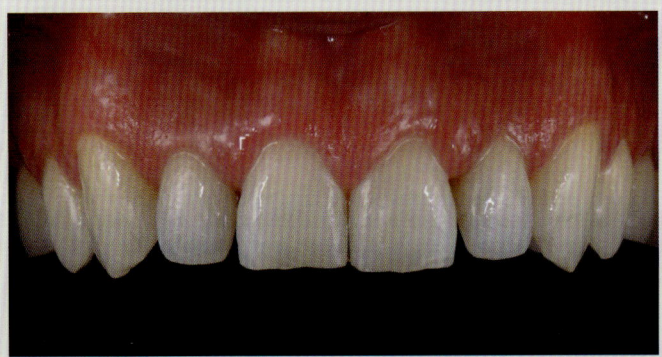

📷 **6.11** Resultado del tallado de las piezas 11, 12, 21 y 22.

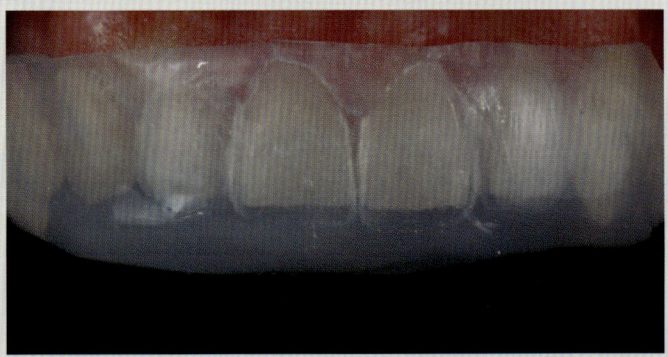

📷 **6.12** Comprobación del ajuste de la llave transparente sobre la arcada.

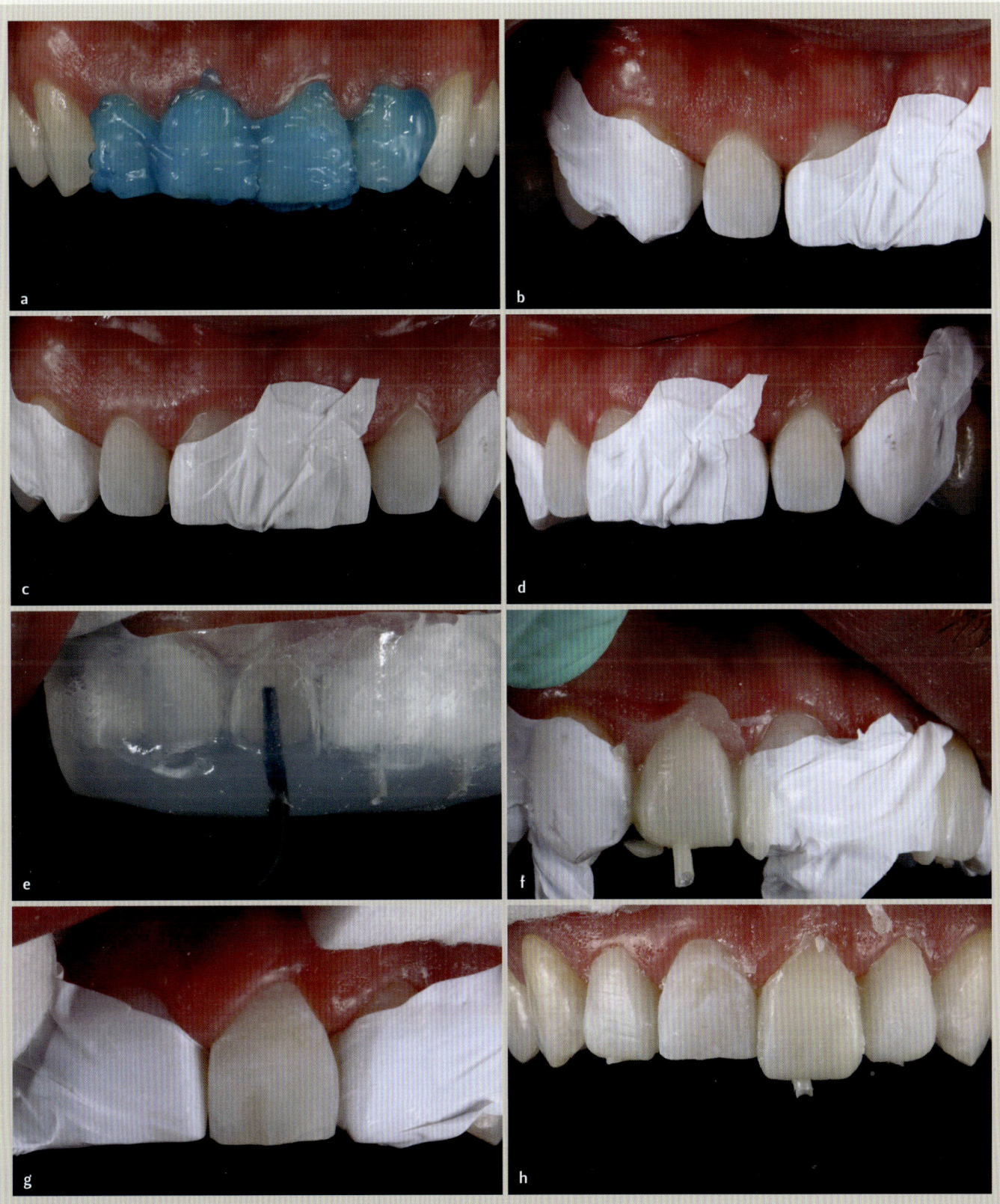

📷 **6.13** Imágenes de la secuencia de inyección. a) Grabado con ácido ortofosfórico al 16 %. b) Aislamiento con teflón, vista frontal. c) Aislamiento con teflón, detalle de la pieza 12. d) Aislamiento con teflón, detalle de la pieza 22. e) Inyección del composite. f) Aspecto previo a la eliminación de los excesos. g) Asilamiento para inyección de la pieza 21. h) Vista frontal antes de inyectar la pieza 11.

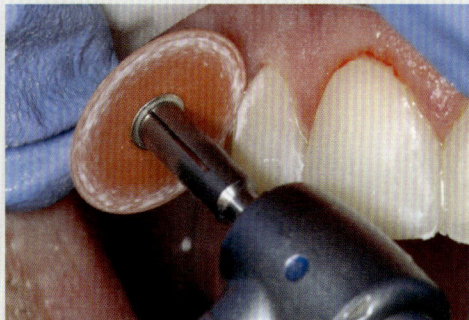

📷 **6.14** Disco de pulido (Sof- Lex 3M) para conseguir la forma y textura adecuadas.

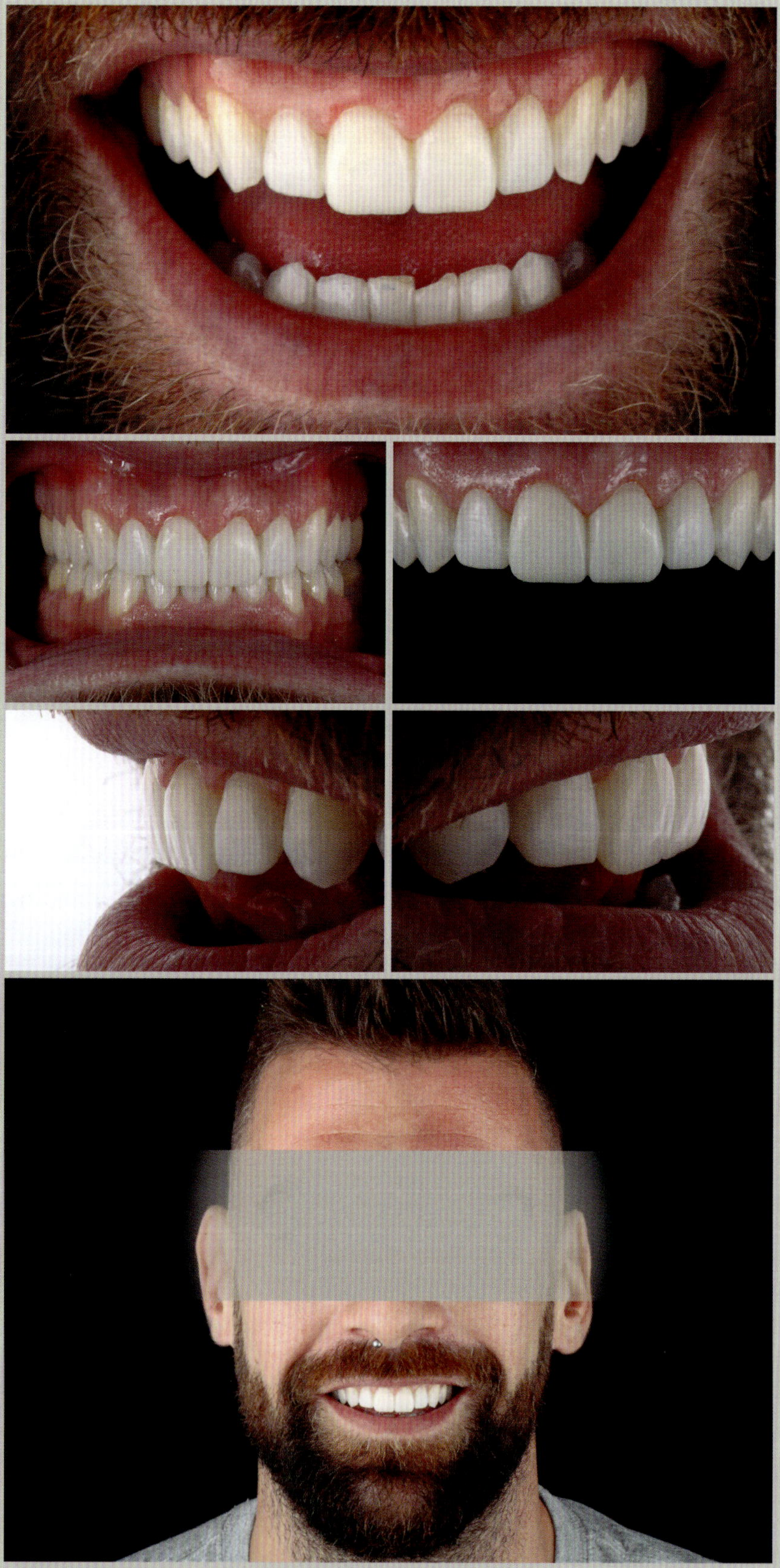

📷 **6.15** Imágenes tras la finalización del tratamiento. La integración de la sonrisa es óptima desde el punto de vista estético. Los resultados funcionales también son satisfactorios.

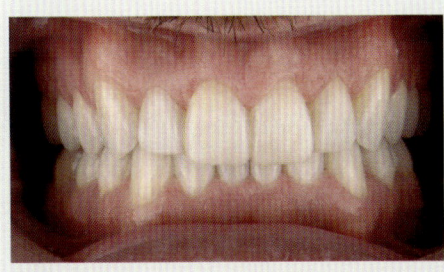 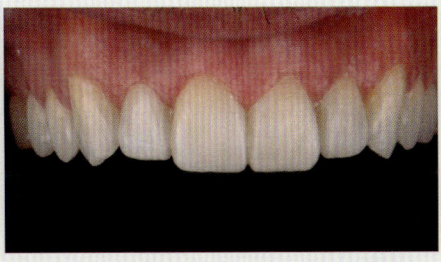 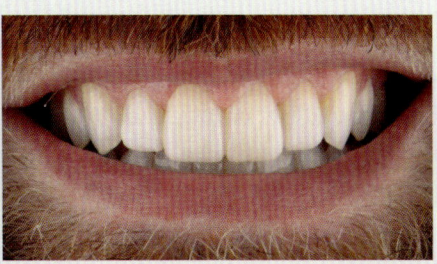

📷 **6.16** Revisión a los 18 meses. Tanto los tejidos duros como los blandos se encuentran en estado de salud.

Conclusiones o comentarios finales

Las principales ventajas de la técnica de composite inyectado frente a los procedimientos convencionales son las siguientes:

- Es una técnica menos sensible al operador, puesto que realizamos una copia exacta del encerado.
- Tiene un menor tiempo en clínica.
- Como consecuencia de lo anterior, es más económica.

En contraposición, los resultados estéticos pueden ser inferiores a los de las carillas de cerámica o composite estratificado, ya que no podremos alcanzar algunos de los efectos ópticos que posee el diente natural, y que sí pueden ser más fidedignamente imitados por la cerámica o por la técnica de composite estratificado. Esto es especialmente importante en casos de rehabilitaciones del sector anterior parciales y en pacientes con gran translucidez y muchos efectos en el esmalte de los dientes adyacentes a los tratados. Sin embargo, la técnica es sumamente útil para casos como el presente en donde el paciente es joven, vamos a restaurar todo el sector anterior y no tiene unos dientes con grandes caracterizaciones (según la literatura, el tratamiento de blanqueamiento disminuye la translucidez y caracterización de los dientes) (Vieira GF y cols.,2008; Max y cols., 2009). Por lo tanto, podemos afirmar que tras la correspondiente curva de aprendizaje se trata de una técnica exitosa, siempre y cuando se haga una buena selección del caso clínico y del material utilizado, ya que no todas las resinas ofrecen los mismos resultados (Diaz E y cols., 2018; Geštakovski, 2019). Además, está técnica nos permite, si queremos, estratificar para dar la caracterización a los dientes, de forma que la última capa de esmalte puede hacerse inyectada para conseguir una forma anatómica idéntica al encerado.

Además de alcanzar unos mejores resultados estéticos como en el presente caso, la técnica de inyección de composite tiene múltiples indicaciones, que se pueden resumir en las siguientes:

- Carillas de composite anteriores.
- Reconstrucciones de composite tras un tratamiento de ortodoncia.
- *Mock-up* biofuncional de larga duración.
- Aumento de la dimensión vertical temporal.
- Guía de tallado en casos aditivos de grandes desgastes (tallado guiado a través de un *mock-up* adherido).
- Maryland provisional hasta la finalización del crecimiento en pacientes jóvenes.
- Provisional tras cirugía mucogingival, situación en la que no queremos manipular en exceso la zona operada.

Con la aparición de las nuevas tecnologías pueden llevarse a cabo encerados virtuales a partir de un escaneado intraoral o impresión analógica; sin embargo, creemos que el encerado analógico de un buen técnico dental con una llave de silicona ofrece características morfológicas difícilmente superables a una llave de silicona sobre un modelo impreso (Ammannato R y cols., 2018; Coachman C y cols., 2020). Otro punto que se debe tener en cuenta con respecto a la realización de esta técnica de forma digital es la calidad de impresión de los modelos impresos. Dependiendo de la resina, técnica y tecnología de impresión empleadas, al tratarse de una técnica de fabricación aditiva, en ciertos casos pueden apreciarse en el modelo las distintas capas de impresión producidas por la aposición del material resinoso. Estas líneas podrían quedar reflejadas en la restauración a la hora de inyectar, creando sobre el diente unas irregularidades no deseadas.

Por último, con este caso clínico presentado no se pueden obtener grandes conclusiones sobre la longevidad de este tipo de restauración debido a la falta de evidencia en la literatura y datos de seguimiento a largo plazo. Sin embargo, parece indicar que se pueden lograr resultados estables y predecibles si esta técnica se implementa con una correcta selección del caso, una planificación minuciosa y un flujo de trabajo cuidadoso.

Agradecimiento

El autor agradece a la clínica Ferrus&Bratos y a la Dra. Patricia Bratos por la realización del tratamiento de ortodoncia y al técnico Miguel Arroyo por el encerado.

BIBLIOGRAFÍA

1. AMMANNATO R, RONDONI D, FERRARIS F. Update on the "index technique" in worn dentition: a no-prep restorative approach with a digital workflow. Int J Esthet Dent 2018;13:516-537

2. BOECKLER A, SCHALLER HG, GERNHARDT CR. A prospective, double-blind, randomized clinical trial of a one-step, self-etch adhesive with and without an intermediary layer of a flowable composite: a 2-year evaluation. Quintessence Int 2012;43:279-286.

3. BORUZINIAT A, GHARAEE S, SARRAF SHIRAZI A, MAJIDINIA S, VATANPOUR M. Evaluation of the efficacy of flowable composite as lining material on microleakage of composite resin restorations: a systematic review and meta- analysis. Quintessence Int 2016;47:93-101.

4. COACHMAN AND COLS. Digital Smile Design. A Tool for Treatment Planning an Communication in Esthetic Dentistry. Quintessence of Dental Technology, 2012. Vol 35. 103-111.

5. COACHMAN C, DE ARBELOA L, MAHN G, SULAIMAN TA, MAHN E. An improved direct injection technique with flowable composites: a digital workflow case report. Oper Dent. 2020;45:235-42.

6. DIAZ E, CANEJO J, FLORES J, BLATZ MB. Full-mouth rehabilitation with the flowable injection technique. Quintessence Dent Technol. 2018;204-18.

7. FIORESTA R, MELO M, FORNER L, SANZ JL. Prognosis in home dental bleaching: a systematic review. Clin Oral Investig 2023 Jul;27(7):3347-3361. doi: 10.1007/s00784-023-05069-0. Epub 2023 Jun 5.

8. GEŠTAKOVSKI D. The injectable composite resin technique: minimally invasive reconstruction of esthetics and function: clinical case report with 2-year follow- up. Quintessence Int. 2019;50:712-9.

9. GRACIS S AND COLS. A new classification system for all-ceramic and ceramic-like restorative materials. Int J Prosthodont. 2015 May-Jun; 28(3): 227-35. doi: 10.11607/ijp.4244. DOI: 10.11607/ijp.4244

10. MA X, JIANG T, SUN L, WANG Z, ZHOU Y, WANG Y. Effects of tooth bleaching on the color and translucency properties of enamel. Am J Dent 2009 Dec;22(6):324-8.

11. PAPAPANOU, PANOS N AND COLS. Periodontitis: Consensus report of workgroup 2 of the 2017 World Workshop on the Classification of Periodontal and Peri-Implant Diseases and Conditions. Journal of Periodontology. Jun 2018 Supplement S1, Vol. 89, pS173-S182.

12. SHAALAN OO, ABOU-AUF E, EL ZOGHBY AF. Clinical evaluation of flowable resin composite versus conventional resin composite in carious and noncarious lesions: systematic review and meta-analysis. J Conserv Dent 2017;20:380-385.

13. SZESZ A, PARREIRAS S, MARTINI E, REIS A, LOGUERCIO A. Effect of flowable composites on the clinical performance of non-carious cervical lesions: a systematic review and meta-analysis. J Dent 2017;65:11-21.

14. TSUJIMOTO A AND COLS. Relationships between Flexural and Bonding Properties, Marginal Adaptation, and Polymerization Shrinkage in Flowable Composite Restorations for Dental Application. Polymers (Basel). 2021 Aug 6;13(16):2613. doi: 10.3390/polym13162613.

15. VIEIRA GF, ARAKAKI Y, FERRAZ CANEPPELE TM. Spectrophotometric assessment of the effects of 10 % carbamide peroxide on enamel translucency. Braz Oral Res. 2008 Jan-Mar;22(1):90-5.

16. ZHONG B-J AND COLS. The Efficacy of At-home, In-office, and Combined Bleaching Regimens: A Randomized Controlled Clinical Trial. Oper Dent 2023 May 1;48(3):E71-E80. doi: 10.2341/22-099-C.

Carillas de porcelana con preparación digitalmente guiada

Patricia Elías Ortiz, Carlos Eduardo Toro Chacón

Anamnesis

- **Motivo de consulta**. Paciente mujer de 31 años de edad que acude a la consulta para mejorar su estética. Su principal preocupación es conseguir una sonrisa más joven y atractiva mejorando el color, la forma y el tamaño de sus dientes.
- **Anamnesis médica**. La paciente no es fumadora y presenta un buen estado de salud. Sin antecedentes médicos de interés.
- **Anamnesis odontológica**. Paciente periodontalmente sana, buenas técnicas de higiene oral. Un mes antes de acudir a la consulta finaliza el tratamiento de ortodoncia invisible. Presenta en los incisivos anterosuperiores 12, 11, 21 y 22 desgastes dentarios y restauraciones en resina compuesta fracturadas.

Exploración clínica y radiográfica

- **Exploración estética extraoral**. Paciente braquifacial con tercios faciales proporcionados. Presenta asimetría facial y desviación de la línea media con respecto a la líneas interincisivas superior e inferior. Canteo del plano oclusal, exposición negativa de -1 mm de borde incisal de incisivo central superior en reposo, línea de la sonrisa media (Robbins, 2001) y perfil cóncavo (📷 7.1).
- **Exploración intraoral**. Clase I canina y molar bilateral dentaria. Resalte de 2 mm con una leve mordida abierta anterior. Se puede observar un acentuado desgaste que ha provocado una proporción del incisivo central superior del 100 %.
- **Exploración periodontal**. La paciente se encuentra en salud periodontal. Presenta todas las piezas dentales.
- **Exploración radiológica**. La radiografía panorámica no muestra datos que reseñar.
- **Exploración funcional**. La paciente no presenta alteraciones de la articulación temporomandibular (ATM).

Valoración estética de la sonrisa

Para poder seleccionar el tratamiento más adecuado y teniendo en cuenta todos los datos anteriormente mencionados, se realiza un estudio digital de la sonrisa a partir de las fotografías, con el objetivo estético de partida de corregir la posición del incisivo central superior en relación con el labio en reposo.

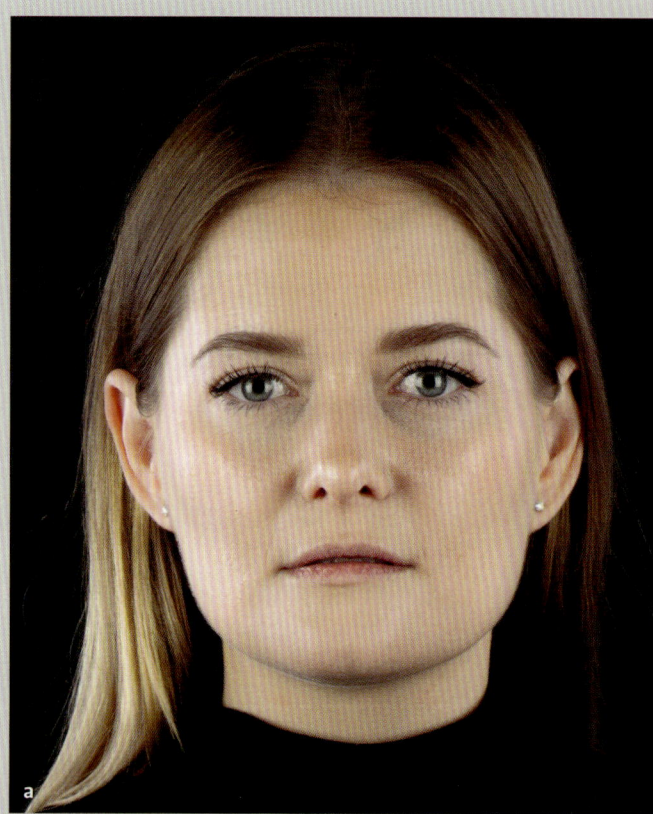
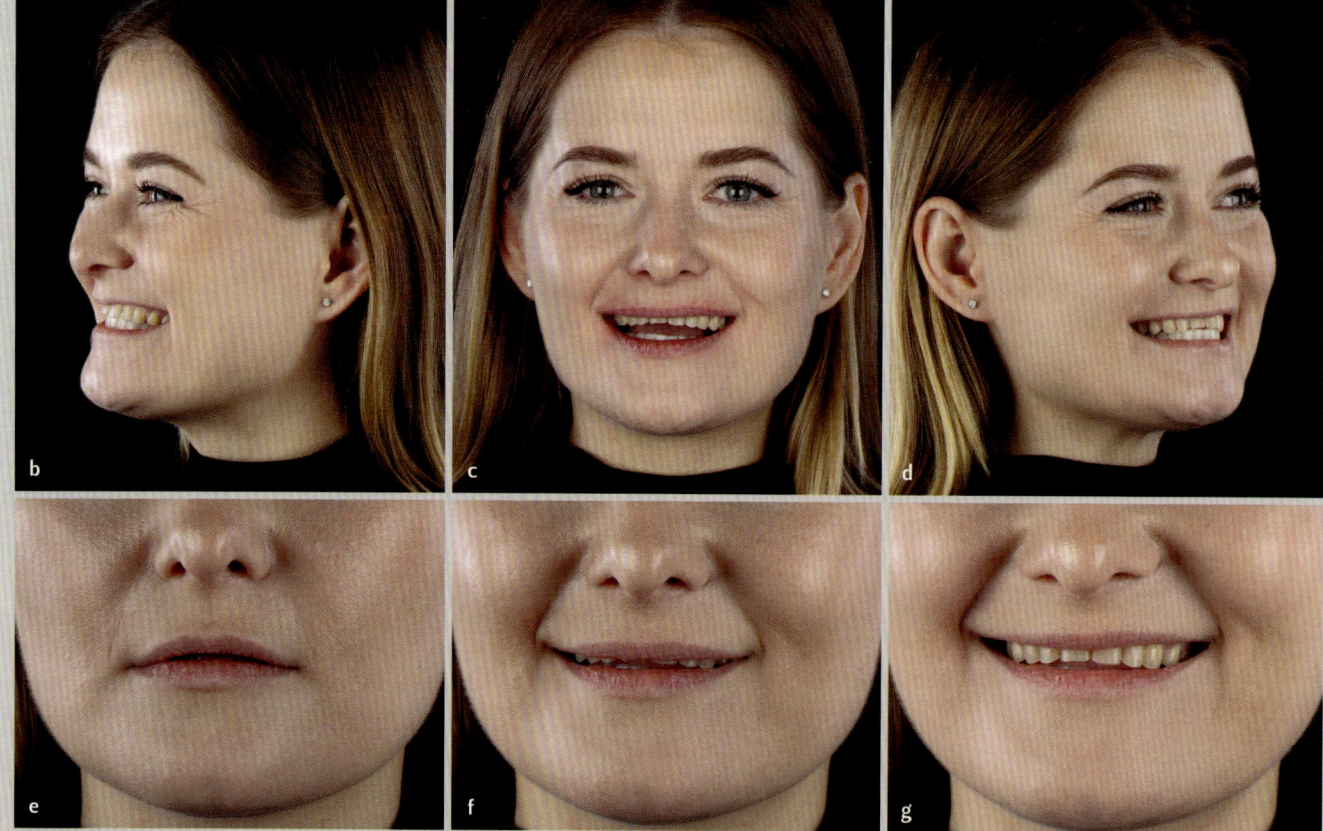

📷 **7.1** Exploración estética extraoral. a) Cara en reposo. b) Sonrisa lateral izquierda. c) Sonrisa frontal. d) Sonrisa lateral derecha. e–g) Movilidad del labio: reposo (e), sonrisa ligera (f), sonrisa abierta (g).

Resumen del caso:

Mujer joven con salud periodontal, con desgastes dentarios en el sector anterosuperior y restauraciones en resina compuesta fracturadas que hace que su sonrisa sea manifiestamente mejorable. Para ello, la paciente desea modificar el color, la forma y el tamaño de los dientes.

ALTERNATIVAS DE TRATAMIENTO

En este caso, dada la situación de la paciente y el objetivo deseado, se planteó una sola opción de tratamiento: colocación de carillas de cerámica superiores desde el segundo premolar derecho al segundo premolar izquierdo.

A continuación, vamos a describir el paso a paso de un flujo de trabajo digital que permite al odontólogo planificar, diseñar y fabricar digitalmente guías impresas 3D para realizar la preparación de carillas de cerámica de una forma totalmente guiada desde la preparación dental hasta la cementación definitiva en una misma cita.

Tratamiento

Paso 1. Procedimiento clínico. Primera cita

En la primera cita clínica, digitalizamos el rostro de la paciente en dos dimensiones utilizando una cámara DSLR (EOS 750D; Canon). En este protocolo fotográfico son necesarias dos fotografías: una extraoral en sonrisa amplia y otra extraoral con separadores (📷 7.2).

En esta misma cita se realiza un escaneo digital intraoral utilizando un IOS (Itero Element 5D; Align Technology). Los registros necesarios son maxilar, mandibular, oclusión derecha y oclusión izquierda. Una vez completados y procesados los escaneos digitales, el *software* IOS crea archivos de lenguaje de teselación estándar (STL) para maxilar y mandibular en posición de máxima intercuspidación (MIP).

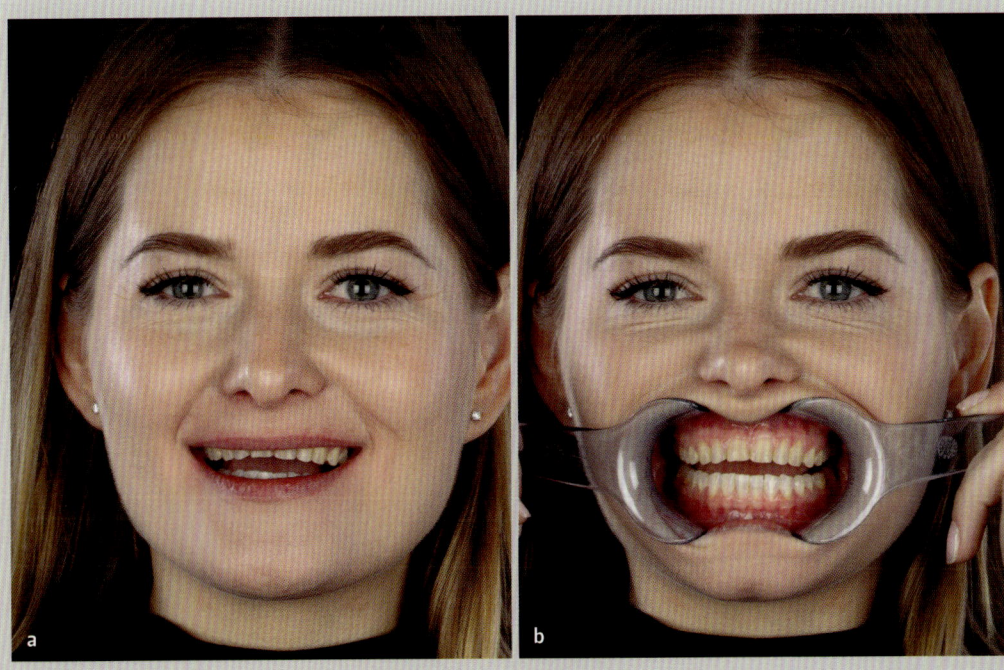

📷 **7.2** a) Figura extraoral en sonrisa amplia. b) Figura extraoral con separadores.

Paso 2. Diseño CAD

Una vez recopilada toda esta información importamos ambos archivos STL a un *software* CAD dental (Exocad DentalCAD; Exocad GmbH) y realizamos el diseño de sonrisa siguiendo los parámetros estéticos ya conocidos del análisis de sonrisa digital (DSD) (Coachman, 2012). Para ello, se realiza un análisis facial exhaustivo con las fotografías tomadas y el archivo STL del escáner intraoral, (📷 7.3). Todo esto permite una alineación correcta, que facilite realizar una propuesta de diseño, que se ajuste a la asimetría facial que presenta la paciente y adecuada a los objetivos planteados en el tratamiento estético.

Por otro lado, resulta importante destacar que, debido a que la preparación será planificada y realizada a través de un *software* específico para preparaciones dentales (FirstFit; Viax Dental Technologies), el encerado diagnóstico virtual debe realizarse a un volumen ideal de los dientes tratados siguiendo el concepto EIA ubicando las restauraciones, desde el primer momento, en su posición funcional y definitiva en boca.

Esto cambia el concepto clásico de encerado aditivo para el tallado a través del *mock-up* (Magne y cols., 2002), y lo convierte en un nuevo concepto de diseño de sonrisa, que se adapta a los tiempos modernos con preparaciones digitales guiadas, denominado *mock-up* biofuncional (📷 7.4).

Siguiendo estos nuevos parámetros de diseño, se realiza un análisis digital que luego debe confirmarse clínicamente, en boca de la paciente, por medio del *mock-up* biofuncional. En este caso, la paciente presenta desgastes dentarios y deterioro de las restauraciones de composite, lo que provoca una curva de sonrisa invertida. El diseño se ha realizado teniendo como objetivo estético de partida la posición del incisivo central superior en relación con el labio en reposo, con un equilibrio oclusal sin exceso de *overbite* para evitar una sobremordida (📷 7.5).

Una vez aprobado el encerado diagnostico virtual se imprime en 3D utilizando una impresora 3D SLA-DLP (Nextdent 5100; Nextdent) para fabricar con un espesor de capa de 50 μm de material modelo (Nextdent Model 2.0,

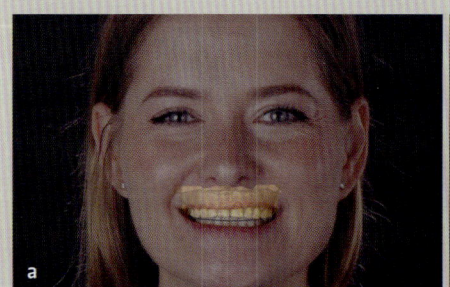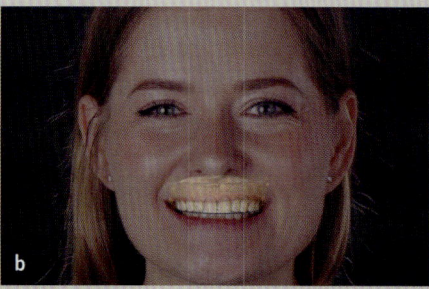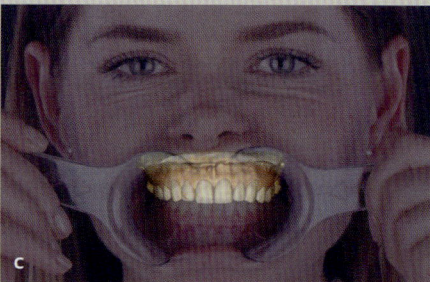

📷 **7.3** Alineación facial de STL. a) Alineación con foto de sonrisa. b) Alineación con diseño de sonrisa biofuncional. c) Alineación con diseño de sonrisa biofuncional con separadores

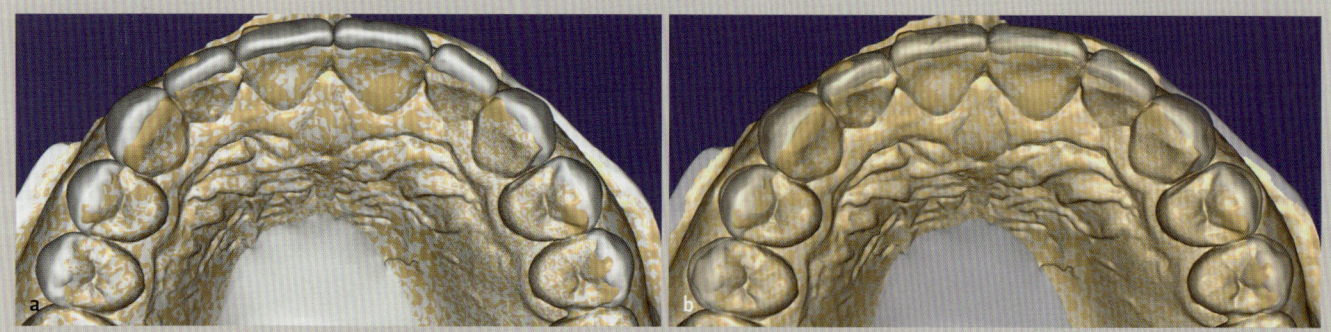

📷 **7.4** *Mock-up* biofuncional. a) Vista oclusal del diseño biofuncional con zonas sustractivas. b) Vista oclusal del diseño biofuncional en transparencia.

Nextdent). Por último, se realiza una llave de silicona sobre el modelo impreso en 3D utilizando materiales de polivinilsiloxano en consistencias pesadas (Virtual Putty; Ivoclar Vivadent) y ligeras (Virtual Light Body; Ivoclar Vivadent).

Paso 3. Procedimiento clínico. Segunda cita

Para realizar el *mock-up* biofuncional utilizamos una llave de silicona y una resina provisional bisacrílica autopolimerizable (Voco Structur 2 SC, A1). Una vez polime-

rizado, retiramos la llave de silicona y analizamos junto a la paciente los resultados obtenidos (📷 7.6). Esta prueba sirvió de orientación tanto para el clínico como para la paciente y, en caso de ser necesario, puede modificarse fácilmente para satisfacer todas las necesidades estéticas del paciente. Una vez que obtuvimos la validación de la paciente se inició la fase de preparación.

En este caso realizamos una preparación previa cervical (*re-shape*) en aquellos dientes necesarios para obtener un perfil de emergencia natural, evitando restauraciones sobrecontorneadas siguiendo el *EIA concept*,

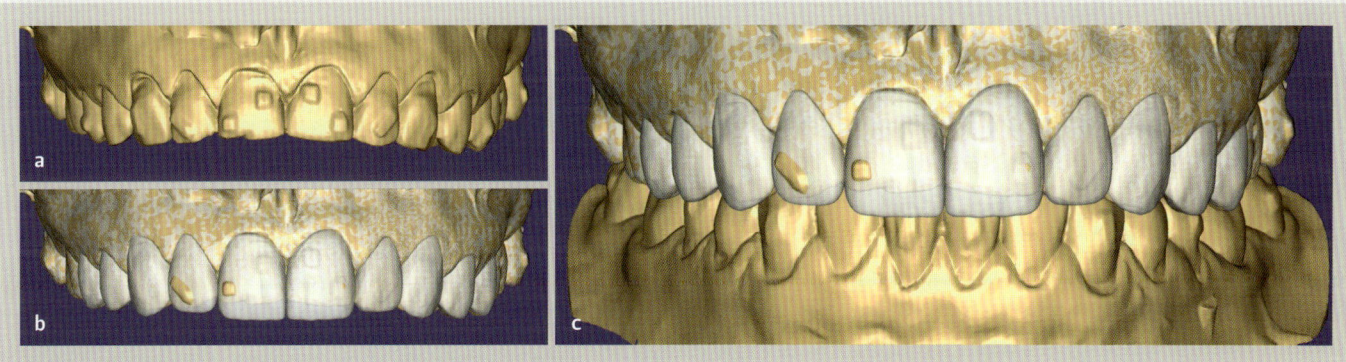

📷 **7.5** Diseño de sonrisa. a) Situación inicial. b) Diseño de sonrisa en transparencia. c) Diseño de sonrisa en oclusión.

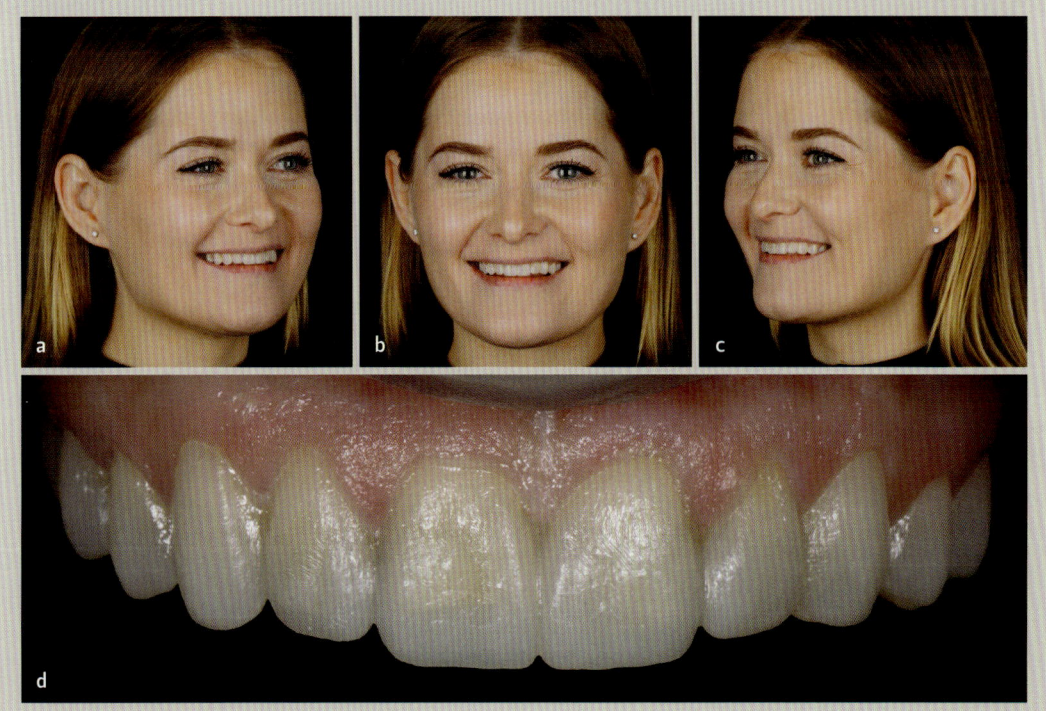

📷 **7.6** *Mock-up* intrabucal. a) Visión lateral derecha. b) Visión frontal superior. c) Visión lateral izquierda. d) *Mock-up* biofuncional con zonas sustractivas.

que determina cuánto debería ser el volumen ideal de las restauraciones en sentido horizontal para que el resultado estético quede natural y no artificial.

Por último realizamos un escaneado digital intraoral de los dientes remodelados de la paciente siguiendo el mismo protocolo descrito en el *Paso 1*. Con este escaneado pasaremos a la preparación y fabricación de las carillas definitivas (📷 7.7).

Paso 4. Procedimiento de laboratorio. Preparaciones digitales, guías y carillas de cerámica

Diversos autores han planteado la importancia del control preciso de las preparaciones debido a la necesidad de obtener un equilibrio de espesores mínimos en las restauraciones para el soporte de las fuerzas de mordida. En este sentido, han surgido diferentes técnicas que ofrecen al clínico una guía para realizar las preparaciones necesarias, intentando lograr un compromiso entre el tipo de material restaurador escogido y el espesor de la restauración final. Sin embargo, esto supone un gran reto y una dificultad importante, ya que requiere de una precisión a mano alzada, crítica para garantizar la planificación planteada.

La llegada de las tecnologías digitales a la odontología ha abierto una amplia gama de nuevas posibilidades, gracias a la introducción de nuevos flujos de trabajo, que reducen los tiempos y minimizan los errores, aumentando el grado de predictibilidad de los resultados en los tratamientos finales. La introducción de un nuevo *software* de control digital de preparaciones para flujo de trabajo CAD/CAM (FirstFit, Viax Dental Technologies), permite al odontólogo que, en una fase previa de diseño y planificación, pueda realizar las preparaciones dentales para las restauraciones en el ordenador, antes de realizar la preparación en boca del paciente. Para ello, utiliza como referencia la anatomía del encerado diagnóstico biofuncional virtual, que, como se ha explicado anteriormente, se ubica en la posición definitiva de las restauraciones (📷 7.8).

El *software* utiliza herramientas digitales precisas, que permiten adecuar las preparaciones dentales de acuerdo con los requerimientos del caso. Esta técnica garantiza una relación perfecta entre la preparación mínimamente invasiva necesaria y la preparación realizada, cumpliendo con todos los factores de estética planificada, de biología y de función; y aumentando de manera clara, fácil y eficiente la precisión y la predictibilidad, lo que garantiza unos resultados altamente estéticos en menos tiempo.

El uso de este tipo de tecnologías a través de *software* de tallado (FirstFit, Viax Dental Technologies) permite la planificación de una preparación digital guiada. El *software* calcula, en micras reales, una reducción mínima del volumen del diente, generando unas guías de preparación en formato digital STL que deben imprimirse con estereolitografía (ProJet MJP 2500 3D Systems) para

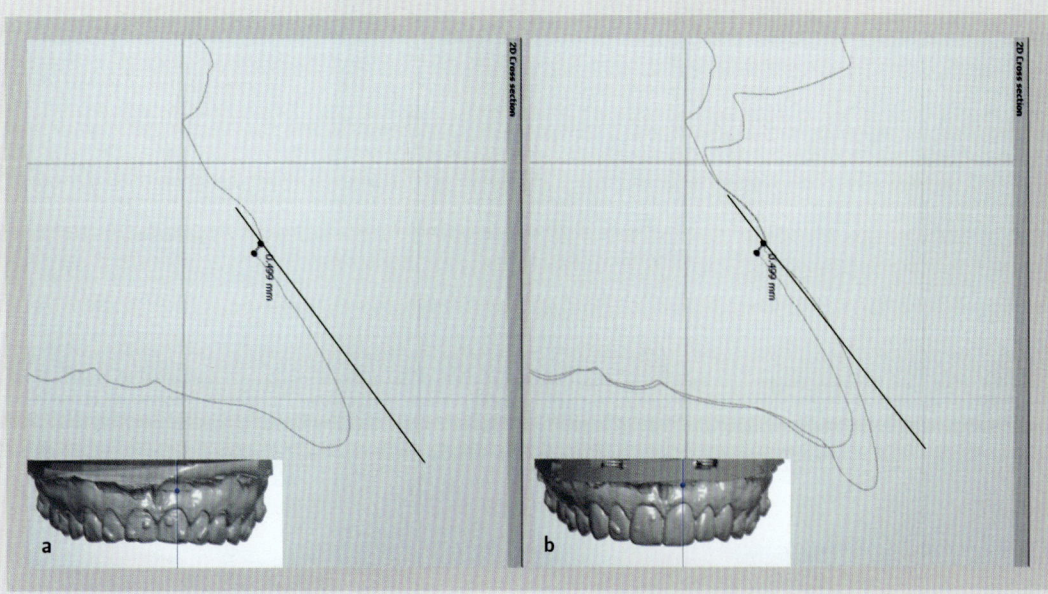

📷 **7.7** Diagnóstico del área de integración estética. a) Corte sagital en la pieza 21 a nivel del eje dentario (situación inicial). Realizamos la medición desde la cara vestibular al volumen máximo del margen gingival para obtener el espacio restaurador. Nuestro objetivo es no sobrepasar este punto con la restauración final, ya que cuanto más sobrepasemos esta línea imaginaria, peores resultados estéticos obtendremos. b) Se puede apreciar cómo se respetó este espacio imaginario conocido como área de integración estética.

que el clínico pueda replicar la preparación planificada de manera digital, en la boca del paciente. Esto permite obtener un espesor general equilibrado, lo que garantiza una preparación conservadora del diente, en esmalte, con un pronóstico de éxito en los valores de adhesión, así como una excelente relación en el soporte de fuerzas de mordida y equilibrio de las dimensiones del color a largo plazo (📷 7.9). Para lograr esto, se realizan cálculos y mediciones a través del *software*, para lograr un análisis exhaustivo de los diversos planos que se deberán tallar en cada pieza dentaria. Luego se utilizan fresas, que fueron previamente digitalizadas (📷 7.9d), para generar la reducción del volumen adecuado en las caras del diente.

El *software* genera un modelo "digitalmente" tallado, que se utilizará para diseñar y fabricar las restauraciones definitivas, antes de preparar física y realmente los dientes de la paciente (📷 7.10). De esa manera, se elimina por completo la necesidad de restauraciones provisionales en una fase intermedia. Por consiguiente, el programa genera unas guías de tallado que tienen unos cajetines de preparación, específicamente diseñados para reducir las diferentes caras del diente (📷 7.11). Estas "cajas de tallado" acoplan específicamente (efecto de llave-cerradura), con una turbina, que tiene un cabezal modificado en forma de disco, para permitir que el clínico se deslice dentro de un riel, logrando reproducir fielmente la preparación dentaria que digitalmente se ha planificado.

El objetivo de esta nueva tecnología de preparaciones digitalmente guiadas es que el clínico tenga la capacidad de preparar y cementar restauraciones definitivas en una misma cita. Para esto, la técnica no solo cuenta con unas guías de tallado que reproducen las preparaciones digitales, también cuenta con una férula de posicionamiento de las carillas, que también se diseña digitalmente para garantizar la posición exacta de las restauraciones durante la fase de cementación (📷 7.12). Esto ofrece al clínico un posicionamiento preciso de las restauraciones definitivas, garantizando el cumplimiento de la estética previamente planificada. El laboratorio realizará las carillas con toda la información necesaria (📷 7.13).

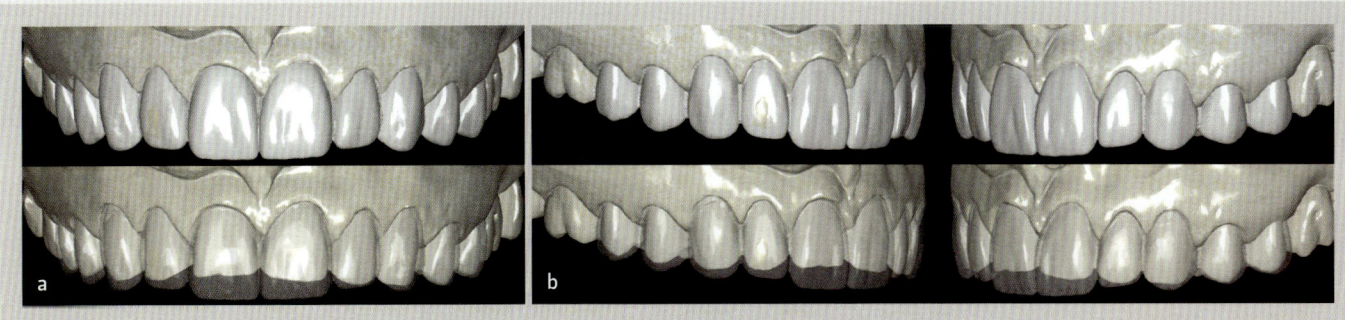

📷 **7.8** Análisis digital de preparaciones dentales. a) Visión frontal. b) Visión lateral izquierda y visión lateral derecha.

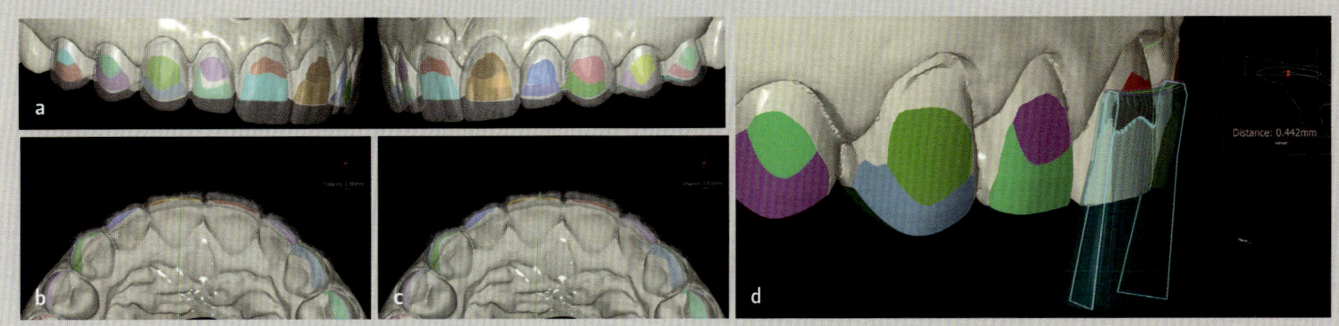

📷 **7.9** Equilibrio de espesores en las preparaciones digitales de acuerdo al diseño biofuncional. a) Visión lateral. b) Visión oclusal: medición del tallado digital en tercio medio de pieza 11. c) Visión oclusal: medición del espesor final de la restauración en tercio medio pieza 11. d) Fresa digital de preparación vestibular con medición del tallado en relación con el diseño biofuncional de carilla.

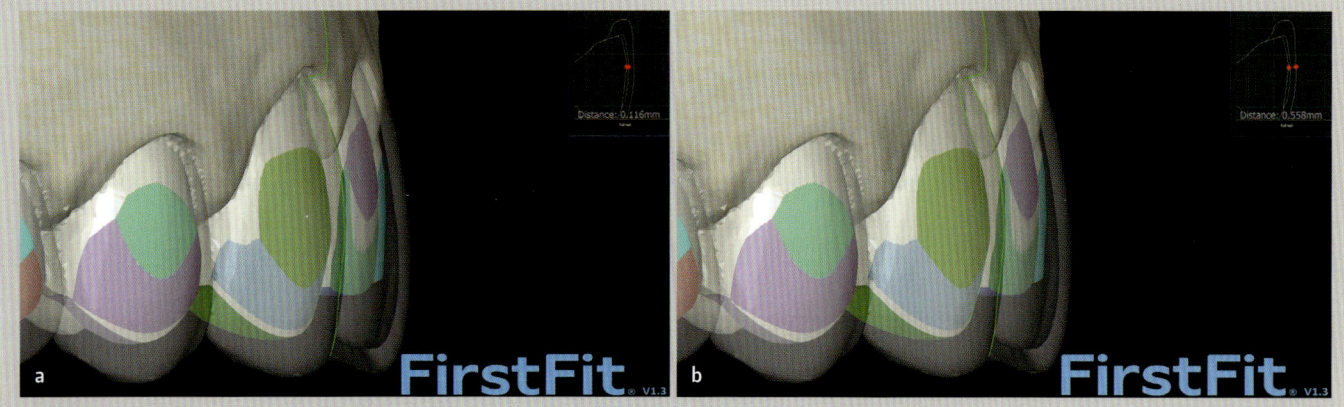

📷 **7.10** Visión lateral de preparaciones digitales con mediciones. a) Medición del tallado vestibular en la pieza 13. b) Medición del espesor de la restauración final.

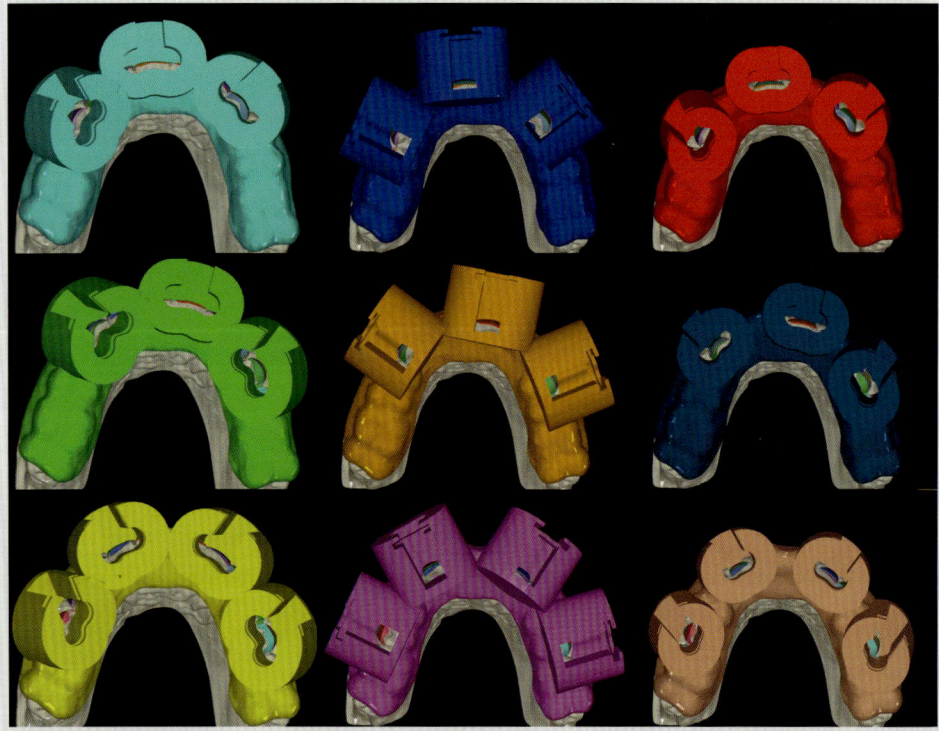

📷 **7.11** Guías de preparación digital. Primera columna: guías vestibulares; segunda columna: guías incisales; tercera columna: guías cervicales.

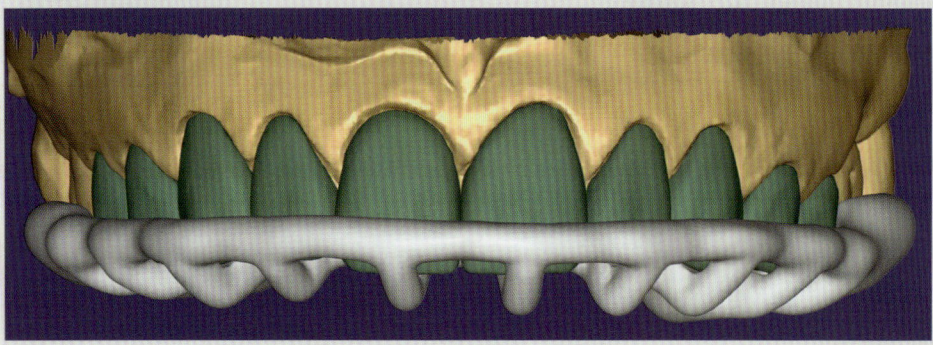

📷 **7.12** Diseño digital de la férula de posicionamiento y asiento de las restauraciones definitivas.

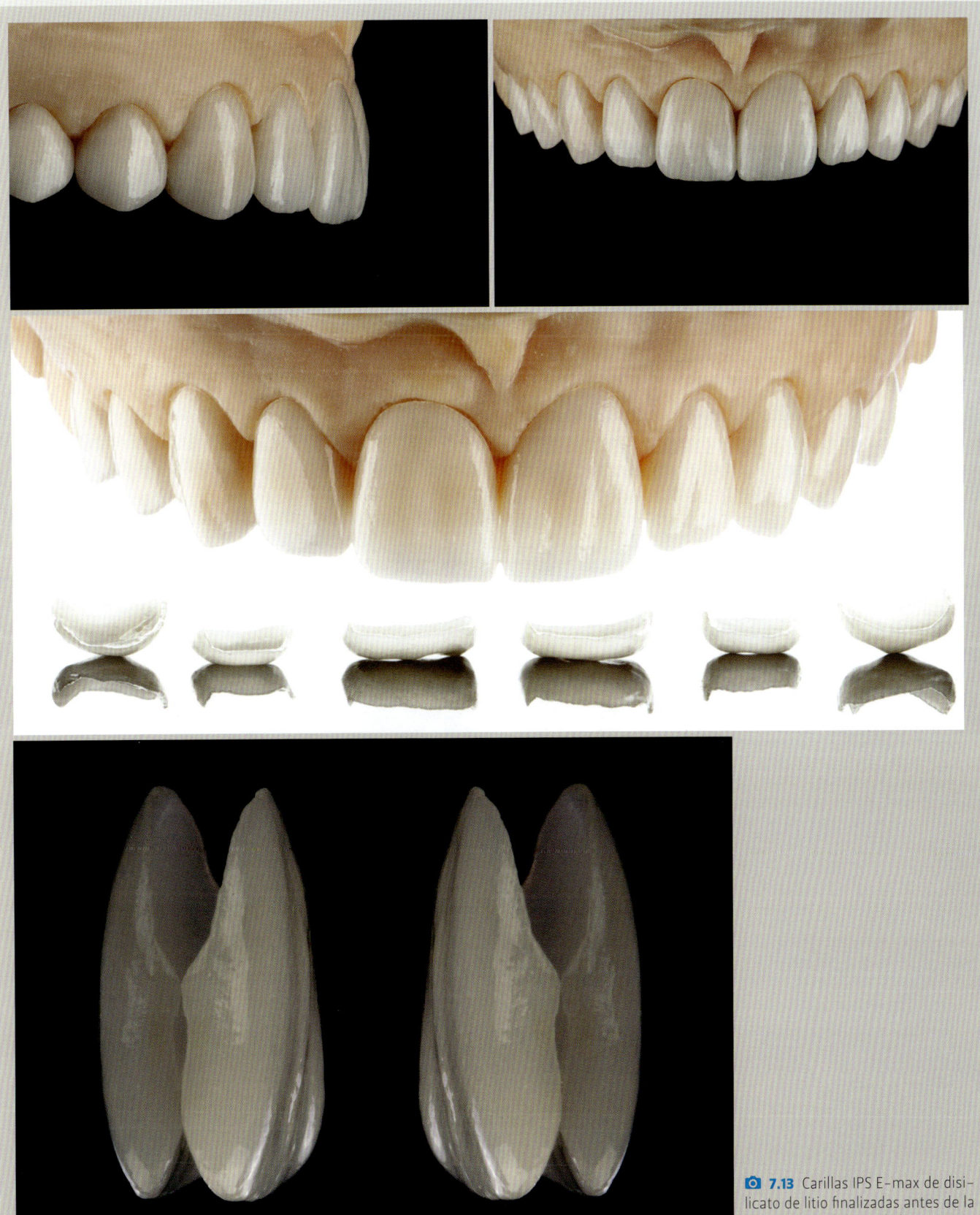

🖭 **7.13** Carillas IPS E-max de disilicato de litio finalizadas antes de la preparación en boca de la paciente.

Paso 5. Procedimiento clínico. Tercera cita

Para empezar a con la colocación de las carillas en la paciente, primero colocamos las guías de preparación 3D (📷 7.14) siguiendo el orden marcado en estas para realizar la preparación de las carillas en las áreas planificadas digitalmente usando una turbina especial y unas fresas de diamante específicas. Estas fresas vienen especificadas en la guía con una letra.

Una vez finalizada las preparaciones guiadas pasaremos un disco de pulido Sof-Lex Fine 3M para redondear posibles ángulos agudos; fundamentalmente, tendremos en cuenta los bordes incisales y las caras internas de los dientes (📷 7.15).

Posteriormente probaremos cada carilla de forma individual para verificar el ajuste marginal, los puntos de contacto, color y forma. La prueba se realizará en seco y utilizando las pastas de prueba Variolink Esthetic Try-In

(en este caso utilizamos el Light; 📷 7.16). Asentamos las carillas en el modelo impreso y las unimos temporalmente a una cubeta de posicionamiento semirrígida impresa en 3D.

Preparamos las restauraciones de cerámica IPS E-max de disilicato de litio (📷 7.17): grabamos las carillas con ácido fluorhídrico (IPS Ceramic Etching Gel; Ivoclar Vivandent) durante 20 segundos cada carilla. Enjuagamos las carillas con agua, secamos y aplicamos ácido ortofosfórico (Total Etch; Ivoclar Vivadent) lavamos con abundante agua y secamos. Por último, aplicamos el silano (Monobond Plus; Ivoclar Vivadent) dejando que se evapore durante 60 segundos.

Realizamos un aislamiento relativo modificado con ayuda de un dique de goma (Nic Tone, MDC Dental) Preparamos las superficies de los dientes con ácido ortofosfórico (Total Etch; Ivoclar Vivadent) durante 30 segundos. Limpiamos, secamos la superficie de los dientes y

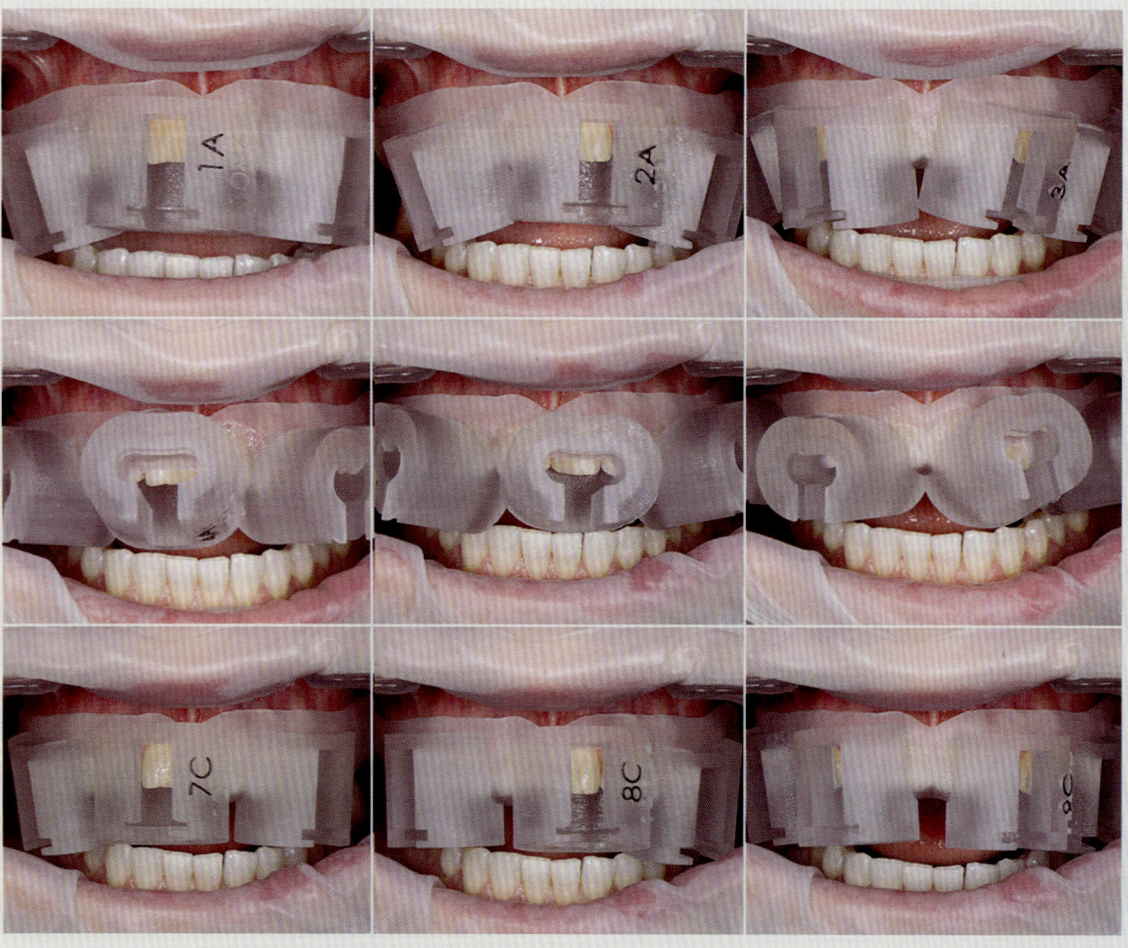

📷 **7.14** Guías de preparación digital. Secuencia de tallado:1.ª columna: guías vestibulares; 2.ª columna: guías incisales; 3.ª columna: guías cervicales.

aplicamos adhesivo universal (Adhese Univeral Vivapen; Ivoclar Vivadent). Frotamos durante 20 segundos la superficie del diente, dispersamos el adhesivo universal con aire comprimido libre de aceite hasta conseguir una capa sin líquido en movimiento y brillante. Después fotopolimerizamos durante 20 segundos cada superficie de los dientes (500 a 1400 mW/cm²).

Colocamos el cemento de resina fotopolimerizable (Variolink Esthetic LC; Ivoclar Vivandent) sobre las carillas posicionadas en la guía semirrígida de posicionamiento e introducimos de forma simultánea en la boca. Retiramos los excesos de material con un pincel (Gradia; GC Corp). El movimiento de limpieza con el pincel debe seguir el sentido carilla-márgenes cervicales para no retirar cemento de la interfase (📷 7.18).

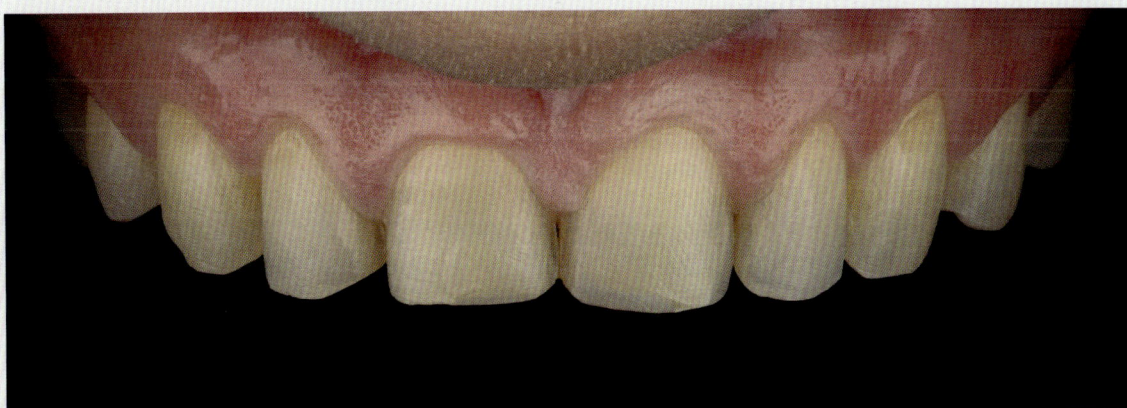

📷 **7.15** Tallado final.

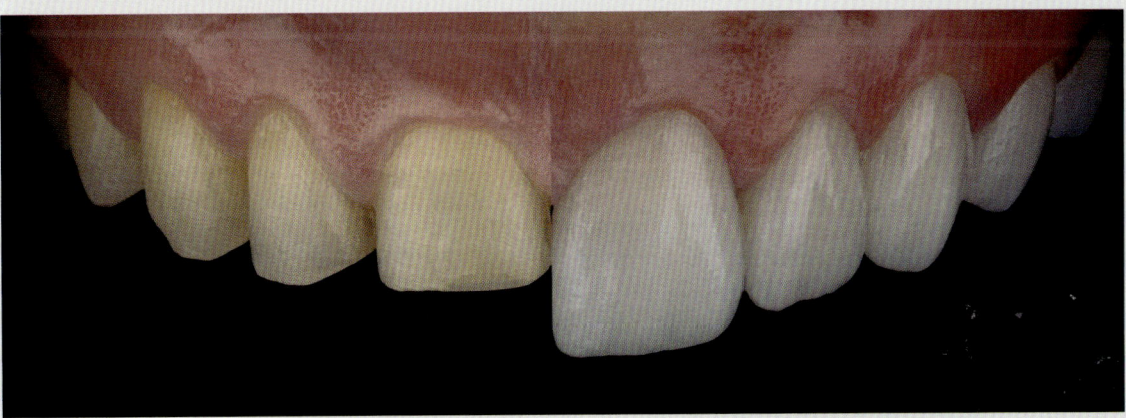

📷 **7.16** Tallado final y prueba de carillas en seco de forma individual.

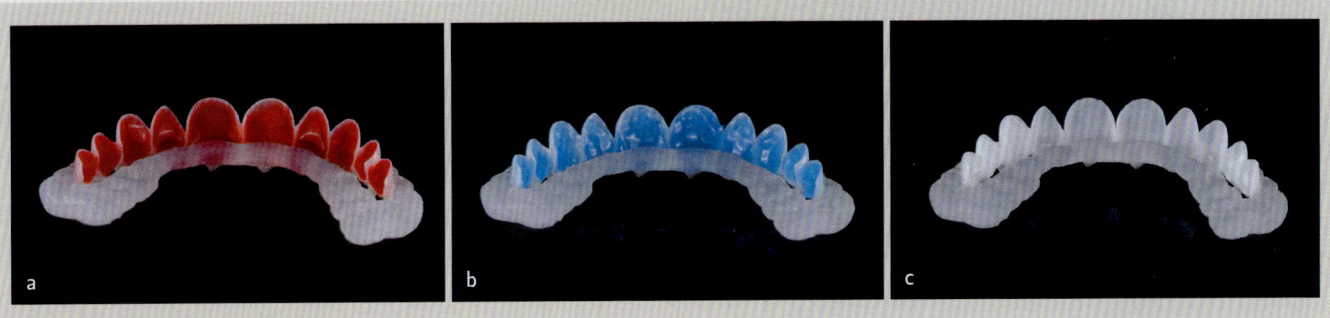

📷 **7.17** Carillas en la cubeta de posicionamiento Preparación carillas IPS E-max de disilicato de litio. a) Ácido fluorhídrico IPS Ceramic Etching Gel. b) Ácido ortofosfórico Total Etch. c) Silano (Monobond Plus).

Focalizamos la luz en el centro de la carilla utilizando la punta (Light Probe Pin-Point) con la lámpara Bluephase Style; esta punta tiene un diámetro de 2 mm, por lo que es más pequeño que la punta habitual y permite focalizar el punto de luz en una zona concreta de la carilla sin polimerizar en las zonas proximal y gingival. Se aplica un punto de luz en el centro de la carilla durante 3 segundos para evitar desplazamientos y retiramos los excesos con ayuda de pinceles (📷 7.19).

Con ayuda de una cureta desinsertamos la cubeta de posicionamiento, comenzando en posterior y realizando un pequeño movimiento de palanca. Una vez retirada la férula de posicionamiento, volvemos a limpiar en proximal, cervical y palatino con ayuda de los pinceles. Colo-

camos glicerina en los márgenes para inhibir la capa de oxígeno y polimerizamos con la lámpara Bluephase Style 20 segundos por vestibular y 20 segundos por palatino en cada carilla. Repasamos los márgenes con una fresa de lanza amarilla o bisturí n.º 12, chequeamos y ajustamos la oclusión. Si es necesario, se pule la restauración con los instrumentos adecuados para cerámica (como por ejemplo, con OptraFine®) (📷 7.20 y 7.21).

Entregamos la férula nocturna y explicamos a la paciente la importancia de ponérsela todas las noches. Hay que tener en cuenta de que, en el caso que la paciente hubiera tenido alguna parafunción, hubiera sido necesario hacer otro tipo de férula (por ejemplo, una férula Michigan).

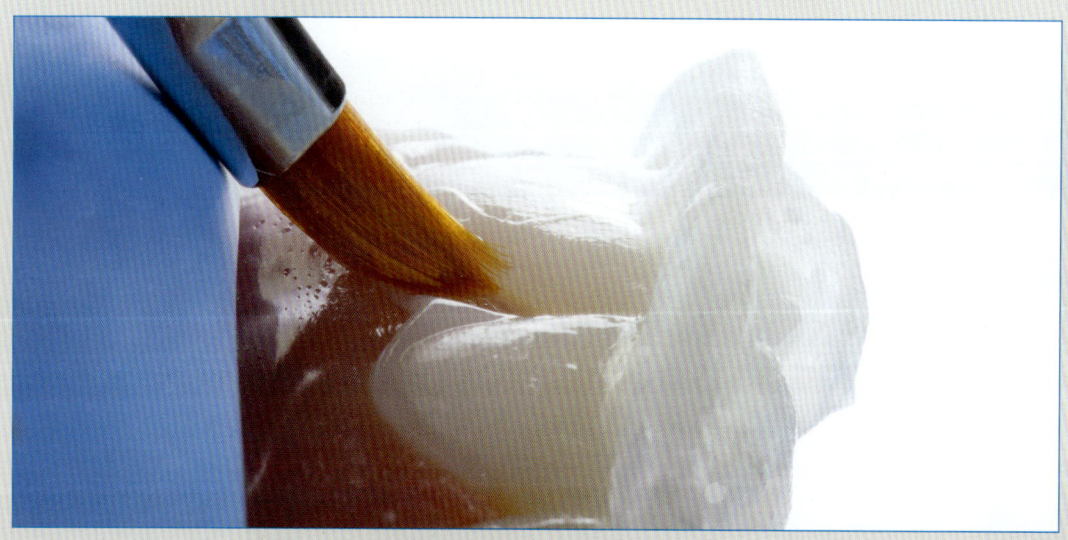

📷 **7.18** Cementación. Limpieza de excesos con pincel Gradia; GC Corp.

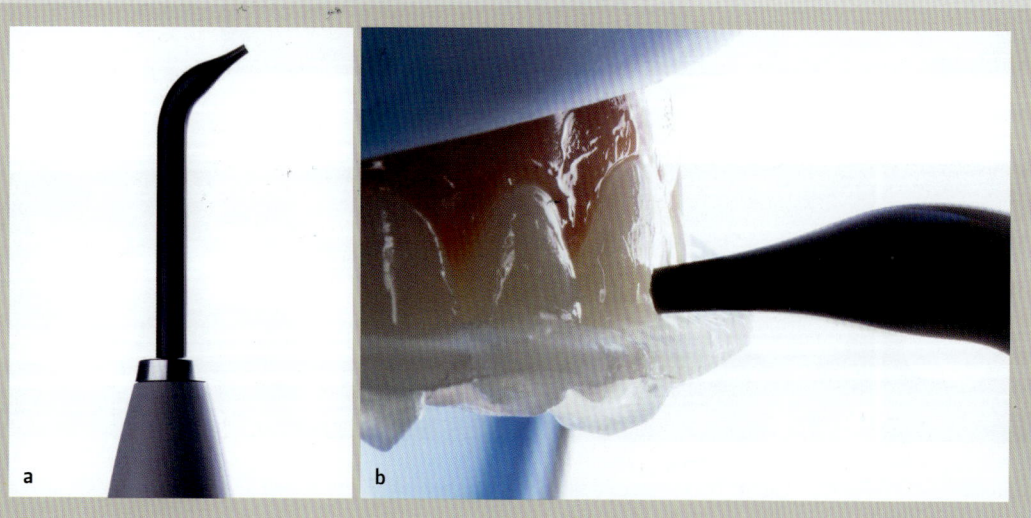

a   b

📷 **7.19** Fotopolimerización. a) Light Probe Pin-Point. b) Luz focalizada en el centro de la carilla.

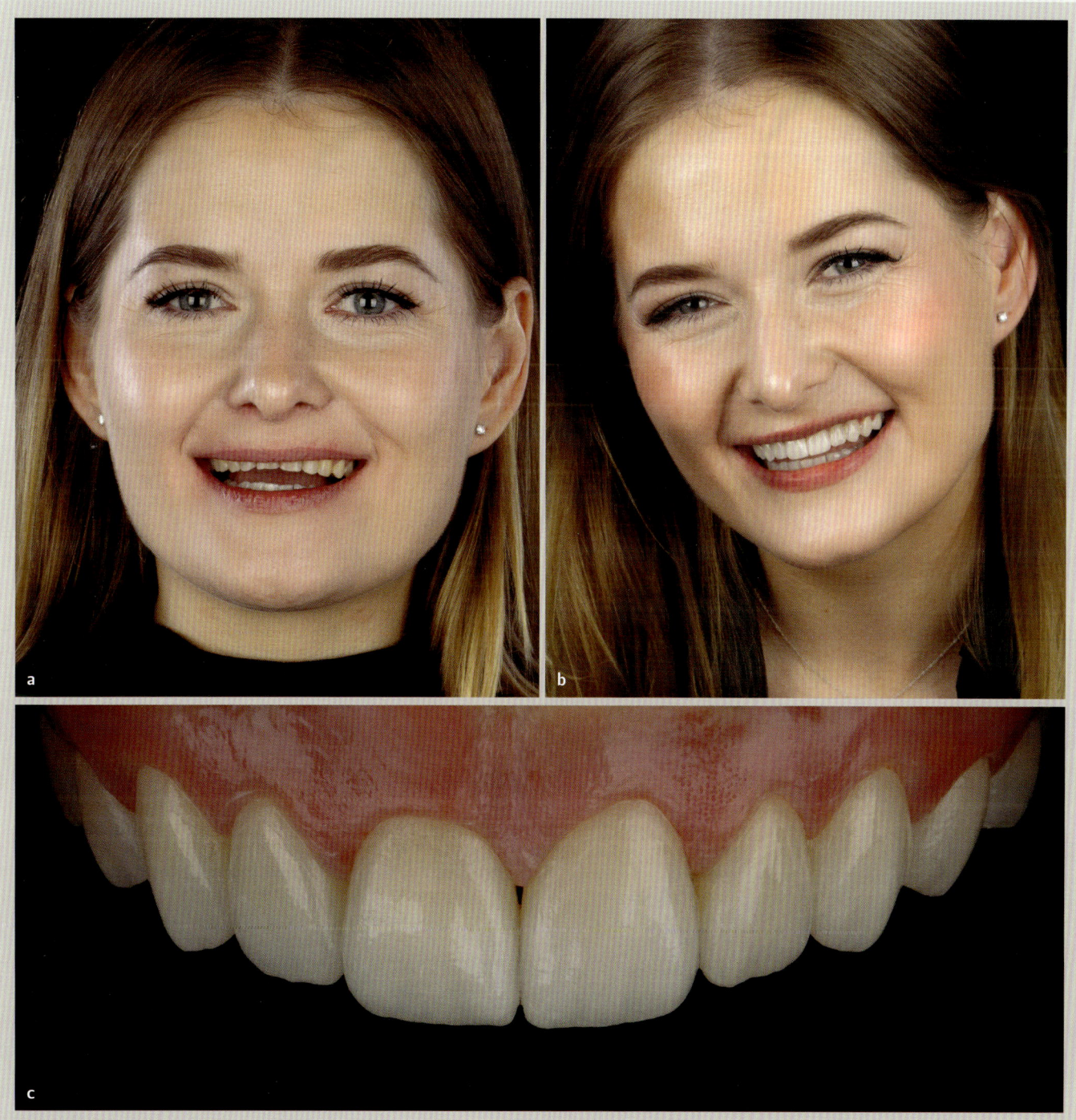

📷 **7.20** a,b) Comparación de la situación inicial y la final. c) Aspecto de las carillas inmediatamente tras la realización del cementado.

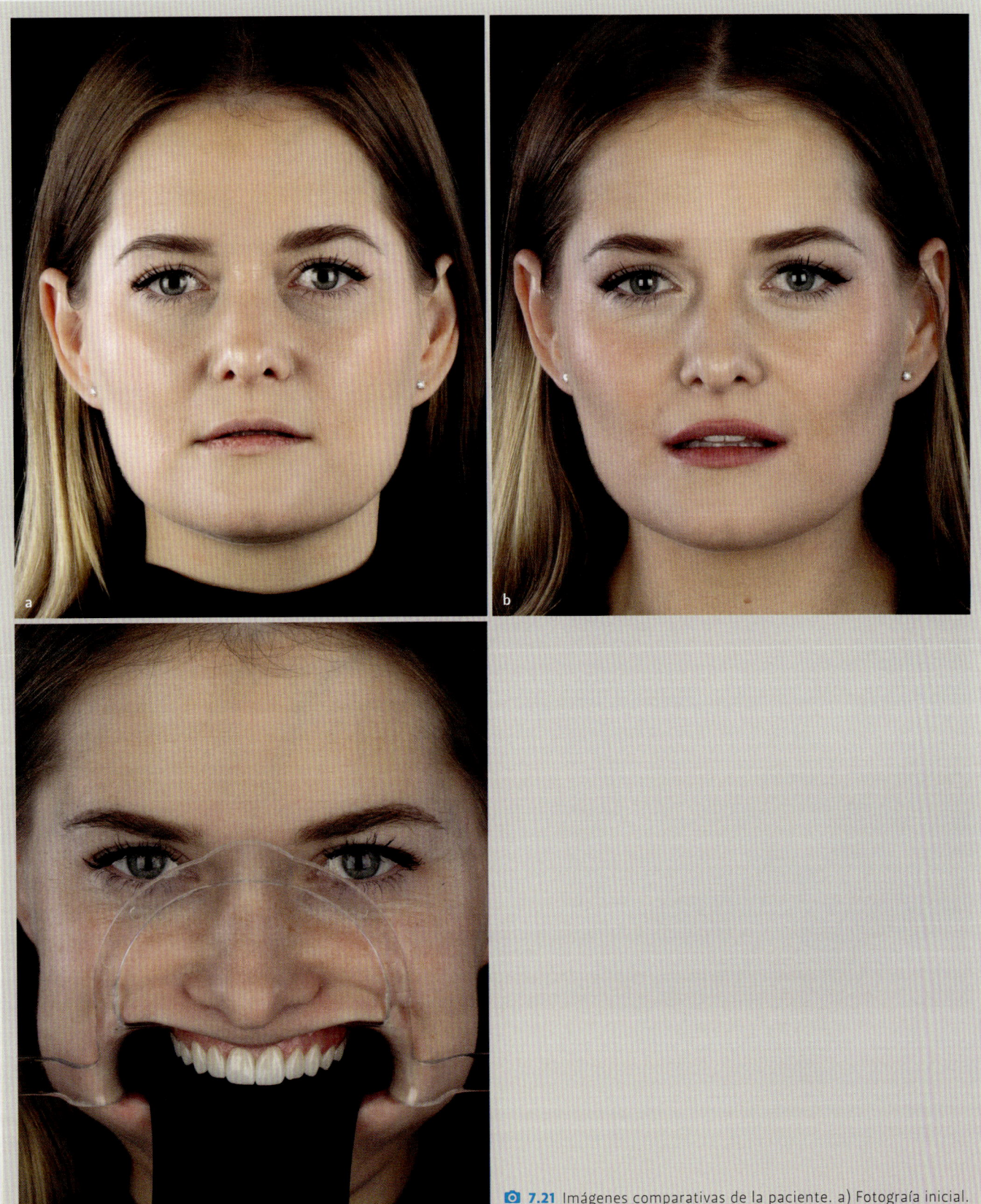

7.21 Imágenes comparativas de la paciente. a) Fotograía inicial. b,c) Fotografías al finalizar el tratamiento.

Fase de mantenimiento

Al finalizar el tratamiento se comprobó la función, la estética y la salud gingival a la semana, al mes, a los 3 meses y actualmente revisamos a la paciente cada 6 meses (📷 7.22). Asimismo se le fabricó una férula de descarga oclusal nocturna superior y se le insistió en su utilización a fin de proteger la restauraciones a largo plazo.

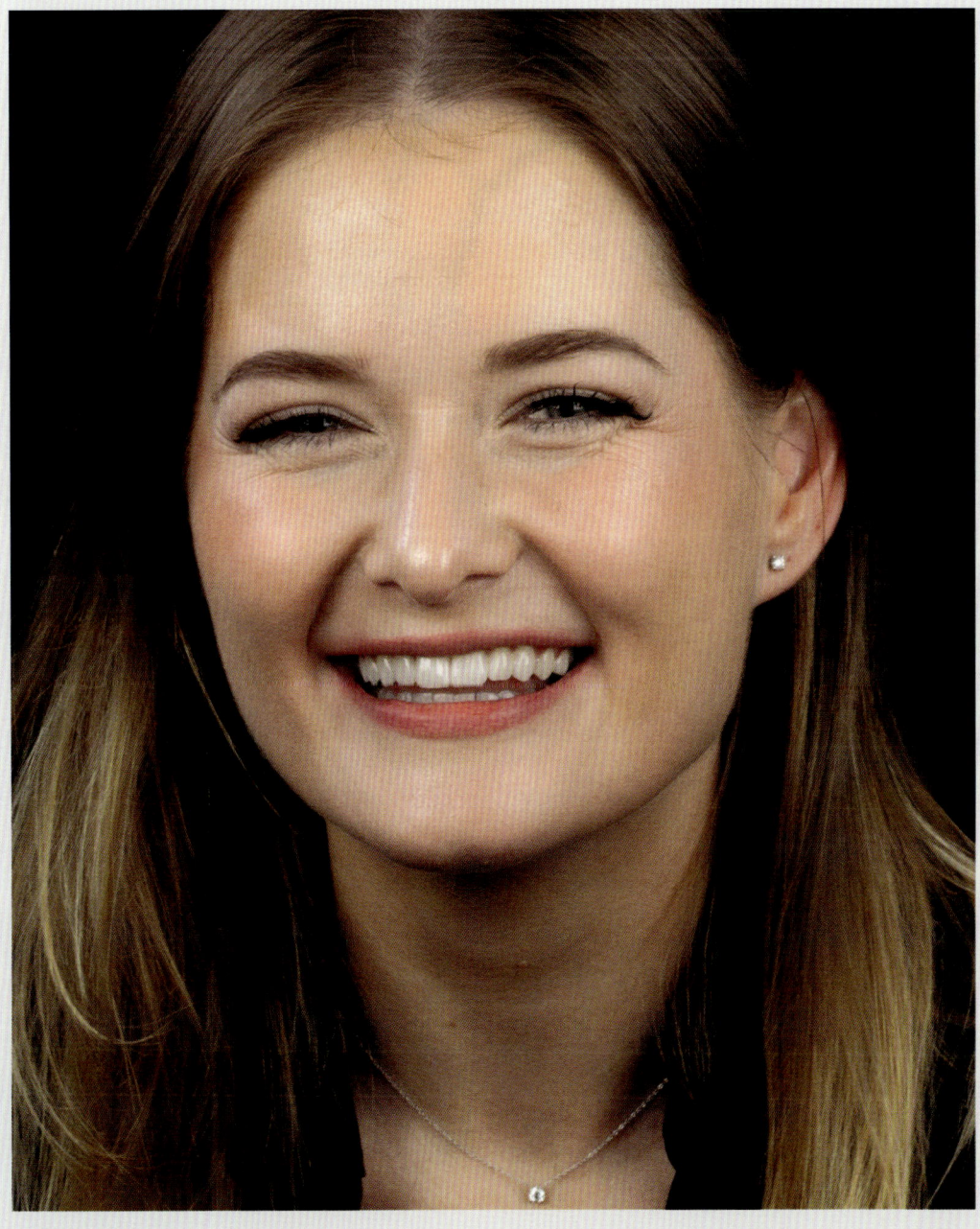

📷 **7.22** Fotografía de la paciente durante la fase de mantenimiento.

Comentarios finales

Las tecnologías digitales han llegado a nuestra profesión para simplificar gran parte del flujo de trabajo, en las diferentes áreas de la odontología. Si bien es sabido que existen técnicas digitales ampliamente conocidas para cirugía, implantes, ortodoncia, periodoncia y prótesis; realmente existían pocas opciones precisas a la hora de guiar procedimientos de preparaciones de carillas.

La historia ha demostrado que las preparaciones mínimamente invasivas que logran conservar el esmalte garantizan, de mejor manera, los resultados adhesivos y, por consecuencia, el futuro de las restauraciones.

De la misma manera, lograr tallados que tengan un verdadero equilibrio de espesores finales, minimiza al máximo los posibles problemas de fracturas, relacionado con el estrés biomecánico y la resistencia a la flexión.

En este sentido, es importante recalcar algunas consideraciones finales:

- Las preparaciones digitalmente guiadas permiten una planificación de los tallados necesarios de una manera más precisa, conservadora y predecible.
- Las guías impresas de preparación 3D permiten al clínico reproducir y replicar fielmente lo que se ha planificado previamente, con margen de error que varía entre 50 y 100 µm (📷 7.23 y 7.24).

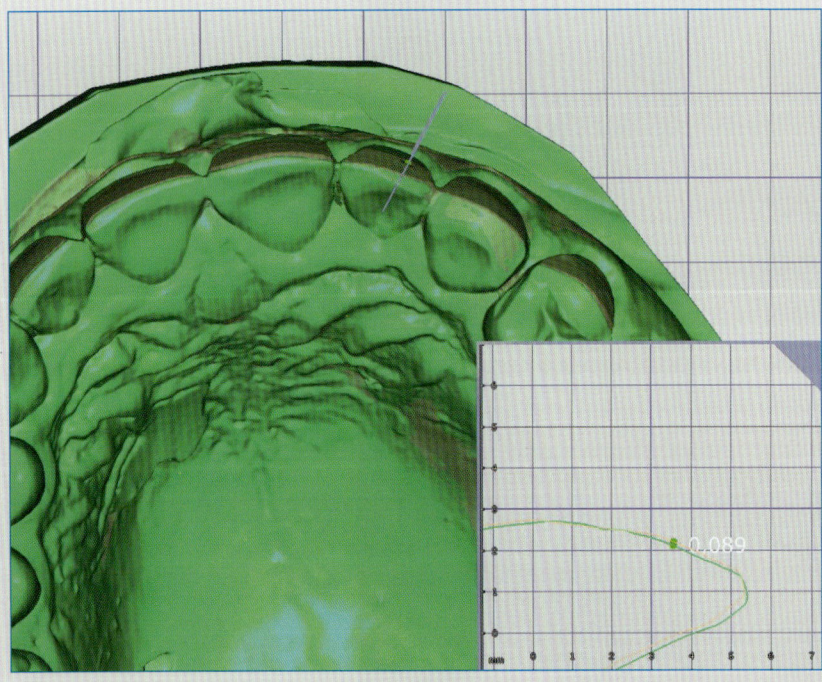

📷 **7.23** Comparativa y medición de margen de error de la preparación digital en comparación con la preparación guiada en la paciente.

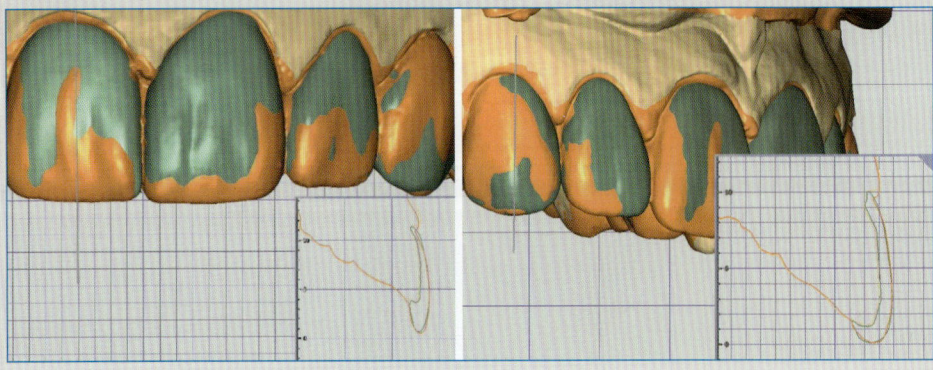

📷 **7.24** Comparativa de la planificación de diseño de sonrisa biofuncional en comparación con las carillas cementadas en boca.

○ El *mock-up* biofuncional es necesario para garantizar un correcto resultado estético en el flujo de trabajo con preparaciones digitales guiadas.

○ El tallado realizado con guías impresas resulta realmente conservador con un evidente mantenimiento del tejido del esmalte.

○ El equilibrio final de espesores en las restauraciones de carillas minimiza en gran medida los riesgos de fractura tras los años.

○ Actualmente las preparaciones digitales tienen limitaciones de extensión hacia zonas subgingivales y, en algunos casos, hacia zonas estrictamente proximales. Para ello, es necesario que el clínico apoye a la tecnología, realizando procedimientos previos de remodelado

en esmalte, de acuerdo a las indicaciones descritas en EIA Concept.

○ Las carillas cementadas con férula de posicionamiento y bajo flujo de trabajo con preparaciones digitales guiadas reproducen fielmente el diseño de sonrisa planificado.

○ El cementado de restauraciones inmediatamente después del tallado evita el uso de provisionales y sus posibles consecuencias en la contaminación de los tejidos duros y en la salud del periodonto.

○ El clínico puede realizar un caso de 10 carillas, con preparación, acondicionamiento y cementación en 60 minutos. En ese sentido, esta técnica demuestra una reducción del tiempo de sillón considerable.

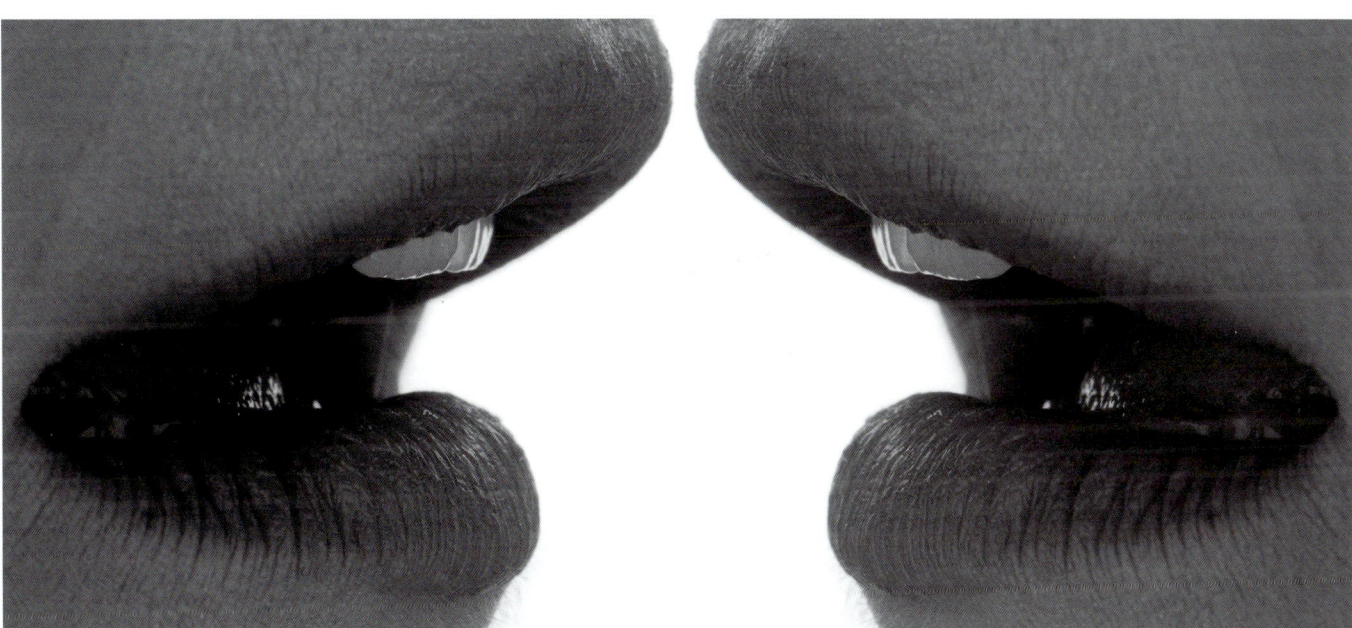

BIBLIOGRAFÍA

1. **Abduo J, Elseyoufi M.** Accuracy of intraoral scanners: a systematic review of influencing factors. Eur J Prosthodont Restor Dent 2018;26:101-21.

2. **Ackerman MB, Ackerman JL.** Smile analysis and design in the digital era. J Clin Orthod 2002;36:221-36.

3. **Cecchetti F, Spuntaelli M, Mazza D, Girolamo MD, Baggi L.** Guided sinus lift: Virtual planning of surgical templates for lateral access. J Biol Regul Homeost Agents 2021;35:139-45.

4. **Chiche GJ, Pinault A.** Esthetics of anterior fixed prosthodontics. Chicago: Quintessence; 1996. p. 33-50.

5. **Fradeani M.** Esthetic rehabilitation in fixed prosthodontics. Vol 1: Esthetic analysis: A systematic approach to prosthetic treatment. Chicago: Quintessence; 2004. p. 22-30.

6. **Goldstein RE.** Esthetics in dentistry. Vol 1: Principles, communication, treatment methods. 2nd ed. Ontario: BC Decker; 1998. p. 3-51.

7. **Joda T, Zarone F, Ferrari M.** The complete digital workflow in fixed prosthodontics: a systematic review. BMC Oral Health 2017; 17: 124-31.

8. **Khraishi H, Duane B.** Evidence for use of intraoral scanners under clinical conditions for obtaining full-arch digital impressions is insufficient. Evid Based Dent 2017;18:24-5.

9. **Kim J, Park JM, Kim M, Heo SJ, Shin IH, Kim M.** Comparison of experience curves between two 3-dimensional intraoral scanners. J Prosthet Dent 2016;116:221-30.

10. **Lim JH, Park JM, Kim M, Heo SJ, Myung JY.** Comparison of digital intraoral scanner reproducibility and image trueness considering repetitive experience. J Prosthet Dent 2018;119:225-32.

11. **Magne P, Belser UC.** Novel porcelain laminate preparation approach driven by a diagnostic mock-up. J Esthet Restor Dent 2004;16:7-18.

12. **Malik J, Rodriguez J, Weisbloom M, Petridis H.** Comparison of accuracy between a conventional and two digital intraoral impression techniques. Int J Prosthodont 2018; 31:107-13.

13. **Medina-Sotomayor P, Pascual-Moscardo A, Camps I.** Relationship between resolution and accuracy of four intraoral scanners in complete-arch impressions. J Clin Exp Dent 2018;10:e361-66.

14. **Mennito AS, Evans ZP, Lauer AW, Patel RB, Ludlow ME, Renne W.G.** Renne. Evaluation of the effect scan pattern has on the trueness and precision of six intraoral digital impression systems. J Esthet Restor Dent 2018;30:113-8.

15. **Nedelcu R, Olsson P, Nystrom I, Ryden J, Thor A.** Thor. Accuracy and precision of 3 intraoral scanners and accuracy of conventional impressions: a novel in vivo analysis method. J Dent 2018;69:110-8.

16. **Patzelt SB, Emmanouilidi A, Stampf S, Strub JR, Att W.** Accuracy of full-arch scans using intraoral scanners. Clin Oral Investig 2014;18:1687-94.

17. **Patzelt SB, Vonau S, Stampf S, Att W.** Assessing the feasibility and accuracy of digitizing edentulous jaws. J Am Dent Assoc 2013;144:914-20.

18. **Piedra-Cascón W, Adhikari RR, Özcan M, Krishnammurthy VR, Revilla-León M, Gallas-Torreira M.** Accuracy assesment (trueness and precision) of a confocal based intraoral scanner under twelve different ambient lighting conditions. J Dent 2023;134:104530.

19. **Putra RH, Yoda N, Astuti ER, Sasaki K.** The accuracy of impant placement with computer-guided surgery in partially edentulous patients and possible influencing factors: A systematic review and meta-analysis. J Prosthodont Res 2022;66:29-39.

20. **Renne W, Ludlow M, Fryml J, Schurch Z, Mennito A, Kessler R, Lauer A.** Evaluation of the accuracy of 7 intraoral scanners: an in vitro analysis based on 3- dimensional comparison. J Prosthet Dent 2017;118:36-42.

21. **Resende CCD, Barbosa TAQ, Moura GF, Tavares LDN, Rizzante FAP, George FM, Neves FDD, Mendonça G.** Influence of operator experience, scanner type, and scan size on 3D scans. J Prosthet Dent 2021;125: 294-9.

22. **Revilla-León M, Besné-Torre A, Sánchez-Rubio JL, Fábrega JJ, Özcan M.** Digital tools and 3D printing technologies integrated into the workflow of restorative treatment: A clinical report. J Prosthet Dent 2019;121:3-8.

23. **Revilla-León M, Fountain J, Piedra Cascón W, Özcan M, Zandinejad A.** Workflow description of additively manufactured clear silicone indexes for injected provisional restorations: A novel technique. J Esthet Restor Dent 2019;31:213-21.

24. **Revilla-León M, Sánchez-Rubio JL, Besné-Torre A, Özcan M.** A report on a diagnostic digital workflow for esthetic dental rehabilitation using additive manufacturing technologies. Int J Esthet Dent 2018;13:184-96.

25. **Rufenacht CR.** Fundamentals of esthetics. Chicago: Quintessence; 1990. p. 205-41.

26. **Ruiz-de-Gopegui J, Piedra-Cascón W, Oteo-Morilla C.** Esthetic Integration Area concept to improve the emergence profile of fixed restorations: A dental technique. J Prosthet Dent 2022;13:S0022-3913.

27. **Rutkūnas V, Gečiauskaitė A, Jegelevičius D, Vaitiekūnas M.** Accuracy of digital implant impressions with intraoral scanners. A systematic review. Eur J Oral Implantol 2017;10:101-20.

28. **Spear FM, Kokich VG.** A multidisciplinary approach to esthetic dentistry. Dent Clin North Am 2007;51:487-505.

29. **Stavola LD, Cristoforetti A, Fincato A, Nollo G, Ghensi P, Cantarutti A, Tessarolo F.** Accuracy and technical predictability of computer guided bone harvesting from the mandible: A cone beam CT analysis in 22 consecutive patients. J Func Biomater 2022;13:292.

30. **Takeuchi Y, Koizumi H, Furuchi M, Sato Y, Ohkubo C, Matsumura H.** Use of digital impression systems with intraoral scanners for fabricating restorations and fixed dental prostheses. J Oral Sci 2018;60:1-7.

31. **Tomita Y, Uechi J, Konno M, Sasamoto S, Iijima M, Mizoguchi I.** Accuracy of digital models generated by conventional impression plaster-model methods and intraoral scanning. Dent Mater J 2018;37:628-33.

Restauración de clase IV mediante la técnica directa de estratificación de composites

Javier Cremades Aparicio

Presentación del caso

Anamnesis

- **Motivo de consulta**. Paciente mujer de 22 años que acude a la consulta el 14 de octubre de 2013 para restaurar las fracturas de las piezas dentarias 12, 11, 21 tras sufrir un traumatismo en la zona anterosuperior del maxilar superior (📷 8.1).
- **Anamnesis médica**. Paciente no fumadora que presenta buen estado de salud general y sin antecedentes médicos de interés.
- **Anamnesis odontológica**. La paciente refiere que ha sido sometida en el pasado a un tratamiento de ortodoncia para corregir su maloclusión.

Exploración clínica y radiológica

- **Exploración extraoral**. No presenta dolor ni sintomatología en ATM ni limitación de apertura bucal.
- **Exploración intraoral**. La paciente refiere sensibilidad al frío y al calor en las piezas dentarias fracturadas,

sin exposición pulpar de las mismas (📷 8.2). Tras ser sometidas a test de vitalidad pulpar respondieron de manera positiva las tres piezas.
- **Exploración radiológica**. En imágenes bidimensionales se observa pérdida de estructura dentaria (esmalte y dentina) sin afectación pulpar. No se aprecian fracturas ni fisuras óseas ni ensanchamiento del ligamento periodontal de las piezas afectadas por el traumatismo (📷 8.3).

Diagnóstico

- **General**. Estado saludable, paciente no fumadora.
- **Extraoral estético**. Línea de sonrisa media centrada sin exposición gingival en sonrisa.
- **Mucosas y estructuras anejas**. sin hallazgos reseñables.
- **Dental**. Fracturas con pérdida de estructura dentaria de las piezas 12, 11, 21 sin exposición pulpar.
- **Periodontal**. Salud gingival buena.
- **Endodóntico**. Vitalidad pulpar positiva en las tres piezas fracturadas.

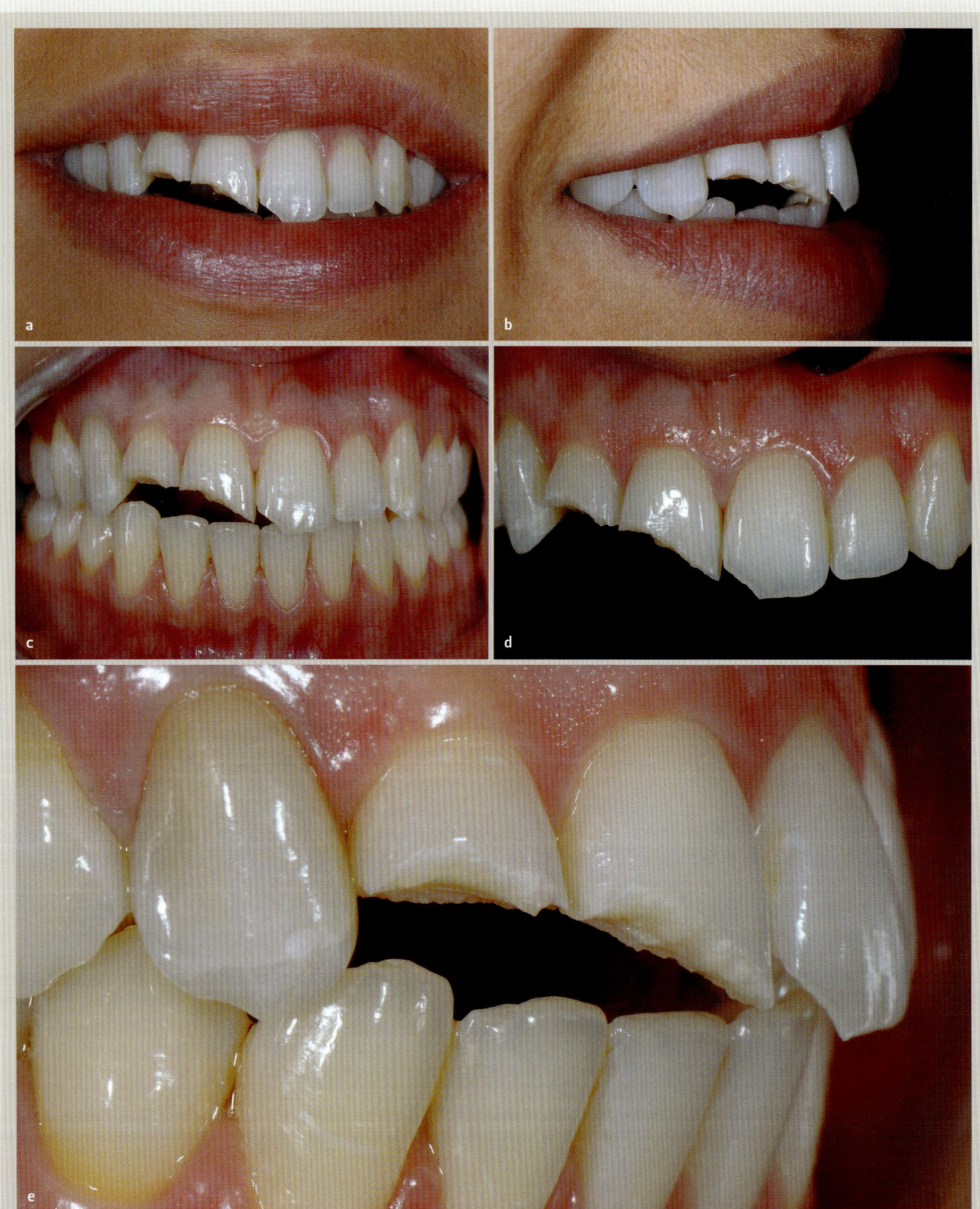

📷 **8.1** Situación inicial. a) Visión frontal extraoral. b) Visión lateral extraoral. c,d) Visión frontal intraoral. e) Visión lateral intraoral.

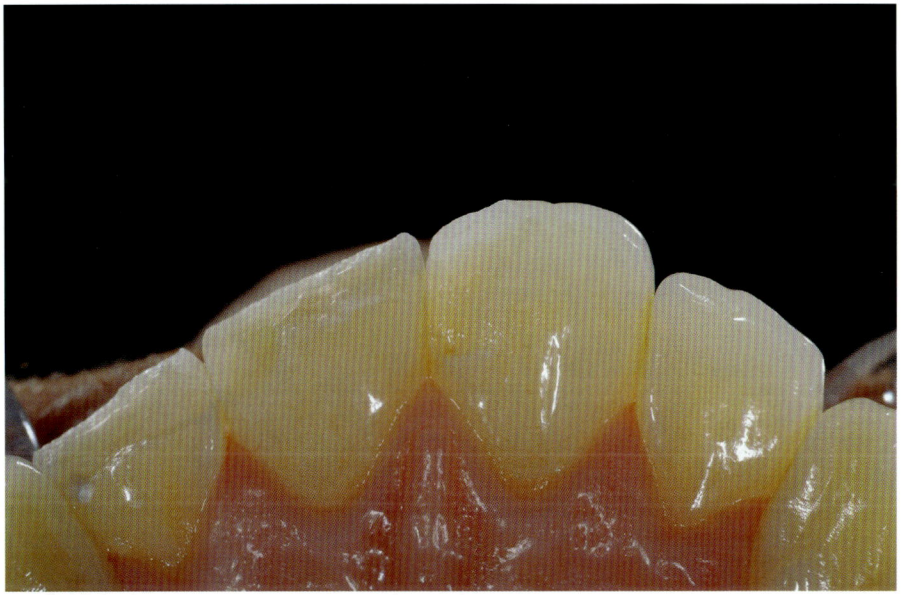

8.2 Visión palatal. No se observa exposición pulpar.

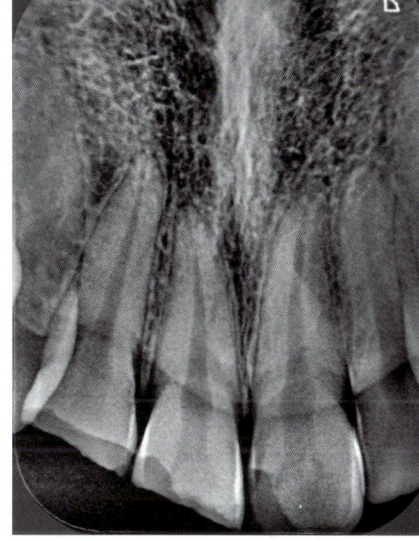

8.3 Radiografía periapical.

Pronóstico

Las piezas 12 y 11 tienen un pronóstico reservado a nivel pulpar por la pérdida de estructura dentaria tras el traumatismo. Se tendrán que hacer controles de vitalidad pulpar y radiológicos cada 6 meses para evaluar su evolución.

La pieza 21 tiene un pronóstico más favorable debido a una pérdida menor de estructura dentaria.

8.4 Obsérvese la traslucidez del borde incisal tan pronunciada que tiene su diente natural.

Plan de tratamiento

ALTERNATIVAS DE TRATAMIENTO

Alternativa 1:
Tratamiento restaurador con reconstrucciones directas mediante estratificación de composites.

Alternativa 2:
Tratamiento restaurador mediante técnicas de inyección de composite.

Alternativa 3:
Tratamiento restaurador mediante carillas de cerámica.

Alternativa elegida:

Se optó por la primera opción por varios motivos:

- Inmediatez del tratamiento.
- Tratamiento totalmente conservador con la estructura dentaria remanente.
- Al ser unos dientes policromáticos y con grandes efectos de traslucidez incisal (📷 8.4), mediante la técnica directa podremos estratificar distintas masas de composite para conseguir el resultado estético óptimo.

Tratamiento

Fase higiénica

En primer lugar, se realizó una profilaxis periodontal e instruimos a la paciente en técnicas de higiene oral para mejorar el control de placa bacteriana.

Fase restauradora

MODELO Y ENCERADO

En la misma visita se tomaron los registros para la realización de modelos de estudio (📷 8.5)

Sobre esos modelos de estudio realizamos un encerado diagnóstico para la fabricación de una matriz de silicona, lo que nos facilitará la colocación de la capa de composite de esmalte para la cara palatina de nuestra reconstrucción (📷 8.6).

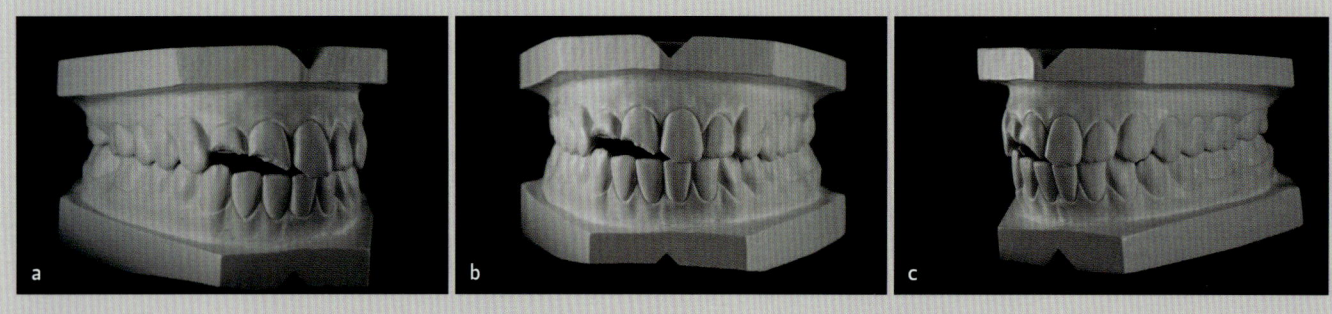

📷 **8.5** Modelos de estudio. a) Derecha. b) Frontal. c) Izquierda.

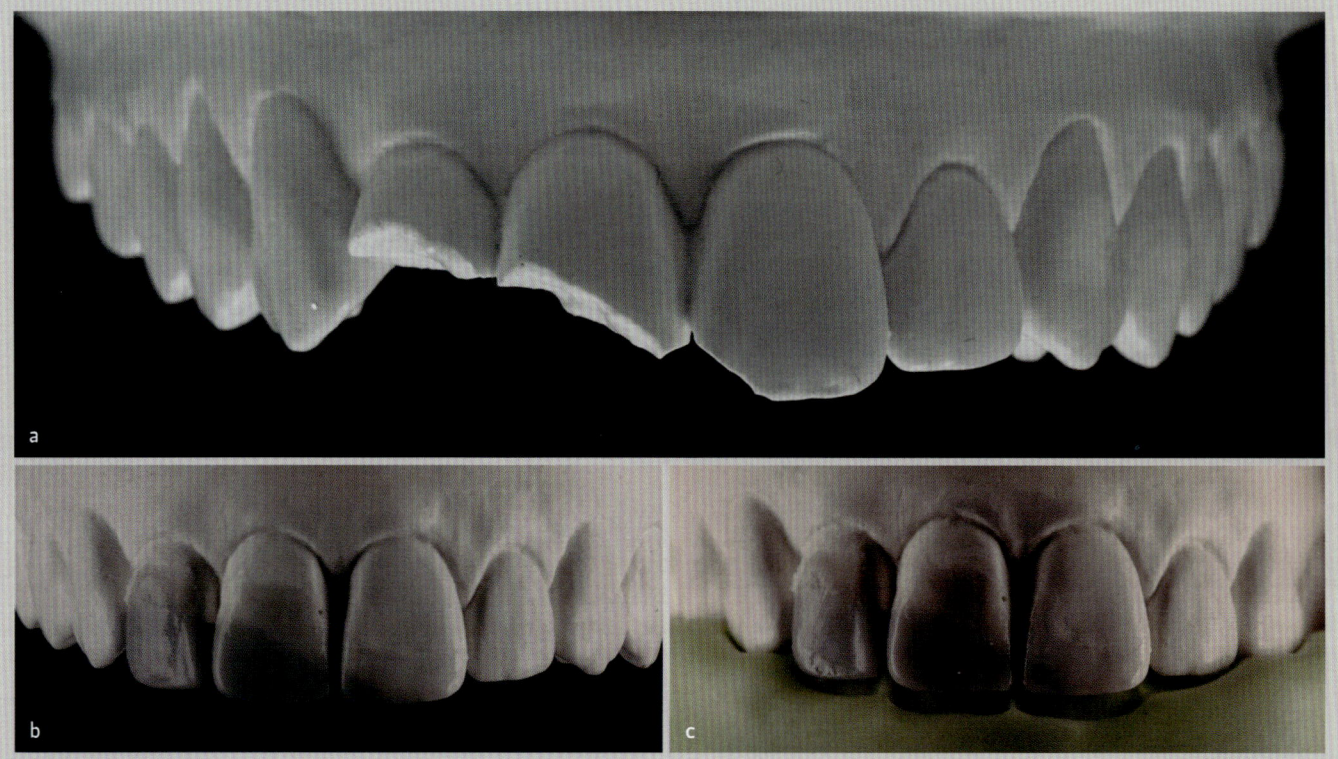

📷 **8.6** a) Modelo inicial. b) Encerado diagnóstico. c) Matriz de silicona.

PREPARACIÓN DE LOS DIENTES

Con una fresa de lanza de grano fino FG F 863.018 (AXIS DENTAL) asperizamos toda la superficie vestibular de los dientes fracturados eliminando los prismas de esmalte en la zona de la fractura. Posteriormente, con la misma fresa hicimos un bisel corto con una inclinación de 45 grados (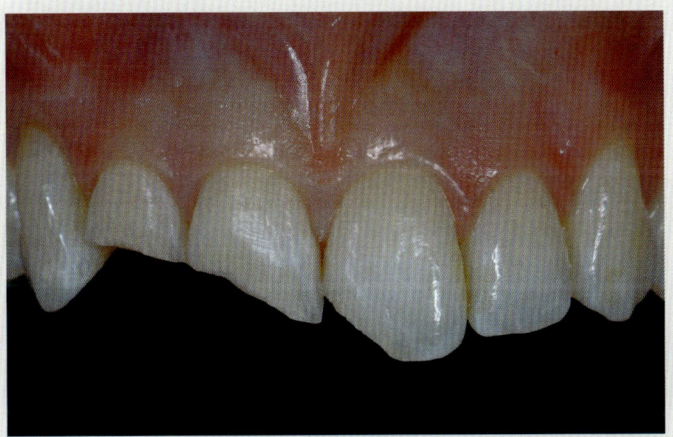 8.7). A lo largo del bisel realizamos después unas pequeñas irregularidades para favorecer el mimetismo (📷 8.8). Realizamos un grabado selectivo de la superficie del esmalte con ácido ortofosfórico al 37 % Total Etch (Ivoclar Vivadent), colocamos el adhesivo Scotchbond Universal (3M) y lo fotopolimerizamos mediante la lámpara Bluephase G2 (Ivoclar Vivadent).

📷 **8.7** Bisel corto con inclinación de 45 grados.

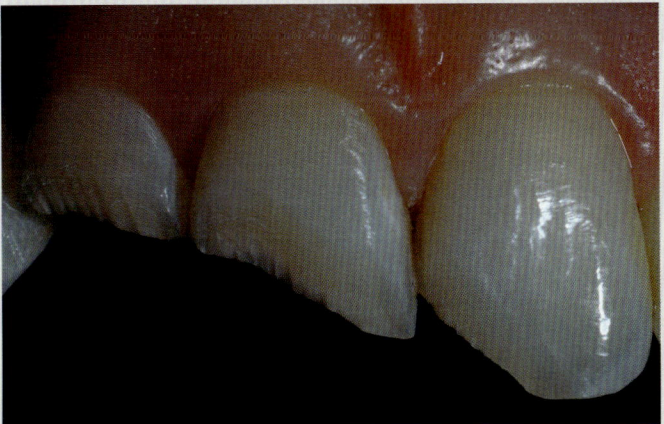

📷 **8.8** Con la fresa realizamos pequeñas indentaciones a lo largo del bisel.

ESTRATIFICACIÓN

Tomamos la matriz de silicona y colocamos sobre ella una capa fina de composite de esmalte (📷 8.9a). Posicionamos la matriz correctamente en los dientes y fotopolimerizamos la capa de composite aplicando la luz desde vestibular (📷 8.9b), luego retiramos la matriz y fotopolimerizamos también desde palatino (📷 8.9c) (Al-Qudah, 2007).

En este caso, utilizamos el color WE del sistema Filtek Supreme XTE (3M) (📷 8.10) (Dietschi, 2016).

Con este primer paso hemos reconstruido la cara palatina del diente, que nos va a servir de apoyo para modelar cómodamente el resto de las capas que tendremos que aplicar, además de ser la primera referencia de los espesores que se estratificaron.

En el siguiente paso procedemos a reconstruir un núcleo de dentina opaco y saturado, para imitar la dentina profunda (Fahl, 2007) Para ello utilizamos una dentina de color A2O del sistema Esthet-X HD (Dentsply) y nos extenderemos hasta el límite interno del bisel, más o menos en la unión amelodentinaria (📷 8.11).

Para crear los mamelones utilizamos una dentina A2 del sistema Empress Direct (Ivoclar Vivadent) y entre los mamelones colocamos una capa fina de esmalte OBN del sistema Enamel plus HFO (Micerium) para imitar el efecto azulado de traslucidez que tiene su diente natural (📷 8.12).

Siempre debemos elegir el color de esta masa profunda uno o dos grados más oscuro que el color final de nuestra restauración. A medida que coloquemos las siguientes capas de dentina hacia la superficie, estas deberán ser un poco más luminosas y con menor opacidad (📷 8.13).

Con la siguiente capa cubrimos la superficie del diente desde el borde externo del bisel hasta el borde incisal. Para realizarla utilizamos un esmalte A1 del sistema Empress Direct (Ivoclar Vivadent).

Por último, cubrimos toda la cara vestibular con un composite de micropartícula a modo de esmalte final que extenderemos desde cervical hasta incisal. Para la realización de esta capa utilizamos el color IL del sistema Renamel Microfill (Cosmedent) (📷 8.14).

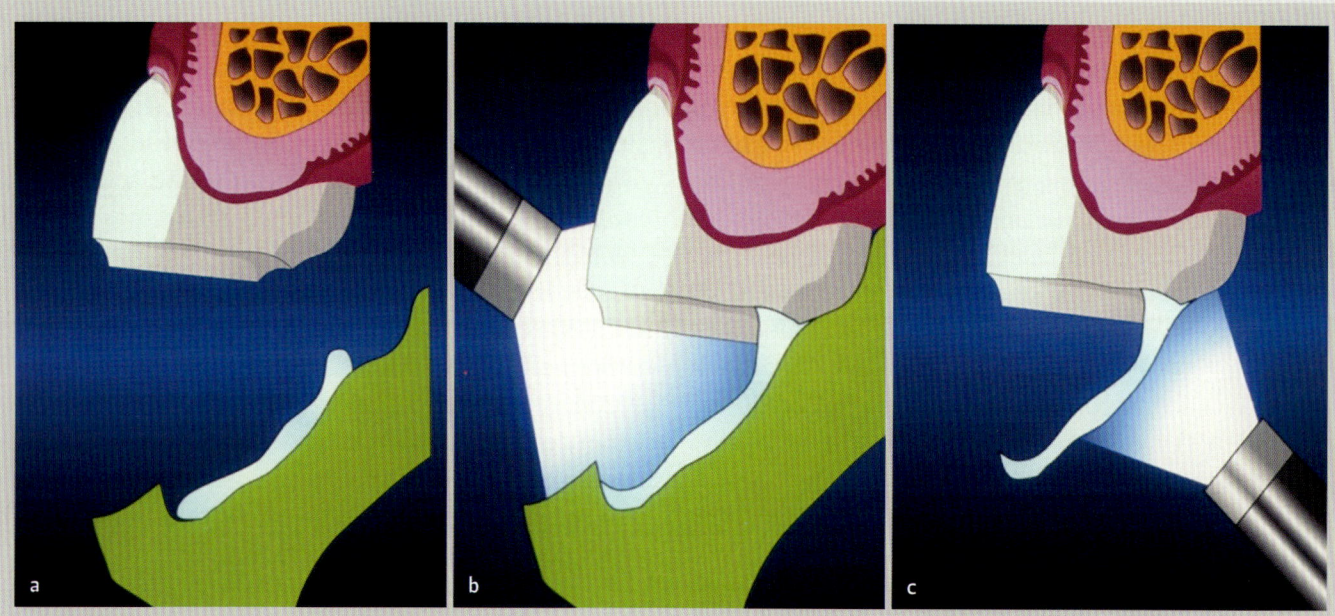

📷 **8.9** Ilustraciones que esquematizan el primer paso de la estratificación (capa palatina de esmalte). a) Capa fina sobre la matriz de silicona. b) Fotopolimerización vestibular. c) Fotopolimerización palatina.

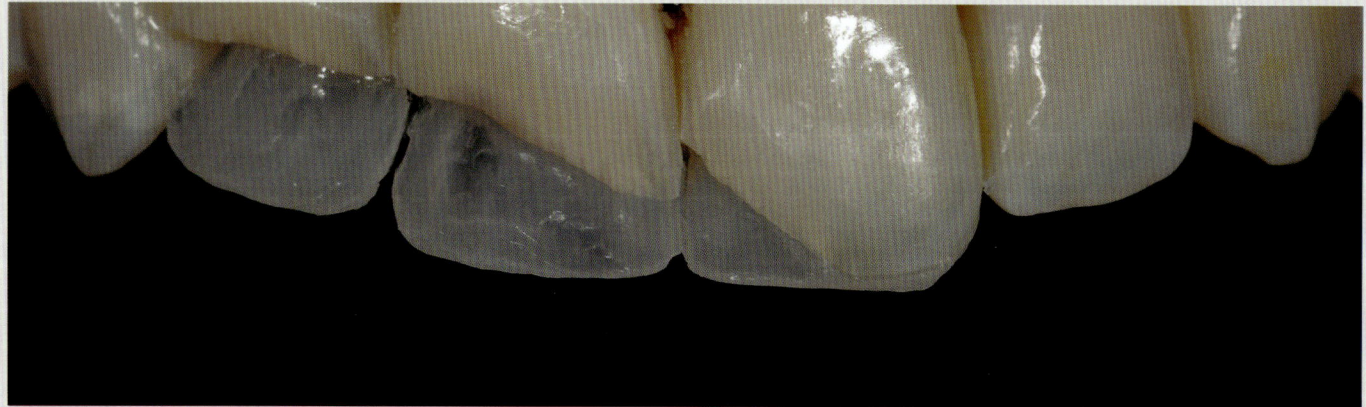

📷 **8.10** Resultado de la capa de composite. Color WE del sistema Filtek Supreme XTE (3M).

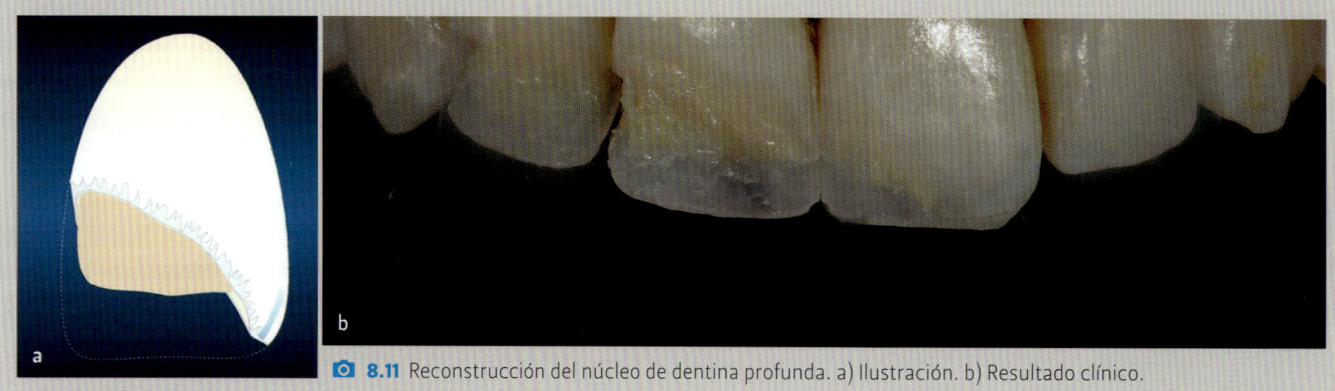

📷 **8.11** Reconstrucción del núcleo de dentina profunda. a) Ilustración. b) Resultado clínico.

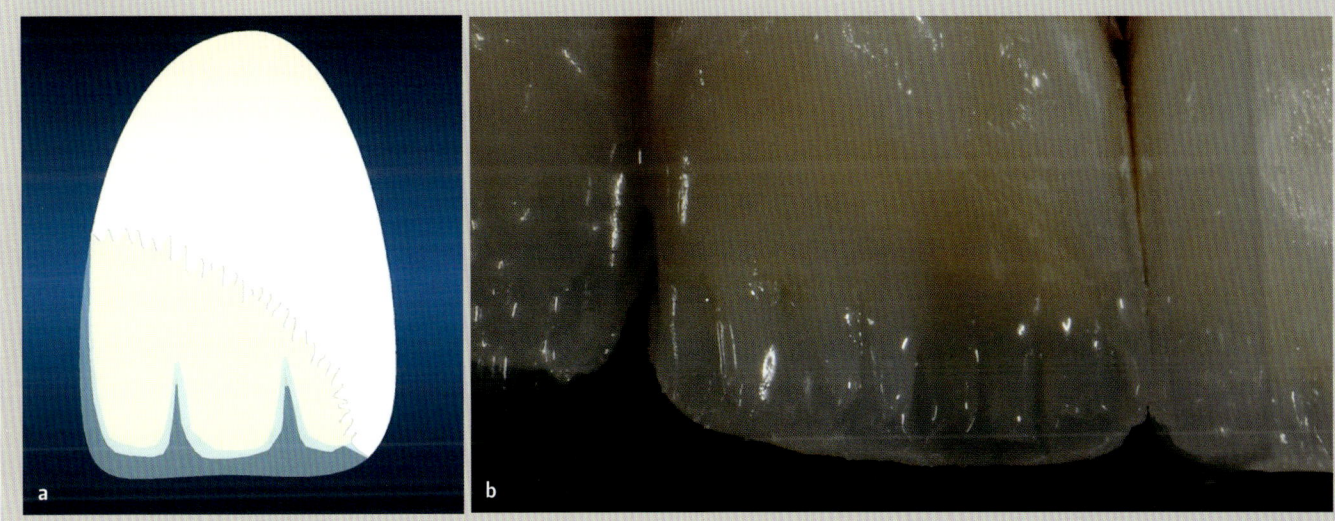

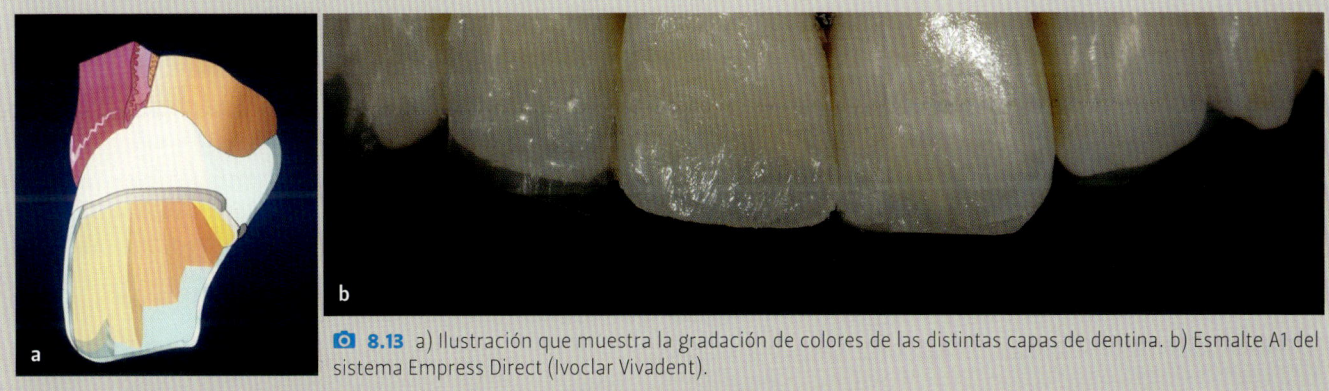

📷 **8.12** Creación de los mamelones, que no deben llegar al borde incisal. a) Ilustración del proceso. b) Situación clínica de la creación de los mamelones. Obsérvese, cómo, efectivamente, no llegan al borde incisal mencionado.

📷 **8.13** a) Ilustración que muestra la gradación de colores de las distintas capas de dentina. b) Esmalte A1 del sistema Empress Direct (Ivoclar Vivadent).

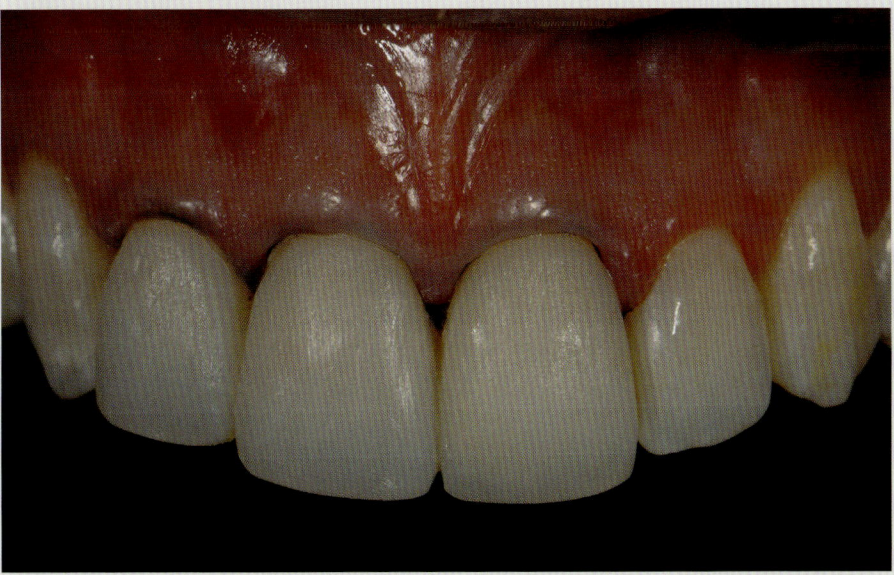

📷 **8.14** Cara vestibular cubierta con un composite de micropartícula.

PULIDO

Una vez fotopolimerizada la última capa de composite, retiramos el hilo de retracción que habíamos colocado. En este caso no realizamos un aislamiento absoluto porque no lo vimos necesario, pero si lo hubiéramos realizado este sería el momento de retirarlo para comenzar la fase de pulido y así tener una mejor referencia anatómica de los tejidos blandos.

Empezaremos dando la anatomía primaria a nuestras restauraciones con una fresa de lanza de grano fino FG F 863.018 (AXIS DENTAL) a baja revolución, eliminando excesos y conformando los detalles anatómicos. Para ayudarnos a ser más precisos y simétricos, marcaremos las líneas ángulo con un lápiz (📷 8.15a).

A continuación y con la misma fresa iremos dando la anatomía secundaria y terciaria (📷 8.15b,c).

Una vez hemos conformado la anatomía es el momento de sacar el máximo brillo a nuestras restauraciones. Para ello utilizamos el sistema de gomas de pulido Astropol (Ivoclar Vivadent). Primero pasamos las gomas de grano grueso, seguidamente grano medio y finalizamos con las de grano fino (Jefferies, 2007; Antonson, 2011).

Por último, terminamos pasando por toda la superficie de nuestras reconstrucciones una pasta de pulir de óxido de aluminio del sistema Enamelize (Cosmedent) mediante el disco de fieltro FlexiBuff (Cosmedent) (📷 8.16).

Es muy importante realizar un buen pulido de la zona yuxtagingival para no dejar escalones de material en esa zona y así evitar una posible inflamación gingival (📷 8.17) (Kois, 1996). De ahí la importancia de colocar como última capa un composite de micropartícula ya que es el que mejor pulido nos va a dar y será menos propenso a la formación de *biofilm* (Steinberg, 2002).

A los 15 días citamos a la paciente para revisión y hacer las fotos finales. En este momento, los composites han finalizado todo su grado de conversión y los dientes ya se han rehidratado por lo que ya podemos observar de una manera objetiva si nuestras restauraciones han quedado totalmente integradas con el resto de las piezas dentarias (📷 8.18-8.21).

Realizamos fotografías mediante filtros de luz polarizada (polar_eyes) para observar si el resultado final de color, opacidad y traslucidez de nuestras restauraciones está en armonía con el resto de dientes del paciente (📷 8.22).

Hacemos fotografía de transiluminación para ver los mamelones y el halo incisal (📷 8.23).

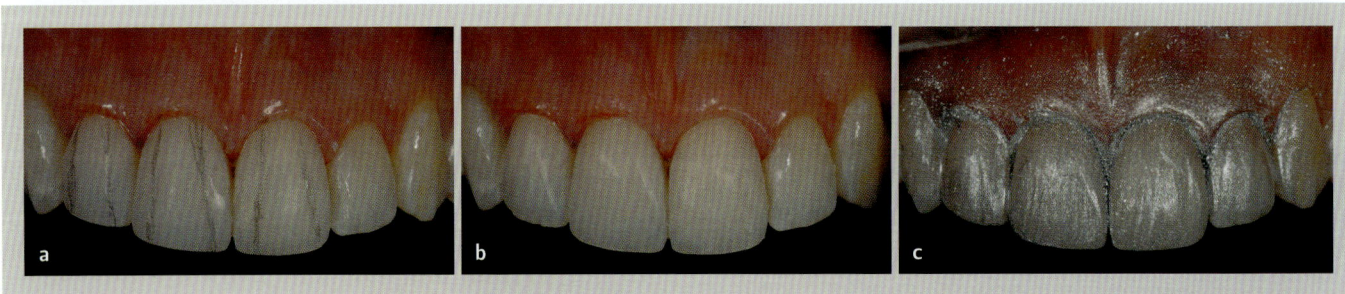

📷 **8.15** Conformamos las distintas anatomías (primaria, secundaria y terciaria).

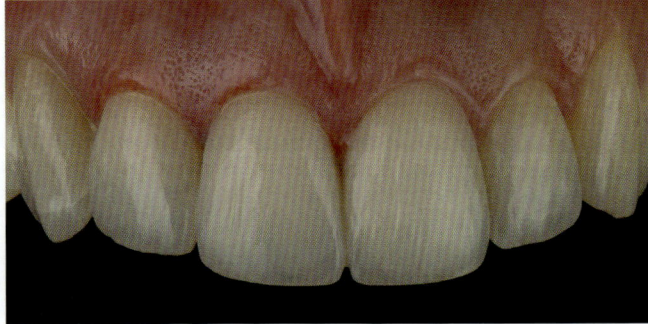

📷 **8.16** Estado de las reconstrucciones recién terminada toda la fase de pulido.

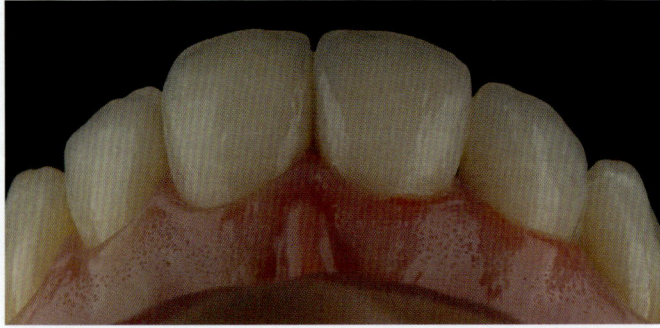

📷 **8.17** Obsérvense las pequeñas heridas en el margen gingival producidas al realizar el pulido intrasurcular para evitar escalones del material.

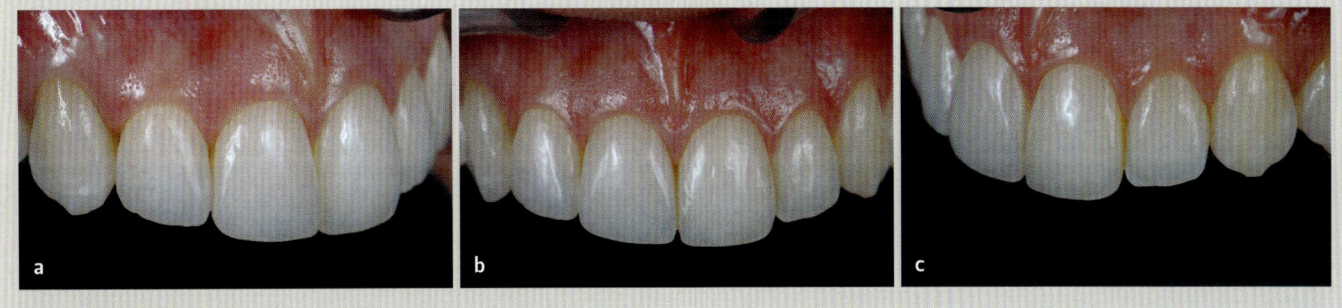

📷 **8.18** Revisión a los 15 días del tratamiento. a) Visión lateral derecha. b) Visión frontal. c) Visión lateral izquierda.

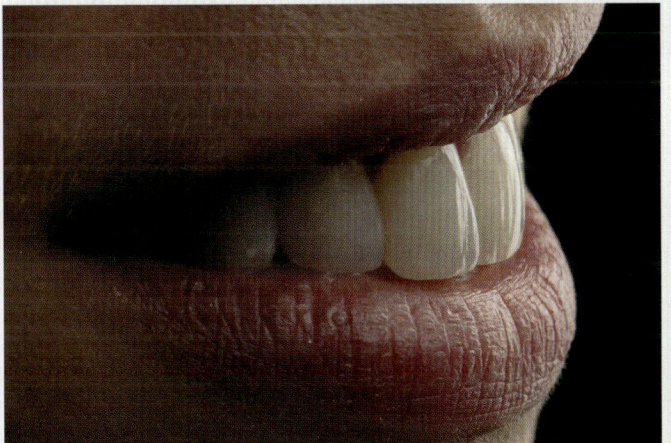

📷 **8.19** Visión extraoral derecha.

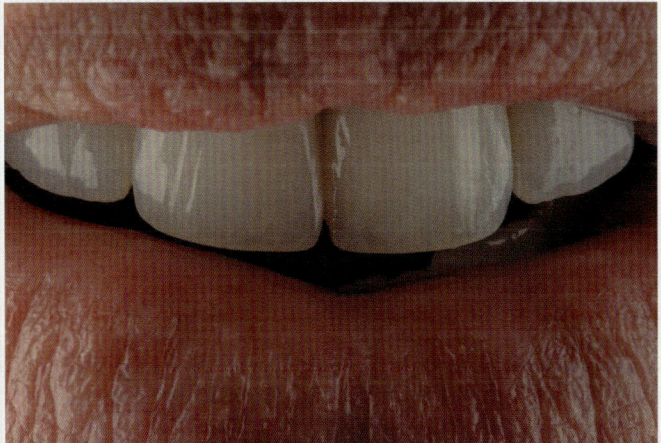

📷 **8.20** Obsérvese la armonía de la traslucidez de borde de las restauraciones.

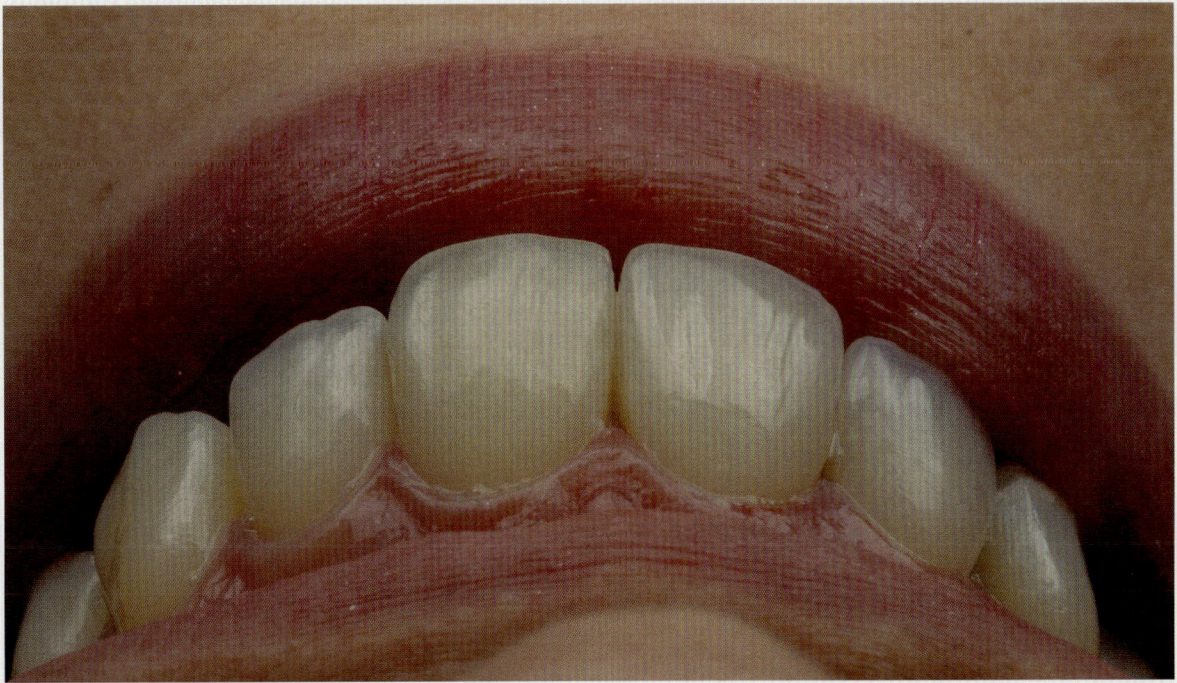

📷 **8.21** Obsérvese la integración de las restauraciones con el resto de piezas dentales, tejidos blandos y anexos.

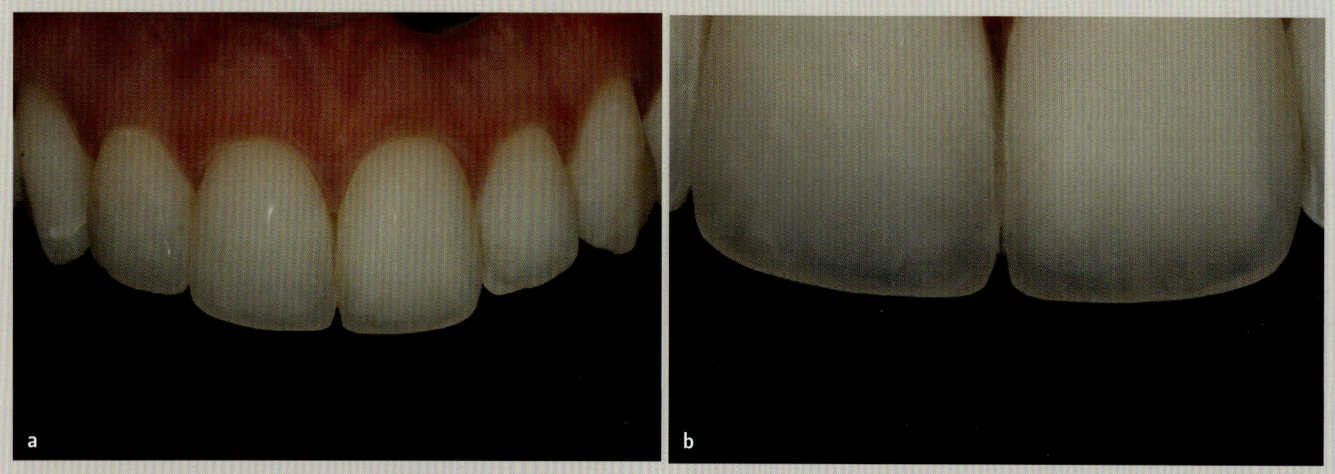

📷 **8.22** Fotografías con luz polarizada (polar_eyes). a) Visión intraoral frontal. b) Detalle de los incisivos. La integración es total.

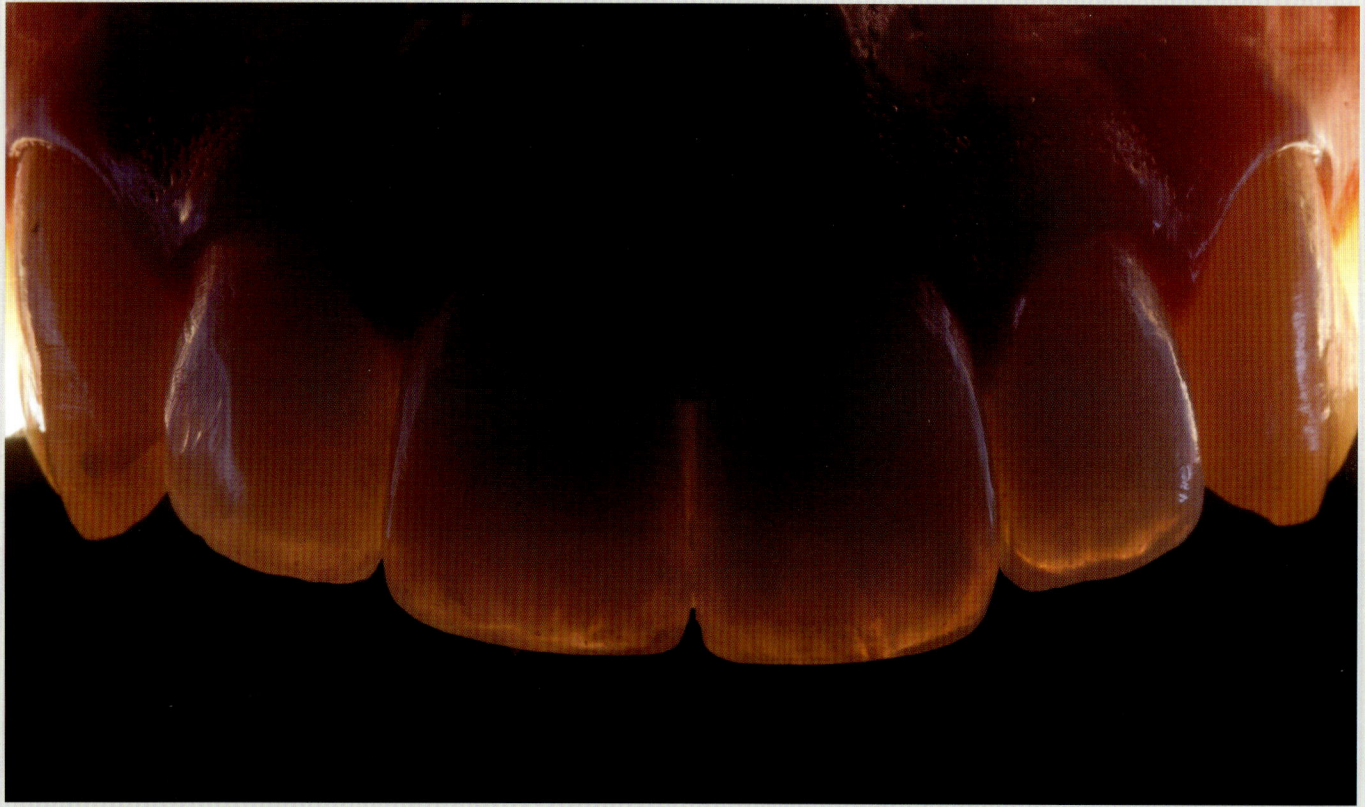

📷 **8.23** Fotografía con transiluminación.

Fase de mantenimiento

SEGUIMIENTO 1 AÑO

Al cabo de un año citamos a la paciente para una evaluación y seguimiento de nuestras restauraciones.

Realizamos radiografías periapicales de control y pruebas de vitalidad pulpar con resultado positivo (📷 8.24).

Observamos que el brillo y pulido de nuestras restauraciones se ha mantenido durante este año. Esa propiedad solo nos la ofrecen los composites de micropartícula o de suprananopartícula y por eso siempre y según nuestra filosofía, la última capa de composite de nuestras restauraciones la estratificamos con uno de estos materiales (📷 8.25) (Cremades, 2019).

Además, observamos cómo gracias al gran pulido que nos ofrecen estos materiales y a la importancia de realizar un buen pulido intrasurcular para no dejar escalones, los tejidos gingivales que están en contacto con nuestras restauraciones se mantienen con una salud excelente (📷 8.26) (Anselme, 2010; Carlén, 2001).

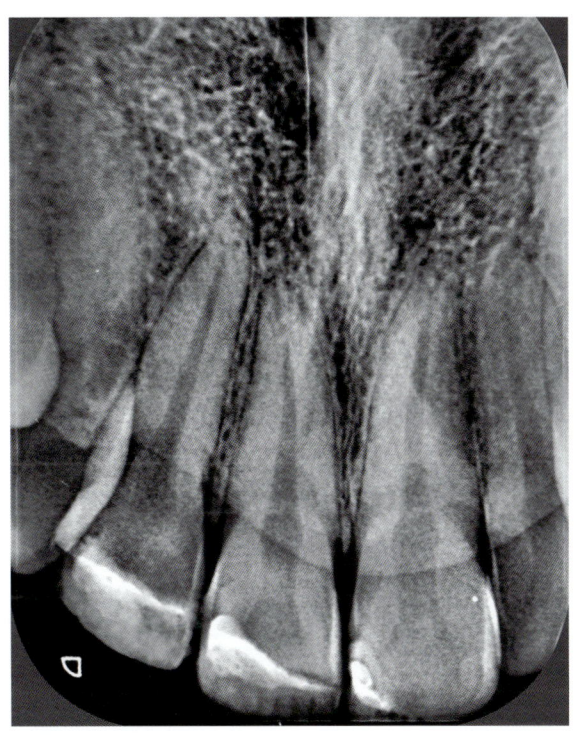

📷 **8.24** Radiografía periapical al año de la restauración.

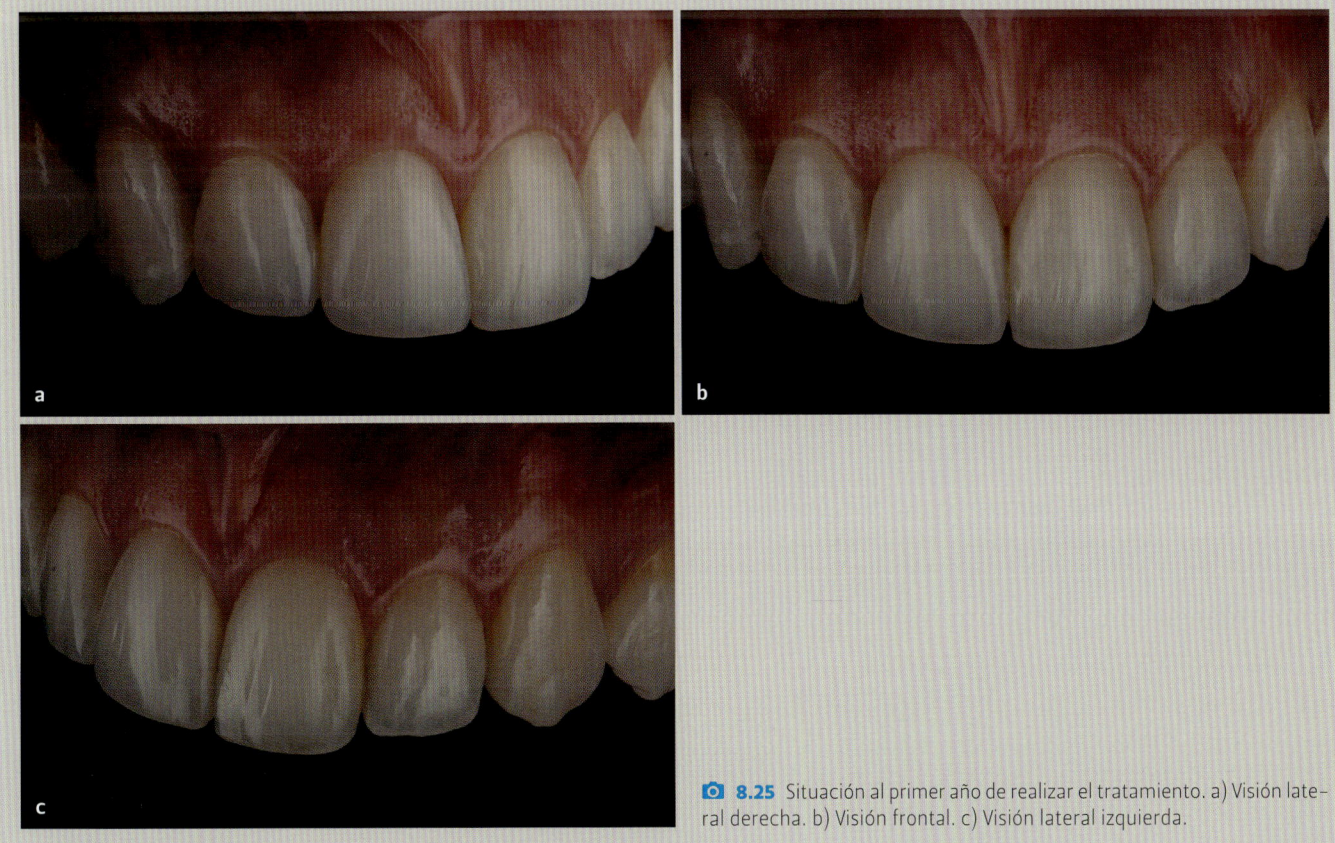

📷 **8.25** Situación al primer año de realizar el tratamiento. a) Visión lateral derecha. b) Visión frontal. c) Visión lateral izquierda.

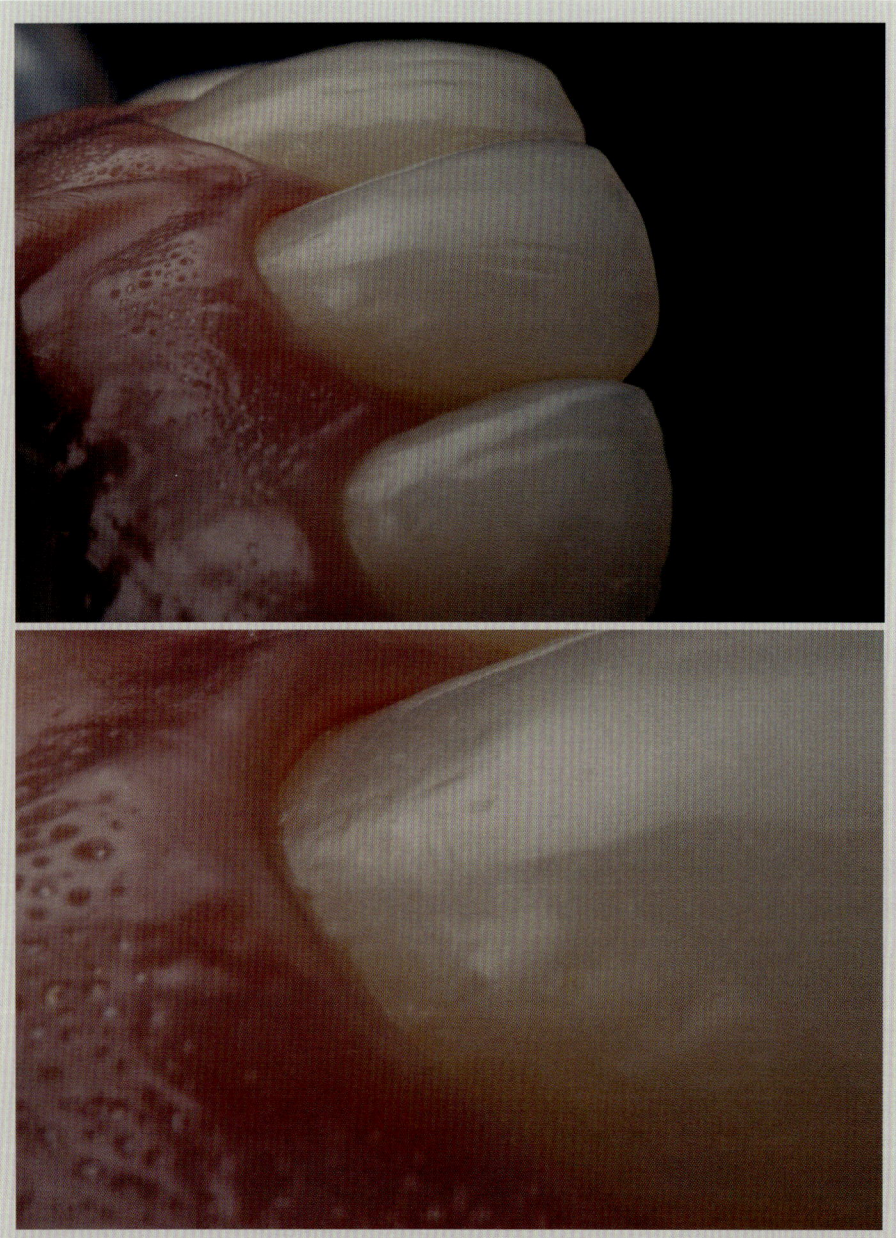

📷 **8.26** Obsérvese la excelente salud gingival un año después del tratamiento.

SEGUIMIENTO 5 AÑOS

A los cinco años de realizar nuestras restauraciones, la paciente sigue teniendo vitalidad pulpar positiva de las tres piezas dentarias (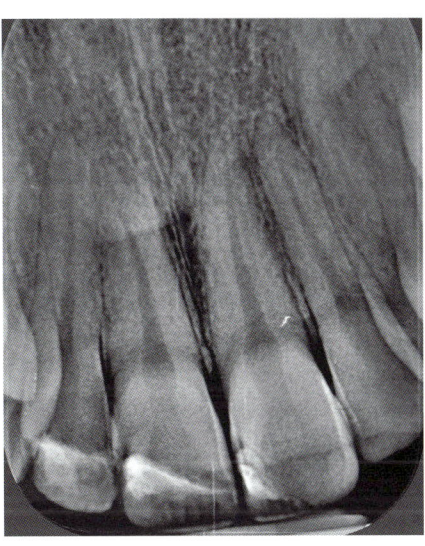 8.27).

Y observamos cómo el brillo y pulido se mantienen como el primer día sin la necesidad de haber realizado ninguna fase de pulido o mantenimiento durante estos cinco años, conservando una salud gingival excelente (⊙ 8.28).

⊙ **8.27** Radiografía periapical a los 5 años del tratamiento.

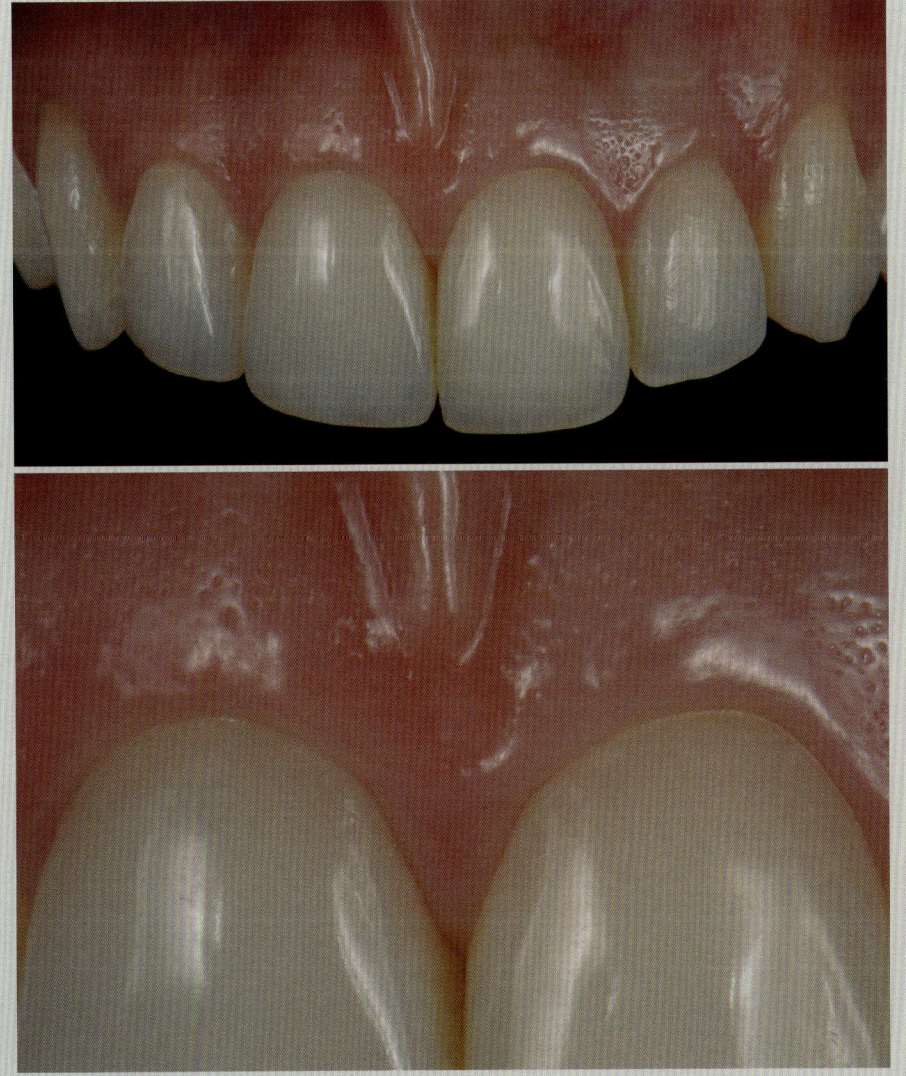

⊙ **8.28** Vemos cómo el brillo y pulido de las restauraciones se mantiene tras 5 años sin necesidad de hacer ningún mantenimiento

SEGUIMIENTO 6 AÑOS

A los 6 años y 7 meses de realizar las reconstrucciones de los dientes fracturados la paciente acude a la consulta por la presencia de una fístula a nivel apical de la pieza 11 (📷 8.29 y 8.30).

Realizamos pruebas de vitalidad pulpar que dieron resultado negativo en las piezas 12 y 11, pero positivo en la pieza 21. Remitimos al especialista para la realización del tratamiento de conductos de las piezas 12 y 11.

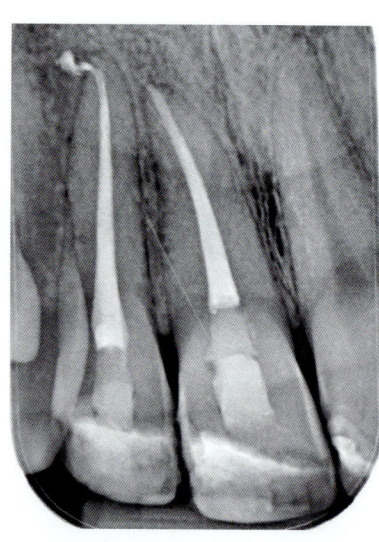

📷 **8.29** Radiografía periapical con el tratamiento de conductos realizado.

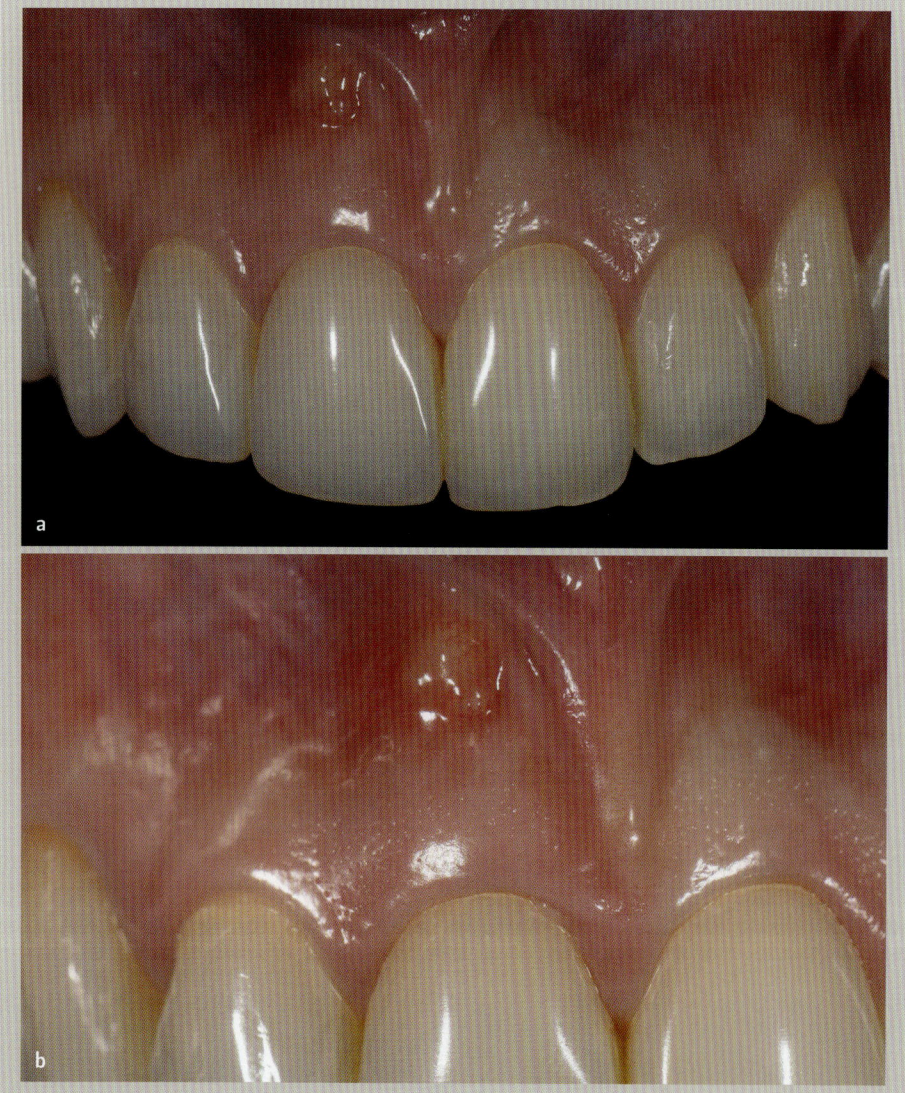

📷 **8.30** Aparición de fístula apical a nivel del 11 a los 6 años. a) Visión frontal. b) Detalle.

SEGUIMIENTO 10 AÑOS

A los 10 años citamos a la paciente para hacer un seguimiento para esta publicación y observamos que sin realizar ninguna fase de pulido de los composites en todo este tiempo, el brillo y pulido se han mantenido perfectamente y su aspecto es bastante bueno. Incluso sin haber utilizado un aislamiento absoluto en la realización de este caso, observamos cómo, tras estos 10 años, no ha existido ningún fallo de adhesión ni filtración marginal de nuestras restauraciones (📷 8.31).

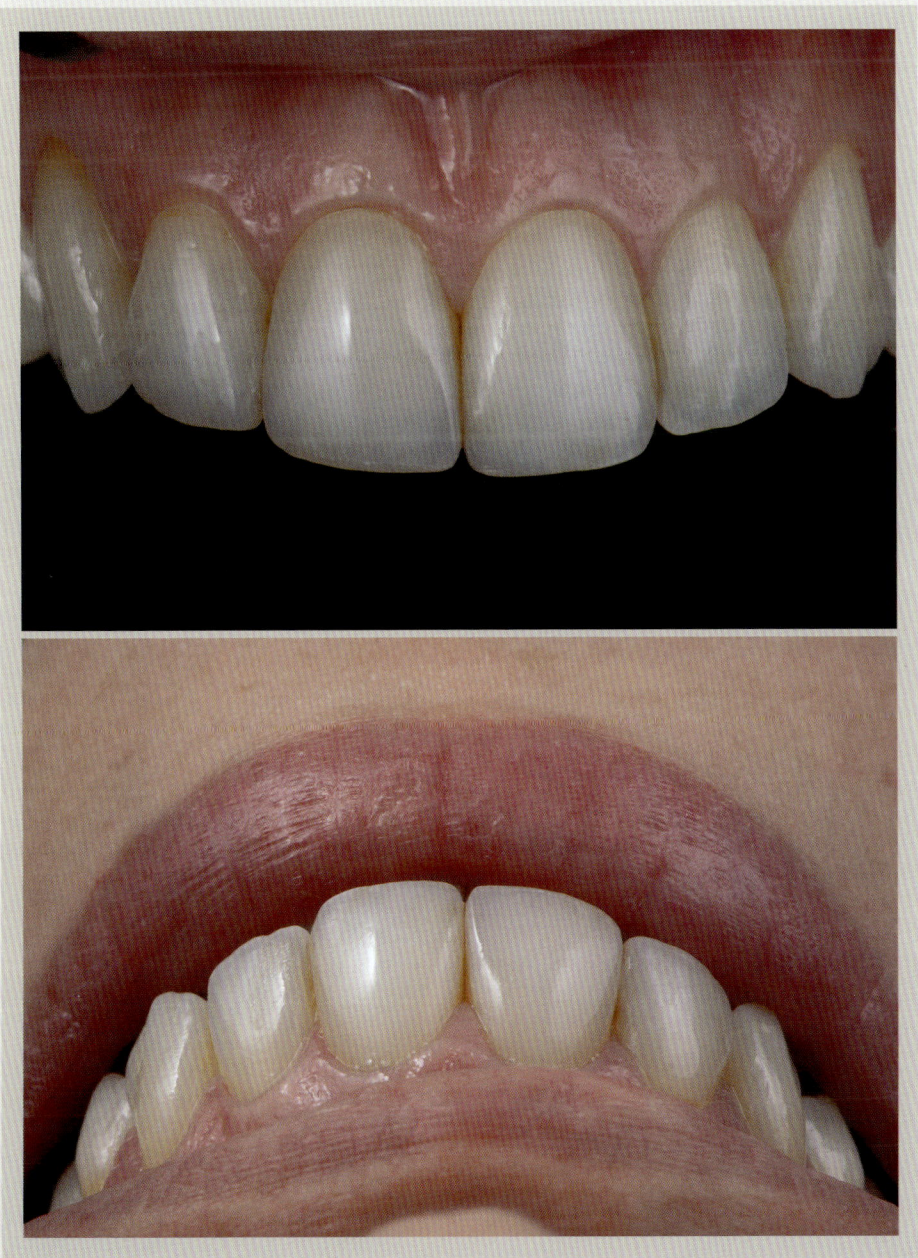

📷 **8.31** Obsérvese tras 10 años el mantenimiento del pulido de las restauraciones y el buen comportamiento del material.

Conclusiones finales

Cuando tenemos que reconstruir una porción de diente ausente, hay que intentar que el aspecto de la reconstrucción sea imposible de distinguir del diente natural. Para ello convendrá imitar, de la manera más realista posible, las diferentes porciones del diente, tanto en lo que se refiere a su forma como a sus cualidades ópticas.

La estratificación persigue esta finalidad, reproduciendo capa a capa las diferentes estructuras del diente natural.

Una de las fases más importantes de la técnica es el pulido final. Con frecuencia, el profesional tiende a considerar esta fase como un trámite, pero es fundamental ser exhaustivos y minuciosos en esta fase para que nuestras restauraciones mantengan una buena longevidad.

Otra de las claves en el éxito final se trata de la elección correcta de los materiales a utilizar.

Para la estratificación de las capas internas de nuestra restauración utilizaremos composites que contengan partículas mayores que la longitud de onda de la luz visible para darle resistencia y actividad óptica a nuestra restauración (Mikhail, 2013; Pérez, 2016). Sin embargo, para la última capa utilizaremos composites de micropartícula o suprananopartícula ya que sólo estos composites tienen todas sus partículas de un tamaño menor que la longitud de onda de la luz visible y por tanto admitirán un pulido de alto brillo y serán capaces de conservarlo indefinidamente (Ferracane, 2011; Beun, 2007).

Es honesto también comentar que no todas las restauraciones de composite se comportan tan bien a largo plazo como las de este caso. Es muy importante un buen diagnóstico y una buena anamnesis para conocer los hábitos del paciente y, así, decantarnos por un material u otro (composites o porcelanas) a la hora de realizar nuestras restauraciones.

Agradecimiento

A mi maestro el Dr. Manuel Antón-Radigales y Valls por su generosidad al enseñarme a manejar los composites y, sobre todo, a saber disfrutar con ellos.

BIBLIOGRAFÍA

1. AL-QUDAH AA, MITCHELL CA, BIAGIONI PA, HUSSEY DL. Effect of composite shade, increment thickness and curing light on temperature rise during photocuring. JDent 35 (2007) (3):238-245.

2. ANSELME K, DAVIDSON P, POPA AM, GIAZZON M, LILEY M, PLOUX L. The interaction of cells and bacteria with surfaces structured at the nanometre scale. Acta Biomater 2010; 6: 3824-3846.

3. ANTONSON SA, YAZICI AR, KILINC E, ANTONSON DE, HARDIGAN PC. Comparison of different finishing/polishing systems on surface roughness and gloss of resin composites. Journal of dentistry 39s (2011) e9-e17.

4. BEUN S, GLORIEUX T, DEVAUX J, VREVEN J, LELOUP G. Characterization of nanofilled compared to universal and microfilled composites. Dent Mater 2007; 23 (1): 51-59.

5. CARLÉN A, NIKDEL K, WENNERBERG A, HOLMBERG K, OLSSON J. Surface characteristics and in vitro biofilm formation on glass ionomer and composite resin. Biomaterials 2001; 22: 481-487.

6. CREMADES J, REY F. Tratamiento restaurador con resinas compuestas y compatibilidad periodontal. Periodoncia clínica 2019; 12: 86-93.

7. DIETSCHI D, FAHL N JR. Shading concepts and layering techniques to master direct anterior composite restorations: an update. Br Dent J 2016; 221 (12): 765-771.

8. FAHL N JR. A polycromatic composite layering approach for solving a complex Class IV - Direct veneer - Diastema Combination - Part 2. Pract Proced Aesthet Dent 2007;19(1):A-F.

9. FERRACANE JL. Resin composite - state of the art. Dent Mat 2011; 27: 29-38.

10. JEFFERIES SR. Abrasive finishing and polishing in restorative dentistry: a state-of-the-art review. Dental Clinics of North America 2007;51:379-97.

11. KOIS JC. The restorative-periodontal interface: biological parameters. Periodontology 2000, 1996 (11): 29-38.

12. PÉREZ MM, HITA-IGLESIAS C, GHINEA R, YEBRA A, PECHO OE, IONESCU AM, CRESPO A, HITA E. Optical properties of supra-nano spherical filler resin composite compared to nanofilled, nano-hybrid and micro-hybrid composites. Den Mater J 2016; 35 (3): 353-359.

13. MIKHAIL SS, SCOTT R. Schricker, Shereen S. Azer, William A. Brantley, William M. Johnston. Optical characteristics of contemporary dental composite resin materials. Journal of dentistry 41 (2013) 771-778.

14. STEINBERG D, EYAL S. Early formation of Streptococcus sobrinus biofilm on various dental restorative materials. J Dent 2002; 30: 47-51.

Un reto estético con carillas cerámicas: lateralizando caninos e integrando los implantes en caninos

Fernando Rey Duro

Presentación del caso

Anamnesis

- **Motivo de consulta.** Mujer de 40 años de edad que acude a consulta derivada del periodoncista con un diagnóstico de pérdida de integración del implante en posición del 23. Además y aprovechando esta situación, la paciente quiere mejorar la estética en el sector anterior superior: —"Ha llegado el momento de conseguir una sonrisa más bonita".
- **Anamnesis médica.** La paciente no refiere ningún detalle de interés en este aspecto, presenta un buen estado de salud general. Paciente no fumadora.
- **Anamnesis odontológica.** La paciente presenta agenesia de ambos incisivos laterales superiores y refiere que hace 12 años se le realizó un tratamiento de ortodoncia cuya planificación consistió en colocar los caninos superiores en posición de laterales y, en el espacio a

distal, colocar implantes con sus respectivas coronas atornilladas metal-cerámicas. En su momento el resultado obtenido fue muy aceptable desde el punto de vista estético, pero ahora busca conseguir mejorarlo, siempre teniendo en cuenta la complejidad del procedimiento.

Exploración clínica y radiológica

- **Exploración dentolabial.** Analizando estéticamente este parámetro, podemos enumerar las características de las tres principales posiciones dentolabiales (Fradeani, 2006):
  - Sellado: es competente (📷 9.1).
  - Reposo: observamos una exposición de prácticamente los 2/3 medios de los incisivos centrales superiores, lo que nos haría clasificarlo como una exposición de unos 6 mm (teniendo en cuenta que

la longitud total de sus centrales es de 8 mm de altura) (📷 9.2).

- Sonrisa: hay un corredor bucal ancho con un labio superior ligeramente cóncavo, línea de la sonrisa alta con una exposición de 2 mm de encía, enseña de 15 a 26, el borde incisal superior no contacta con el labio inferior y la línea media dental está correctamente posicionada (📷 9.3). También analizamos la relación dentolabial desde una visión cenital para hacernos una idea de si se pueden o no vestibularizar los dientes respecto al labio inferior (📷 9.4).

- **Exploración intraoral.** En una visión frontal, destacamos tres aspectos fundamentales. Por un lado, la posición más incisal de la línea gingival a la altura de los incisivos centrales; por otro lado, la dominancia de los caninos en posición de incisivos laterales y, por último, la forma anatómica de las coronas sobre implantes en posición de 13 y 23. Destaca esta pieza 23, para la que el volumen vestibular es insuficiente y se aprecia una falta de adaptación de la corona con el tejido gingival (📷 9.5).

En la visión oclusal, destacan especialmente las coronas de los implantes. Son restauraciones metálicas con cerámica feldespática estratificada en las que la chimenea ocupa la mayor parte de la cara incisopalatina y deja muy poco espacio, tanto a vestibular como a palatino. Esto nos empieza a dar una idea de la angulación vestibulopalatina de los implantes. Además, también observamos la falta de volumen de tejido en vestibular de los implantes (sobre todo en el 23) que

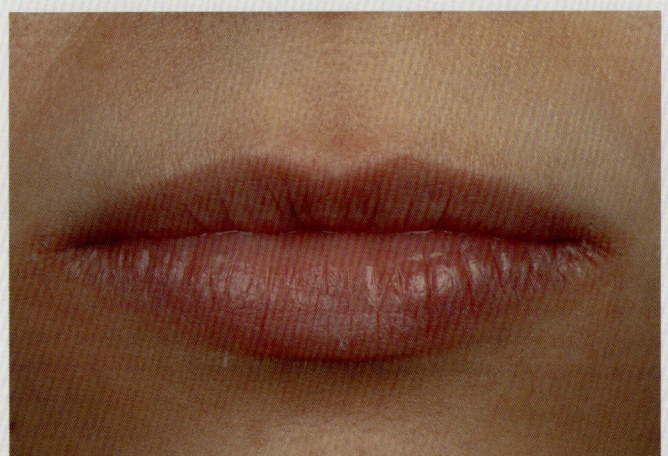

📷 **9.1** Fotografía de sellado labial.

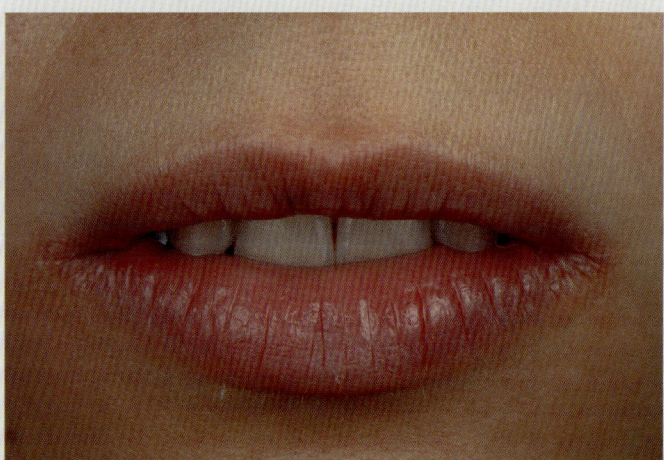

📷 **9.2** Fotografía de reposo labial.

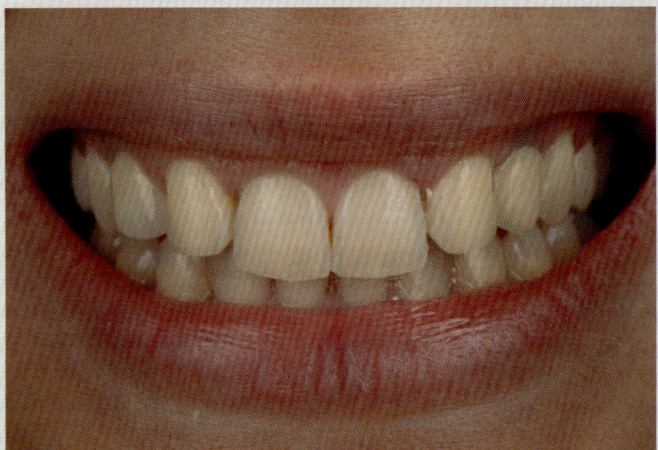

📷 **9.3** Fotografía de sonrisa.

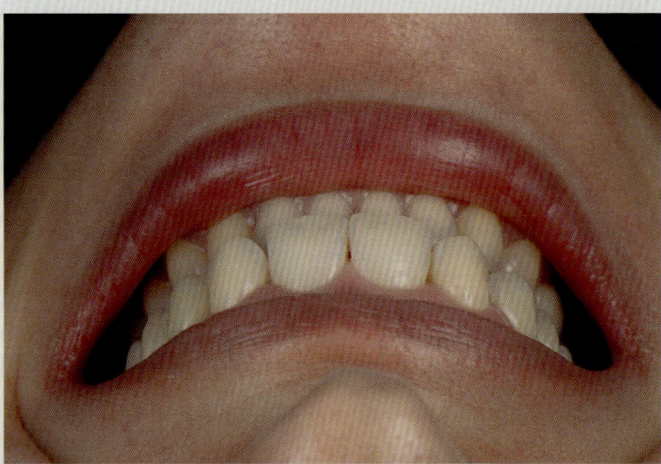

📷 **9.4** Fotografía cenital de sonrisa labial.

contrasta más aún con la eminencia de los caninos colocados en posición de laterales (📷 9.6).

- **Exploración radiológica**. En las radiografías intraorales podemos observar el tipo de implante colocado en 13 y 23, de conexión externa y en un posición demasiado coronal. Esto sumado a la visión oclusal de las chime-

neas, nos da una idea de la posición vestibulopalatina de implante también, con una angulación demasiado vestibularizada. Estos dos aspectos tridimensionales de la posición de los implantes limitan mucho la parte estético-restauradora y la estabilidad en la conexión de la corona (📷 9.7).

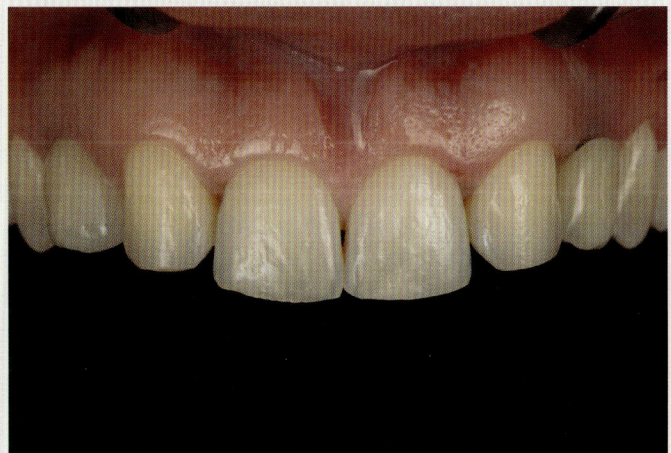

📷 **9.5** Fotografía frontal del sextante anterosuperior. Obsérvese cómo la pieza 23 tiene un volumen vestibular insuficiente, con falta de adaptación de la corona con el tejido gingival.

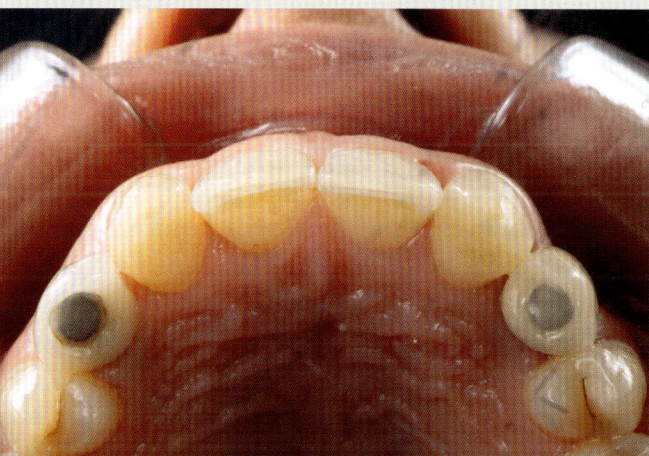

📷 **9.6** En esta fotografía oclusal podemos observar la posición lingualizada de los centrales, la dominancia de los caninos en posición de laterales y, por último, la eminencia de las chimeneas de las coronas atornilladas en 13 y 23.

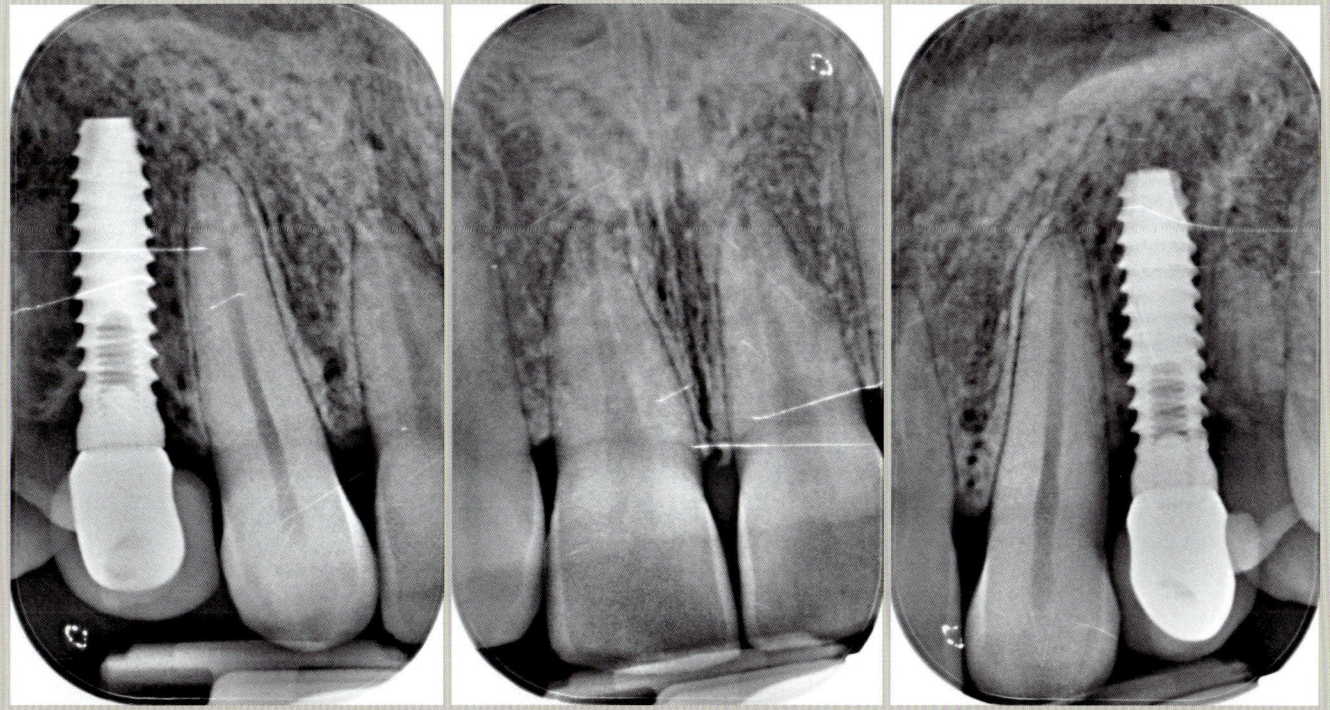

📷 **9.7** Situación radiográfica inicial. El implante del 23 no está integrado. Se puede observar la posición coronal de los implantes y el poco espacio restaurador que hay.

Valoración de la sonrisa

En estética, es de vital importancia la comunicación entre el paciente y el equipo dental (laboratorio, periodoncista, ortodoncista y restaurador) así como la planificación y análisis en las diferentes etapas del tratamiento. En este punto partimos siempre de un diseño digital de la sonrisa (Coachman, 2012) para poder establecer punto por punto las mejoras y modificaciones estéticas, valorarlas desde nuestro punto de vista profesional y que así el paciente pueda ser también partícipe de este proceso, valorándolo y entendiéndolo. A veces, la planificación debe contar con un análisis completo, incluyendo la cara, los labios y la zona intraoral. En este caso los cambios que buscamos son más locales, por lo que se analizan menos factores, como son los márgenes y volúmenes gingivales, las proporciones y el espacio restaurador. Utilizamos plantillas estándar al principio para poder ir dando forma a nuestra idea de mejora estética, pero muchas veces tenemos que modificarlas ya que una cosa es la teoría y otra la práctica e integración estética en boca.

Resumen del caso:

Mujer de 40 años que desea mejorar la estética en el sector anterior superior. Estéticamente presenta los caninos en posición de laterales e implantes en posición 13 y 23, con pérdida de integración del implante y de volumen tisular en posición del 23. Ambas situaciones, limitan mucho la parte estético-restauradora.

Diagnóstico

Podemos establecer una jerarquía de lo más a lo menos importante, pero hay que tener en cuenta que todos los detalles son importantes en estética. Podemos enumerar en este punto las características estéticas del sextante 2 que queremos corregir:

o Falta de dominancia de los incisivos superiores.
o Necesidad de conseguir una "lateralización" de los caninos superiores colocados en posición de laterales.
o Restauraciones sobre implantes en caninos deficientes estéticamente y sin anatomía de cúspide.

Plan de tratamiento

ALTERNATIVAS DE TRATAMIENTO

Se planteó una sola alternativa basada en:

1. Nivelación de márgenes gingivales en 11 y 21.
2. Explantación de implantes en posición de 13 y 23, posterior colocación de nuevos implantes en una posición tridimensional más favorable con aumento de tejidos blandos y nuevas coronas atornilladas de circonio con anatomía de caninos.
3. Carillas cerámicas de 12 a 22, con una mejor distribución de espacios y proporciones para poder "lateralizar" los caninos y dar dominancia a los centrales.

Una vez presentado el plan de tratamiento, la paciente decidió mantener el implante en posición 13, ya que no presentaba problemas a nivel óseo, asumiendo las limitaciones estético-restauradoras de la corona atornillada dado el poco espacio protético disponible.

Tratamiento

Fase de diseño y valoración estética

LA IMPORTANCIA DE CADA ENCERADO

En situaciones en las que los dientes tienen un exceso de volumen en vestibular y buscamos corregirlo, el primer encerado siempre es más voluminoso que el definitivo y se debe probar antes de realizar nada en boca para hacernos (nosotros y el paciente) una idea aproximada del resultado final. Además, nos sirve para hacer correcciones si fueran necesarias. El segundo encerado presentará esas correcciones y se utilizará como referencia definitiva de los grosores de tallado el día de la preparación y también (dependiendo del caso) como provisional después del tallado.

EL DISEÑO DEL ENCERADO

Para diseñar el primer encerado, superponemos sobre las fotografías correspondientes las plantillas digitales, que nos ayudan a analizar la situación. En este diseño se suelen seguir las proporciones estéticas estándar "ideales", tanto para la parte dental como para la gingival (Magne, 2002).

Sin embargo, para el primer encerado de este caso decidimos modificar las proporciones ligeramente, ya que como principal desventaja contábamos con los caninos en posición de laterales (📷 9.8). La mejor forma de enmascarar este caso es en la parte dental, ganando dominancia en los centrales por encima de los caninos lateralizados y darles forma (en lo posible) de laterales, además de conseguir darles a las coronas de 13 y 23 forma de caninos. En este caso el diseño cuspídeo e incisal fue uno de los detalles de mayor importancia. A nivel gingival, teníamos como objetivo razonable conseguir alinear en márgenes de 13 a 23.

El primer *mock-up* se prueba en boca (Structur 2, color A2 Vita, Voco) y se valida por parte del paciente y del restaurador. Es importante en este punto que la prueba sea precisa e intentemos retirar correctamente los excesos para poder valorar bien todos los detalles (no como nos ocurrió a nosotros) (📷 9.9). Una vez validado en boca el diseño, continuamos con el tratamiento.

Fase quirúrgica

En esta fase se procedió a realizar la cirugía de explantación del 23 y la colocación inmediata del nuevo implante (PRAMA, Sweden & Martina), utilizando como referencia la guía quirúrgica diseñada a partir del *mock-up* definitivo. Esto nos aseguró una correcta posición tridimen-

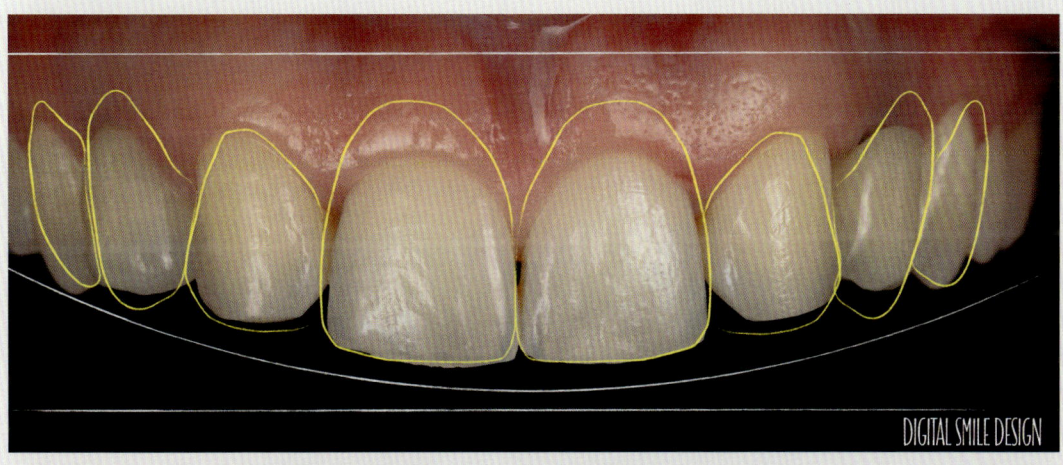

📷 **9.8** Planificación inicial del diseño digital de la sonrisa (DSD, por *digital smile design*).

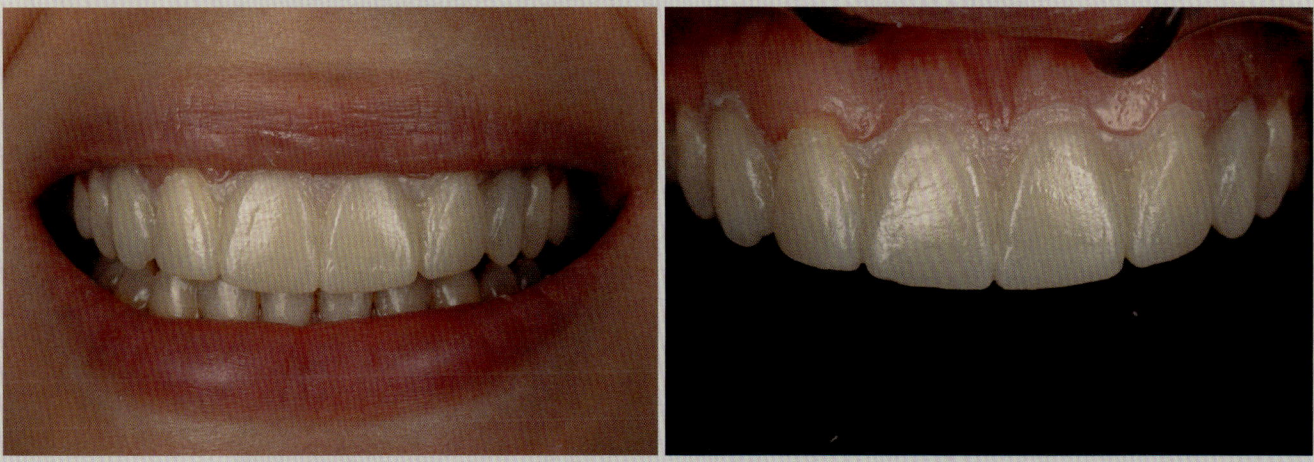

📷 **9.9** *Mock-up* en la boca de la paciente. En ese momento no se retiraron bien los excesos. Esto conlleva una menor precisión a la hora de evaluar el *mock-up*, sobre todo por parte del paciente.

sional del implante. Posteriormente, se realizó un injerto de tejido conectivo mediante un bolsillo supraperióstico en vestibular para compensar la pérdida de volumen en esta zona. En la misma sesión, y dado que la estabilidad primaria era correcta, se realizó una corona provisional atornillada (📷 9.10 y 9.11). Y por último, se realizó el alargamiento coronario del 11 y 21. Para ello, se midió la distancia al hueso sondando; dado que la profundidad de sondaje era de 5 mm respecto al margen gingival actual, fue posible realizar la gingivectomía mediante electrobisturí (Lee, 2004).

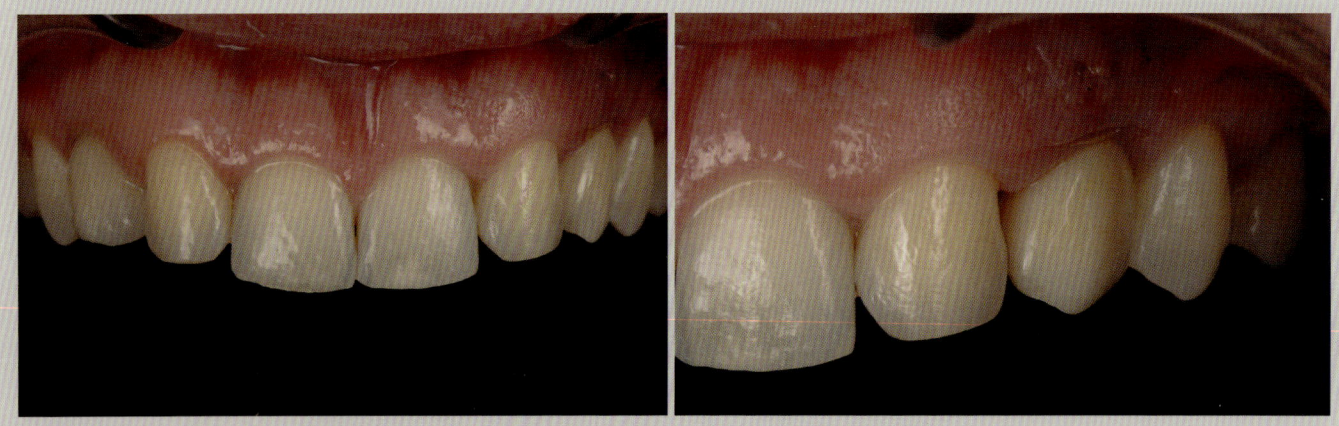

📷 **9.10** Situación a los 15 días de la colocación inmediata del implante del 23 e injerto de tejido conjuntivo y retirada de la sutura.

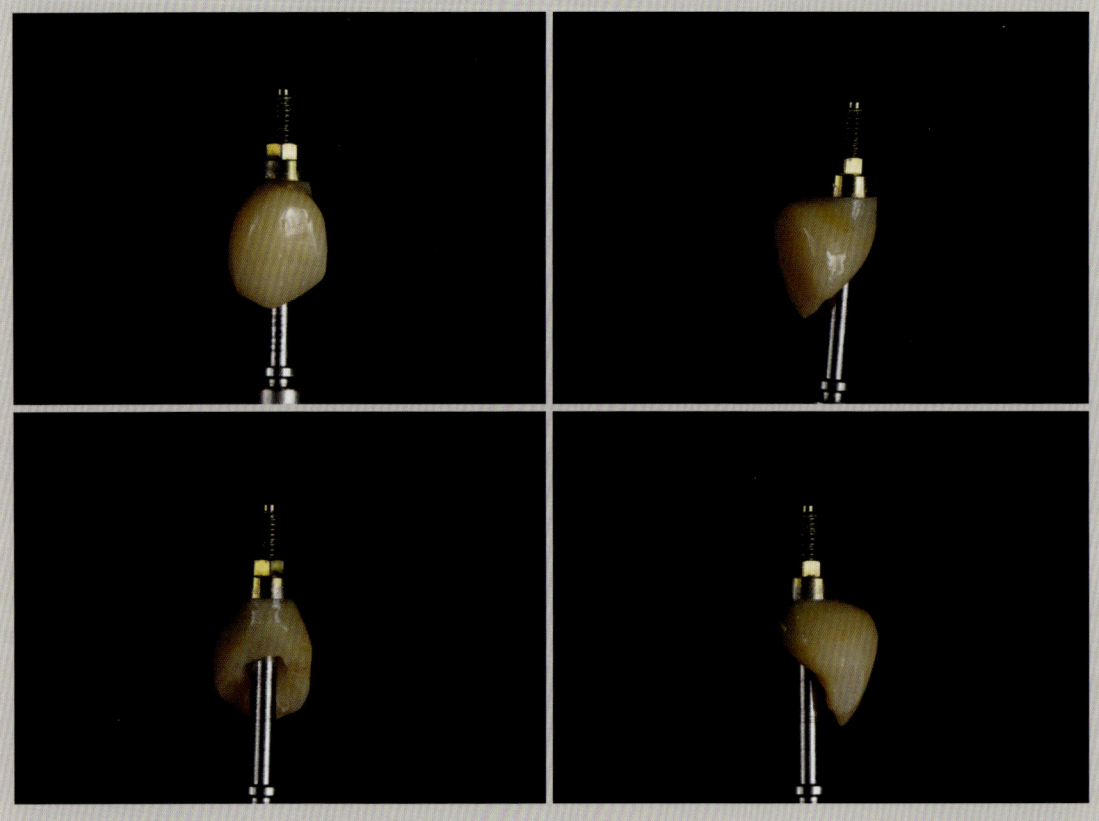

📷 **9.11** Imágenes desde diferentes perspectivas del provisional inmediato sobre implante en 23. Este montaje lo haría en una sola línea, las 4 imágenes juntas y sin espacio blanco entre ellas, todo con el fondo negro.

Fase restauradora

PRIMERA CITA

Una vez que el implante estuvo integrado a los 3 meses de la intervención quirúrgica, continuamos con la fase restauradora. En esta cita previa nos gusta validar la conexión de los implantes que no hemos colocado nosotros (en este caso, el implante del 13) para que no haya problemas el día del tallado de las carillas e impresión sobre implante de los caninos (📷 9.12).

SEGUNDA CITA

Procedemos, en esta segunda cita de la fase restauradora, al tallado de las carillas de 12 a 22.

Uno de los primeros pasos es siempre la toma de color. El laboratorio necesita tener varias referencias para poder elaborar bien su trabajo: por un lado, el registro del color al que queremos llegar y, por otro, el color del que partimos en los dientes una vez tallados. Para ello, utilizamos un equipo fotográfico macro con diferentes tipos de iluminación (Rey, 2013):

- **Flash anular**. Nos servirá para la documentación general del caso y para tener una visión, llamémosla, "realista" del mismo (📷 9.13).
- **Luz polarizada**. El filtro polarizado (polar_eyes, Bio-Emulation) nos va a ayudar a percibir e interpretar el color de una forma muy precisa, dado que elimina todos los reflejos que pudiera haber en el diente y en la encía (📷 9.14). Además, si queremos ir un paso más

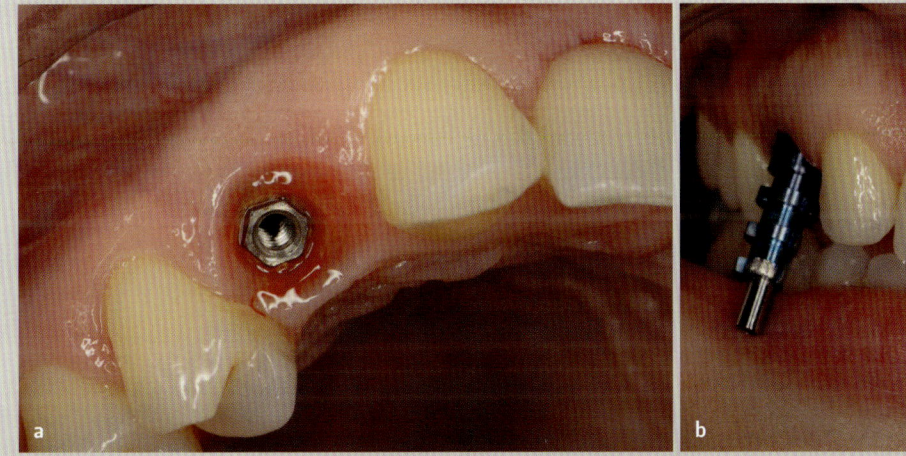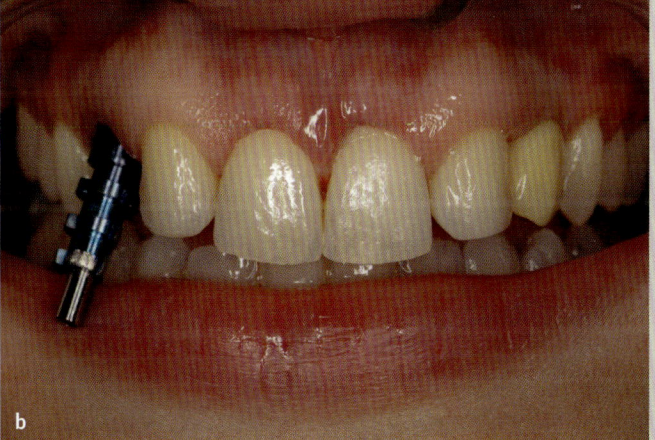

📷 **9.12** a) Vista oclusal del implante en 13. b) Se puede apreciar la posición real tridimensional del implante en 13, lo desfavorable que es y el poco espacio restaurador existente.

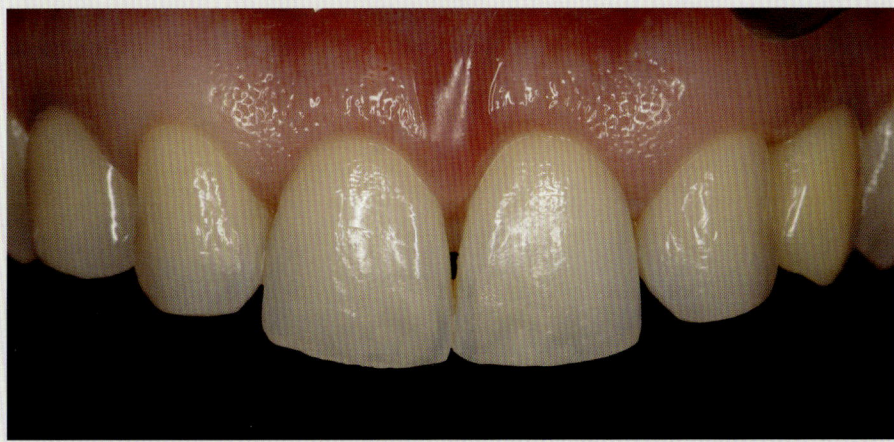

📷 **9.13** Fotografía con flash anular.

allá podemos trabajar con protocolos de medición objetivo del color digital como pueden ser las diferentes evoluciones del protocolo *eLaborAid*, desarrollado por Javier Tapia, Sasha Hein y Panaghiotis Bazos. En este momento y para este caso, utilizamos una carta de grises específica (White_Balance Grey Card, Bioemulation) para poder estandarizar en cuanto a luminosidad y color todas las fotografías. Este sistema nos ofrece de esta forma un punto de partida común a todas las cámaras y a partir de aquí poder hacer comparaciones precisas a la hora de percibir y analizar el color dental, de los composites y de las cerámicas (Hein, 2016; Hein, 2018).

Haremos las fotografías con las guía de color para registrar el color final a obtener (VITA Classical, Vita) y con la guía de muñones (IPS Natural Die Material, Ivoclar) para registrar el color base del que partimos en los dientes tallados (📷 9.15).

o **Textura.** Jugando con diferentes iluminaciones vamos a conseguir registrar la textura y volumen, tanto de los dientes como de la encía. para ello, unas veces utilizaremos difusores en nuestro flash doble y otras veces usaremos el flash anular con diferentes angulaciones. No hay una regla escrita en este aspecto porque a veces depende mucho del tipo de diente que estemos fotografiando. En este caso realizamos fotografías con las dos variaciones (📷 9.16 y 9.17).

o **Luz unilateral.** Es una fotografía un poco menos cotidiana que utilizamos para obtener más detalles del color, de fisuras y de texturas. Normalmente, este tipo de fotografías tienen más sentido en el caso de un diente unitario que en el caso de un sextante anterior. Aun así, nunca está de más, cuanta más información tenga el laboratorio, mucho mejor (📷 9.18).

Una vez registrado el color, comenzaremos a preparar los dientes. Usamos como referencias el segundo *mock-up* y con él se confeccionaron unas llaves de silicona para poder tallar lo necesario para este caso en concreto. Este *mock-up* se modificó a partir del primero, para poder ajustar los volúmenes vestibulares a una situación más real. En los centrales, por su posición más a palatino, haremos un tallado mucho más conservador que en los caninos, donde necesitamos reducir el volumen vestibular

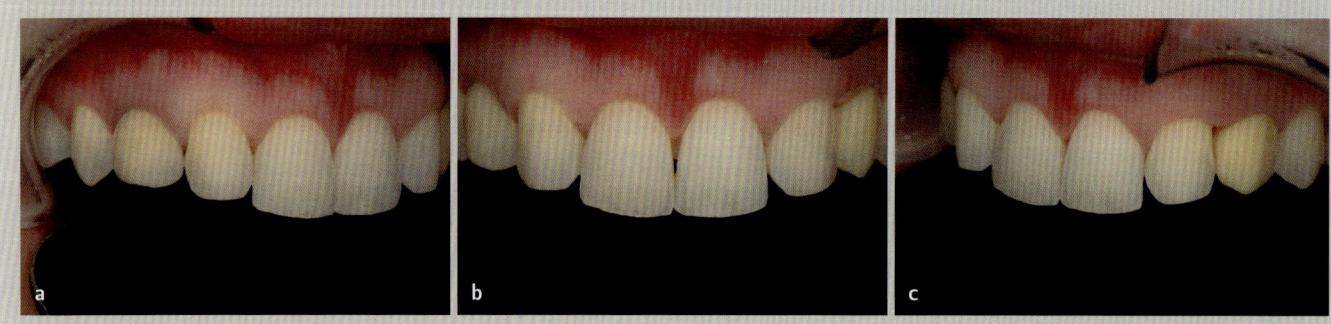

📷 **9.14** Fotografías polarizadas. a) Frontal. b) Lateral derecho. c) Lateral izquierdo.

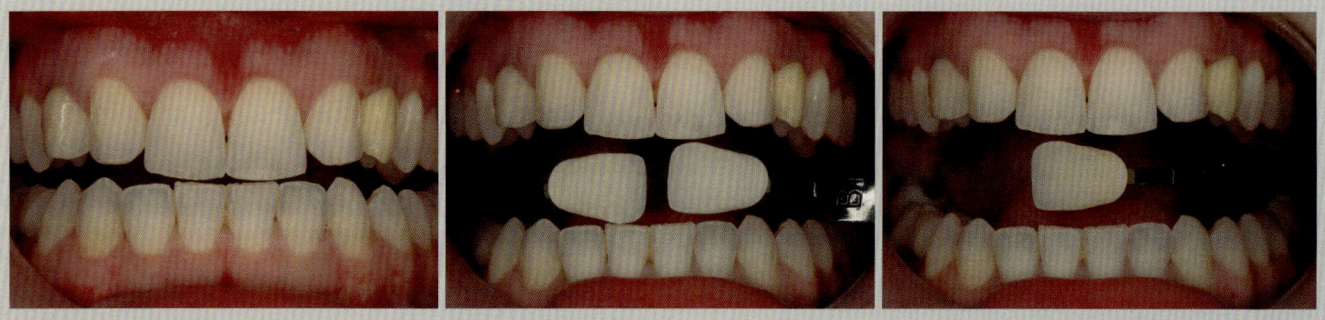

📷 **9.15** Fotografías polarizadas para la toma de color inicial.

para poder engañar al ojo y "lateralizarlos". En vestibular de los incisivos centrales hemos tallado prácticamente 0,5 mm y en los caninos 1,5 mm. En incisal, en todos los dientes hemos tallado 1,5 mm. Las líneas de terminación en las carillas son *chamfer* en todo su perímetro salvo en incisal, donde se deja una terminación plana hacia palatino (📷 9.19).

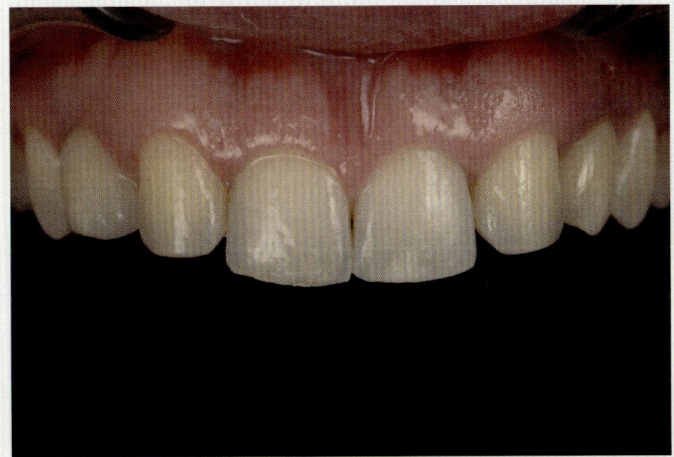

📷 **9.16** Fotografía con difusores, para ver textura y volumen. En función del paciente, se puede apreciar con mayor o menor facilidad.

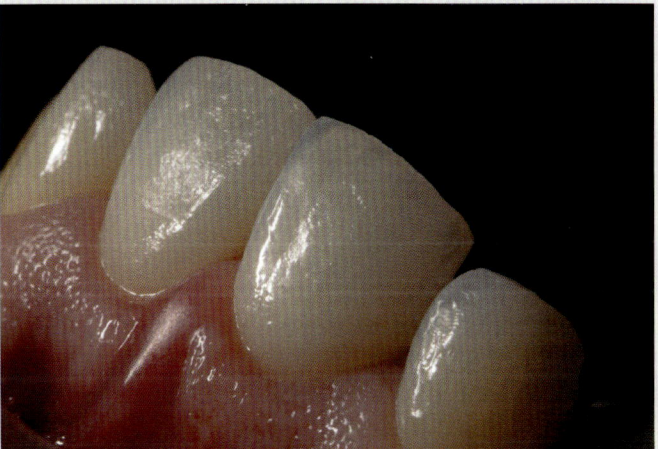

📷 **9.17** Fotografía con flash anular lateralizado para observar mejor efectos de opalescencia, así como detalles de textura superficial.

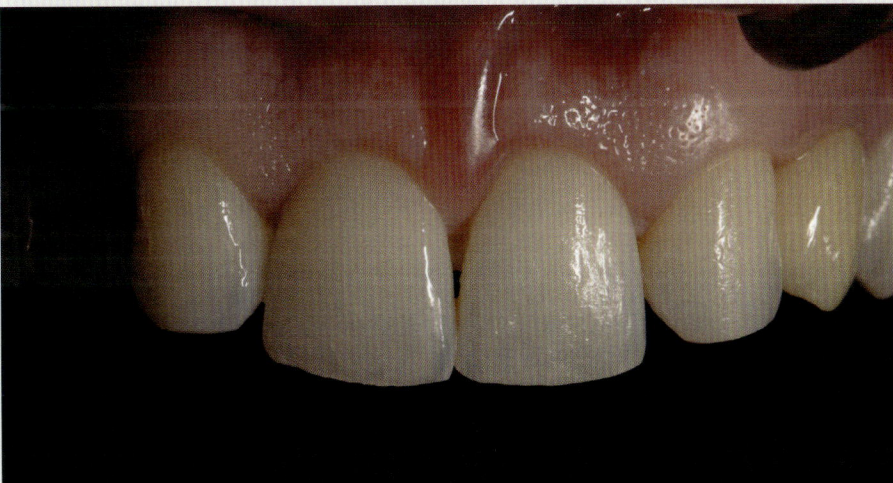

📷 **9.18** Fotografía unilateral con flash anular.

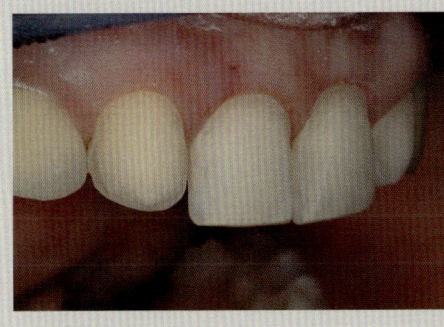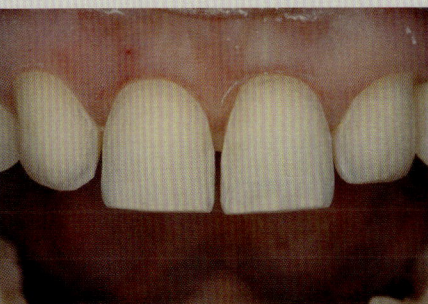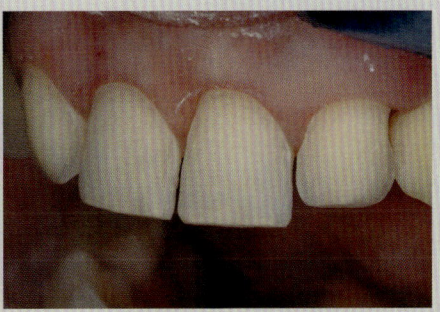

📷 **9.19** Detalle del tallado de los incisivos y caninos.

Es ahora el momento de realizar las fotografías del color base, con la guía de muñones y el filtro polarizado (📷 9.20).

Colocamos hilo de retracción de 3-0 (Ultrapak, Ultradent) y terminamos de adaptar el *chamfer* en gingival a esta nueva situación gingival. Retiramos las coronas sobre implantes de 13 y 23, colocamos los *transfers* de impresión de cubeta abierta y los individualizamos, colocando composite fluido en el perfil de emergencia para poder copiarlo. Colocamos un segundo hilo de 2-0 (Ultrapak, Ultradent) momentáneamente y tomamos las impresiones definitivas con silicona fluida y pesada de máquina en un solo tiempo (Imprint 4, 3M). Retiramos la cubeta de boca y procedimos a confeccionar los provisionales de 12 a 22 directamente con composite a mano alzada, grabando con ácido ortofosfórico un punto en vestibular de cada diente y aplicando un adhesivo de grabado total (Heliobond, Ivoclar) en toda la superficie vestibular. Polimerizamos y empezamos a estratificar los provisionales con composite, empezando con una dentina (Essentia Medium Dentin, GC) y posteriormente con un esmalte (B1 Estelite Sigma, Tokuyama) (📷 9.21). Otra opción más precisa a la hora de realizar los provisionales es confeccionar sobre el segundo encerado una llave de silicona de laboratorio (con un material provisional tipo Structur 2, VOCO) o transparente e inyectar composite, pero por diversas cuestiones no se optó por ella.

LABORATORIO

Con los modelos y toda la información fotográfica, el laboratorio confeccionó cuatro carillas feldespáticas (IPS e.max Ceram, Ivoclar) (📷 9.22) y dos coronas de circonio cementoatornilladas (IPS e.max ZirCAD Prime, Ivoclar). En la corona del implante del 13, gracias a un tornillo dinámico, corregimos su salida para conseguir más espacio y, así, una anatomía más correcta de la pieza.

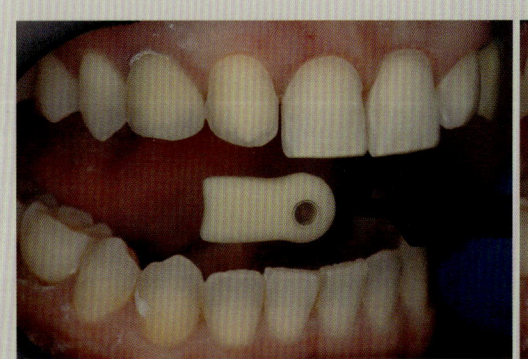
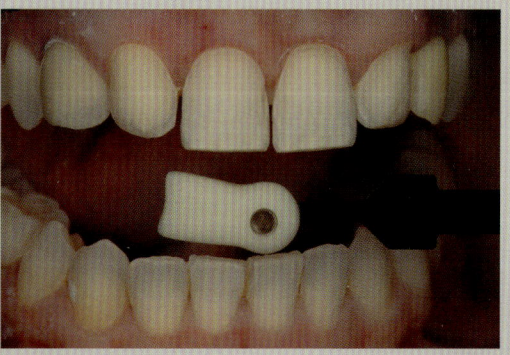

📷 **9.20** Fotografías polarizadas con la guía de muñones para el color base.

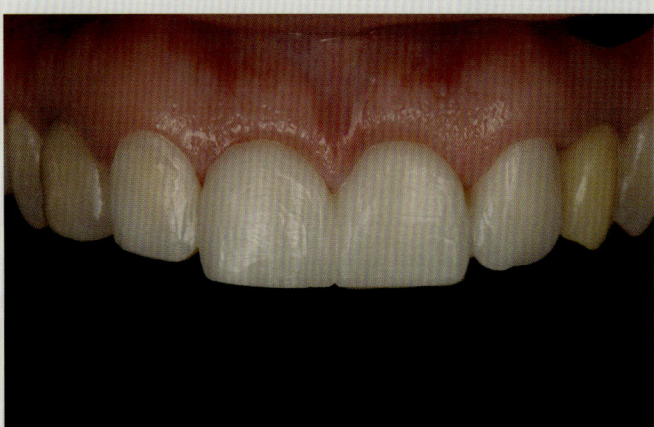

📷 **9.21** Carillas de composite provisionales.

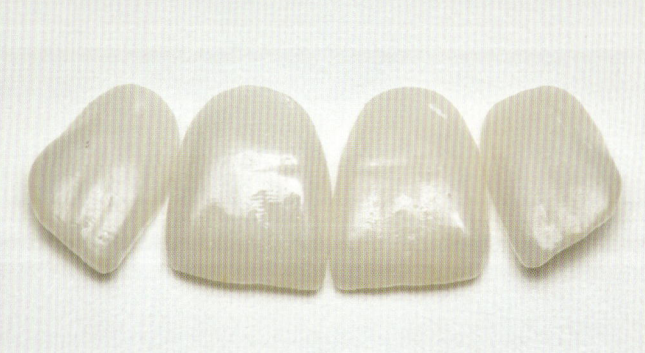

📷 **9.22** Detalle de las carillas cerámicas de 12 a 22.

TERCERA CITA

En esta tercera cita, se retiraron los provisionales, se atornillaron las coronas y se probaron las carillas. Primero se realiza la prueba de carillas mencionada en seco, se evalúa el ajuste a la preparación, los puntos de contacto y la estética conseguida y, cuando todo es correcto, se procede a utilizar el cemento de prueba translúcido (Variolink Try-in, Ivoclar) para que el paciente pueda evaluarlo también. Una vez todo correcto, se procede a la cementación de las carillas siguiendo el protocolo adhesivo clásico (Magne, 2002).

Para las carillas feldespáticas se siguieron los siguientes pasos:

- Grabado con ácido fluohídrico al 9,6 % durante 60 segundos (Porcelain Etch, Pulpdent).
- Lavado con agua durante 20 segundos.
- Lavado con ácido ortofosfórico 37,5 % durante 60 segundos (Gel Etchant, Kerr).
- Lavado con agua durante 20 segundos.
- Las sumergimos en alcohol en un ultrasonido durante 3 minutos.
- Secamos y comprobamos que hemos eliminado correctamente todos los restos de sales fruto del grabado ácido de la matriz vítrea.
- Aplicamos el silano (Silane, Pulpdent) con un hisopo y esperamos 60 segundos antes de aplicar aire suavemente y evaporarlo.
- Colocamos un adhesivo de grabado total (Heliobond, Ivoclar) con un *microbrush* por toda la superficie, soplamos para eliminar el exceso de material y polimerizamos durante 40 segundos con una lámpara de amplio espectro 385-510 nm (VALO, Ultradent).

En los dientes, se siguieron los siguientes pasos:

- Se optó por hacer un aislamiento relativo con dique abierto, colocando en el surco gingival un hilo retractor de 3-0. A día de hoy, este mismo caso lo habríamos realizado, sin duda, con un aislamiento absoluto diente a diente de 14 a 24, lo que nos habría facilitado mucho todo el procedimiento adhesivo.

- La secuencia de cementado consistió en cementar primero el 11 y el 21, después el canino izquierdo y, por último, el derecho.
- La preparación adhesiva del sustrato comenzó colocando una barrera gingival para proteger la encía, para arenar a continuación con óxido de aluminio de 30 micras durante 10 segundos. La función del óxido de aluminio es limpiar la zona y crear una microrretención que ayudará en el proceso adhesivo.
- El siguiente paso es aplicar ácido ortofosfórico en toda la superficie adhesiva durante 20 segundos, lavar profusamente durante 10 segundos con agua y secar. Aplicamos el adhesivo (Scotchbond Universal, 3M) durante 30 segundos, soplamos para adelgazar la capa y evaporar el solvente y polimerizamos durante 40 segundos.

El último protagonista en el proceso adhesivo es el cemento de resina. En este caso:

- Aplicamos el cemento fotopolimerizable de tonalidad neutra en la carilla cerámica (Variolink Esthetic LC, Ivoclar), lo llevamos al diente y aplicamos presión para adaptar la carilla correctamente y que salieran los excesos de cemento.
- Eliminamos bien los excesos y polimerizamos durante 3 minutos todas las superficies.
- Aplicamos gel de oxalato a lo largo de todo el margen carilla-diente y terminamos de polimerizar un ciclo más.

La parte final consistió en retirar bien los excesos de cemento que pudiera haber mediante un bisturí del n.o 12, pulir muy bien todo con fresas de grano rojo y pulidores y, por último, retirar el hilo de retracción.

El siguiente paso fue realizar radiografías para comprobar que todo estaba correcto, con las coronas bien posicionadas, sin ningún resto de cemento subgingival (9.23).

Y ya, por último, realizamos el ajuste oclusal que sea necesario con un papel de articular de 45, de 15 y de 8 micras.

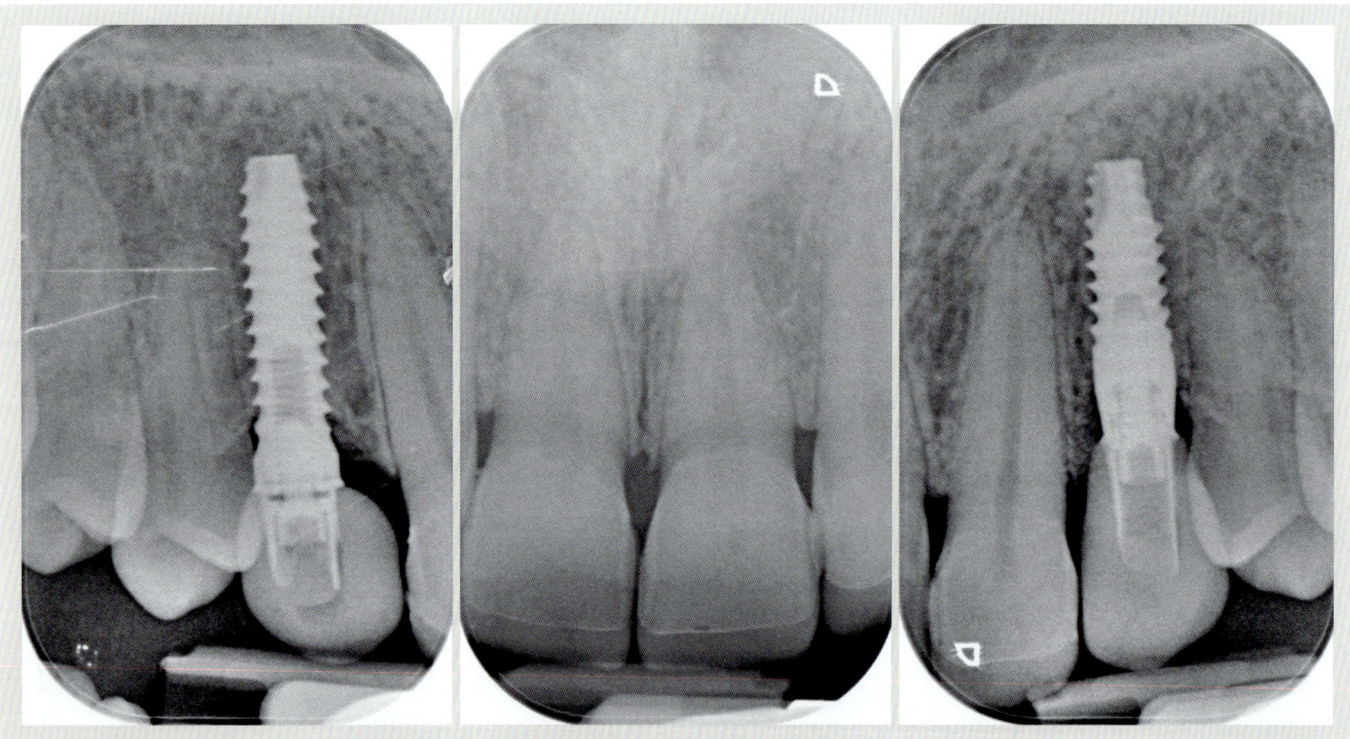

📷 **9.23** Radiografías de la situación tras el cementado de las carillas cerámicas y colocación de las coronas atornilladas.

Revisiones y seguimiento

A los 15 días la paciente volvió a revisión. Ese fue el momento correcto para reevaluar el resultado estético de color e integración de las restauraciones cerámicas con el resto de la boca, ya que los dientes están rehidratados y la encía totalmente recuperada del procedimiento de pulido tras la cementación (📷 9.24-9.26).

A los 2 años, la paciente acude a una revisión y aprovechamos para realizar nuevas radiografías (📷 9.27) y fotografías (📷 9.28-9.34) y así poder ver cómo ha ido evolucionando.

Agradecimiento

El autor agradece a los dos colaboradores que han intervenido en la realización de este caso clínico, al Dr. Ramón Lorenzo en la parte periodontal y al Sr. Ignacio Ramos por la realización de la parte cerámica, ambos con un resultado excelente.

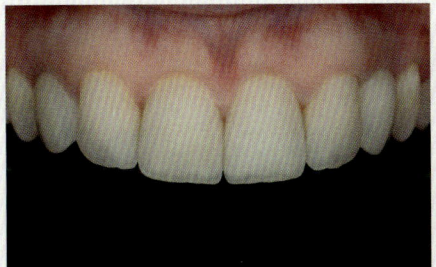

📷 **9.24** Fotografía polarizada.

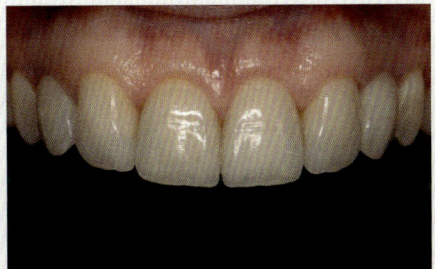

📷 **9.25** Fotografía con flash anular.

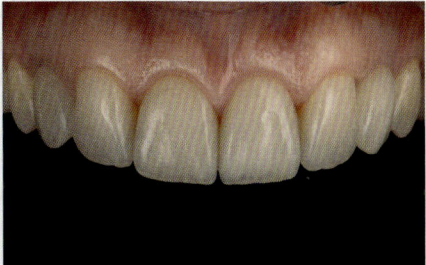

📷 **9.26** Fotografía con difusores.

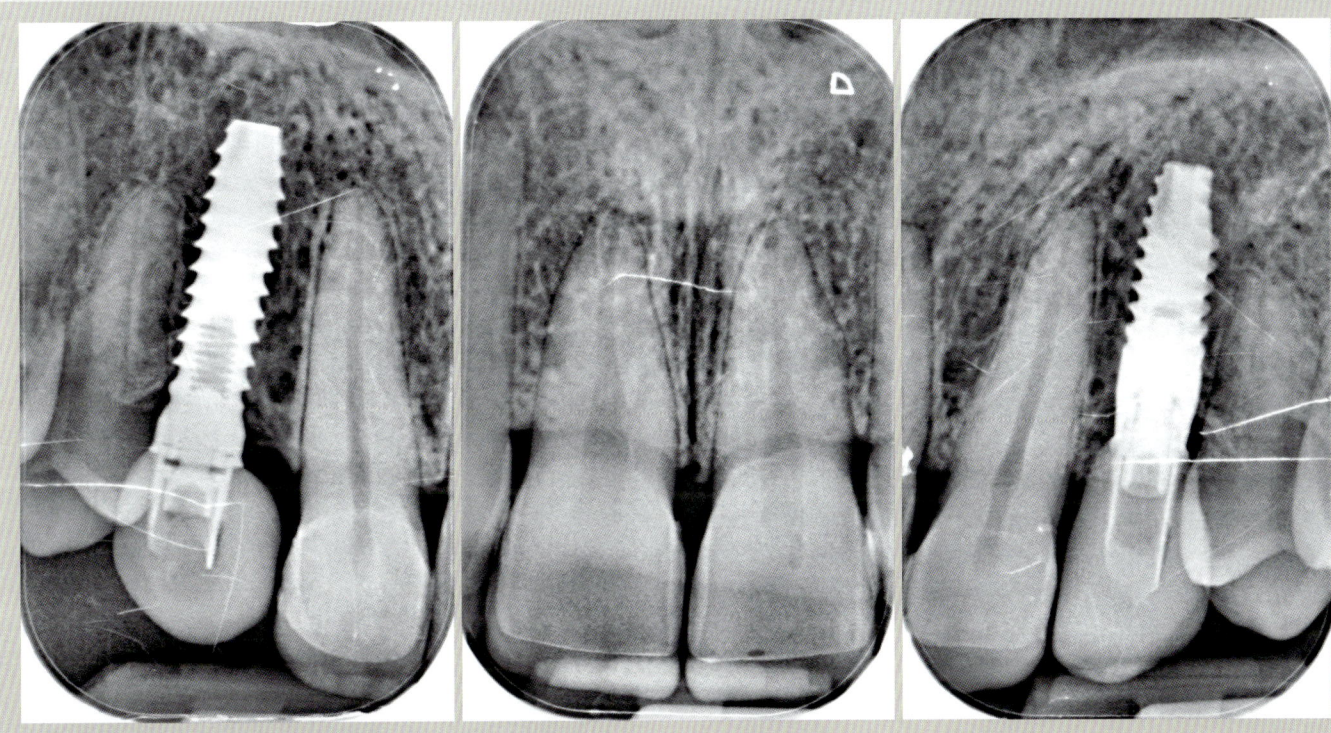

📷 **9.27** Situación radiográfica del sector anterior a los 2 años del tratamiento.

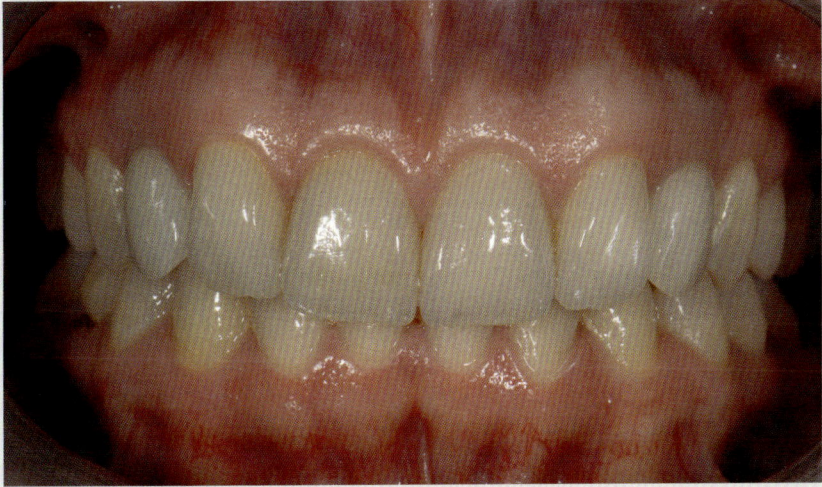

📷 **9.28** Fotografía intraoral completa en la revisión a los 2 años.

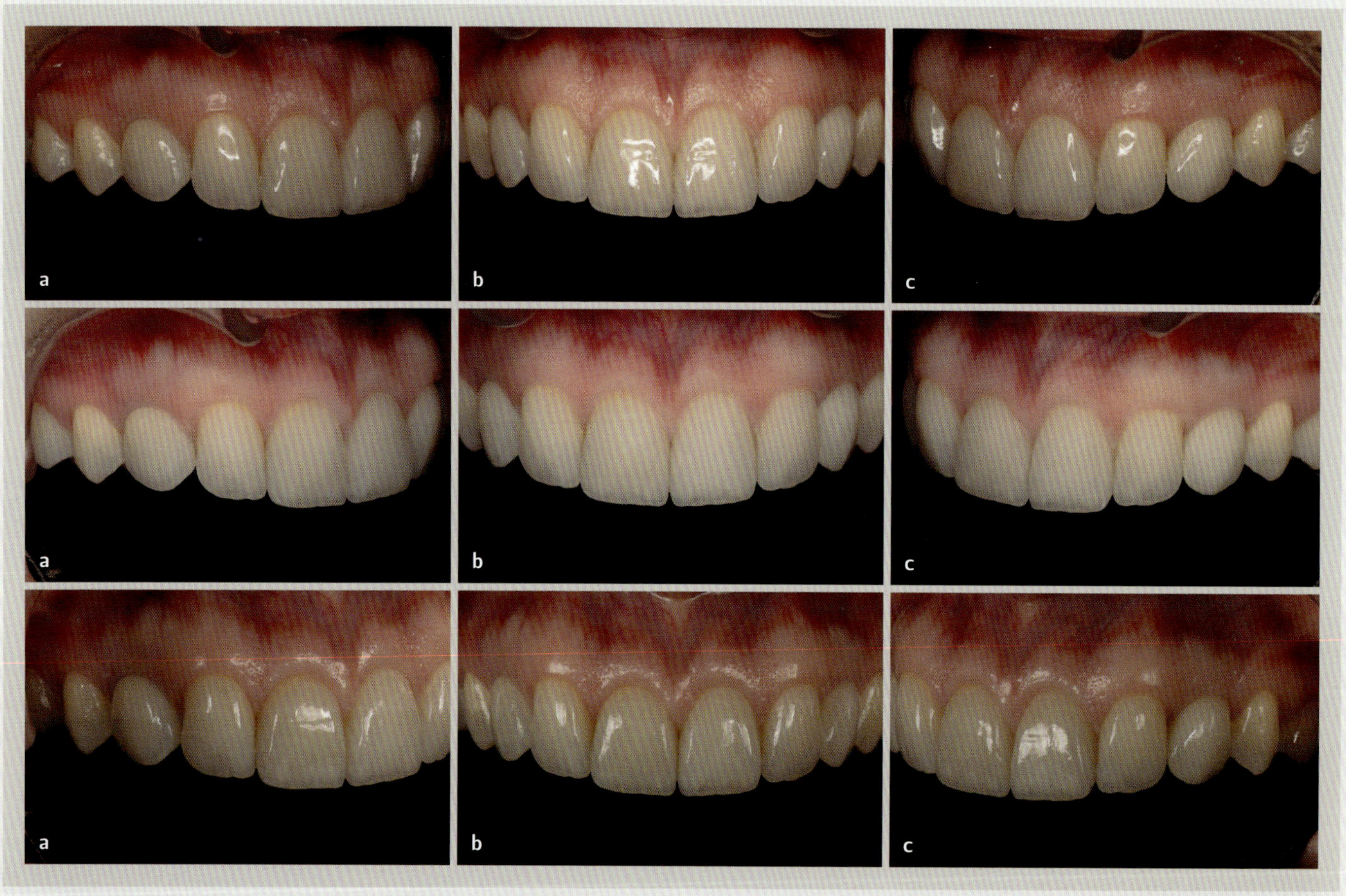

📷 **9.29** Fotografías en la revisión a los 2 años. a–c) Con flash anular. d–f) Fotografías polarizadas. g–i) Fotografías con difusores.

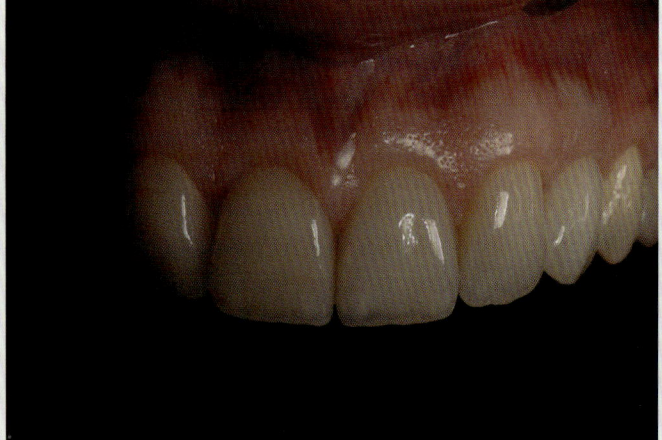

📷 **9.30** Fotografía con flash anular unilateral en la revisión a los dos años.

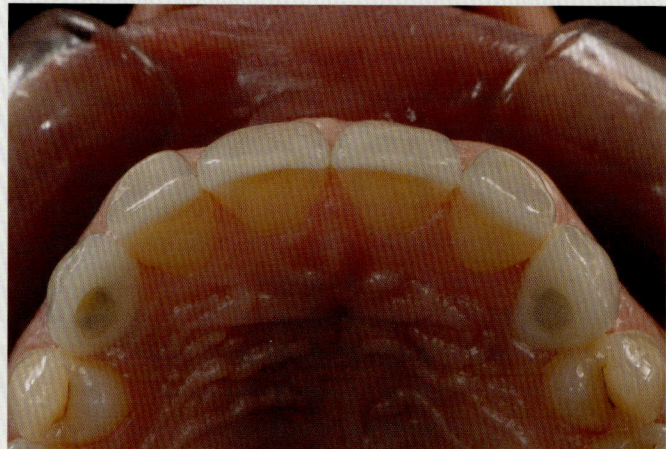

📷 **9.31** Fotografía oclusal en la revisión a los 2 años. Se puede observar el detalle de la posición vestibulopalatina de 12 a 22 una vez colocadas las carillas, así como la emergencia más correcta del implante del 23 comparado con el 13.

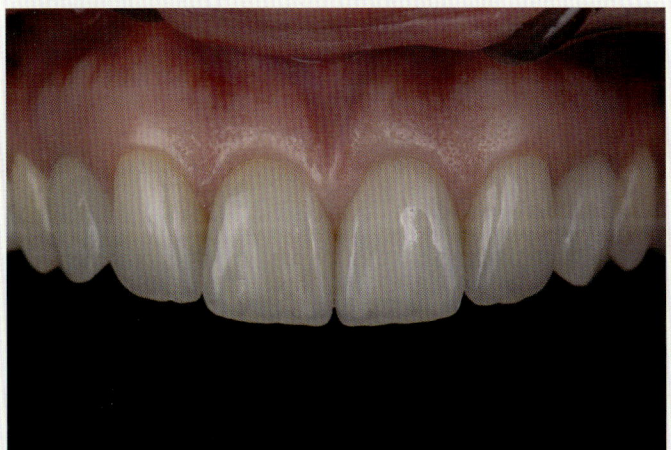

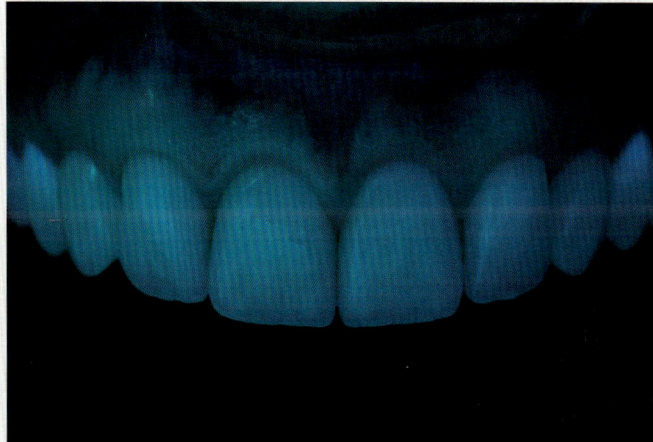

📷 **9.32** Fotografía con difusores en la revisión a los 2 años.

📷 **9.33** Fotografía de fluorescencia de las carillas cerámicas de 12 a 22 y de las coronas de 13 y 23.

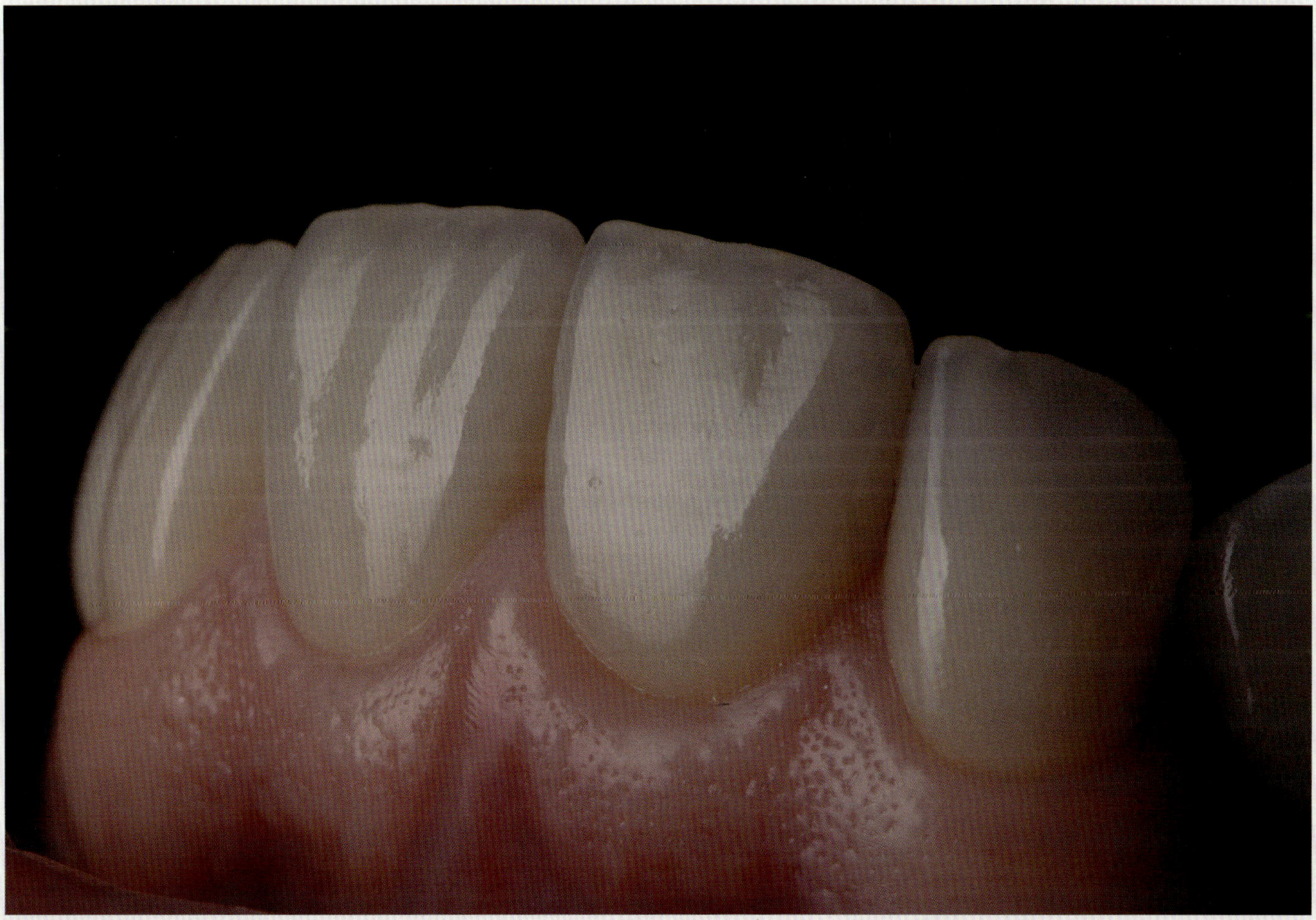

📷 **9.34** Detalle de textura de las carillas cerámicas y su adaptación a los tejidos blandos .

BIBLIOGRAFÍA

1. **COACHMAN C, CALAMITA M, 2012.** Digital smile design: a tool for treatment planning and communication in esthetic dentistry. Quintessence Dental Technology. 35, 103-111.

2. **FRADEANI, M.** Rehabilitación estética en prostodoncia fija. Quintessence Int, 2006.

3. **HEIN S, TAPIA J, BAZOS P.** eLABor_aid: A New Approach to Digital Shade Management. Int J Esthet Dent. 2017;12(2):186-202. PMID: 28653050.

4. **HEIN S, ZANGL M.** The use of a standardized gray reference card in dental photography to correct the effects of five commonly used diffusers on the color of 40 extracted human teeth. Int J Esthet Dent. 2016 Su mmer;11(2):246-59. PMID: 27092350.

5. **LEE E.** Aesthetic Crown Lengthening: Classification, Biologic Rationale, and Treatment Planning Considerations. Pract Proced Aesthet Dent 2004;16(10):769-778.

6. **MAGNE P, BELSER U.** Bonded Porcelain Restorations in the Anterior Dentition: A Biomimetic Approach: Chicago: Quintessence, 2002.

7. **REY F.** Digital dental photography. Labline Spring 2013, vol 3, (1):100-107.

Ortodoncia y estética para una rehabilitación duradera

Isabel Giráldez de Luis, Clara Casar Castro

Presentación del caso

Anamnesis

- **Motivo de consulta**. Varón de 28 años que acude a consulta porque no le gusta su sonrisa y nota que se le acumula mucha placa y presenta sangrado gingival.
- **Anamnesis médica**. Paciente sano sin patologías previas.
- **Anamnesis odontológica**. El paciente presenta múltiples obturaciones con defectos marginales y desgastes debido a la maloclusión y apiñamiento.
- **Anamnesis de higiene**. Hace más de 2 años que no se realiza una tartrectomía. No acude a revisiones regulares y reconoce no cepillarse los dientes alguna que otra noche.

Exploración clínica y radiográfica

- **Exploración extraoral**. Labios normotónicos y competentes, con un correcto sellado labial en reposo. La línea media superior está desviada 1 mm a la izquierda del paciente con respecto a la línea media facial; la inferior sí está centrada. La nariz está centrada con respecto a la línea media facial. Con ausencia de corredores bucales, la sonrisa es amplia. La elevación de las comisuras labiales en sonrisa es simétrica, hay canteo incisal por altura del margen de los incisivos laterales. El tercio facial inferior está aumentado; el ángulo nasolabial y el mentolabial, en norma; el mentón normoposicionado. Perfil de clase I (📷 10.1 y 10.2).
- **Exploración intraoral**. Presenta obturaciones de resina compuesta en los dientes 11, 12, 15, 17, 27, 26, 25, 21, 45, 46, 47, 36 y 37. Los dientes 24, 26, 35, 36 y 37 presentan caries que precisan tratamiento. Clase I canina bilateral y molar izquierda. Clase molar derecha no valorable. Resalte disminuido y sobremordida aumentada, con un apiñamiento superior leve e inferior moderados (📷 10.3).

  Las arcadas tienen forma de V, con un DOD de -1 mm para la superior y de -4,5 mm para la inferior (📷 10.4). Ausencia del 26.

  Los márgenes gingivales son asimétricos en el primer y segundo cuadrante (📷 10.5), por lo que se deben intruir los dientes 13, 12 para igualar los márgenes con los del 22 y 23. Los bordes incisales de 12, 11, 21, 22 y las cúspides de 13 y 23 tienen pérdida de estructura por la falta de resalte. No se puede aumentar la longitud de los dientes anterosuperiores sin realizar un tratamiento ortodóncico previo por el riesgo de fractura.
- **Exploración radiológica**. Presencia de cordales superiores incluidos y el 48 semiincluido. Vías aéreas permeables, nivel inserción ósea correcta. Clase I esquelética. Patrón de crecimiento dólicofacial (📷 10.6).

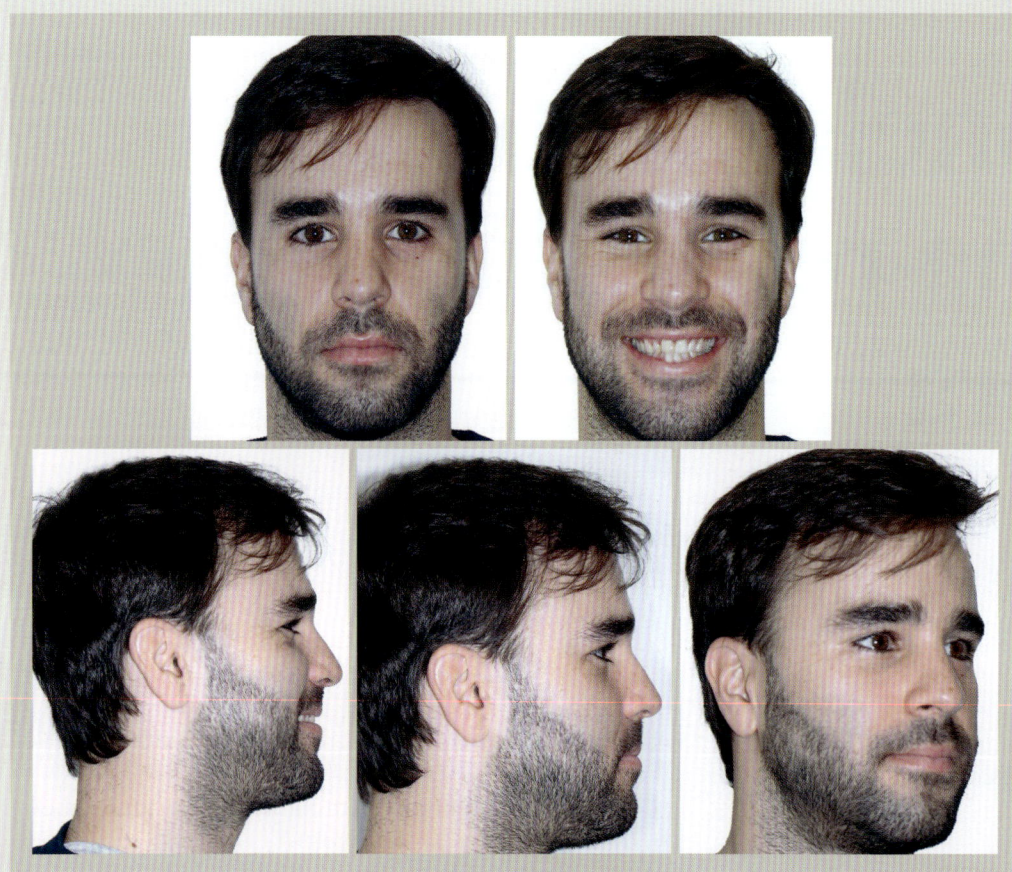

🔲 **10.1** Exploración extraoral (I).

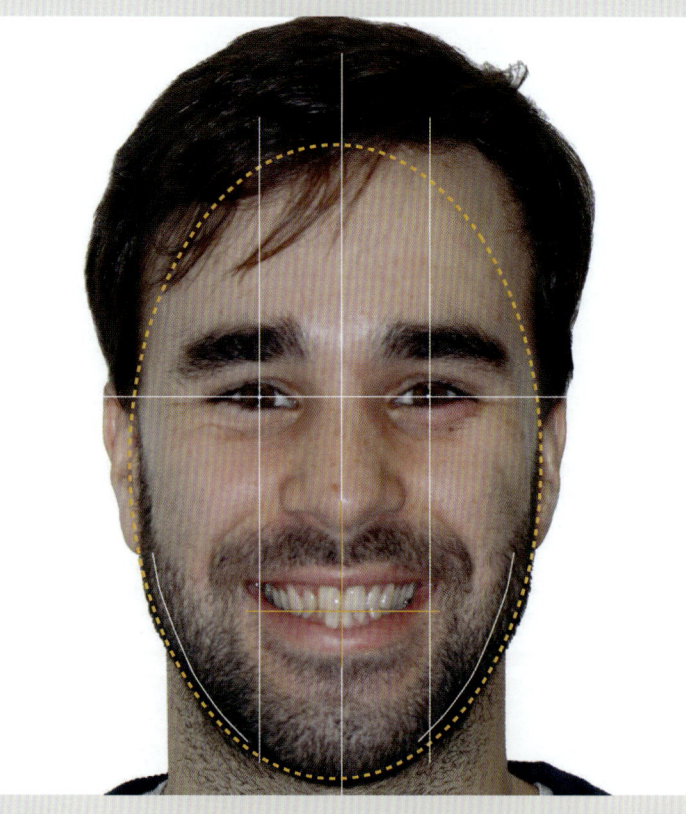

🔲 **10.2** Exploración extraoral (II).

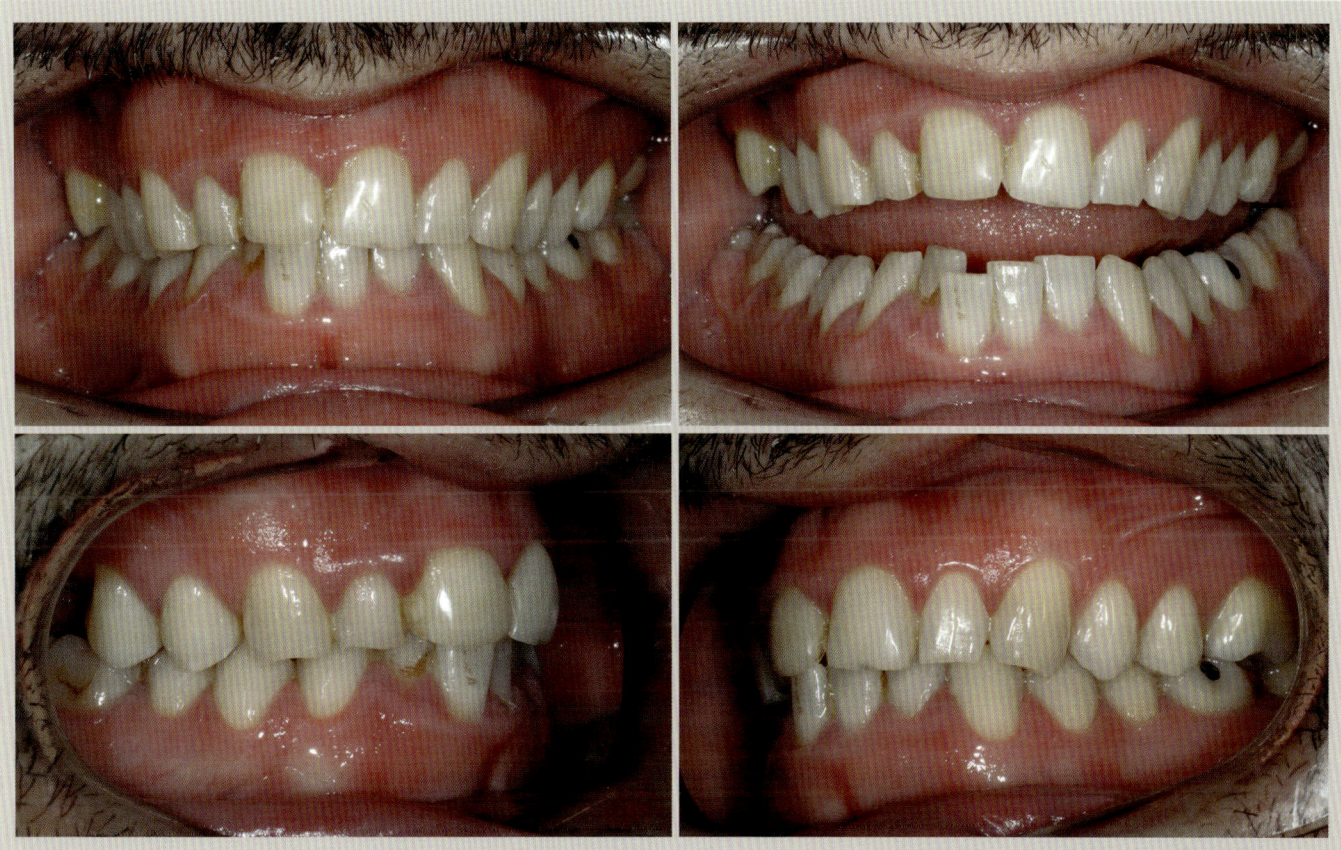

📷 **10.3** Exploración intraoral.

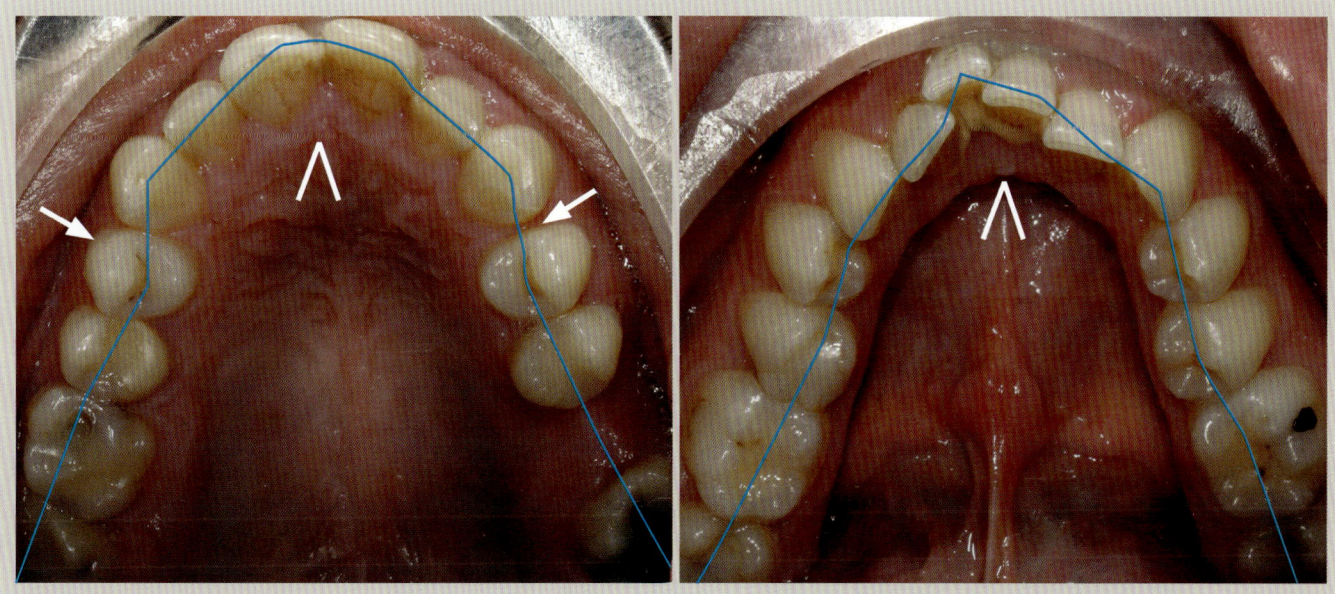

📷 **10.4** En las fotografías oclusales se aprecia la ausencia del 26 y la forma en V de ambas arcadas.

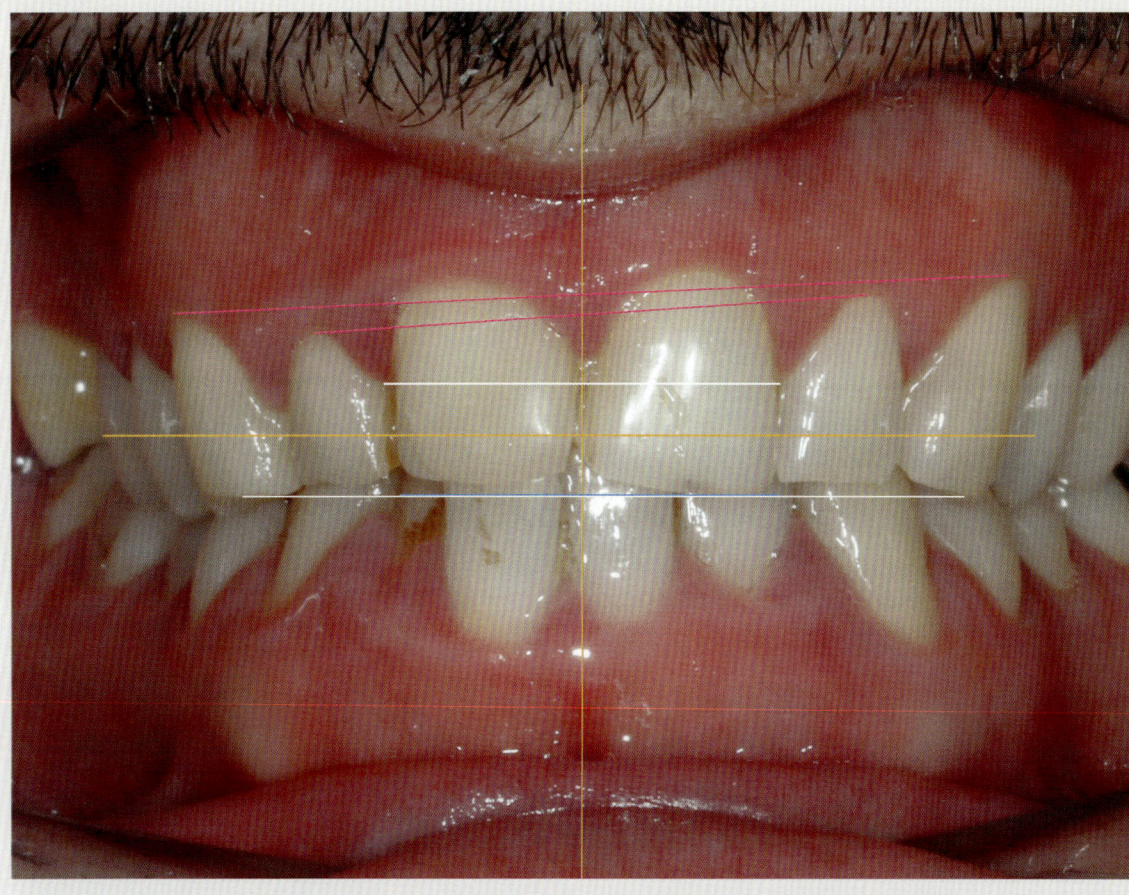

📷 **10.5** Las líneas de la imagen muestran las asimetrías de los márgenes gingivales y bordes incisales.

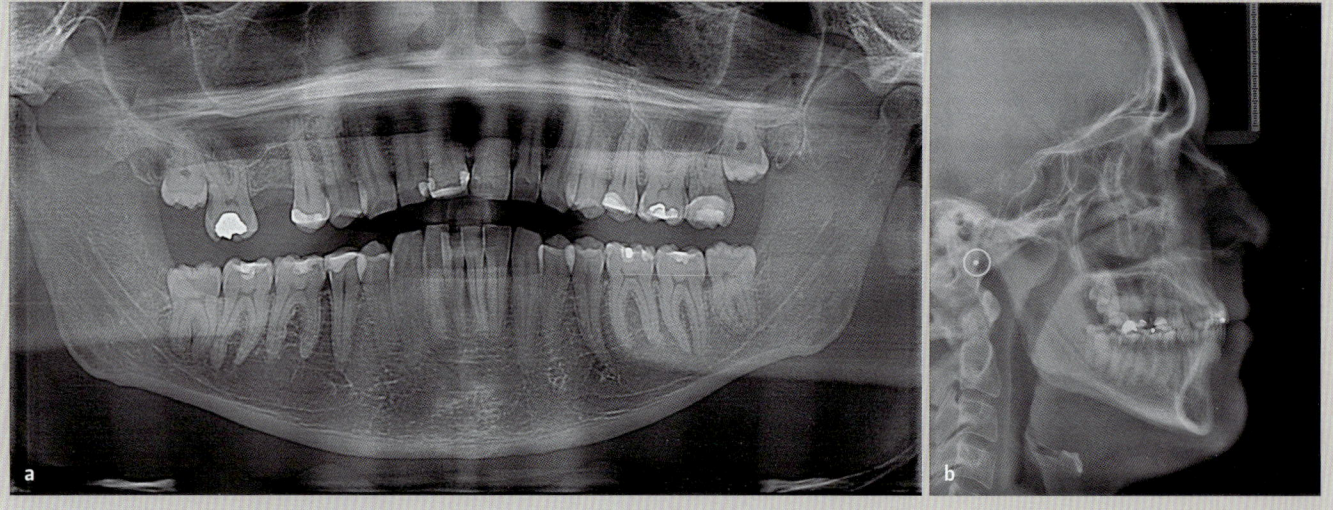

📷 **10.6** a) Ortopantomografía. b) Telerradiografía.

Otros estudios

o **Estudio funcional**. No presenta ruidos ni patología articular, con una correcta apertura bucal sin desviación en la trayectoria de apertura y cierre. La relación céntrica coincide con la posición de máxima intercuspidación.

o **Estudio oclusal**. El paciente presenta interferencias en los incisivos en ambas lateralidades (📷 10.7).

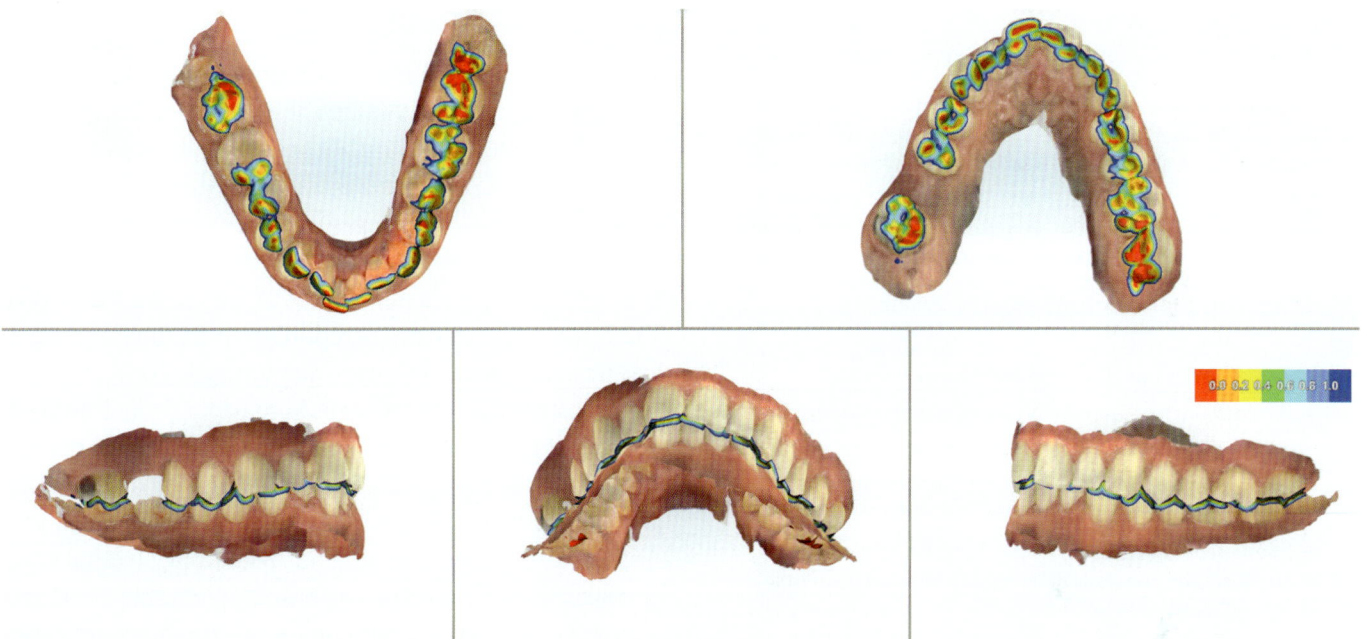

📷 **10.7** Estudio oclusal en el que se advierte, además de las interferencias, que el resalte está disminuido y la sobremordida aumentada.

Resumen del caso:

Pese a que el paciente tiene la línea media centrada con una mínima desviación en la arcada inferior, la forma en V de ambas arcadas hacen que se marque mucho el estrechamiento óseo en posteriores, proyectando en exceso el sector anterior. El paciente tiene una sonrisa amplia y unos dientes muy pequeños debido a los desgastes por la ausencia de resalte. Su mentón y arco de la mandíbula marcados hacen que la sensación de diente pequeño sea aún mayor. Para poder compensar su sonrisa con su anatomía facial, necesita aumentar la anatomía de sus dientes. Esto solo puede ser posible si se realiza ortodoncia para corregir el estrechamiento óseo a nivel posterior y así corregir el arco maxilar y mandibular suavizando la V y ganando resalte.

Plan de tratamiento

ALTERNATIVAS DE TRATAMIENTO

Alternativa 1: Mantenimiento y saneamiento
1. Profilaxis.
2. Tratamiento operatorio de las lesiones cariosas.
3. Blanqueamiento combinado (domiciliario y en clínica) para mejorar el color general.
4. Adaptación del color de las restauraciones anterosuperiores.

Esta alternativa tiene el inconveniente de que se mantiene el apiñamiento, por lo que sigue habiendo un riesgo elevado de fractura de los composites, una limpieza complicada y, por tanto, gingivitis repetida, ya que se mantendría la ausencia de resalte. Además, no podemos cambiar ni mejorar el tamaño ni forma de las restauraciones por falta de espacio.

Alternativa 2: Tratamiento interdisciplinar
1. Profilaxis.
2. Tratamiento operatorio de las lesiones cariosas.
3. Tratamiento ortodóncico con alineadores (Invisalign comprehensive).
4. Carillas de composite de 13 a 23 (estratificación de composite con Vittra APS FGM).
5. Blanqueamiento combinado (domiciliario y en clínica) en el sector posterior de la arcada superior y completo en la inferior.

Se eligió la alternativa 2 con el objetivo de mejorar la oclusión y estética general para una duración a largo plazo.

Tratamiento

Tratamiento preliminar

Se realizó una profilaxis dental, las obturaciones necesarias y un tratamiento ortodóntico con alineadores (Invisalign Comprehensive) durante 18 meses. Se programa con la ortodoncista (Dra. Clara Casar, *Clínica Albus Dental Studio*) priorizar ganar más resalte e intrusión del sector anterosuperior en una primera fase para poder mejorar la estética lo antes posible.

Se pueden ver (📷 10.8) los espacios conseguidos con el tratamiento ortodóncico y cómo ha mejorado la expansión del arco maxilar y del mandibular reduciendo la distribución de los dientes en forma de V. En una segunda fase se hará un refinamiento para ajustar la oclusión.

Fase restauradora

Tras 12 meses de tratamiento ortodóncico, se ha conseguido expandir la arcada y así ganar el resalte necesario para iniciar la fase restauradora. En ocasiones, la fase restauradora y estética puede realizarse antes de que acabe el tratamiento ortodóntico, siempre y cuando hayamos obtenido los espacios suficientes para restaurar con total seguridad. Una vez se finaliza la parte estética, se vuelve a escanear y se retoma tratamiento ortodóncico para finalizar con la fase de ajuste oclusal y cierre de puntos de contacto.

El paciente presenta una anatomía dental cuadrada con una pérdida de la dimensión vertical acentuada por los desgastes (📷 10.9). Al diseñar su sonrisa, nos fijamos en la ausencia de dominancia, los ejes son divergentes y la disposición de los dientes es horizontal. Si extrapolamos el diseño de sonrisa a su foto inicial, podemos ver cómo mejora la misma y se acentúan los rasgos angulados de su mandíbula (📷 10.10 y 10.11). Teniendo en cuenta el **diseño digital de sonrisa** previo a la ortodoncia, se comprueba que la anatomía diseñada de los dientes coincide con la nueva disposición de los dientes en la arcada (📷 10.12). Una vez que comprobamos que nuestro diseño digital era el adecuado, procedimos a escanear al paciente para realizar el **encerado digital** (Laboratorio Digital Made) (📷 10.13).

LLAVE DE SILICONA

A partir del encerado realizamos **una llave de silicona** (Normosil Putty y Normosil Light Fast) que nos servirá para reproducir la cara palatina y contorno incisal de nuestras carillas de 13 a 23 (📷 10.14). Procedemos al aislamiento absoluto y comprobación del ajuste de la llave de silicona (📷 10.15).

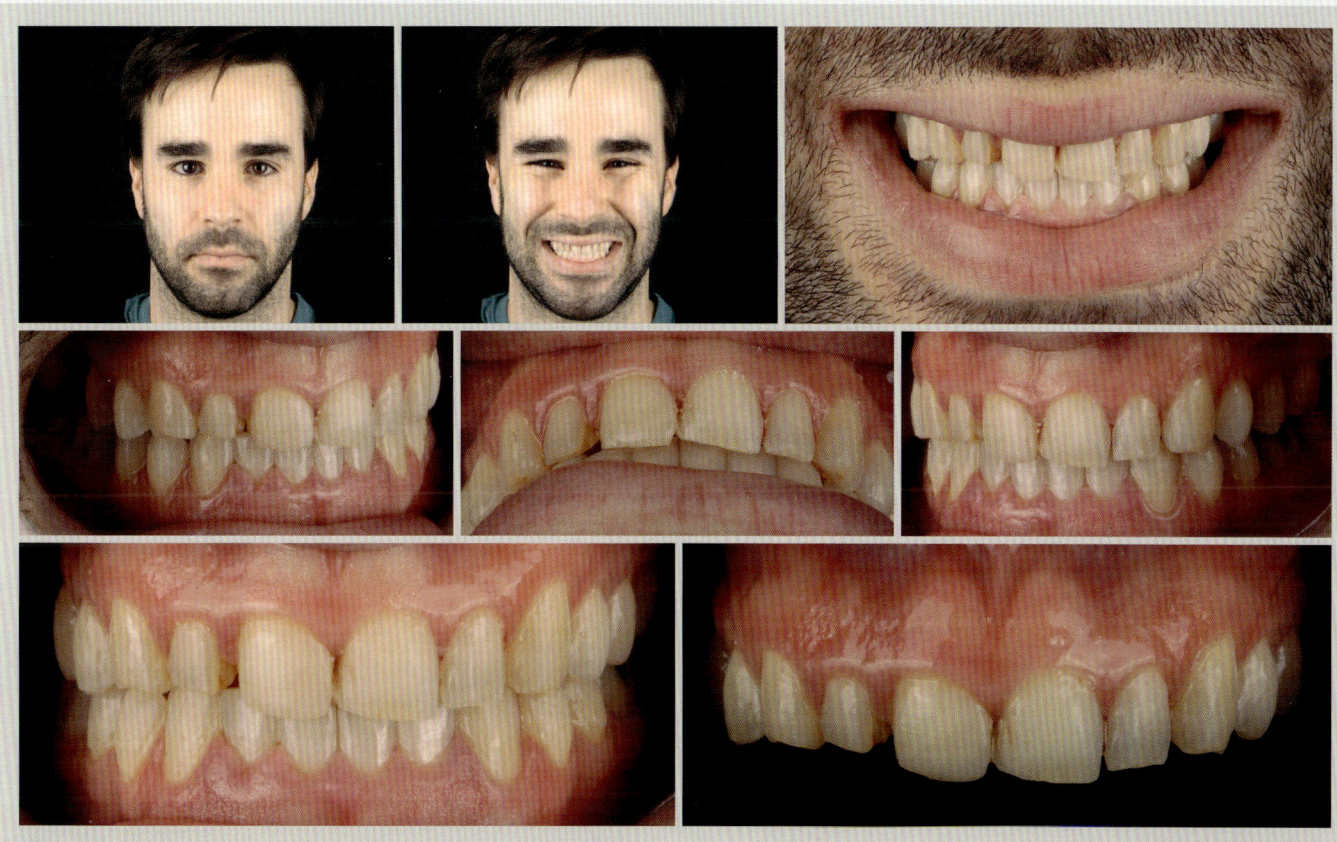

📷 **10.8** Situación tras el tratamiento ortodóncico, inmediatamente anterior a la fase restauradora. Se ha mejorado la expansión del arco maxilar y del mandibular.

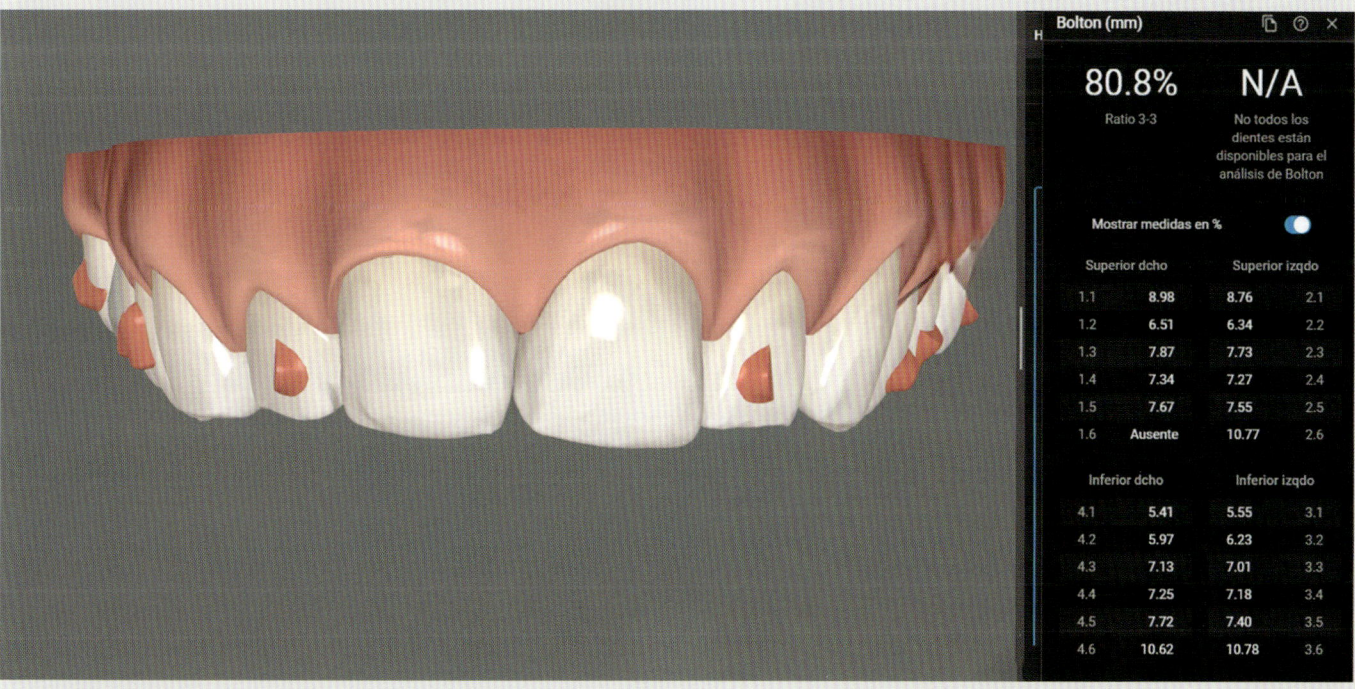

📷 **10.9** Análisis de Bolton inicial. Se aprecia la anatomía cuadrada de los dientes.

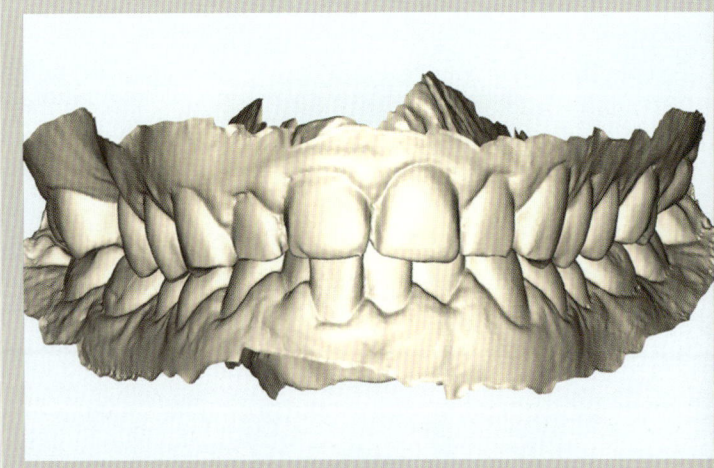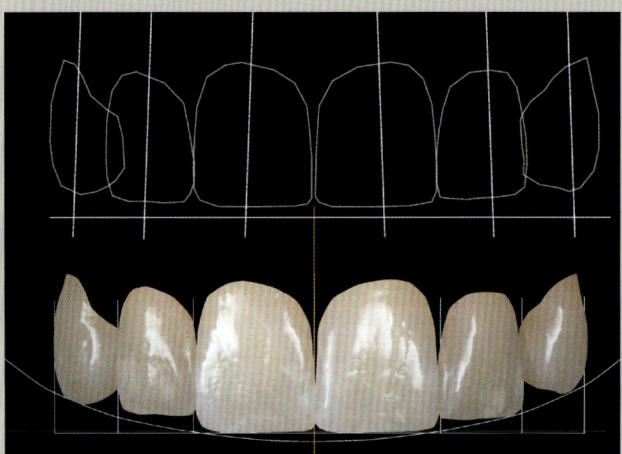

📷 **10.10** Diseño de sonrisa.

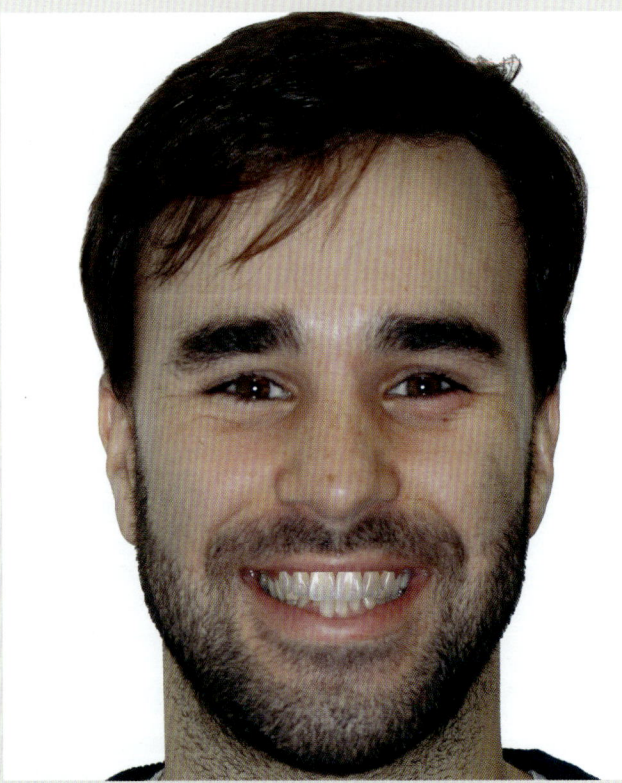

📷 **10.11** Simulación de sonrisa en la cara del paciente.

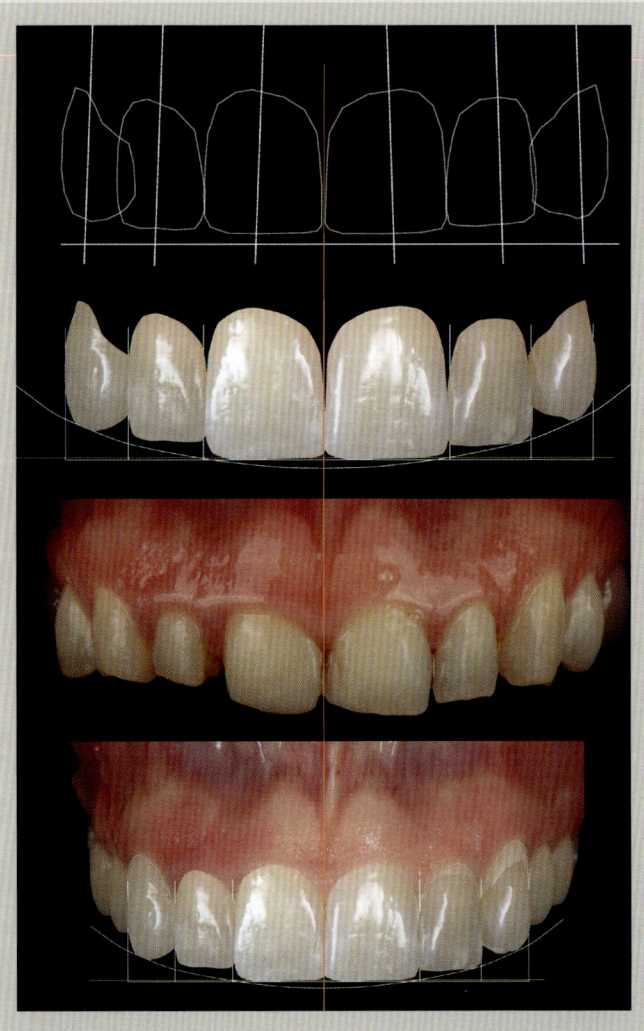

📷 **10.12** Diseño digital de la sonrisa.

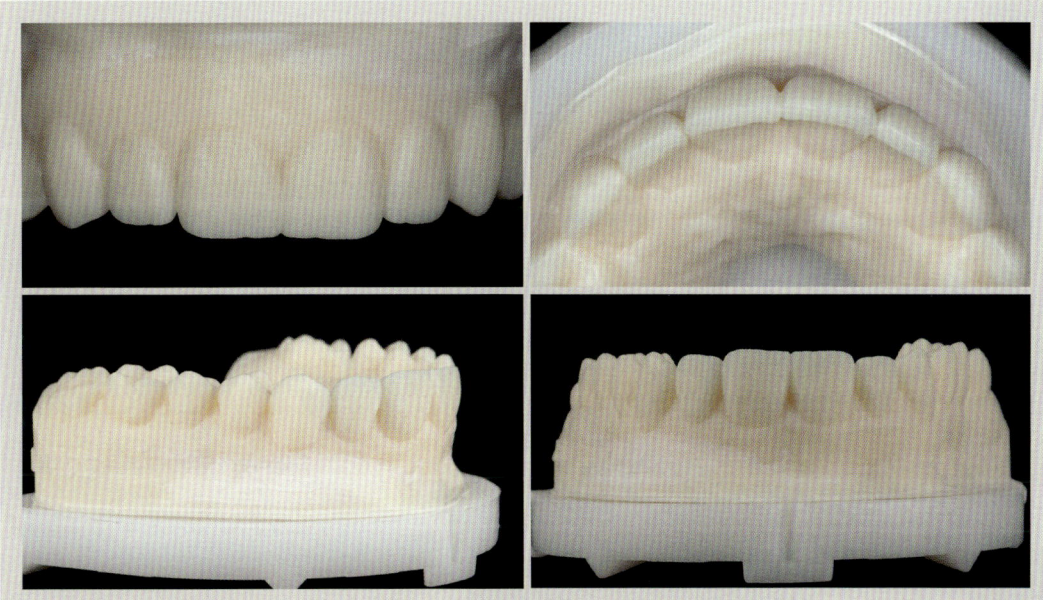

📷 **10.13** Encerado digital

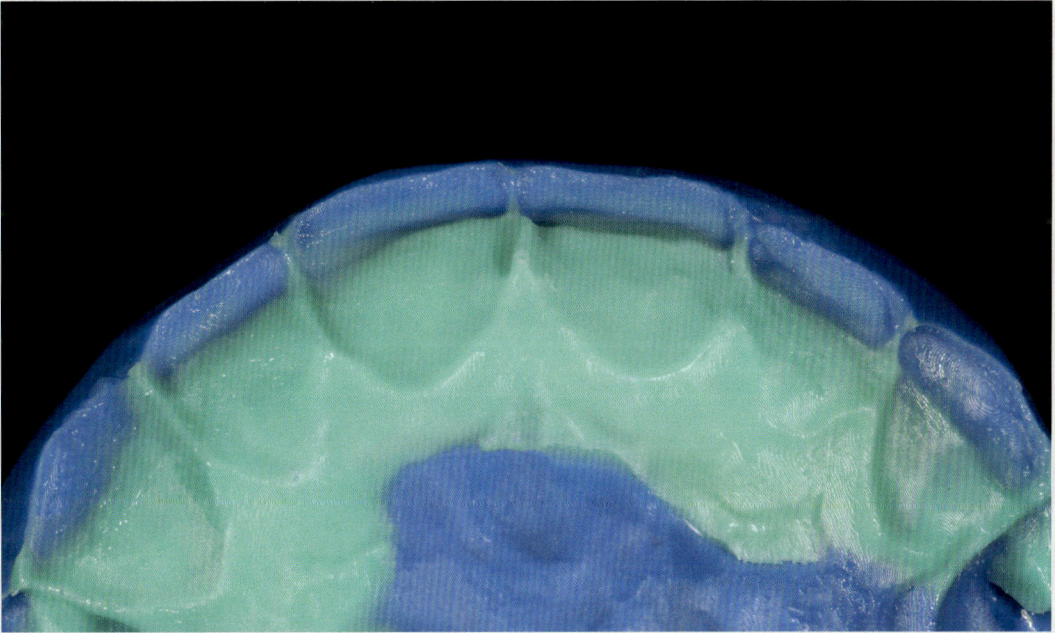

📷 **10.14** Llave de silicona.

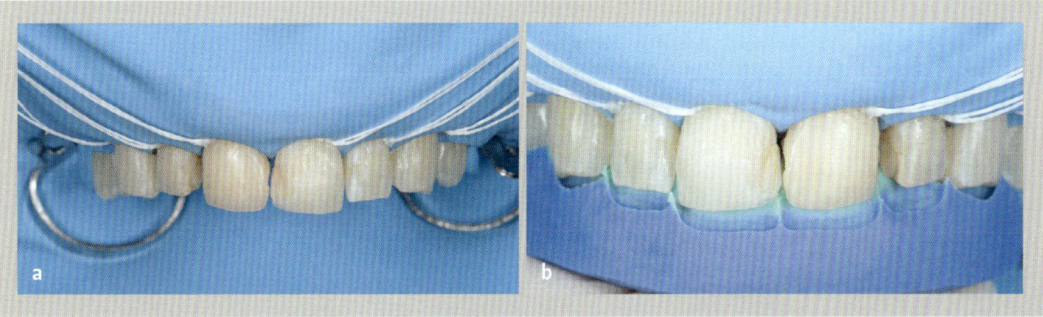

📷 **10.15** a) Aislamiento absoluto. b) Comprobación del ajuste de la llave de silicona.

FASE DE ELIMINACIÓN DE LAS RESTAURACIONES DEFICIENTES

Una vez comprobado el ajuste de la llave de silicona, se eliminan las restauraciones antiguas (el paciente presenta composite antiguo que debe eliminarse antes de proceder a la reconstrucción estética, 📷 10.16), así como las lesiones cariosas. Para ello se emplea primero hoja de bisturí del n.º 12 para desprender el composite antiguo que está desadaptado y así ser más conservador con la estructura sana dental (📷 10.17). Después de desprender las restauraciones desadaptadas, empleamos fresas de diamante de anillo rojo tipo cónica larga (014 #8850 Komet) y redonda

con multiplicador (1:5 NSK). Posteriormente, se finalizan todas las preparaciones con un pulido de los márgenes cavosuperficiales y ángulos vivos, primero con disco de pulido de grano rojo (Sof-Lex 3M) sin refrigeración y a baja velocidad y, por último, se suavizan los bordes con copas de pulido de silicona (Venus Supra Twist brush, Kulzer) (📷 10.18-10.20). El aspecto final del tejido dental remanente tras la eliminación de las restauraciones antiguas y eliminación delas lesiones de caries secundarias se aprecia en la (📷 10.21).

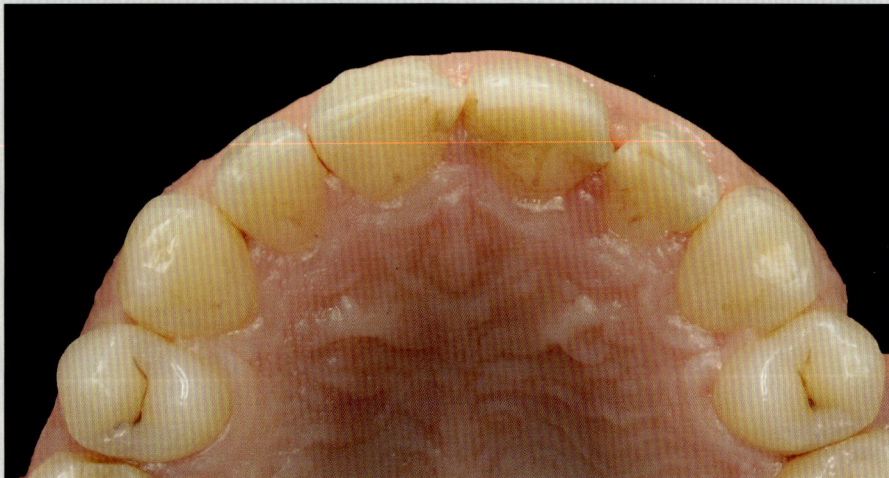

📷 **10.16** Detalle de las restauraciones previas de composite en 12, 11, 21 y 22, que se tendrá que eliminar.

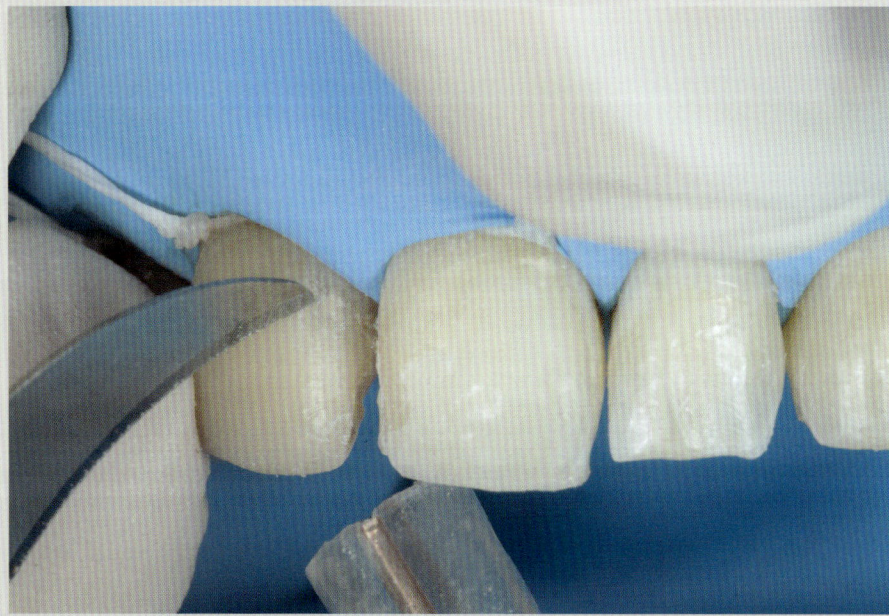

📷 **10.17** Eliminación del composite.

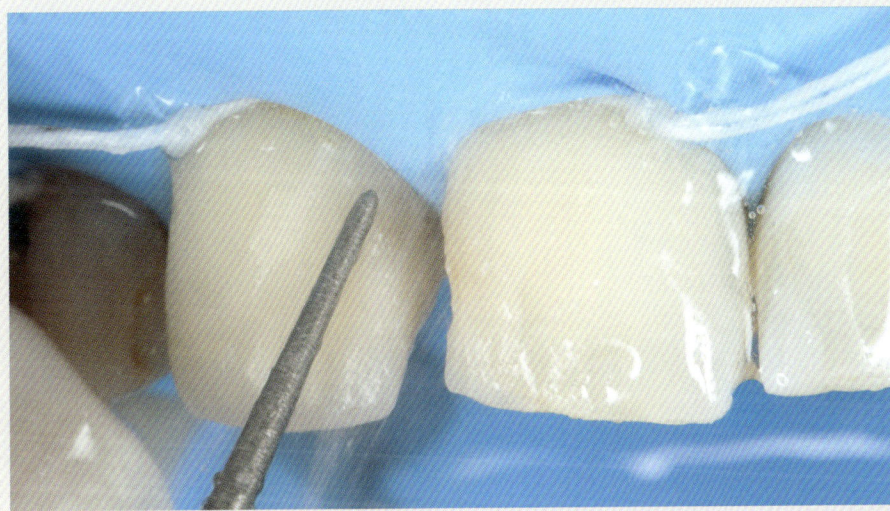

📷 **10.18** Uso de fresa para la preparación del diente.

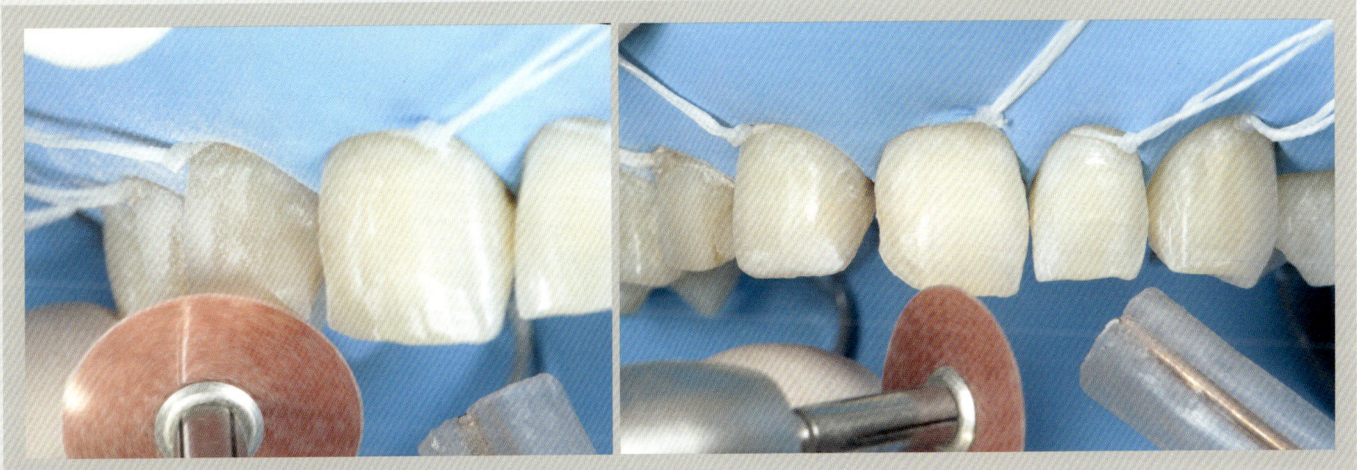

📷 **10.19** Pulido de los márgenes cavosuperficiales y ángulos vivos con disco de pulido de grano rojo (Sof-Lex 3M) sin refrigeración y a baja velocidad.

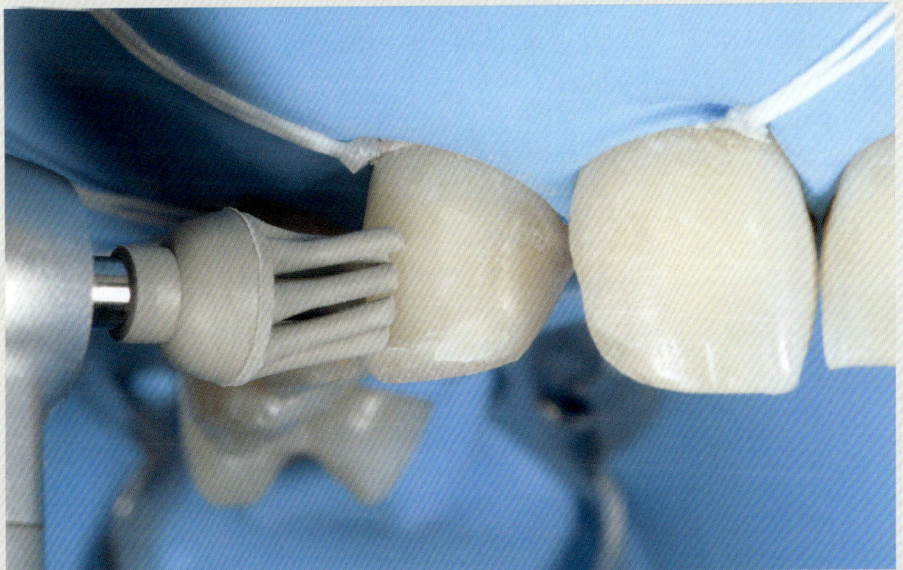

📷 **10.20** Suavizado de bordes.

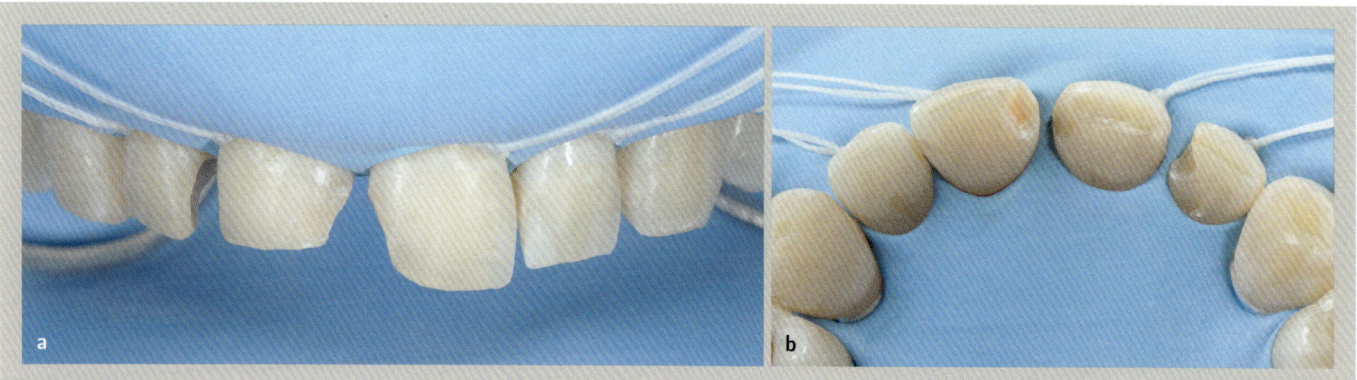

📷 **10.21** Resultado final de los dientes antes de realizar las restauraciones de composite. a) Visión vestibular. b) Visión palatina.

FASE RESTAURADORA CON ESTRATIFICACIÓN DE COMPOSITES

Se prepararon con grabado ácido (ácido ortofosfórico 37 %) las superficies vestibulares y palatinas de 12 a 22 (📷 10.22).

Se aplicó de forma activa el adhesivo universal a los dientes 12, 11, 21 y 22 con Ambar APS Universal (FGM) de manera individual para restaurar primero aquellos defectos debido a las lesiones cariosas. De esta forma se unificó la estructura de todos los dientes (📷 10.23). Para la restauración de las carillas de composite se optó por la resina Vittra APS a base de silicato de zirconio que nos aportó alta estética, buenas propiedades mecánicas y un alto grado de pulido. Una característica favorable de este tipo de resina es su elevado tiempo de trabajo, incluso con exposición de la luz directa. Para rellenar las cavidades creadas al retirar las restauraciones antiguas, se emplea la masa Vittra APS (FGM) DA1 (dentina) (📷 10.24). Las restauraciones de las cavidades creadas al eliminar laa-lesiones cariosas se aprecian en la 📷 10.25.

A continuación, se pasó a crear la concha palatina con la masa Vittra APS Trans N (FGM) que se colocó en la llave de silicona y se fotopolimerizó posicionada en boca (📷 10.26 y 10.27).

Una vez que tenemos la concha palatina, pasamos a rellenar el núcleo de la restauración con una resina más opaca para camuflar la transición del diente y la restauración. Para ello empleamos la masa Vittra APS DA1 (📷 10.28).

En los dientes con una anatomía más cuadrada, es importante que el contorno mesial y distal de los incisivos estén compensados para evitar que nos quede una diferencia de tamaños muy grande. Un recurso que nos ayuda en estos casos es el empleo de matrices seccionales transparentes Bioclear, ya que permite predecir la anatomía final y nos deja un punto de contacto pulido. Para esta capa ya empleamos el composite Vittra APS E-bleach para aumentar el valor de nuestra restauración (📷 10.29 y 10.30).

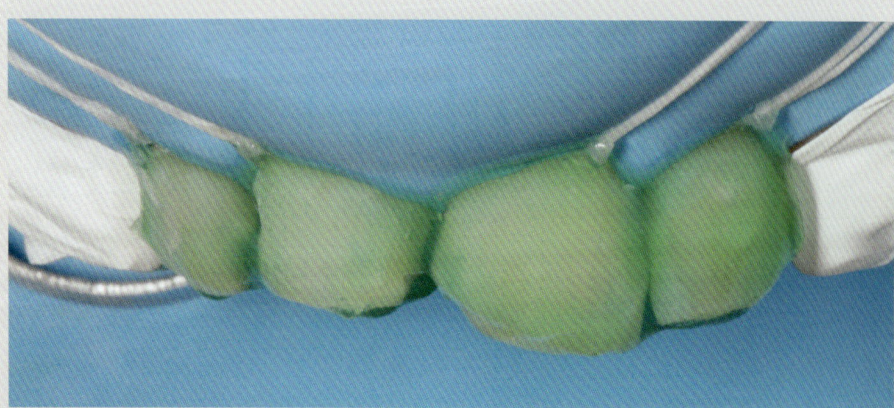

📷 **10.22** Grabado con ácido ortofosfórico al 37 %.

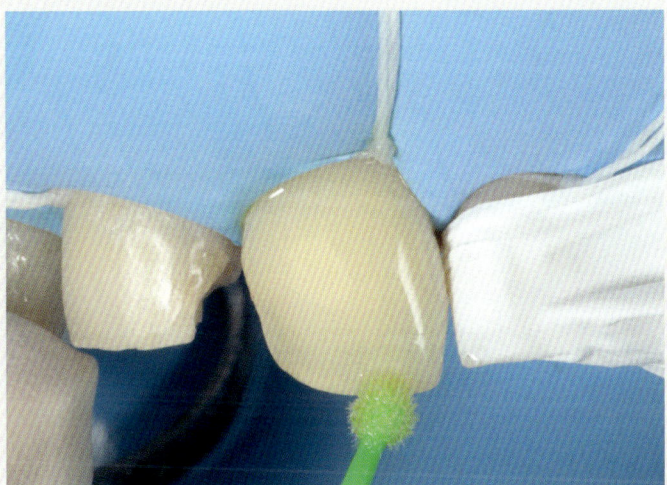

📷 **10.23** Aplicación de adhesivo universal.

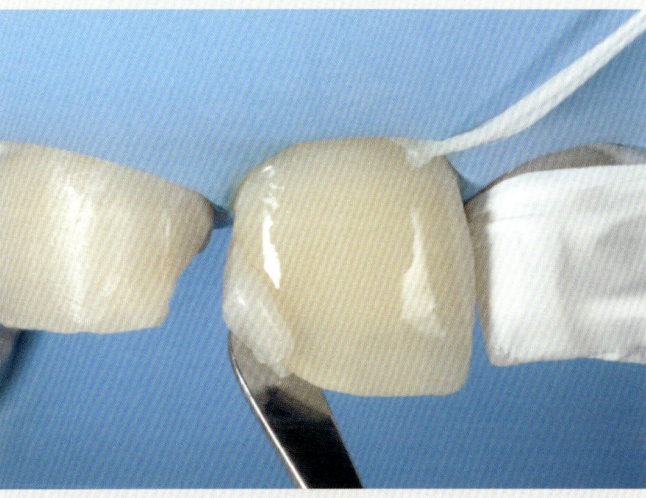

📷 **10.24** Restauración de una de las carillas de composite con resina Vittra APS (FGM) DA1 (dentina) a base de silicato de zirconio.

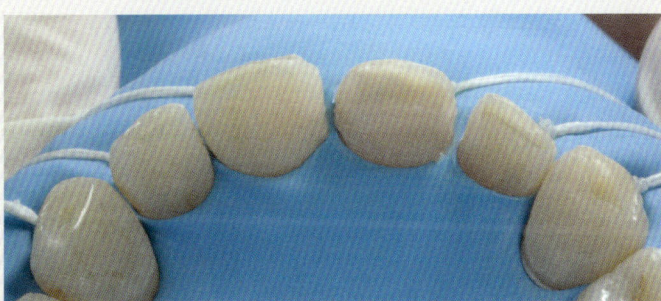

📷 **10.25** Restauraciones acabadas para obturar los defectos producidos por las lesiones cariosas.

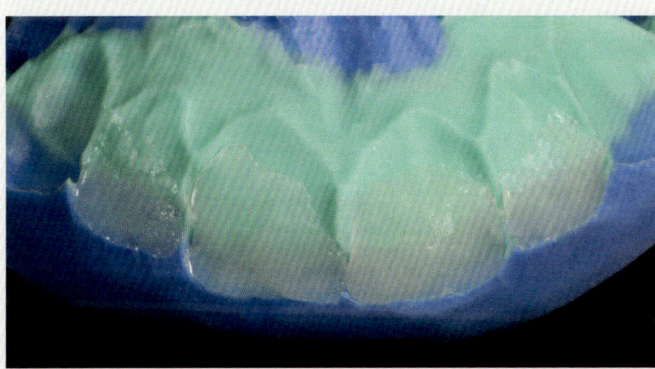

📷 **10.26** Concha palatina.

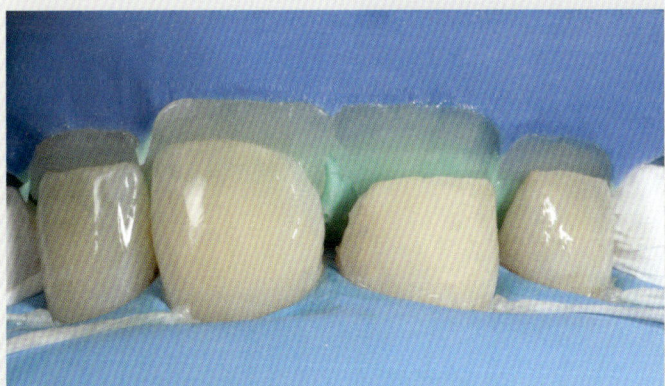

📷 **10.27** Concha palatina en boca.

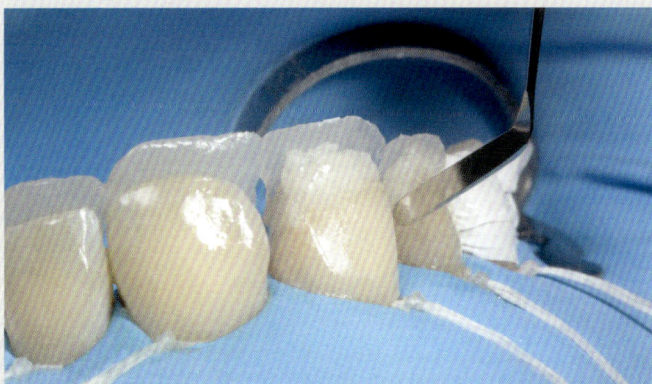

📷 **10.28** Empleo de masa Vittra APS DA1 para rellenar el núcleo de la restauración.

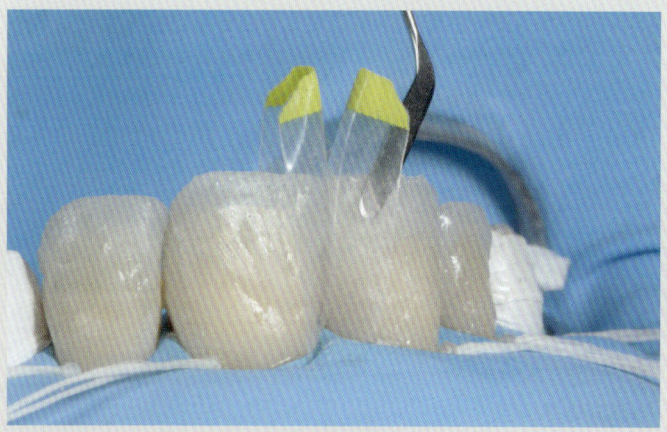

📷 **10.29** Matrices seccionales transparentes Bioclear y empleo del composite Vittra APS E-bleach.

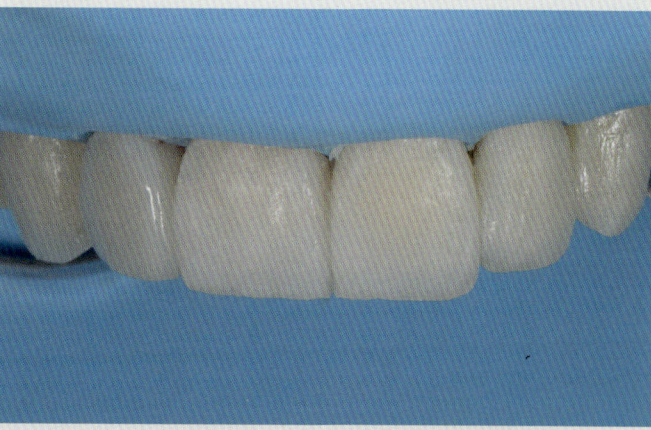

📷 **10.30** Resultado final con el uso de Vittra APS Trans N y DA1, E-bleach.

FASE DE ACABADO Y PULIDO

Primeramente se quitaron los excesos del margen gingival e interproximal con una hoja de bisturí del n.º 12 (📷 10.31). Después, con una fresa de preparación de coronas de grano rojo y disco de grano rojo (8862 Komet) se dio anatomía a los planos y línea ángulo (📷 10.32).

Las ruedas de pulido de silicona nos permiten suavizar las rugosidades e imperfecciones sin dañar la anatomía restaurada. En este caso empleamos las ruedas de pulido de TwistDía (Kuraray) (📷 10.33). Por último y para aumentar el brillo de las restauraciones, usamos los fieltros de pulido Diamond (FGM) con la pasta de pulido Diamond Excel (FGM) (📷 10.34).

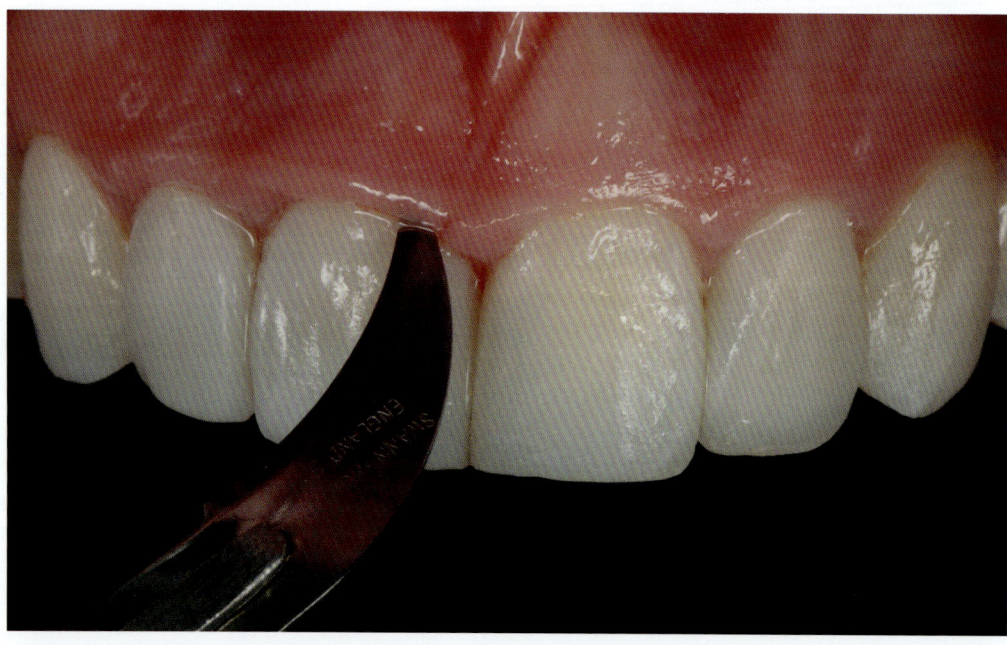

📷 **10.31** Remoción de los excesos en el margen gingival con un bisturí del n.º 12.

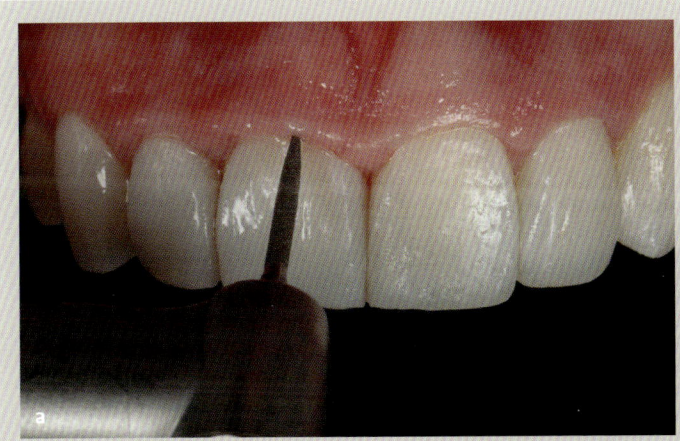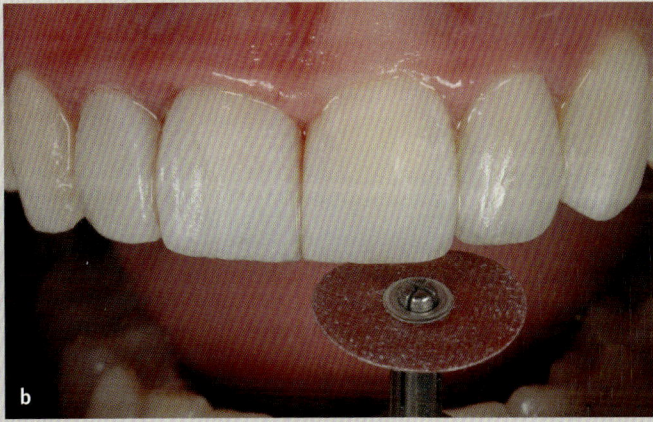

📷 **10.32** a) Fresa. b) Disco de grano rojo.

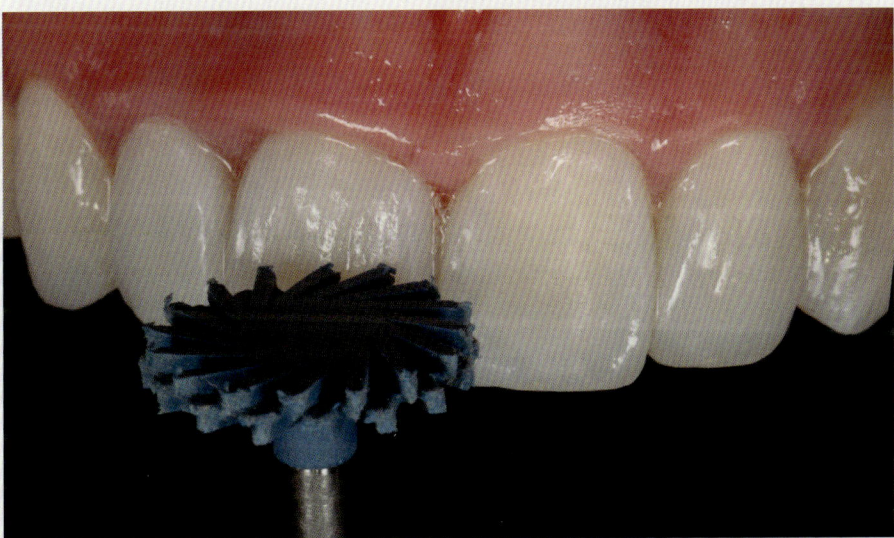

📷 **10.33** Pulido final con espirales de silicona.

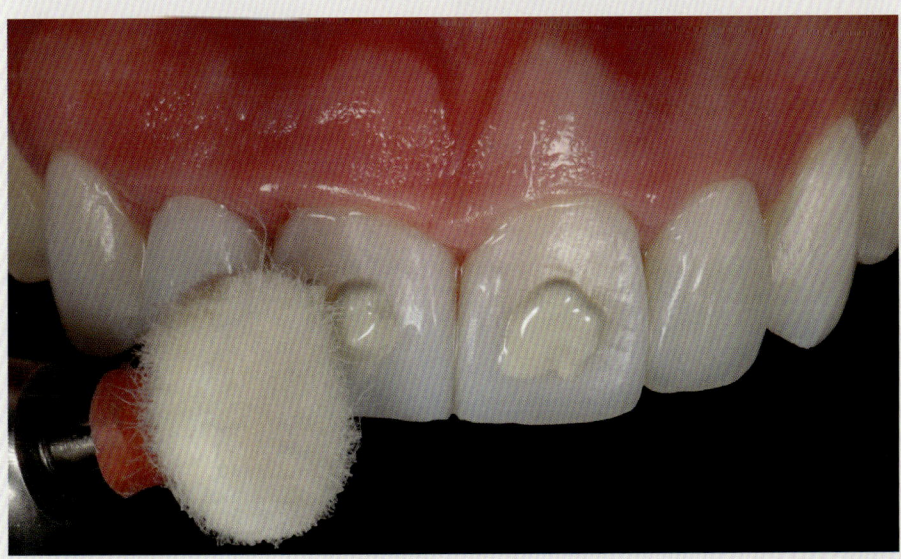

📷 **10.34** Brillo final.

Resultado final

El objetivo se cumplió de forma óptima (📷 10.35 y 10.36). La comparación entre la situación inicial y el resultado final de las restauraciones de carillas de composite de 13 a 23 permite comprobarlo (📷 10.37).

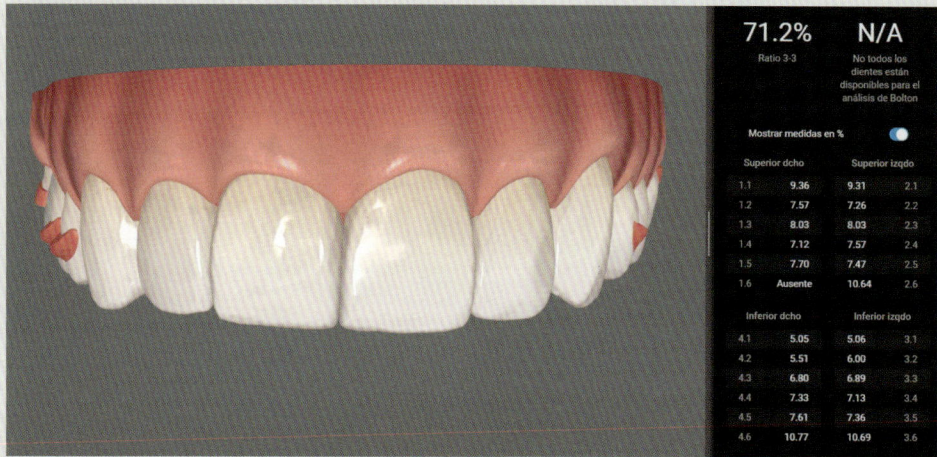

📷 **10.35** Análisis final de Bolton.

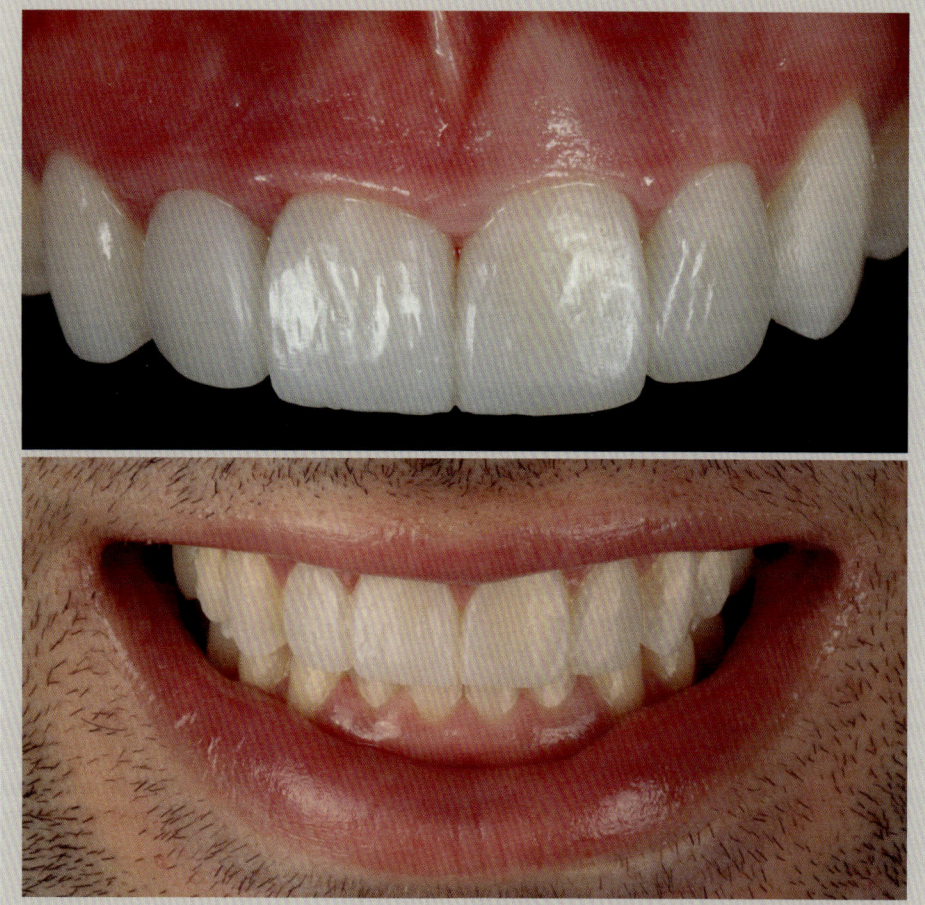

📷 **10.36** Resultado final.

Agradecimiento

Agradezco a la Dra. Laura Ceballos García su inestimable apoyo y colaboración en la realización de este capítulo.

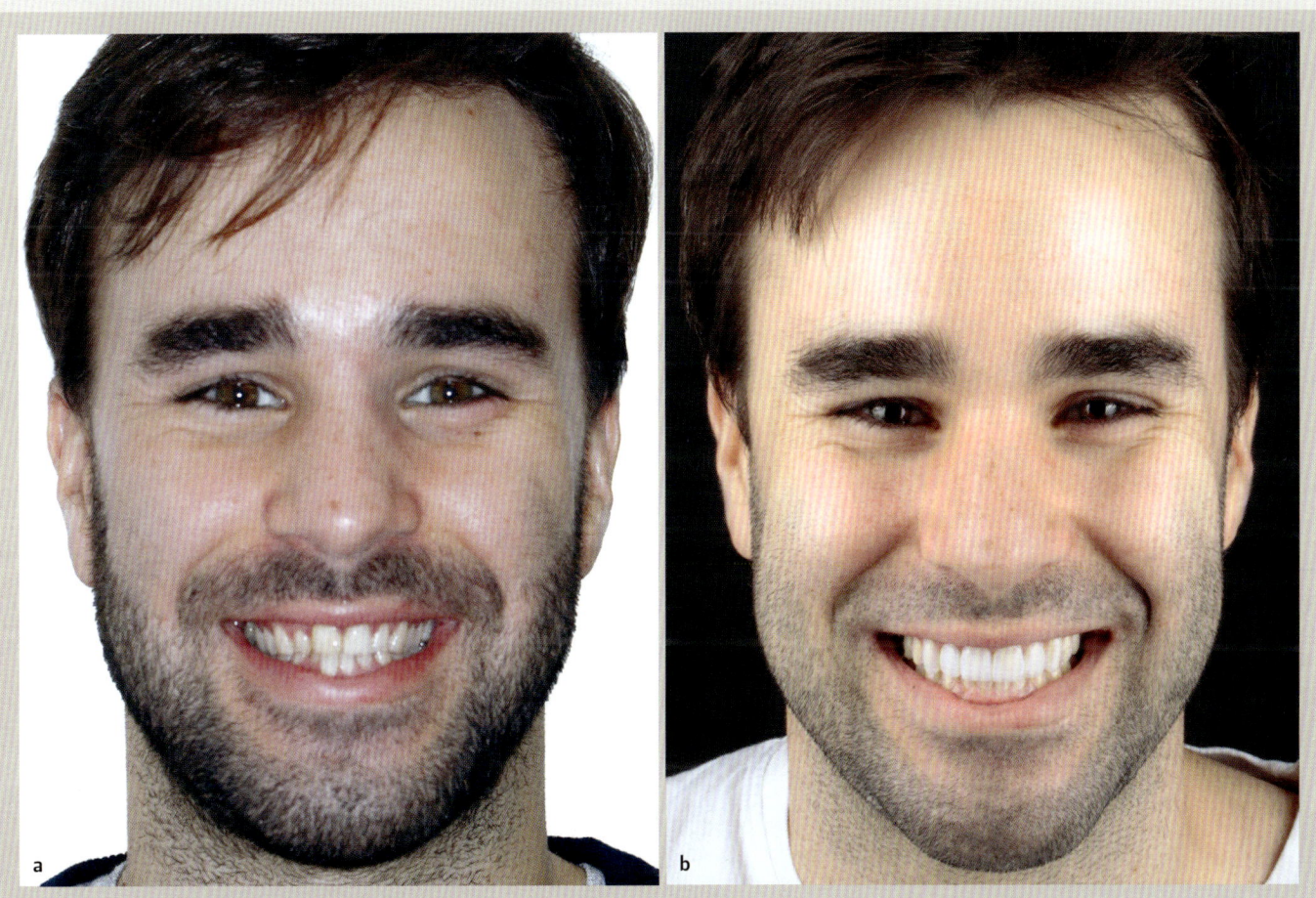

📷 **10.37** a) Situación de sonrisa inicial. b) Situación de sonrisa final.

BIBLIOGRAFÍA

1. FUENTES MV, PERDIGÃO J, BARACCO B, GIRÁLDEZ I, CEBALLOS L. Effect of an additional bonding resin on the 5-year performance of a universal adhesive: a randomized clinical trial. Clinical Oral Investigations. 2023 Feb;27(2):837-848.

2. AYA OMAR TAWFIK HUSSIEN, SHEREEN HAFEZ IBRAHIM, MONA EL SAIED ESSA, RANDA MOHAMED HAFEZ. Restoring black triangle with bioclear matrix versus conventional celluloid matrix method: a randomized clinical trial. BMC Oral Health 2023 Jun 17;23(1):402.

3. THIAGO SILVA PERES, HELENA LETÍCIA DE QUIRINO OLIVEIRA, LILIBETH CAROLA LEYTON MENDOZA, MARIA TEREZA HORDONES RIBEIRO, HUGO LEMES CARLO, RICHARD BENGT PRICE, CARLOS JOSÉ SOARES. Effect of four different mono and multi-wave light-curing units on the Knoop hardness of veneer resin composites. Dental Materials 2024 Jan;40(1):80-89.

4. FERRACANE JL. Resin composite --State of the art. Dental Materials 2011. 27: 29-38.

Restauración estética con carillas de cerámica con la técnica CAD-CAM

Vicente Berbís Agut, Norma Estela Fabra

Presentación del caso

Anamnesis

- **Motivo de consulta**. Paciente joven que acude a consulta a la edad de 18 años con el objetivo de mejorar la estética de su sonrisa. Es conocedora de su situación oral, con agenesias múltiples y alteraciones morfológicas en algunos dientes en forma de microdoncias y conoides, combinadas con la presencia de diastemas generalizados (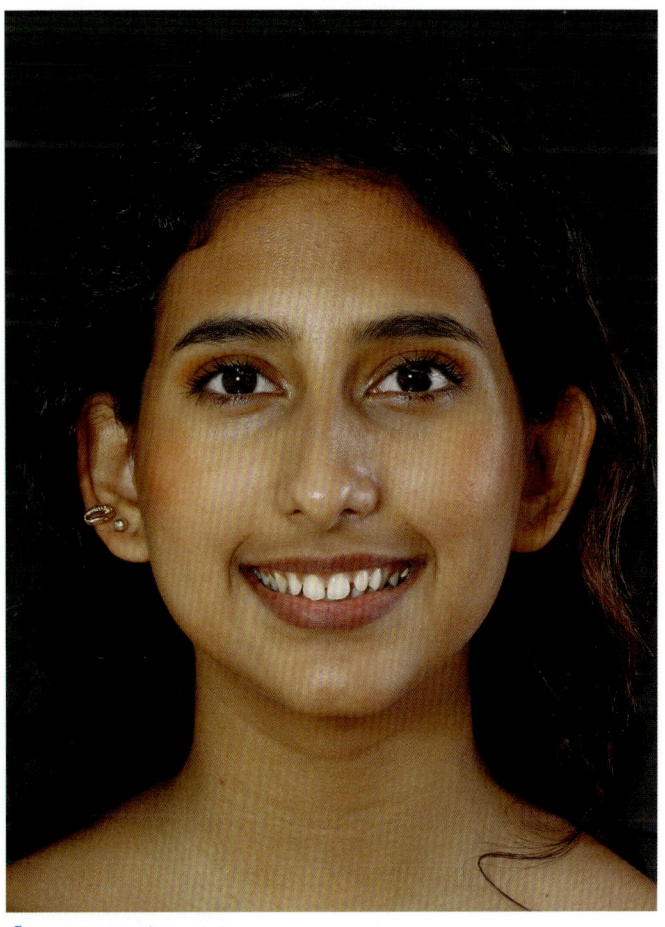 11.1). Todo ello le confería el aspecto de una sonrisa infantil, y solucionarlo era su prioridad.

  Había puesto sus expectativas en que al llegar a la edad de 18 años podría afrontar los tratamientos implantológicos necesarios, según le habían propuesto en otras clínicas, para sustituir algunos molares deciduos y reponer varias ausencias dentales.

- **Anamnesis médica**. La paciente no refería antecedentes médicos de relevancia y no era fumadora. Tampoco presentaba signos de bruxismo dental.

- **Anamnesis odontológica y de higiene**. El control de placa por parte de la paciente no era el óptimo y, como consecuencia, se observaba presencia de gingivitis, aunque no presentaba afectación periodontal generalizada o localizada. Era portadora de una prótesis provisional adherida en posición de 23 y de 31.

11.1 Fotografía inicial.

Exploración clínica y radiográfica

○ **Exploración extraoral**. La presencia de dientes pequeños y espacios entre los dientes, junto al menor desarrollo vertical del tercio facial inferior, le confiere un aspecto infantil. Es decir, nuestro análisis estético coincide con la percepción que la paciente tiene de sí misma (📷 11.2). Durante la recogida de información inicial sobre el caso, y siempre que buscamos realizar un cambio estético en la sonrisa de los pacientes, resulta de especial utilidad disponer de un registro videográfico (🎥 11.1). No precisa ser muy extenso, pero es crucial conseguir que muestre una sonrisa lo más natural posible.

🎥 **11.1** Se muestra a la paciente interactuando, sin mostrar una total confianza aún, con una actitud ligeramente tímida. Hacia el final del video muestra una sonrisa más natural, pero su expresión facial revela que no se siente cómoda sonriendo e interactuando con la cámara, algo muy frecuente cuando los pacientes no se sienten confiados ni con su sonrisa ni con el equipo clínico al inicio del tratamiento.

○ **Exploración intraoral**. La vista oclusal de la arcada (📷 11.3) muestra una arcada oval, que deja amplios corredores bucales en la zona de los premolares. Este será un factor en el que incidir de cara al tratamiento estético. Junto a la vista frontal en detalle de los sec-

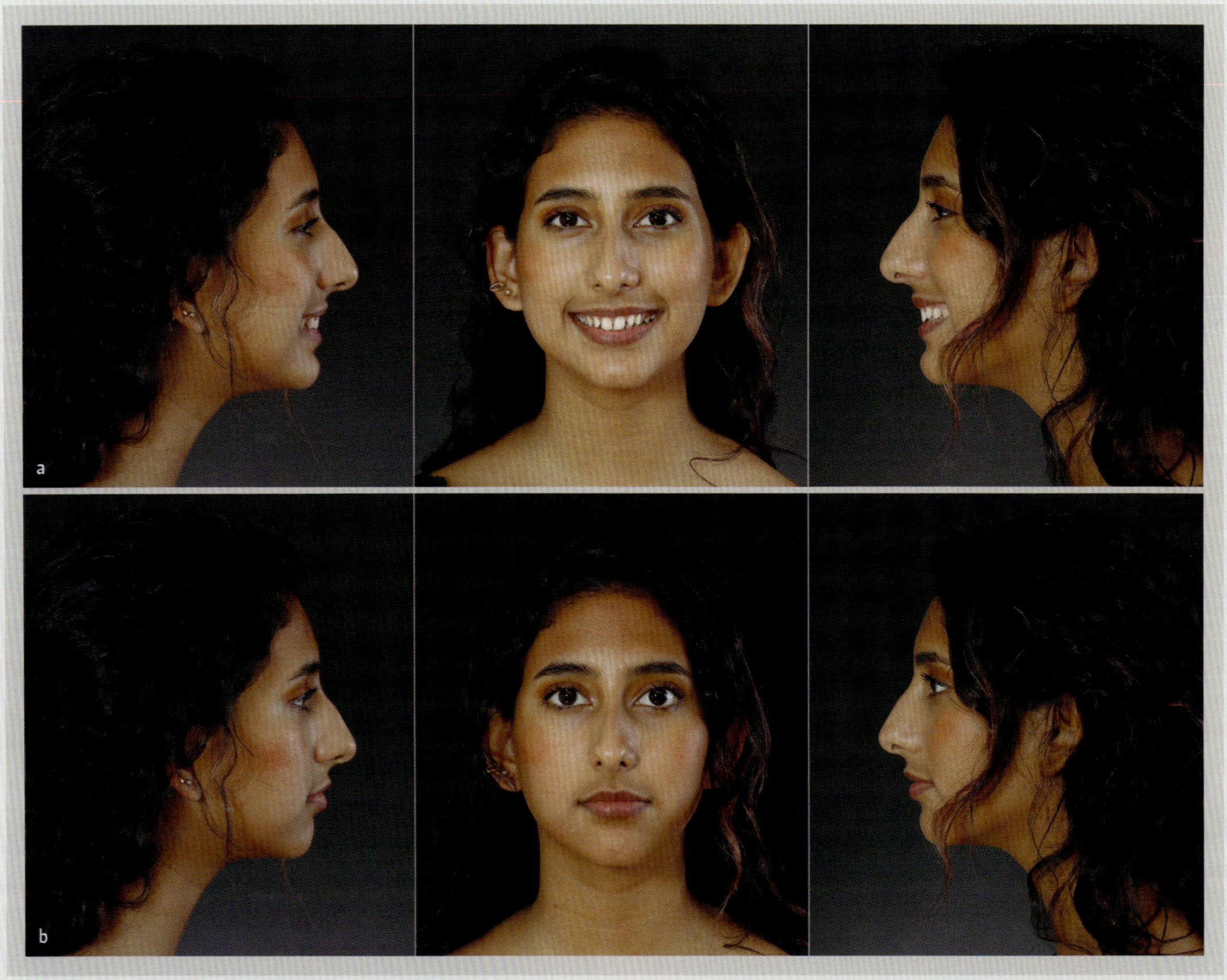

📷 **11.2** Fotografías faciales de frente y de perfil. a) Sonrisa. b) Reposo.

tores anteriores (📷 11.4) también hace evidente la presencia de diastemas debidos a dientes de tamaño reducido en relación a los maxilares. Aunque el diente 23 está en posición de 24, consideramos la clase II canina efectiva en el lado izquierdo. Oclusalmente, hay una evidente falta de engranaje entre arcadas, ya que en la mandíbula persisten molares deciduos con anatomía aplanada, contra premolares y caninos superiores con tendencia conoide, algo que procuraremos solucionar en las primeras etapas de nuestro tratamiento (📷 11.5).

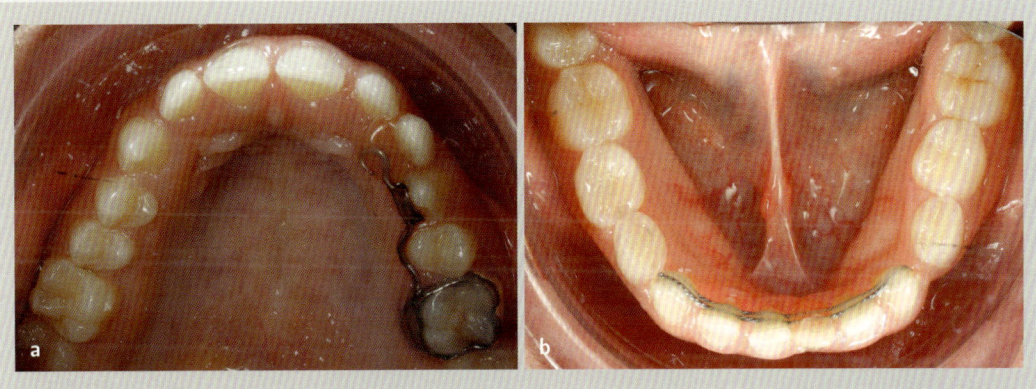

📷 **11.3** Fotografías oclusales iniciales. a) Arcada superior. b) Arcada inferior.

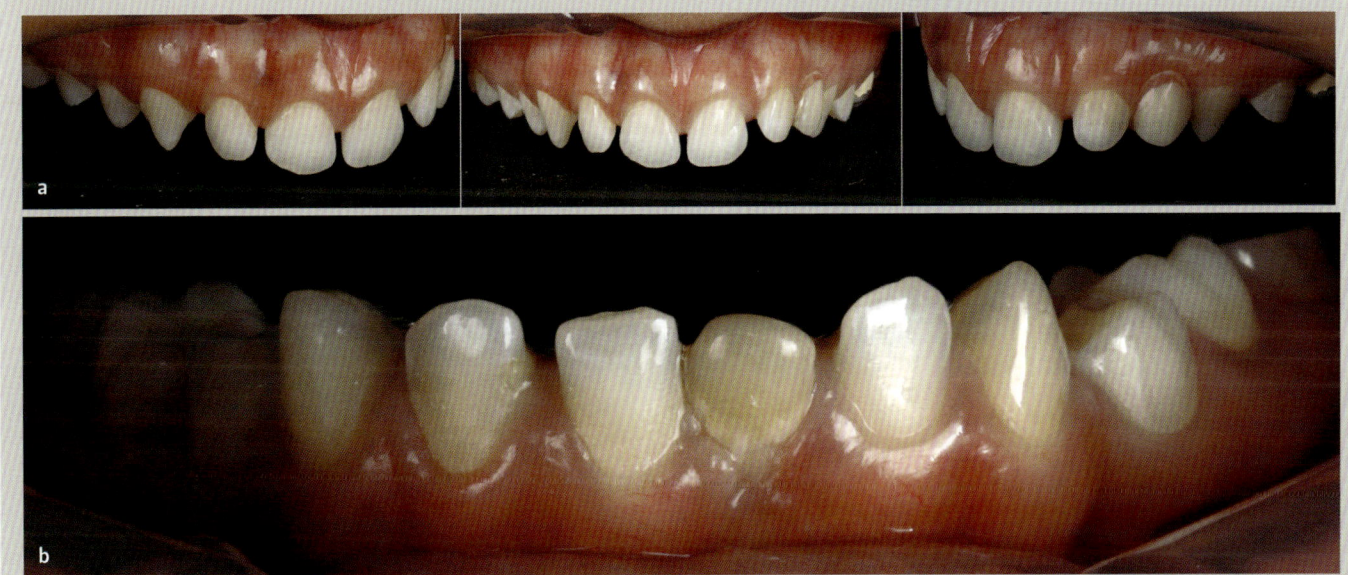

📷 **11.4** a) Arcada superior. b) Arcada inferior.

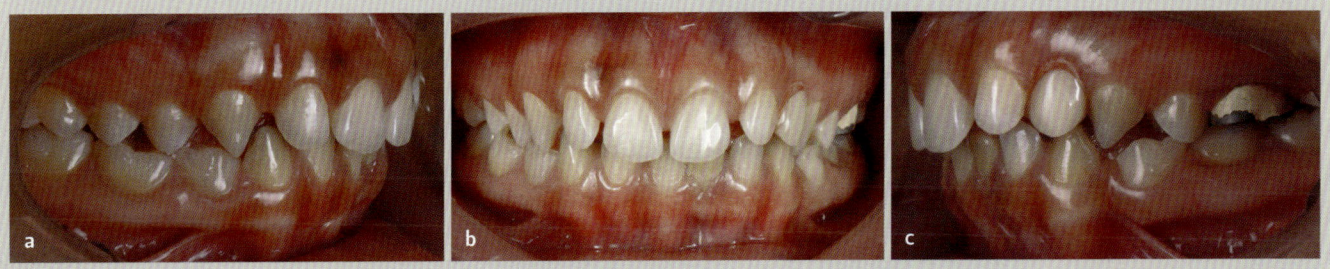

📷 **11.5** Fotografías de mordida iniciales. a) Visión lateral derecha. b) Visión frontal. c) Visión lateral izquierda.

○ **Exploración radiográfica y de imagen**. En la  11.6 se muestran las radiografías iniciales. Los archivos correspondientes al escaneado intraoral ( 11.7; 🎥 11.2 y 11.3) nos permiten explorar los arcos dentales como si del modelo vaciado se tratara. La obtención de registros digitales es crucial hoy en día para cualquier procedimiento, desde la planificación ortodóncica a los *mock-up* estéticos, etc. También se realizó una tomografía computarizada de haz cónico (CBCT) ( 11.8) En los tramos edéntulos, el CBCT reveló una gran atrofia ósea, lo que disminuía las posibilidades de compatibilizar un tratamiento implantológico con un enfoque sencillo y con una alta predictibilidad.

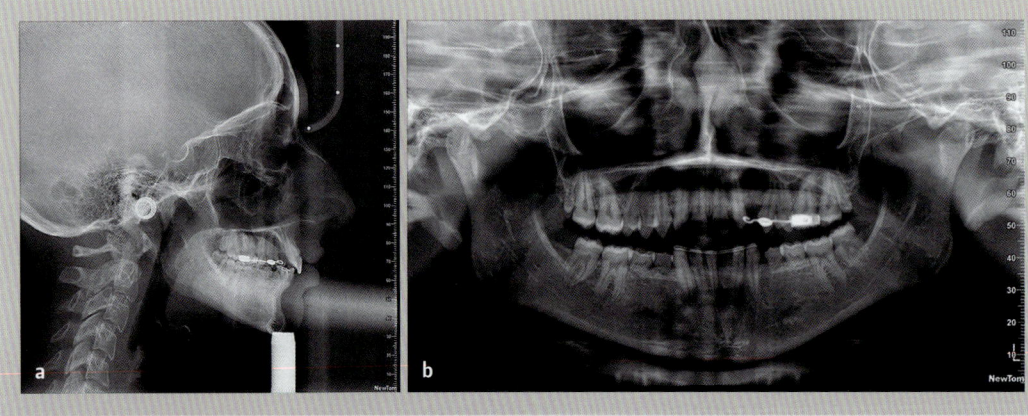

📷 **11.6** Radiografías iniciales. a) Perfil. b) Ortopantomografía.

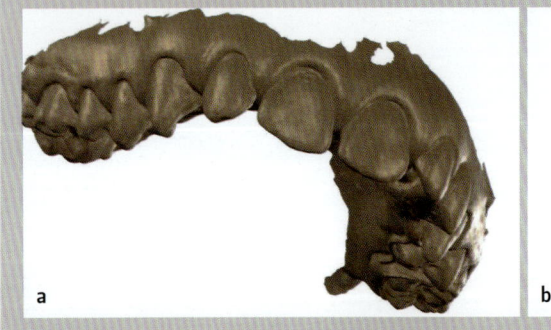
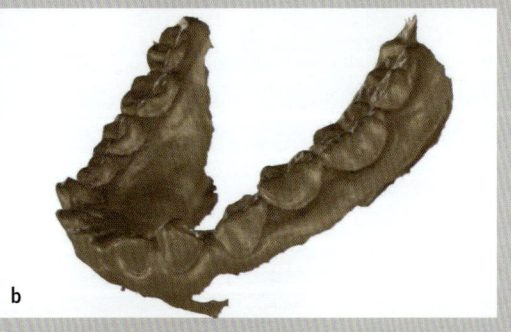

📷 **11.7** Imágenes de escaneado intraoral. a) Arcada superior. b) Arcada inferior.

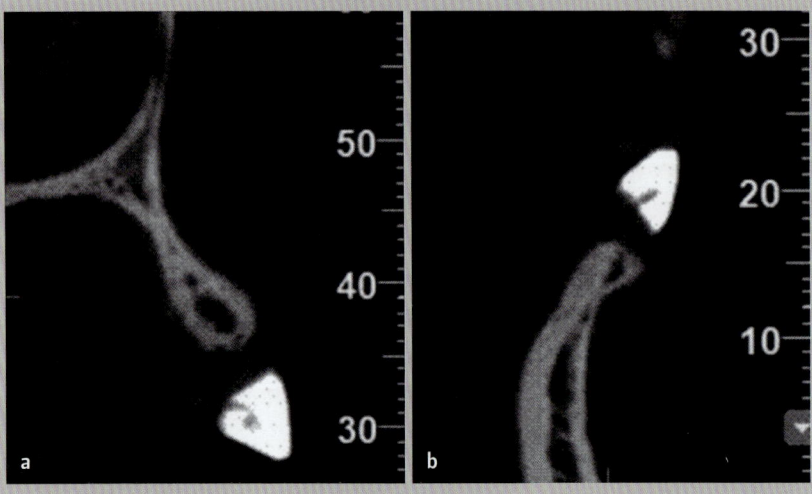

🎥 **11.2** Escáner intraoral de la arcada superior.

🎥 **11.3** Escáner intraoral de la arcada inferior.

📷 **11.8** Corte de la tomografía computarizada de haz cónico (CBCT) en las que se puede apreciar el grado de atrofia ósea. a) Posición 23. b) Posición 31.

Análisis estético

Partimos siempre de la percepción estética inicial, dejando de lado en un primer momento la parte más racional y objetiva de nuestro análisis. Esto nos permite detectar puntos de "tensión visual" y "puntos de referencia" estética de un modo intuitivo (interpretamos predominantemente con nuestro hemisferio cerebral derecho qué funciona y qué no funciona en la sonrisa y la estética facial inicial de la paciente).

En este caso, desde la primera impresión percibimos los dientes pequeños y separados o la arcada superior estrecha, como algo que capta nuestra atención negativamente. En cambio, podemos considerar que la exposición gingival, los planos estéticos, curvatura incisal y la posición de los bordes incisales de los incisivos centrales superiores en sonrisa, no presentan grandes desviaciones sobre los objetivos que queremos conseguir con el tratamiento.

Tras este análisis intuitivo, llega el momento de pasar a trazar líneas de referencia que nos ayuden a parametrizar mejor las correcciones deseadas. Para ello, nos ayudamos normalmente de plantillas, en este caso mediante el *software* Smilecloud® (📷 11.9), con el que pudimos constatar la proporción y dimensión dental disminuida del grupo anterior estético, la necesidad de ampliar la anchura de arcada a nivel de premolares, y la distribución idónea de los espacios para poder redimensionar sus dientes durante la fase restauradora (📷 11.10).

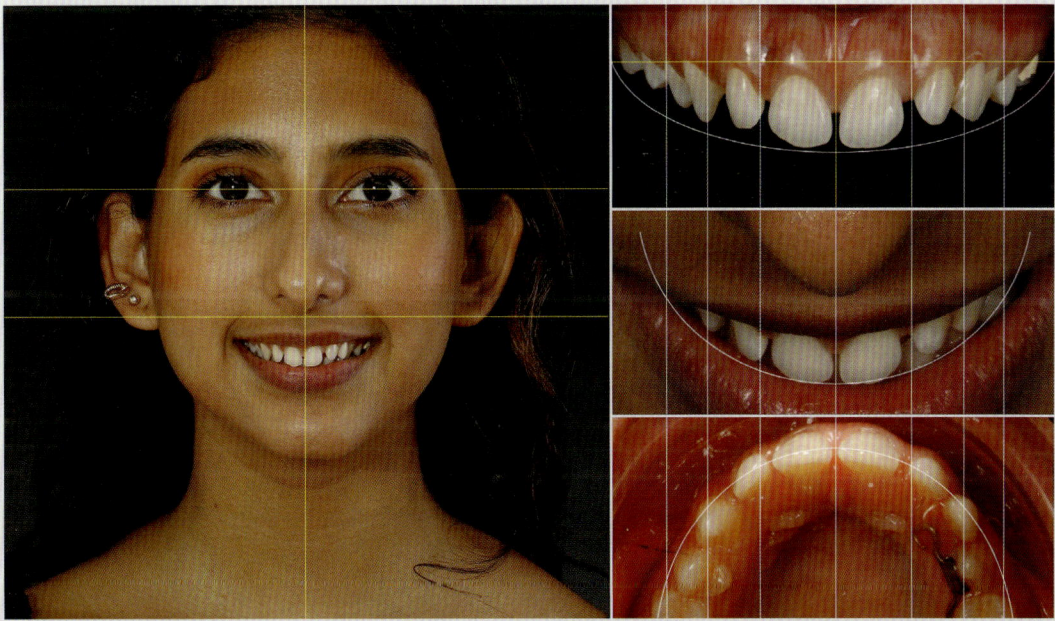

📷 **11.9** Análisis estético mediante el *software* Smilecloud®.

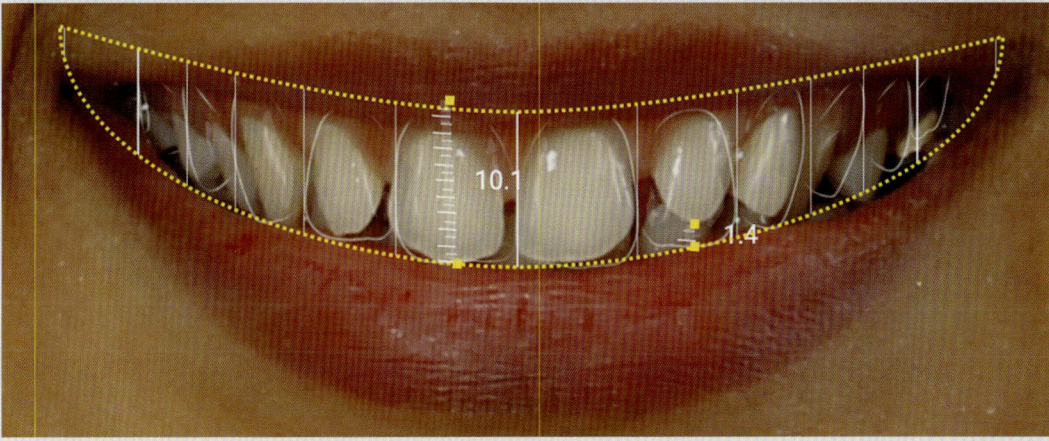

📷 **11.10** Mediciones de los contornos deseados en sonrisa.

Con la ayuda del *software* también llevamos a cabo simulaciones virtuales, a modo de *mock-up* ( 11.11, 11.4), que nos permite, tanto al equipo como a la paciente, visualizar el resultado deseado, y por lo tanto, poder definir una hoja de ruta que seguir. Habitualmente, y siempre que queremos realizar una mejora estética global mediante una simulación o un *mock-up*, ya sea virtual o real, hay tres factores que buscamos mejorar y que impactan positivamente en la percepción de la nueva sonrisa que estamos testando:

1   Mejorar la amplitud de sonrisa.
2   Ganar luminosidad en el color dental.
3   Por último, armonizar las líneas de referencia.

Las principales referencias para nosotros, a la hora de valorar la situación inicial, o el resultado de un *mock-up* estético son:

1   La línea media, coincidente o paralela, sin que se aleje más de 3 mm de la línea media facial.
2   La curvatura incisal armónica, aunque no sea paralela, con el labio inferior en sonrisa.
3   La posición del borde incisal de los incisivos centrales, permitiendo una adecuada exposición tanto en reposo como en sonrisa, y normalmente proyectándose hacia la línea que separa el labio inferior seco del labio húmedo.

Resumen del caso:

- Presencia de agenesias dentales múltiples de 24, 35, 34, 31, 44 y 45.
- 75, 74, 84 y 85 presentes en boca, sin movilidad ni patología estructural.
- 23 en posición de 24.
- Prótesis provisionales cementadas o adheridas en posición 23 y 31.
- Diastemización de los sectores anterosuperior y anteroinferior.
- Morfología de tamaño reducido 12, 11, 21, 22, 32, 41 y 42, conoide en 18, 13, 23, 28, 33 y 43.
- No presenta lesiones cariosas.
- Presencia de clase II canina y molar izquierda. Clase I derecha. Sobremordida y resalte ligeramente aumentados.

11.4 *Mock-up* de sonrisa.

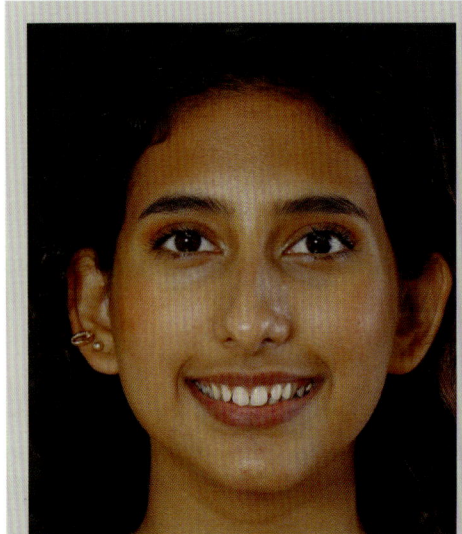
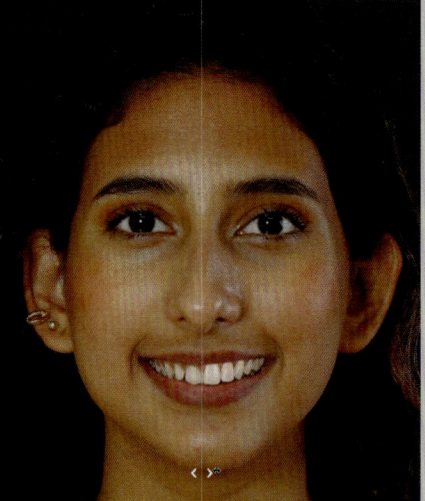
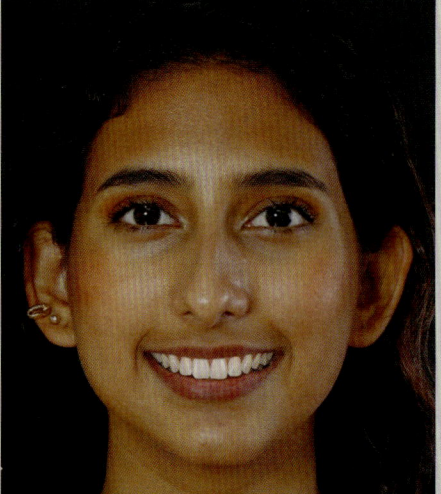

11.11 a) Situación inicial. b) Situación intermedia. c) *Mock-up* virtual.

Diagnóstico y pronóstico

Tras valorar las pruebas diagnósticas realizadas y llevar a cabo el análisis clínico, estudiamos la situación a tres niveles (estructural, periodontal y oclusivo), valorando el grado de afectación en cada uno de ellos, su interacción y la repercusión en la función y la estética de su sonrisa. Esto nos ayudará a establecer un plan de tratamiento basado en la situación real, las expectativas de la paciente y la evolución prevista del tratamiento en el tiempo:

o **Nivel estructural**. Hace referencia al estado de las restauraciones y prótesis existentes, fracturas dentales, lesiones por caries o de origen funcional, etc.

En este caso se trata de una dentición sana. Las prótesis provisionales, pese a no tener un diseño óptimo, no están generando yatrogenia, y no apreciamos lesiones cariosas, hipoplasias o fracturas dentales. Por lo tanto, en el ámbito estructural se trata de una dentición con buen pronóstico y no es previsible un riesgo a futuro en este apartado.

o **Nivel periodontal**. Valoramos aquí el estado de los tejidos de soporte, encía y el hueso que rodea a los dientes, si presentan inflamación o patología periodontal, infección, pérdida de volumen o altura.

Tampoco encontramos alteraciones en nuestra paciente, tan solo la mencionada gingivitis, por lo que el pronóstico también es favorable en este apartado.

o **Nivel oclusal**. En este nivel se evalúan la eficiencia masticatoria, el confort, las interferencias y prematuridades, si existe algún tipo de maloclusión dental, patología de las articulaciones temporomandibulares, presencia de hábitos parafuncionales como el bruxismo, etc.

En nuestra paciente, observamos que el engranaje es mejorable y presenta maloclusión clase II izquierda, con el resalte y la sobremordida ligeramente aumentados.

Mención especial merecen los molares deciduos inferiores presentes en boca (74, 75, 84 y 85). El grado de reabsorción radicular alcanza más del 50 %, por lo que estas piezas tienen un pronóstico más reservado a largo plazo, aunque al no presentar movilidad, lesiones periodontales ni caries, y tratándose de una paciente de 18 años, consideramos que el pronóstico es bueno a corto-medio plazo, y eso será determinante en el enfoque restaurador planteado.

Consideraciones para establecer el plan de tratamiento

Con toda esta información clínica, el análisis estético y teniendo en cuenta el motivo de consulta de la paciente, en la valoración de posibles planes de tratamiento se tuvieron en cuenta varios factores determinantes:

o Edad de la paciente, 18 años.

o Gran atrofia ósea en las zonas 31 y 23.

o Molares deciduos mandibulares presentes en boca y con buen pronóstico a corto-medio plazo.

o Tamaño y morfología dentales alterados junto a la presencia de diastemas en el sector anterior.

La reflexión sobre estos factores nos lleva a realizar diversas consideraciones a la planificación:

1 Que si bien se pueden llegar a colocar implantes en mujeres con el crecimiento finalizado a los 18 años, sabemos no están exentos de complicaciones a lo largo de su vida útil. Por lo tanto, nuestro criterio es procurar posponer su empleo en pacientes jóvenes el máximo posible. Como consecuencia, no tenemos interés en la extracción de 74, 75, 84 y 85 en esta etapa.

2 La atrofia ósea que presentan las zonas de 31 y 23 implicaría, en el caso de optar por reponer dichas piezas mediante implantes oseointegrados, la realización de cirugías de regeneración ósea para aumento de reborde, y su cirugía para aumento de tejido blando asociada, de cara a obtener unos resultados favorables, tanto en anclaje óseo y estabilidad a largo plazo de los implantes como en el resultado estético. Consideramos que, si bien este abordaje puede ser aceptable, preferimos buscar alternativas con alta predictibilidad y posponer el escenario quirúrgico-implantológico en el tiempo lo máximo posible.

3 Desde el punto de vista oclusal y funcional, la posición del maxilar superior es favorable a una reconfiguración en la forma de la arcada y una redistribución de espacios de cara al resultado estético restaurador óptimo. No obstante, la relación con la arcada inferior se beneficiaría de un tratamiento ortodóncico que tuviera como objetivo solventar la clase II y mejorar la relación de los sectores anteriores en cuanto a resalte y sobremordida. Todo ello requiere un anclaje que los molares deciduos no ofrecen, y sí ofrecería un anclaje óseo como el que ofrecerían los implantes dentales y los mi-

crotornillos. Cabe tener en cuenta que la reordenación de la arcada superior no implica forzosamente abordar el tratamiento ortodóncico con las correcciones ideales en la arcada inferior, por lo que, a nuestro criterio, se pueden posponer dichos objetivos idóneos al momento en el que se deban colocar implantes obligatoriamente por fallo de los molares deciduos inferiores.

4 Los espacios entre dientes, la morfología conoide y los tamaños reducidos en el sector anterior, favorecen la resolución estética mediante tratamientos mínimamente invasivos. Nuestra preferencia, en estos casos para los que disponemos de espacios múltiples, es el uso de carillas de porcelana.

Objetivos y disciplinas implicadas

Teniendo en cuenta estas consideraciones elaboramos un plan de tratamiento con los siguientes objetivos y disciplinas implicadas para acometerlos:

1 Obtener una mejor distribución de la posición de los dientes maxilares y mandibulares anteriores en la arcada que favorezca la instauración de promociones estéticas óptimas, minimizando la invasividad del tratamiento restaurador. Para ello, planteamos el tratamiento con alineadores de ortodoncia, que nos permitirá controlar de forma precisa el anclaje y los movimientos dentales deseados sobre aquellos dientes que lo requieren, y no forzar las piezas que no deseamos mover, como los molares deciduos inferiores.

2 Lograr un mejor engranaje oclusal posterior. Para ello, reconstruiremos el plano oclusal posterior-inferior mediante restauraciones directas de composite, mejorando la curva de Spee y la interrelación con las zonas posteriores maxilares. La fase de ortodoncia también colaborará a ese mismo objetivo.

3 Impactar en la sonrisa de la paciente con nuevas proporciones, morfologías y tamaños dentales que permitan la ausencia de diastemas y que armonicen mejor con su rostro. Aquí será clave el tratamiento de prótesis y composites, con ayuda de cirugía de alargamiento coronal en el sector anteroinferior para favorecer las nuevas proporciones.

Plan de tratamiento

ALTERNATIVA DE TRATAMIENTO

Teniendo en cuenta las consideraciones previas, se estableció un solo plan de tratamiento integrado multidisciplinar en tres fases:

Fase I: Higiénica.

Comprende las acciones llevadas a cabo para frenar el posible deterioro a nivel estructural, periodontal y oclusal.

o Profilaxis dental e instrucciones de higiene oral.

o Eliminación de los provisionales actuales en 31 y 23 y sustitución por provisionales tipo Maryland de resina impresa.

o Reconstrucciones directas de composite en 74, 75, 84 y 85, para mejorar el engranaje oclusal y la curva de Spee.

Fase II: Restauradora.

Comprende las acciones llevada a cabo para construir un nuevo escenario de estabilidad funcional y armonía estética.

o Tratamiento de ortodoncia con alineadores para redondear arcadas y repartir espacios.

o Alargamiento coronal anteroinferior para mejorar la exposición de esmalte y facilitar así una mejor proporción dental durante el cierre de diastemas.

o Injerto de tejido conectivo para el aumento de volumen en posiciones 23 y 31.

o Carillas de porcelana CAD-CAM de 13 a 21.

o Prótesis fija de zirconio-porcelana con carillas CAD-CAM de 22 a 24.

o Reconstrucción estética de composite en 14, 15, 24 y 25.

o Prótesis fija adherida circonio-porcelana tipo Maryland en 31.

o Reconstrucción estética de composite en 33, 32, 41, 42 y 43.

Fase III: Mantenimiento.

Comprende las acciones llevadas a cabo para mantener los resultados conseguidos en el tiempo, minimizando los riesgos futuros.

o Profilaxis dental y refuerzo de las instrucciones de higiene cada 6 meses.

o Retención fija posortodoncia.

o Confección de una férula de protección nocturna superior.

Tratamiento

Fase higiénica

Tras la sesión de higiene procedimos a sustituir los provisionales de metal-resina de 23 y 31 por provisionales adheridos de resina confeccionados por impresión 3D, adhiriendo el póntico 23 mediante una plaqueta al 23 de la paciente que estaba ubicado en posición 24 (📷 11.12 y 11.13). De este modo, el tratamiento de ortodoncia puede movilizar los dientes según los objetivos establecidos. Se decidió mantener la pieza 23 de la paciente en posición 24 dada la colocación favorable de la raíz para este fin (📷 11.6b).

Fase restauradora

Una vez realizados los tratamientos para preparar la fase de construcción del nuevo escenario oral, es el momento de planificar la **reorganización de las arcadas** que se llevará a cabo mediante alineadores transparentes (📷 11.14, 📹 11.5).

La fase de alineadores permitió distribuir los espacios para optimizar el tratamiento restaurador y colocar los dientes en la posición ideal para el tratamiento de carillas, minimizando la preparación necesaria para la confección de las mismas (📷 11.15 y 11.16).

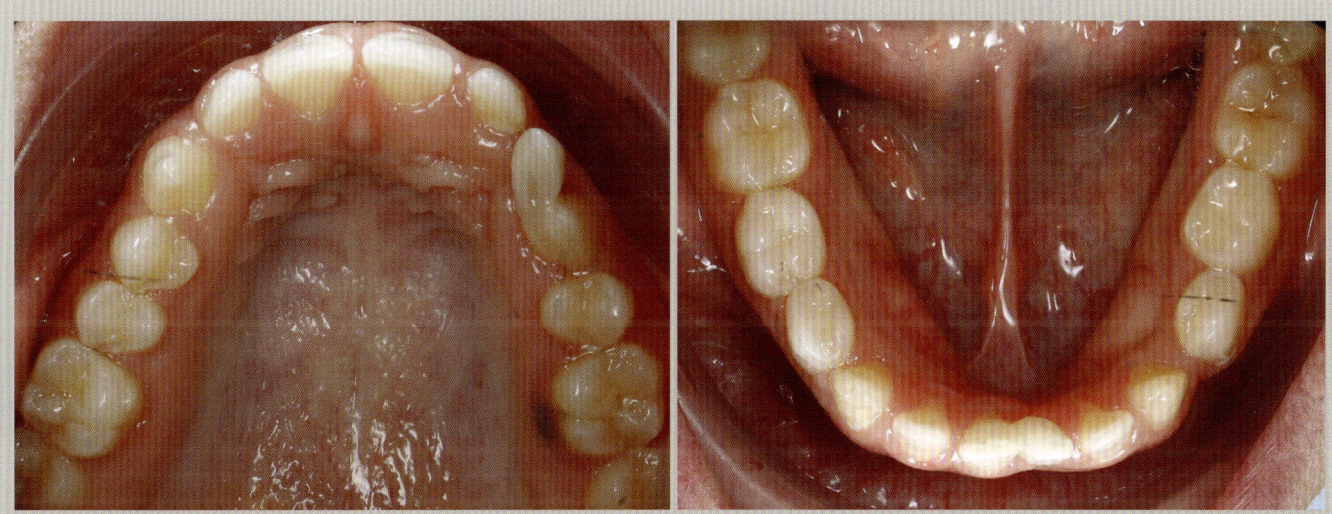

📷 **11.12** Situación previa al tratamiento con alineadores, donde ya se ha realizado la reconstrucción de 75, 74, 84 y 85 con composite en las caras oclusales y se han sustituido los provisionales de 2.3 y 3.1. Compárese con la situación inicial de la figura 11.3.

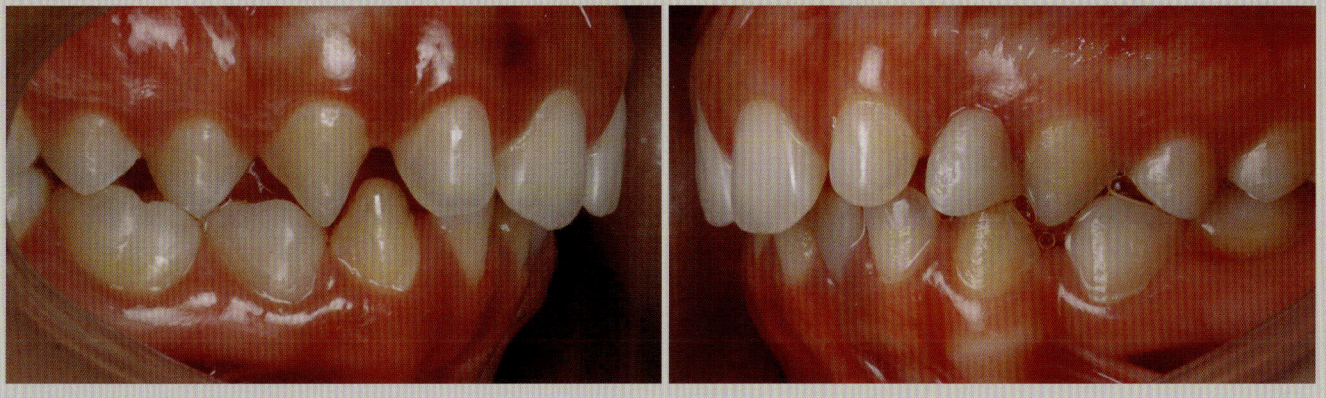

📷 **11.13** Situación tras sustituir la profesionalización y reconstruir de forma directa con composite los molares deciduos inferiores, mejorando el contacto oclusal. Compárese con la situación inicial de la figura 11.5.

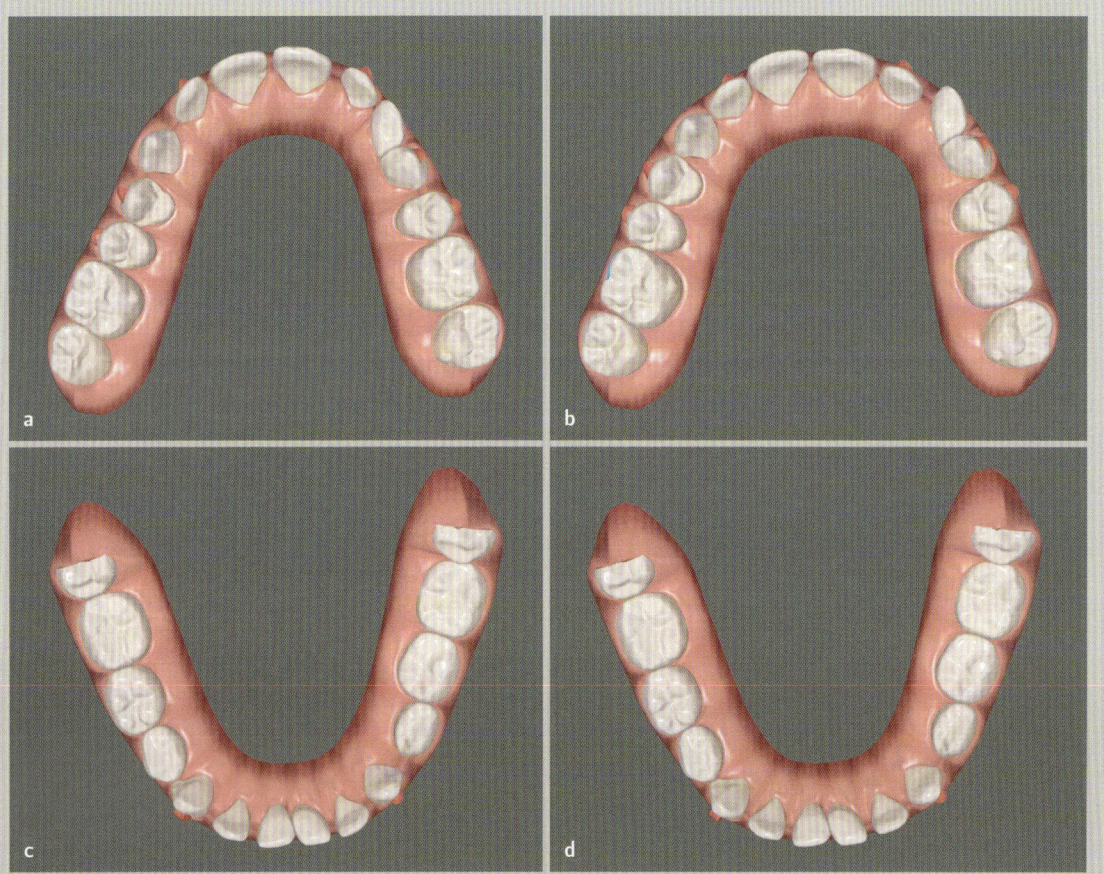

11.5
Movimiento planificado en la arcada superior.

📷 **11.14** a,c) Situación inicial en la planificación ortodóncica. b,d) Situación final deseada en el *clincheck* de ortodoncia.

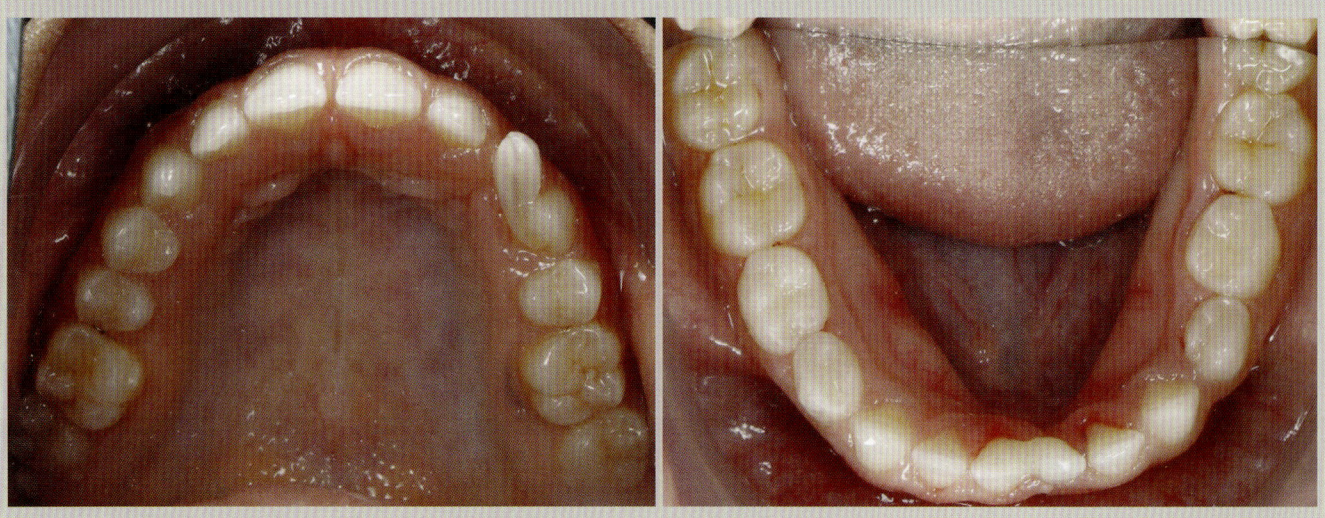

📷 **11.15** Arcadas conformadas tras el tratamiento de alineadores.

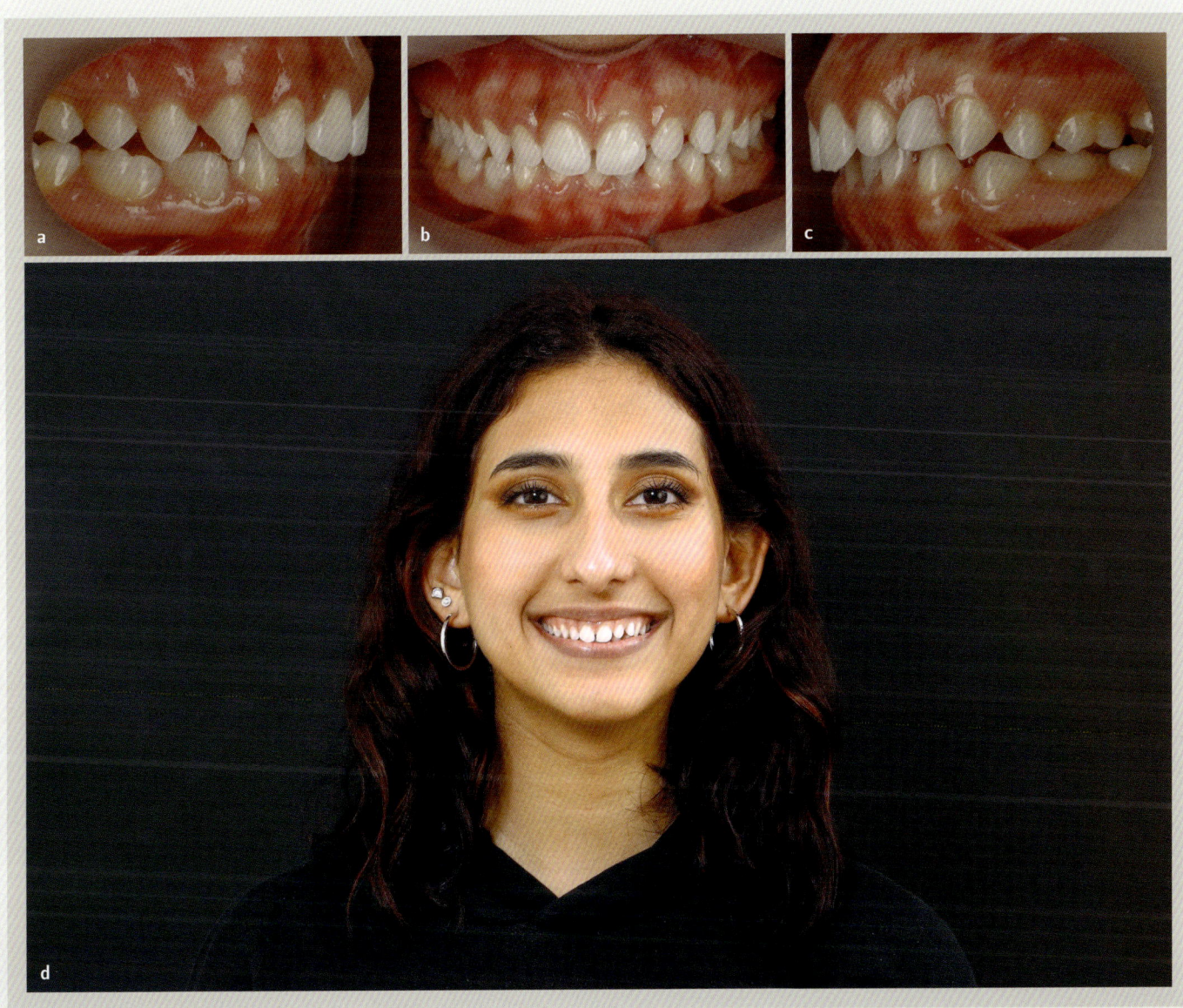

📷 **11.16** Situación tras el tratamiento con alineadores. a–c) Mordida. d) Fotografía frontal.

Con el nuevo escenario de trabajo establecido, es el momento de **reproporcionar los dientes**. En el sector anteroinferior existen aún espacios entre los dientes. Si optáramos por cerrar dichos espacios con la prótesis adherida en 31 y composites directos en dientes adyacentes sin hacer tratamientos adicionales, la proporción resultante no sería favorable estéticamente, generando incisivos inferiores prácticamente tan anchos como altos. Por ese motivo se llevó a cabo el alargamiento coronal del sector anteroinferior (📷 11.17). Al levantar el colgajo de espesor total (📷 11.17b) se vio cómo la cresta ósea alcanzaba la línea amelocementaria. Dicha situación no es atribuible solo a una erupción pasiva alterada, sino también a la posición y el torque de dichos dientes respecto a la cresta ósea. Por ese motivo, y en previsión de que en el futuro, cuando llegue el momento de sustituir los molares deciduos por implantes, se aproveche también ese momento para lograr unos objetivos ortodóncicos más ambiciosos y entonces dicho sector anteroinferior pudiera sufrir cierta proinclinación que pudiese adelgazar la tabla de soporte vestibular, optamos por no dejar la cresta ósea a 3 mm de la línea amelocementaria y realizar un abordaje más conservador en este sentido.

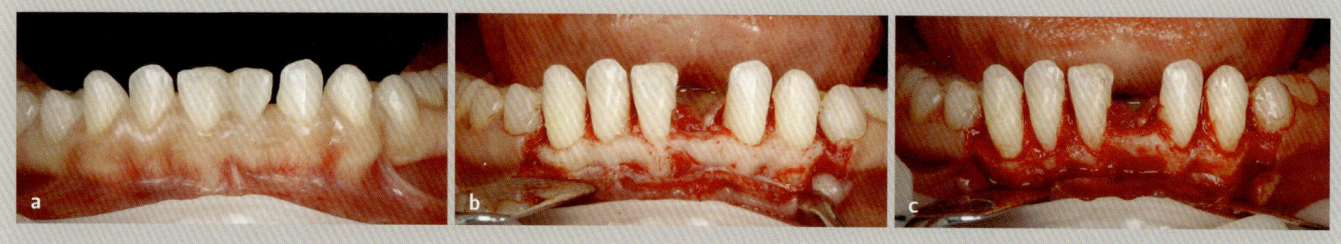

📷 **11.17** Alargamiento coronal en el sector anteroinferior.

El aumento de reborde mediante injerto de tejido conectivo en las zonas 23 y 31 se llevó a cabo con tejido de tuberosidad, realizando de forma simultánea la exodoncia de los cordales microdónticos 18 y 28.

La anatomía microdóntica de los 22 y 23 (en posición de 24) hizo posible la reposición de un 23 protésico mediante una prótesis fija de 22 a 24 de tres elementos, con una mínima preparación dental. Optamos por una pauta de tallado vertical en filo de cuchillo en ambos dientes pilares, y colocamos un provisional fijo que fuimos remodelado en

su porción póntica para conformar, a partir de la 4.ª semana posquirúrgica, el tejido injertado en 23 (📷 11.18 y 11.19).

Para la **elaboración de las carillas** seleccionamos la técnica de carillas CAD-CAM de porcelana. La clave del éxito en este tipo de restauraciones radica en poder emplear librerías digitales que replican dientes naturales no diseñados o alterados, sino copiados de la naturaleza sin más alteración.

Es preciso entender que la belleza del algoritmo natural trasciende la percepción visual, y conecta de un modo

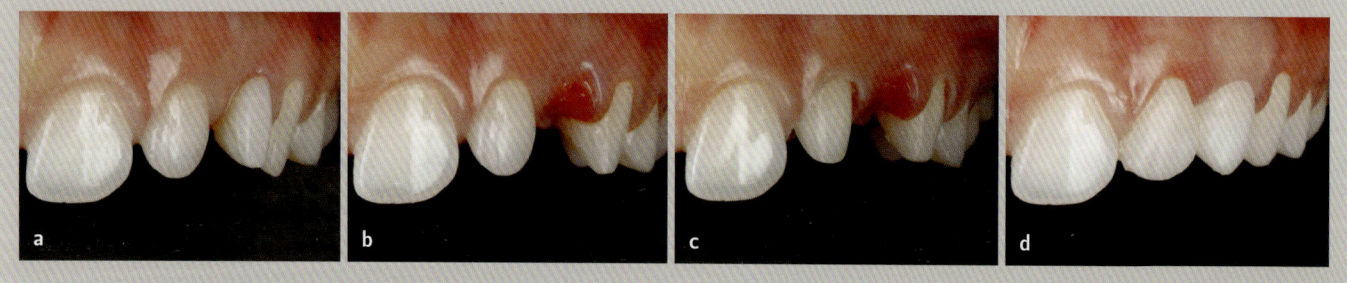

📷 **11.18** a) Postortodoncia con provisional adherido. b) Eliminación del provisional adherido. c) Preparación dental con patrón vertical en filo de cuchillo. d) Adaptación del nuevo provisional fijo de tres piezas.

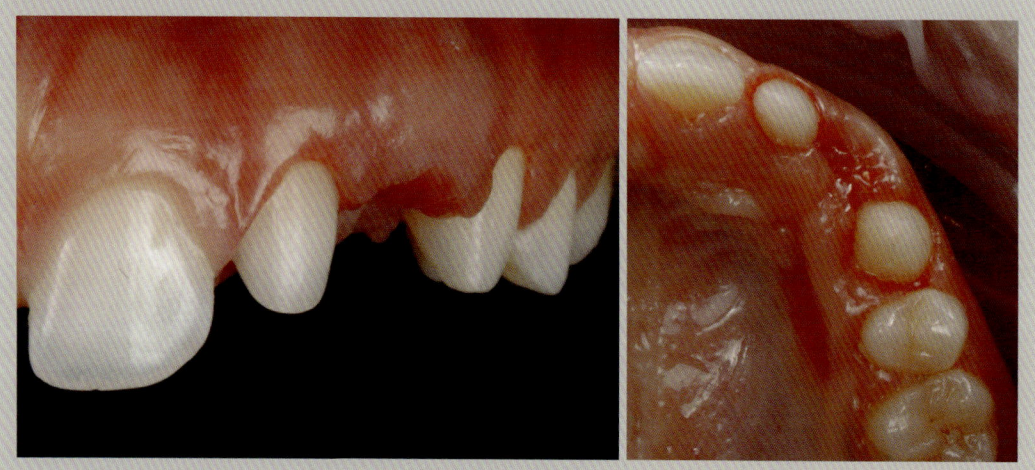

📷 **11.19** Control a las tres semanas del injerto de tejido conectivo en 23.

más profundo con el cerebro que lo percibe. De este modo, podemos decir que nuestro cerebro está predi-señado para aceptar como natural unos algoritmos de forma, proporción y texturas, y cómo se relacionan los diversos aspectos que conforman la morfología dental. Cuando percibimos dientes naturales, o composiciones naturales en general, el cerebro "acepta" como válida esa composición, esa fórmula, y no cuestiona la autenticidad, pasando a valorar si le agrada más o menos lo que ve.

Esta es una de las ventajas de emplear librerías naturales, ganamos margen para el "error" en otros aspectos estéticos de la restauración, como algunos detalles del comportamiento óptico, opacidad, luminosidad, peajes que podemos pensar *a priori* que al emplear restauraciones monolíticas con maquillaje podemos estar pagando, pero tenemos mucho ganado en relación con la morfología, que es de lo más crítico en cuanto a obtener restauraciones con apariencia natural se refiere. Pero esta no es la única ventaja, un gran beneficio del flujo digital en carillas de porcelana es la predictibilidad del resultado. El diseño para realizar un *mock-up* se replica de manera precisa en el diseño del provisional y de las restauraciones finales, de modo que una vez validada la prueba estética del *mock-up* con la paciente, tenemos la certeza de que el resultado final será de nuestro agrado y, por supuesto, del suyo (📷 11.20 y 11.21).

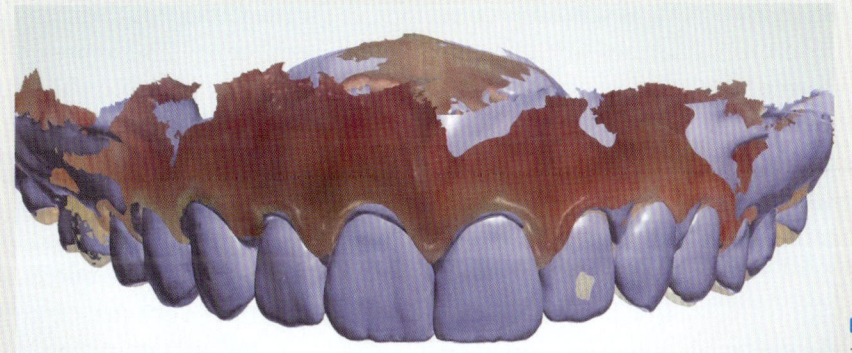

📷 **11.20** Diseño del prototipo estético que servirá de base al *mock-up* y a las carillas monolíticas.

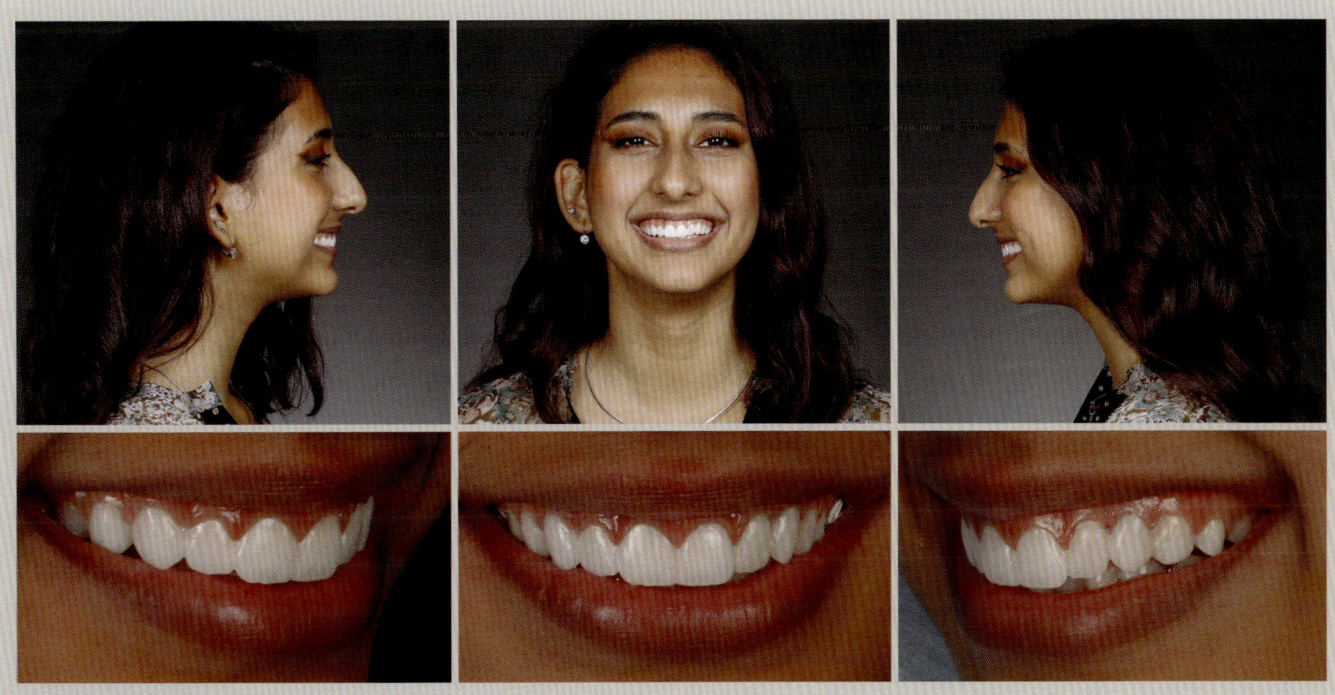

📷 **11.21** *Mock-up* de validación. Material bisacrílico pulido mecánico.

Una vez obtenida la validación estética por parte de la paciente, es el momento de proceder a la **preparación dental para las restauraciones indirectas definitivas**. Para ello aprovechamos el propio *mock-up* como guía de tallado, comenzando por realizar una preparación en surcos, con una fresa con anillos diamantados en su vástago que producen un desgaste de 0,4 mm de profundidad. Es importante prestar atención a las zonas interdentales para también marcar dicha profundidad pero con precaución de no dañar los tejidos blandos ni en cervical ni en la zona de papilas (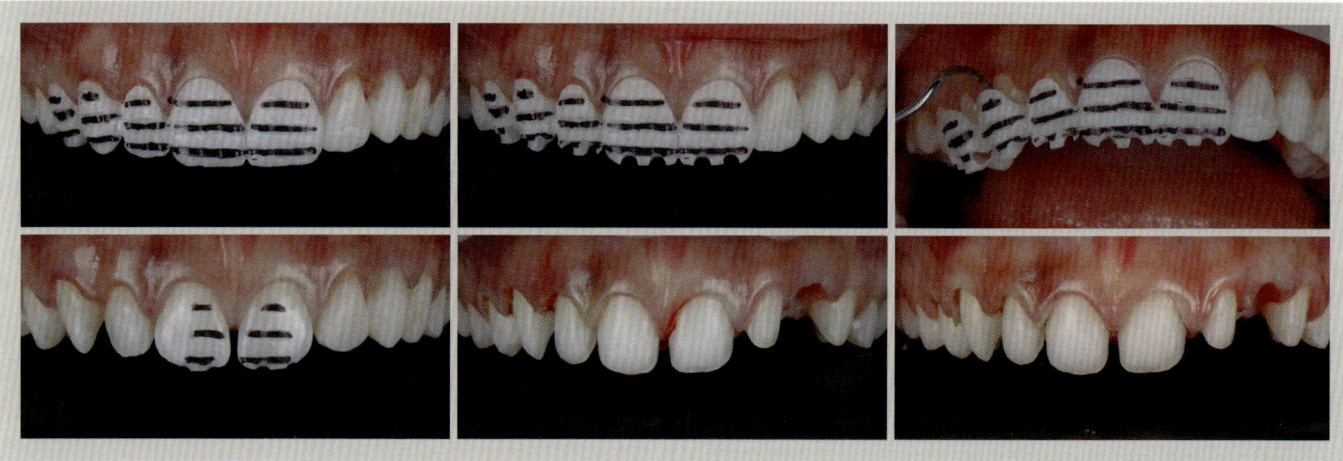 11.22).

Los surcos obtenidos los secamos bien con la jeringa de aire y los pintamos con lápiz o rotulador indeleble, para proceder a retirar el *mock-up* a continuación.

Cuando retiramos el *mock-up* es el momento de **evaluar aquellas áreas que requieren una preparación adicional**. Debemos comprender que el espacio que proporcionamos para la porcelana debe ser uniforme en lo posible, aunque en los casos de cierre de diastemas siempre tendremos mayor espesor de porcelana. Un espesor uniforme facilitará la resistencia de la restauración y el camuflaje adecuado del sustrato. No obstante valoraremos también añadir alguna preparación sutil para mejorar la vida de inserción de la carilla.

Haremos especial hincapié en disponer del espesor necesario en la línea de terminación de nuestra preparación, y también en lograr una vía de inserción frontal de la restauración, facilitando un diseño higiénico en las zona interproximales, sin generar escalones en la transición de palatino a interproximal.

Una de las dificultades del caso era la necesidad de combinar carillas de porcelana de 13 a 21 con la prótesis fija en zirconio de 22 a 24, sin perder la posibilidad de emplear las librerías naturales escogidas para el *mock-up* estético. Este reto podría solventarse mediante una prótesis parcial en zirconio monolítico de 22 a 24; no obstante, la mezcla de dicho material en combinación con la cerámica feldespática monolítica de las carillas en el sector anterior podría no tener un comportamiento óptico deseado. De ese modo, optamos por confeccionar una estructura en zirconio con un recubrimiento de porcelana que emulara preparaciones para carillas en 22, 23, y 24, para poder escanear digitalmente tanto las preparaciones dentales de 13 a 21 como la estructura ceramizada de 22 a 24.

Una vez realizada la captación digital, en el *software* de diseño sobreponemos el escaneado de las preparaciones y de la estructura del puente con el diseño previo con el que hicimos el *mock-up* que la paciente validó (11.23-11.25).

El material seleccionado para la confección de las carillas de porcelana monolíticas fue cerámica feldespática con refuerzo de vidrio de leucita, en bloques EmpresCad® Multi de Ivoclar Vivadent, B1. Dichos bloques de porcelana presentan una alta integración óptica óptima, tanto por su capacidad de integrarse con los sustratos y con el resto de la dentición natural como por su fluorescencia. El pulido de la porcelana es excepcional, no obstante, como sucedió en este caso y opcionalmente, se puede realizar una técnica de maquillaje por capas que ayude a integrar las restauraciones y a transmitir mayor profundidad de la porcelana al observador.

📷 **11.22** Secuencia de tallado.

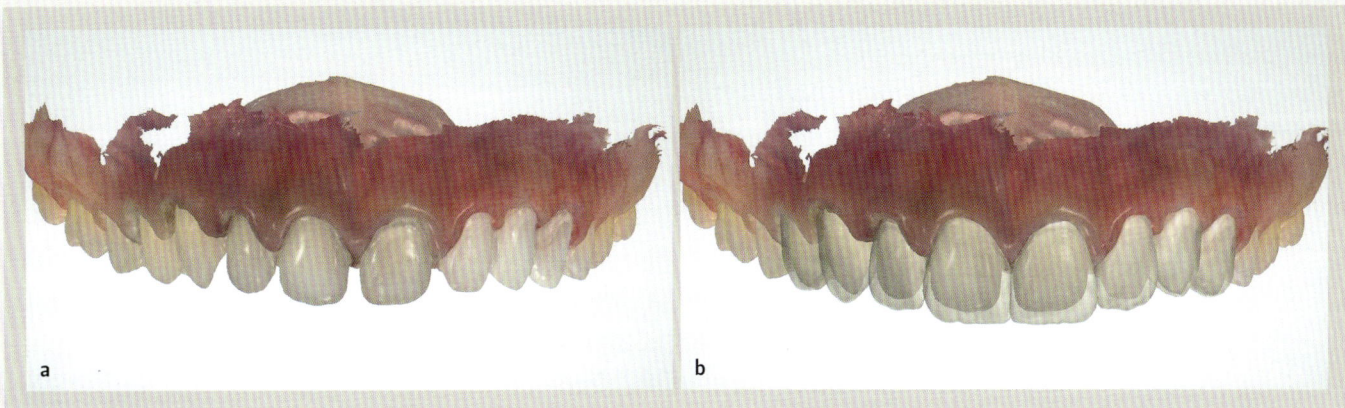

📷 **11.23** a) Escáner intraoral de las preparaciones. b) Integración con el diseño digital del prototipo estético.

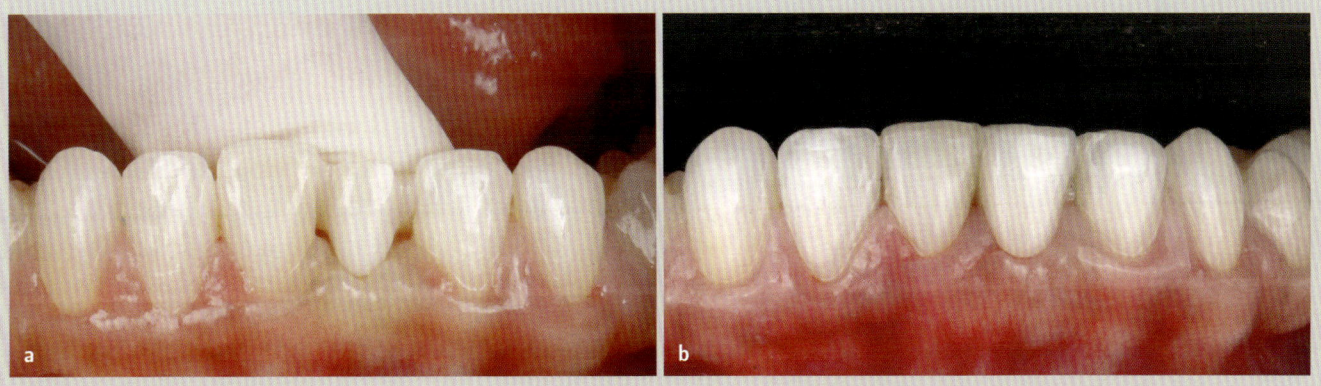

📷 **11.24** a) Prueba de estructura de zirconio del puente Maryland para reponer el 31. Nótese la ligera isquemia inmediata que genera el apoyo del zirconio en la zona póntica. b) Puente adherido ya cementado, junto a los composites estéticos confeccionados en 33, 32, 41, 42 y 43.

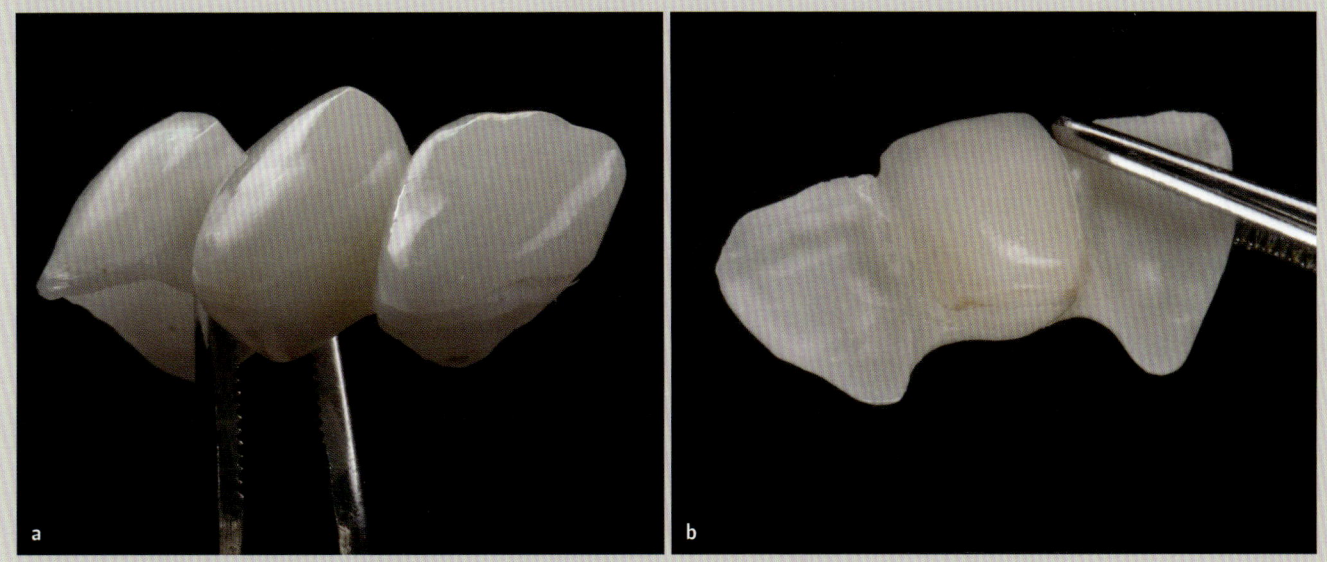

📷 **11.25** Detalle de las restauraciones de zirconio-porcelana. a) Prótesis parcial fija de 22, 23, y 24, de estructura de zirconio ceramizada con las 3 carillas CAD-CAM cementadas en vestibular. b) Prótesis tipo Maryland para reponer el 31 en zirconio tcon porcelana estratificada.

La cementación de las carillas de porcelana se llevó a cabo siguiendo los siguientes pasos:

- Grabado con ácido fluorhídrico de la carilla cara interna durante 1 minuto.
- Grabado total de la superficie dental durante 15 segundos con ácido ortofosfórico.
- Lavado de la carilla mediante *spray* aire-agua durante 15 segundos, lavado con alcohol, secado con aire y aplicación del agente silano, que actuará durante al menos 1 minuto y siempre hasta su evaporación.
- Técnica de sándwich, adhesivo en diente-cemento-adhesivo en carilla.

Aunque no es conveniente delegar en el cemento la capacidad de modulación del color del sustrato, habitualmente empleamos un tono de cemento ligeramente más luminoso que el diente original, con el objetivo de identificar mejor los restos de cemento y enmascarar mejor la posible saturación del sustrato en las zonas centrales del diente donde el espesor de porcelana puede ser ligeramente menor al resto de la superficie de la carilla (📷 11.26 y 11.27, 🎥 11.6).

Fase de mantenimiento

De cara a un adecuado mantenimiento a largo plazo en este caso debemos tener en cuenta las siguientes consideraciones (📷 11.28):

- Ferulización fija del caso para poder preservar la posición de los dientes en las arcadas.
- Control de la reabsorción radicular de los dientes deciduos para valorar el mejor momento para llevar a cabo la segunda etapa de ortodoncia e implantes.
- Protección mecánicas de la porcelana mediante férula de uso nocturno.
- Profilaxis y refuerzo de las medidas de higiene para reducir el riesgo de gingivitis y otros problemas periodontales a futuro.

Agradecimiento

El autor agradece la colaboración de las Dras. Norma Estela Fabra (periodoncista), Ángela Figueredo Holst (ortodoncista), Mar Agut Nebot (diseño digital) y de Belén Vinaixa (técnico de laboratorio) en el desarrollo y resolución del caso clínico expuesto.

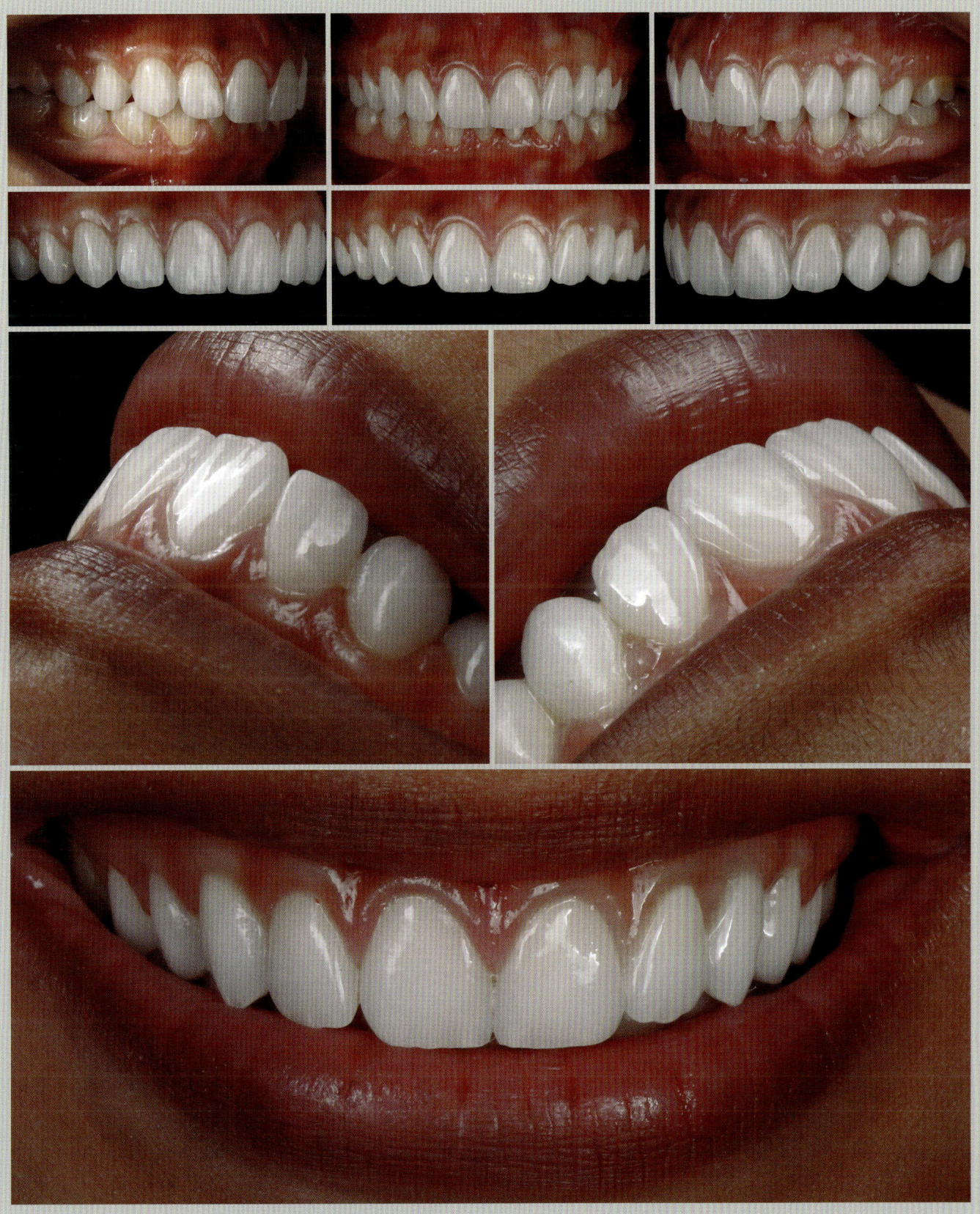

📷 **11.26** Detalle intraoral de las restauraciones cementadas.

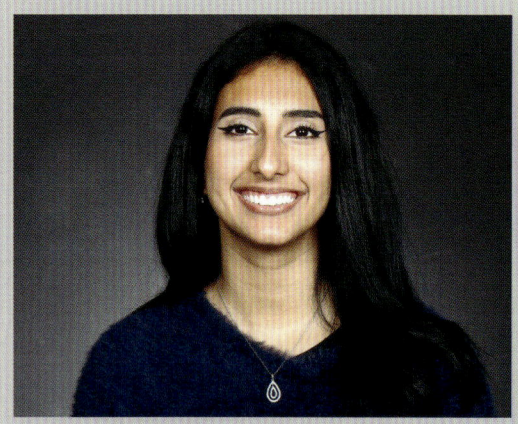
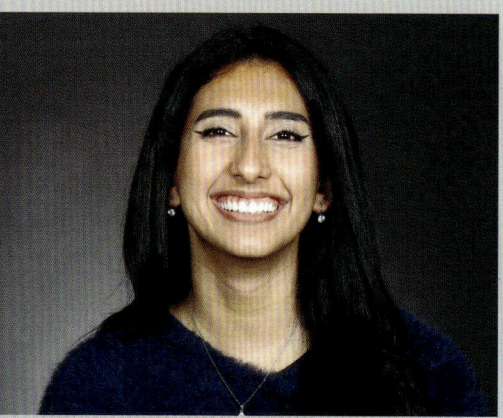
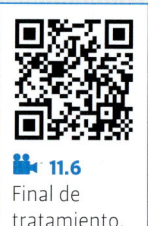

11.6
Final de tratamiento.

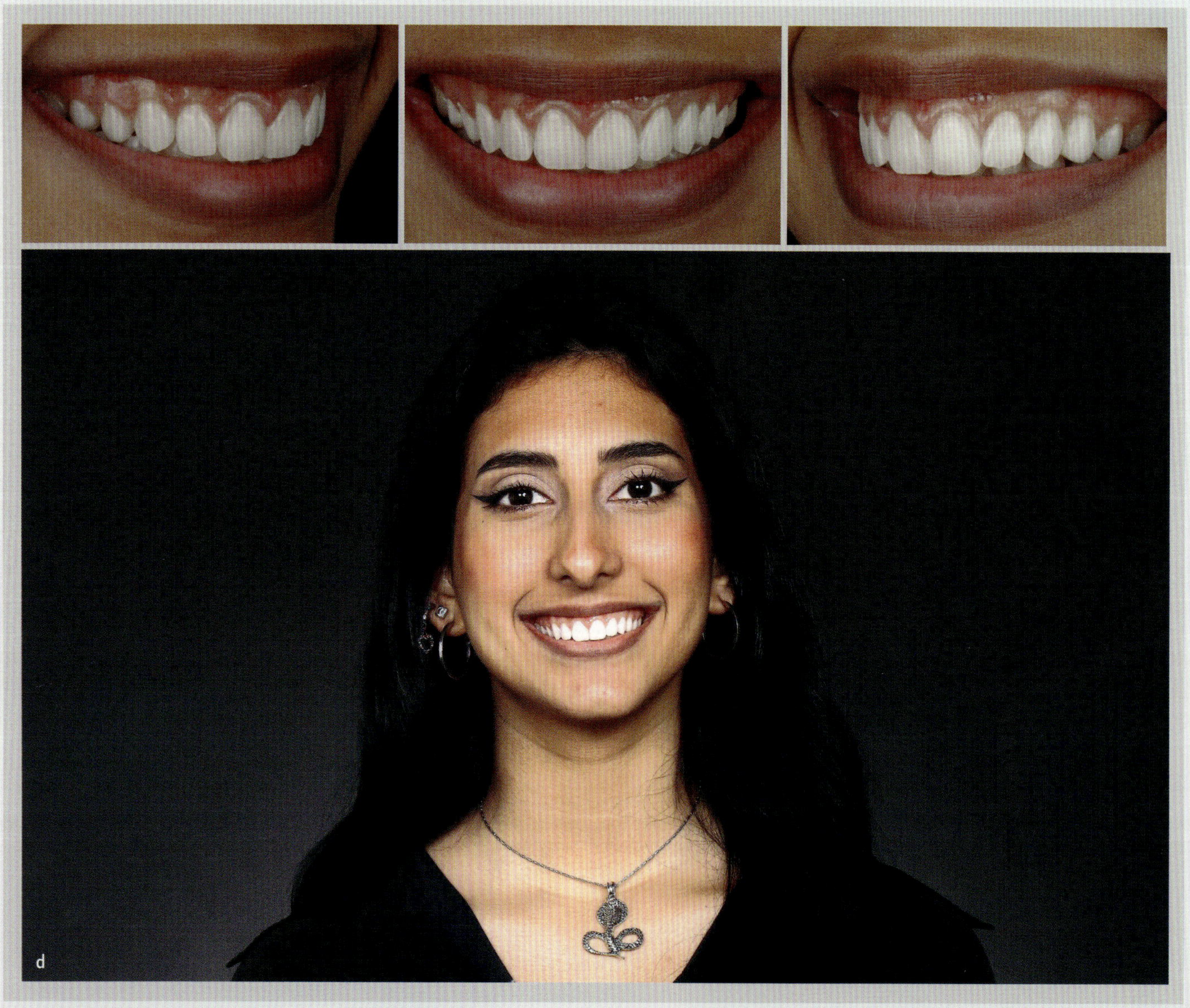

📷 **11.27** Resultado final.

d

📷 **11.28** Fotografías del control a los 2 años postratamiento.

BIBLIOGRAFÍA

1. **Abduo J.** Safety of increasing vertical dimension of occlusion: a systematic review. Quintessence Int 2012;43:369-380.

2. **Calamita M, Coachman C, Sesma N, Kois J.** Occlusal vertical dimension: treatment planning decisions and management considerations. Int J Esthet Dent. 2019;14(2):166-181.

3. **Coachman C, Bohner L, Jreige CS, Sesma N, Calamita M.** Interdisciplinary guided dentistry, digital quality control, and the "copy-paste" concepts. J Esthet Restor Dent. 2021. Oct;33(7):982-991.

4. **Coachman C, Gurel G, Calamita M, Morimoto S, Paolucci B, Sesma N.** The influence of tooth color on preparation design for laminate veneers from a minimally invasive perspective: case report. Int J Periodontics Restorative Dent. 2014 Jul-Aug;34(4):453-9.

5. **Cocconi R, Raffaini M, Fradeani M, van Doren E, Gori S, Rossi P.** Team Approach in Esthetic Dentistry. Int J Esthet Dent. 2020;15(4):372-373.

6. **Cofar F, Barbur I, Giordani G, Giordani M, Popp I, Lascu G, Van Dooren E, Bratu T, Blatz M.** Multidisciplinary design: Creating a common perspective in complex cases. J Esthet Restor Dent. 2022 Jan;34(1):244-251.

7. **Chiche G, Pinault A.** Le guidage antérieur en prothèse fixe [Anterior guidance in fixed prosthetics]. Actual Odontostomatol (Paris). 1983 Sep;(143):515-28.

8. **Fekonja A.** Prevalence of dental developmental anomalies of permanent teeth in children and their influence on esthetics. J Esthet Restor Dent. 2017 Jul 8;29(4):276-283.

9. **Fradeani M, Bacherini L, Turrini R, Buda M.** Minimally Invasive Prosthetic Procedure (MIPP): Up to 12-Year Survival of Full-Mouth Rehabilitations in Patients with Severely Worn Dentition (Managed with Lithium Disilicate Ceramic Restorations). Int J Periodontics Restorative Dent. 2021 Nov-Dec;41(6):799-808.

10. **Fradeani M, Barducci G.** Prosthetic Treatment: A Systematic Approach to Esthetic, Biologic, and Functional Integration. Quintessence Publishing Company, 2008.

11. **Gurel G, Morimoto S, Calamita MA, Coachman C, Sesma N.** Clinical performance of porcelain laminate veneers: outcomes of the aesthetic pre-evaluative temporary (APT) technique. Int J Periodontics Restorative Dent. 2012 Dec;32(6):625-35.

12. **Gurel G, Sesma N, Calamita MA, Coachman C, Morimoto S.** Influence of enamel preservation on failure rates of porcelain laminate veneers. Int J Periodontics Restorative Dent. 2013 Jan- Feb;33(1):31-9.

13. **Kano P, Xavier C, Ferencz, JL, Van Dooren E, Silva N.** The Anatomical Shell Technique (AST). An Approach to Improve the Esthetic Predictability of CAD/CAM Restorations. Quintessence of Dental Technology (QDT);2013, Vol. 36, p27.

14. **Kois D, Kois J.** Comprehensive Risk-Based Diagnostically Driven Treatment Planning: Developing Sequentially Generated Treatment. Dent Clin North Am 2015 Jul;59(3):593-608.

15. **Kokich VO Jr, Kiyak HA, Shapiro PA.** Comparing the perception of dentists and lay people to altered dental esthetics. J Esthet Dent. 1999;11(6):311-24.

16. **Kokich VO, Kokich VG, Kiyak HA.** Perceptions of dental professionals and laypersons to altered dental esthetics: asymmetric and symmetric situations. Am J Orthod Dentofacial Orthop. 2006 Aug;130(2):141-51.

17. **Koubi S, Gurel G, Margossian P, Massihi R, Tassery H.** A Simplified Approach for Restoration of Worn Dentition Using the Full Mock-up Concept: Clinical Case Reports. Int J Periodontics Restorative Dent. 2018 Mar/Apr;38(2):189-197.

18. **Magne P, Salem P, Magne M.** Influence of symmetry and balance on visual perception of a white female smile. J Prosthet Dent. 2018 Oct;120(4):573-582.

19. **Mahn E, Sampaio CS, Pereira da Silva B, Stanley K, Valdés AM, Gutierrez J, Coachman C.** Comparing the use of static versus dynamic images to evaluate a smile. J Prosthet Dent. 2020 May;123(5):739-746.

20. **Moreno-Hay I, Okeson JP.** Does altering the occlusal vertical dimension produce temporomandibular disorders? A literature review. J Oral Rehabil. 2015 Nov;42(11):875-882.

21. **Ntovas P, Karkazi F, Özbilen EÖ, Flavio A, Ladia O, Papazoglou E, Yilmaz HN, Coachman C.** Perception of smile attractiveness among laypeople and orthodontists regarding the buccal corridor space, as it is defined by the eyes. An innovated technique. J Esthet Restor Dent. 2023 Mar;35(2):345-351.

22. **Ntovas P, Pashias A, Vassilopoulos S, Gürel G, Madianos P, Papazoglou E.** Esthetic rehabilitation through crown lengthening and laminate veneers. Int J Esthet Dent. 2023 Oct 11;18(4):330-344.

23. **Patroni S, Cocconi R.** From orthodontic treatment plan to ultrathin no-prep CAD/CAM temporary veneers. Int J Esthet Dent. 2017;12(4):504-522.

24. **Pinho T, Bellot-Arcís C, Montiel-Company JM, Neves M.** Esthetic Assessment of the Effect of Gingival Exposure in the Smile of Patients with Unilateral and Bilateral Maxillary Incisor Agenesis. J Prosthodont. 2015 Jul;24(5):366-72.

25. **Schlichting LH, Schlichting KK, Stanley K, Magne M, Magne P.** An approach to biomimetics: the natural CAD/CAM restoration: a clinical report. J Prosthet Dent. 2014 Feb;111(2):107-15.

26. **Segundo ÂRTC, Saraiva S, de Castro C, Sesma N, Bohner L, Andretti FL, Coachman C.** CAD-CAM natural restorations-Reproducing nature using a digital workflow. J Esthet Restor Dent. 2023 Oct;35(7):993-1000.

27. **Silva BP, Mahn E, Stanley K, Coachman C.** The facial flow concept: An organic orofacial analysis-the vertical component. J Prosthet Dent. 2019 Feb;121(2):189-194.

28. **Tan K, Pjetursson BE, Lang NP, Chan ES.** A systematic review of the survival and complication rates of fixed partial dentures (FPDs) after an observation period of at least 5 years. Clin Oral Implants Res 2004;15:654-666.

29. **Valente MSO, Neto CF, Obeid AT, Furuse AY, Ishikiriama BLC, Ishikiriama SK, Velo MMAC.** Direct vs indirect restorations for diastema closure: determining the suitable approach. Gen Dent. 2023 Sep-Oct;71(5):53-57.

30. **Wang Y, Li C, Yuan H, Wong MCM, Zou J, Shi Z, Zhou X.** Rubber dam isolation for restorative treatment in dental patients. Cochrane Database of Systematic Reviews 2016, Issue 9.

Carillas directas de composite aditivas para la recuperación de morfología y color natural

Javier Tapia Guadix

Presentación del caso

Anamnesis

Paciente compañera de profesión, acude a consulta para mejorar la estética del grupo anterosuperior. Refiere estar disconforme con su estética actual, especialmente con las carillas de composite previas en los incisivos laterales superiores, así como el aspecto general de los incisivos centrales superiores. La paciente afirma haber realizado en el pasado un tratamiento de ortodoncia y restauraciones directas, tanto para mejorar la estética como para una pequeña fractura en uno de los incisivos centrales. Su expectativa es conseguir mejorar la estética sin dañar el tejido existente, de manera aditiva y con aspecto natural.

Exploración clínica

- **Exploración general**. La paciente presenta una buena salud oral, completamente normal, con dentición completa, sin alteraciones funcionales ni dolor. Presenta una salud gingival excelente, con un estado periodontal idóneo y una coloración normal de los tejidos.
- **Exploración dental**. Se observa cierto desgaste funcional, especialmente en el grupo anterior, con bordes incisales algo cortos y cúspides ligeramente desgastadas en caninos.
- Presenta restauraciones de composite (carillas) en los dientes 12 y 22 así como una pequeña restauración de composite clase IV en el diente 11 y un ligero recubrimiento del borde incisal en el diente 21. Los cuatro incisivos muestran un aspecto algo desgastado en general y con una superficie muy lisa, con claras marcas de pulido tras la remoción del tratamiento ortodóncico (📷 12.1). No presenta alteraciones a nivel radiológico. Durante la exploración periodontal se observa un ligero desajuste gingival de las carillas de composite, con cierto deterioro del margen adhesivo.
- **Análisis fotográfico**. Se realiza un estudio fotográfico avanzado (Bazos y Magne, 2014) empleando filtros polarizados (polar_eyes, Bio-Emulation) y luz ultravioleta (fluor_eyes, Bio-Emulation); de esta forma, es posible comprobar que las carillas presentes en los

laterales muestran un claro defecto de luminosidad así como una fluorescencia incorrecta; además, se revela la extensión exacta de la restauración clase IV del diente 11 (📷 12.2 y 12.3).

○ **Análisis dentolabial.** Se observa una ligera asimetría de los incisivos centrales. Se aprecia una falta de extensión del borde incisal, mayor en el diente 21 que en el diente 11, especialmente visible en la fotografía

de reposo (📷 12.4). Así mismo se observa una sonrisa amplia con exposición gingival considerable y una cierta desarmonía entre la curva incisal y la curva labial inferior (📷 12.5).

○ **Análisis extraoral.** Constatamos la ligera desviación de los incisivos centrales, así como la clara disponibilidad de espacio estético para el alargamiento incisal (📷 12.6).

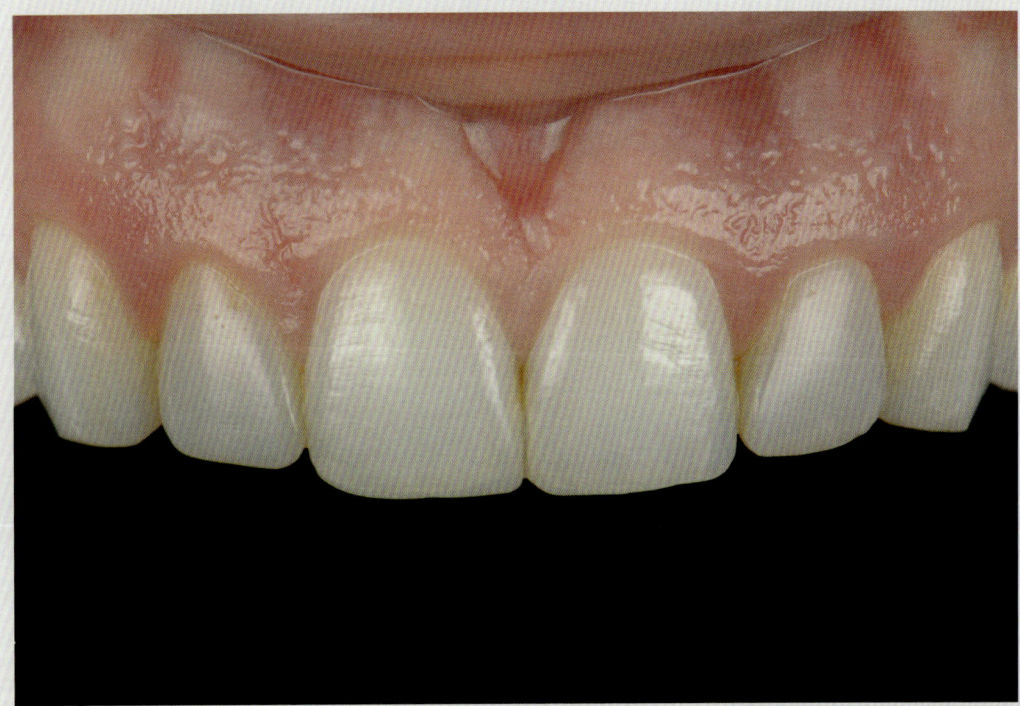

📷 **12.1** Fotografía inicial, se observan superficies desgastadas y rayado superficial.

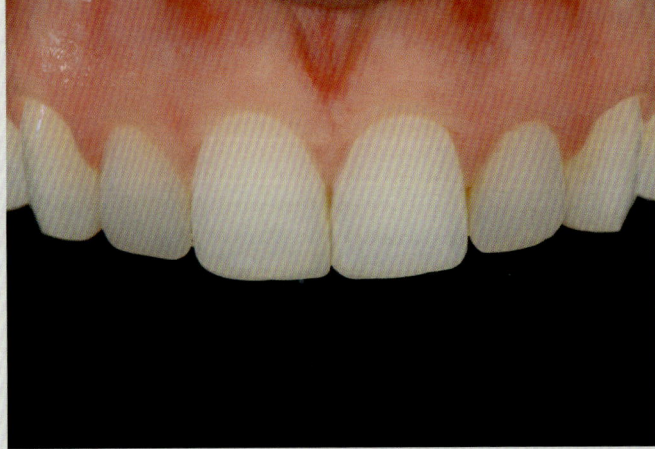

📷 **12.2** Fotografía con luz polarizada, en la que se observa claramente el bajo valor de las carillas existentes.

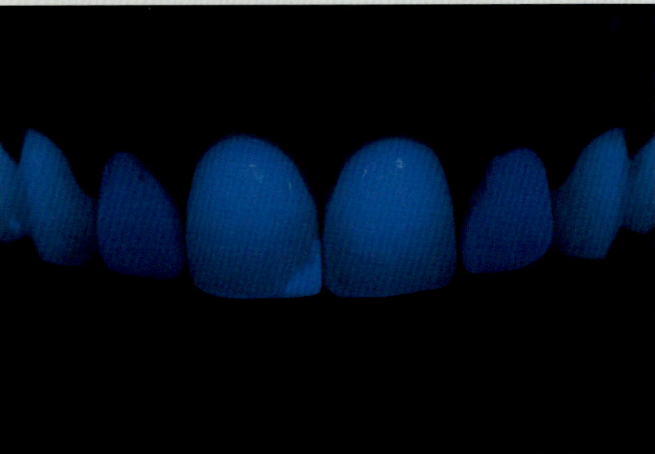

📷 **12.3** Fotografía con luz ultravioleta, en la que se observa la incorrecta fluorescencia de las carillas, así como la exagerada fluorescencia de la restauración de clase IV.

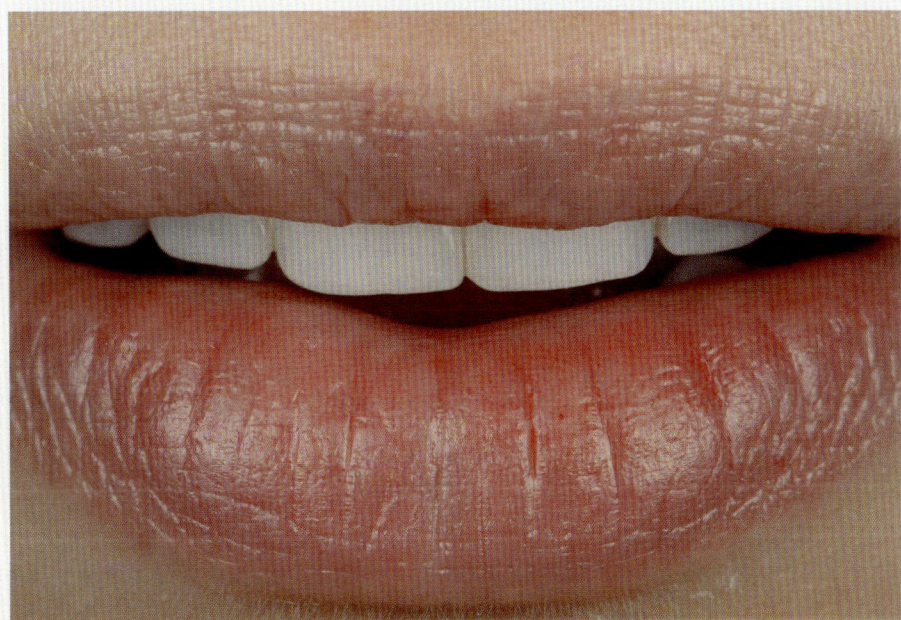

📷 **12.4** Relación dentolabial en reposo.

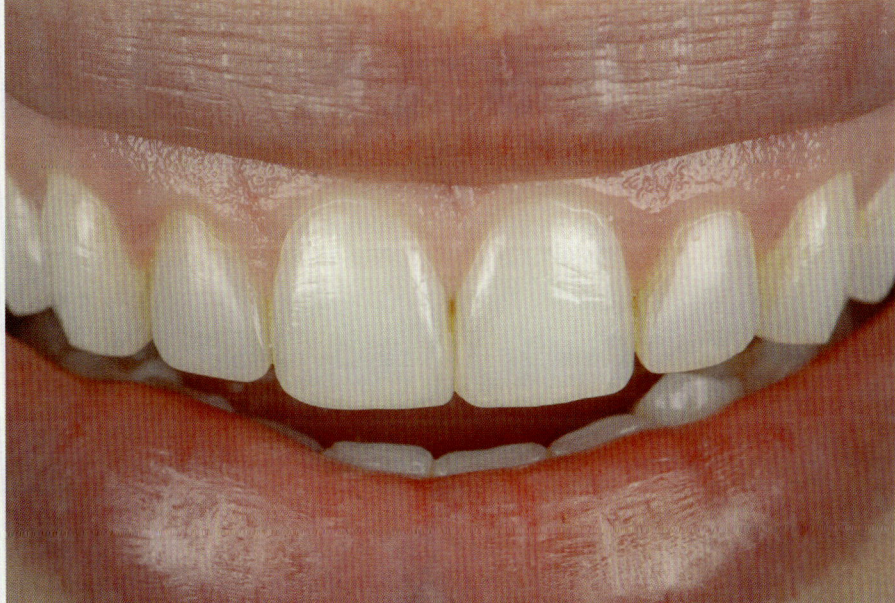

📷 **12.5** Relación dentolabial en sonrisa.

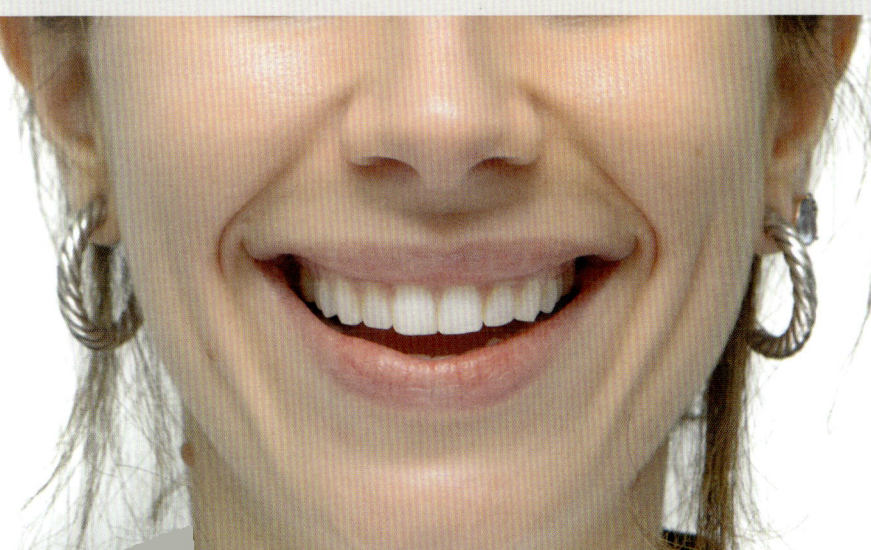

📷 **12.6** Fotografía extraoral de sonrisa, que se utiliza para el diseño digital de sonrisa con Smile Creator de Exocad.

Resumen del caso:

Paciente que acude a consulta para mejorar la estética del grupo anterosuperior. Presenta un desgaste funcional del grupo anterior y un ligero desajuste gingival de las carillas de composite, con cierto deterioro del margen adhesivo. Las carillas de los incisivos laterales muestran defectos de luminosidad y fluorescencia. Existe una cierta desarmonía entre la curva incisal y la curva labial inferior, con una ligera desviación de los incisivos centrales, así como la clara disponibilidad de espacio estético para el alargamiento incisal.

El objetivo final es conseguir una mejora estética sin dañar el tejido existente, de manera aditiva y con aspecto natural.

Plan de tratamiento

ALTERNATIVA DE TRATAMIENTO

El plan de tratamiento acordado con la paciente consiste en los siguientes pasos:

1. Escaneado intraoral para la obtención de modelos digitales de trabajo.
2. Encerado diagnóstico digital mediante librerías naturales para recuperar el volumen y la morfología perdida en los dientes 12, 11, 21 y 22, siguiendo el patrón funcional existente.
3. Simulación digital del resultado mediante superposición del encerado y la fotografía extraoral, para la validación estética por parte del paciente.
4. Remoción de las restauraciones de composite existentes de manera mínimamente invasiva, sin daño al tejido subyacente.
5. Tratamiento restaurador con carillas de composite directas para sustituir a las existentes en los dientes 12 y 22, que corrija tanto el color como la morfología.
6. Tratamiento restaurador con carillas parciales de composite directas en dientes 11 y 21, que corrija tanto el color como la morfología.

Tratamiento

Tras la aceptación del plan de tratamiento se procede a la obtención del **escaneado intraoral** (Trios, 3Shape) para la realización del encerado diagnóstico. Se exportan los archivos en formato PLY para la conservación de la información de color y la posterior visualización avanzada e integración fotográfica (📷 12.7).

Se realiza el **encerado diagnóstico** mediante *software* de diseño (Exocad, Exocad) empleando librerías naturales (📷 12.8). En este diseño es importante respetar los límites funcionales y extender la guía anterior con el mismo ángulo de inclinación palatina, sin forzar la envolvente de función anterior, pues esto repercutiría a corto plazo en la integridad de las restauraciones.

Tras el encerado digital se realiza una **simulación fotográfica** mediante la superposición del encerado y la fotografía extraoral (Photoshop, Adobe) (📷 12.9). Esta simulación fue remitida al paciente para su validación estética.

Tras la validación positiva del paciente, se procede a la **confección del modelo de encerado mediante impresión 3D** (Form 2, Formlabs) (📷 12.10). Así mismo se procede a la confección de una **llave de silicona** palatina sobre dicho modelo (Hydrorise, Zhermack).

Previo al tratamiento se realiza una **selección de color** con cuidado de no secar ni deshidratar los dientes para evitar un cambio rápido de color (Brodbelt y cols., 1981). Para la selección se emplea una guía de color personalizada realizada mediante molde de silicona (custom_eyes, Bio-Emulation) (📷 12.11) (Ceinos y cols., 2021). El composite restaurador empleado en la guía debe ser el mismo que se va a utilizar en el tratamiento (Essentia, GC). Este composite emplea un criterio de color distinto de las guías clásicas, siguiendo un modelo de envejecimiento natural en la escala de color, en el que la translucidez del material se incrementa a medida que se incrementa la saturación del mismo.

En este caso optamos por emplear dos combinaciones diferentes, ambas con esmalte nanohíbrido LE (*light enamel*) y con dentina microhíbrida LD (*light dentin*) para los tercios medio y cervical de las carillas de los dientes 12 y 22; y dentina microhíbrida MD (*medium dentin*) para el tercio incisal de los cuatro incisivos. Emplearemos también una pequeña cantidad de composite nanohíbrido traslúcido opalescente OM (*opalescent modifier*) para reforzar el tanto el efecto opalescente incisal así como el efecto halo. La importancia de la opalescencia se ha descrito en múltiples ocasiones (Baratieri y cols., 2007).

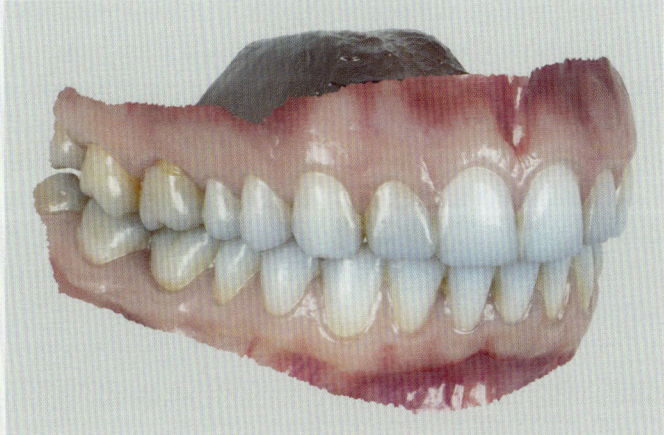

📷 **12.7** Mallas de escaneado intraoral PLY a color.

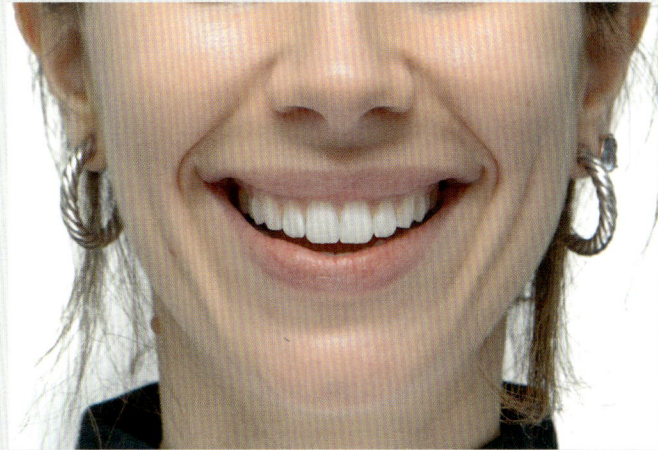

📷 **12.9** Simulación fotográfica con superposición del encerado digital para que la paciente pueda valorar estéticamente la propuesta.

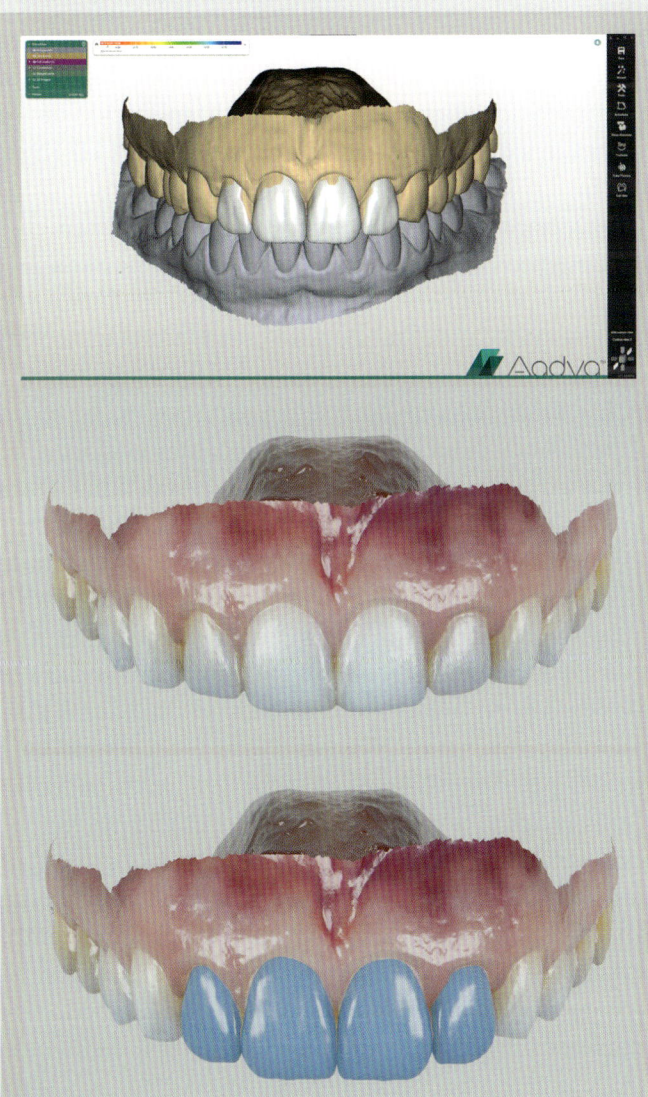

📷 **12.8** Diseño digital y encerado virtual con Exocad.

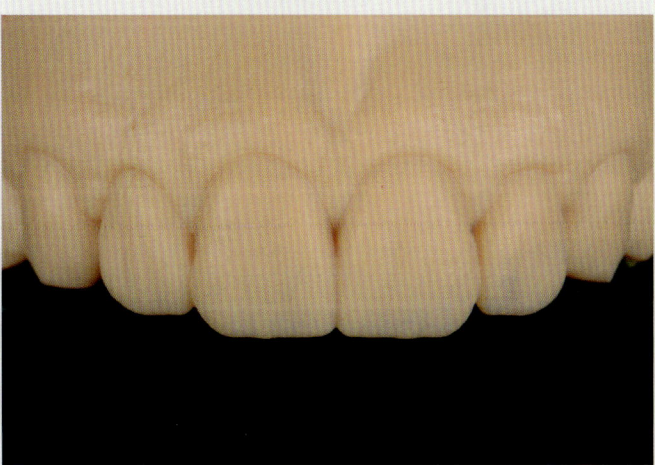

📷 **12.10** Modelo de encerado final por impresión 3D.

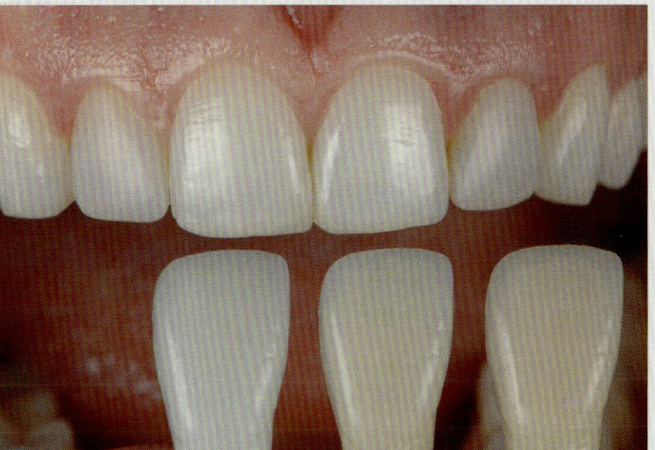

📷 **12.11** Toma de color. Se muestran las combinaciones de color de Essentia LD+LE, MD+LE y MD+DE.

Durante todo el procedimiento restaurador empleamos magnificación variable mediante microscopio (Extaro 300, Zeiss Meditec).

Tras la aplicación de anestesia se realiza el **aislamiento absoluto**, empleando un dique de goma de calibre grueso y color azul claro (NicTone, MDC Dental). El dique azul mejora el contraste con los dientes naturales, pues es el color opuesto al amarillo, y proporciona un campo de trabajo luminoso y relajante para el intenso trabajo con restauraciones adhesivas. Se aísla el grupo anterior de primer premolar a primer premolar. Se emplean así mismo dos *clamps* W2 (Hu-Friedy) para estabilizar el dique a la altura de dichos premolares. Se realizan ligaduras de seda en los dientes que se van a tratar, para asegurar una mejor retracción de los tejidos y el acceso a la zona subgingival, así como una mejor inversión y sellado del dique (📷 12.12).

Una vez finalizado el aislamiento se procede a la **remoción exhaustiva del composite antiguo** mediante el uso de fresas de diamante fino en primera instancia, seguidas de un disco de pulido de grano grueso flexible (Sof-Lex, 3M) a muy baja velocidad y en seco, constantemente refrigerando con la jeringa de aire. De este modo podemos observar claramente la diferencia entre la superficie del esmalte (brillante) y la superficie del composite (rugosa-mate). Con el mismo disco procedemos a **redondear todas aquellas aristas** que observamos en la superficie del esmalte, para dejar una superficie suave y redondeada. En este caso, dada la ausencia de fracturas importantes y al realizar una carilla, no es necesaria la preparación de un bisel. Una vez terminada la preparación se realiza el **arenado de todas las superficies** que se van a adherir mediante óxido de aluminio de 29 μm con irrigación de base alcohólica (Aquacare, Velopex) (📷 12.13). Esto garantiza unas superficies para adhesión perfectamente limpias, permitiendo el desarrollo de una mayor fuerza de adhesión.

Tras el arenado y completa limpieza y secado del campo operatorio, se procede a la **prueba de la llave de silicona**, convenientemente recortada a nivel de la transición entre incisal y vestibular (📷 12.14). Inmediatamente procedemos al grabado con ácido ortofosfórico (Ultra-etch, Ultradent), seguido del lavado y secado y la aplicación del adhesivo de dos pasos (Optibond FL, Kerr) (📷 12.15). Polimerizamos con lámpara de alta intensidad y amplio espectro (Valo, Ultradent).

Para el **trabajo del composite** emplearemos espátulas de composite diseñadas por D. Dietschi (Composculp, Hu-Friedy), así como instrumentos especiales como Fissura y Eccesso (LM-Arte kit, LM) y pinceles para composite (Flat brush, GC). En el caso de los pinceles, emplearemos como agente la resina de modelado (Modeling Liquid, GC), cuidando siempre de retirar todo el exceso de resina del pincel mediante un pañuelo de papel absorbente, antes de aplicarlo sobre el composite.

Confeccionamos la **lámina de esmalte palatino** mediante el uso de dichos instrumentos y pinceles con el composite de esmalte LE (*light enamel*) así como el soporte de la llave de silicona previamente confeccionada (📷 12.16). El grosor de esta capa no debe exceder 0,5 mm de espesor para garantizar un correcto espacio restaurador para la estratificación de la dentina. Una vez polimerizada la capa de esmalte palatino, procedemos a la retirada de la llave de silicona y a la aplicación de los composites de dentina. Aplicamos la dentina LD (*light dentin*) en los tercios medio y cervical de los dientes 12 y 22, llegando a la zona yuxtagingival o ligeramente infragingival. Seguidamente **aplicamos la dentina MD** (*medium dentin*) en los tercios incisales de laterales y centrales (📷 12.17). En este paso es crítico el empleo del instrumento Fissura para la confección mediante su zona cónica de la separación entre los mamelones, así como la creación de unas ligeras indentaciones en forma de surcos verticales en toda la superficie de la dentina. Estos surcos permiten, mediante un cambio de espesor alternado entre ellos, el correcto enmascaramiento del borde del diente, línea de preparación o la línea de fractura.

Tras la polimerización de las capas de dentina, se procede a la **aplicación del composite traslúcido opalescente OM** (*opalescent modifier*), rodeando el final de los mamelones y rellenando el espacio incisal entre dentina y esmalte palatino (📷 12.18).

Tras la aplicación del opalescente empleamos matrices seccionales posteriores (Lumicontrast, Polydentia) para la **confección de los contactos proximales mediante esmalte LE**. Una vez cerrados los contactos aplicamos el esmalte vestibular empleando esmalte LE en tres incrementos en cada diente (📷 12.19). De este modo obtendremos un control superior de la forma, definiendo correctamente las líneas ángulo mesial y distal, claves para el rejuvenecimiento de la anatomía dental en un diente desgastado.

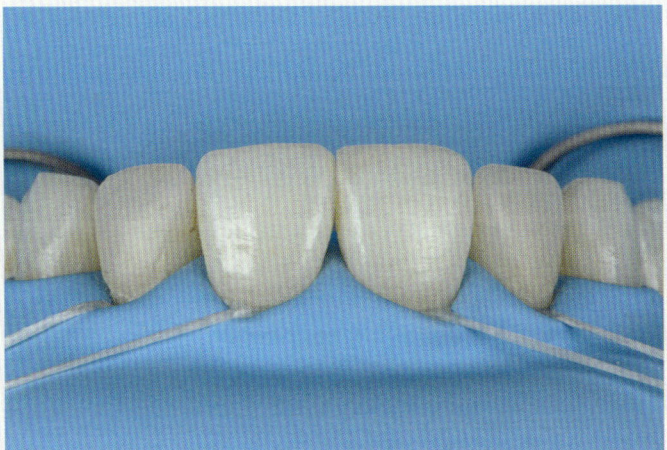

📷 **12.12** Aislamiento absoluto, que proporciona un campo de trabajo luminoso y relajante.

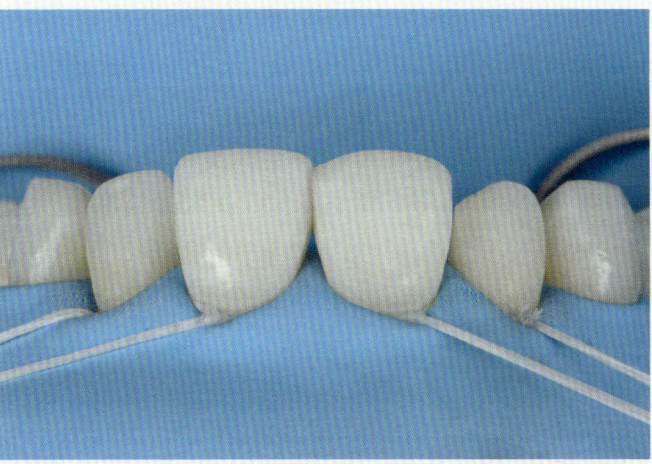

📷 **12.13** Preparación y arenado de las superficies adhesivas.

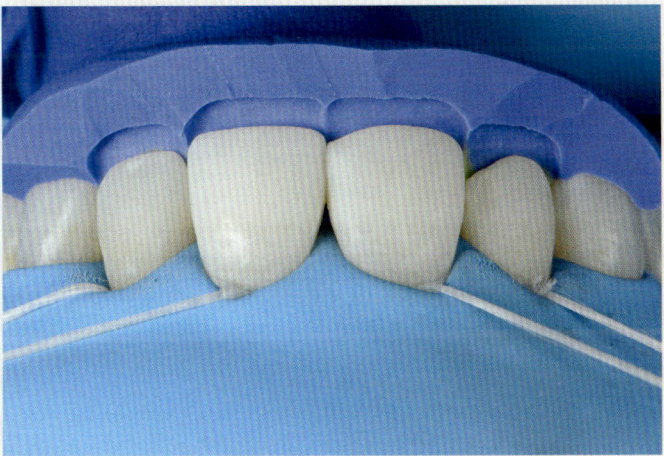

📷 **12.14** Chequeo del ajuste y posición de la llave de silicona.

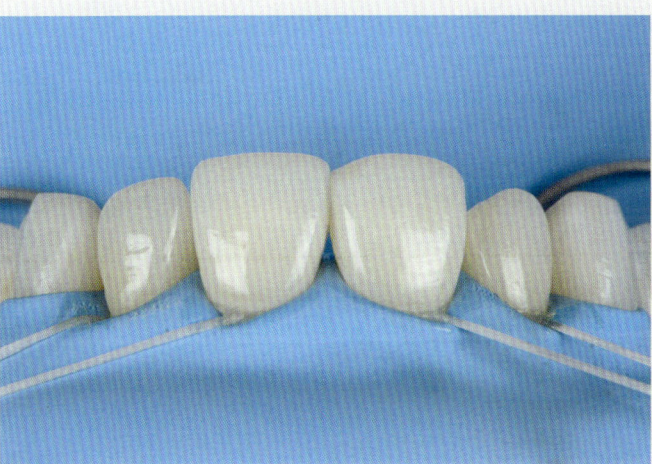

📷 **12.15** Aplicación de adhesivo de dos pasos.

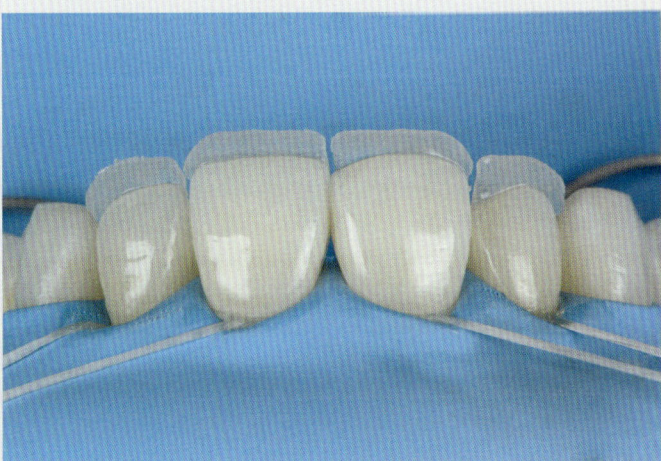

📷 **12.16** Aplicación de esmalte palatino LE mediante llave de silicona.

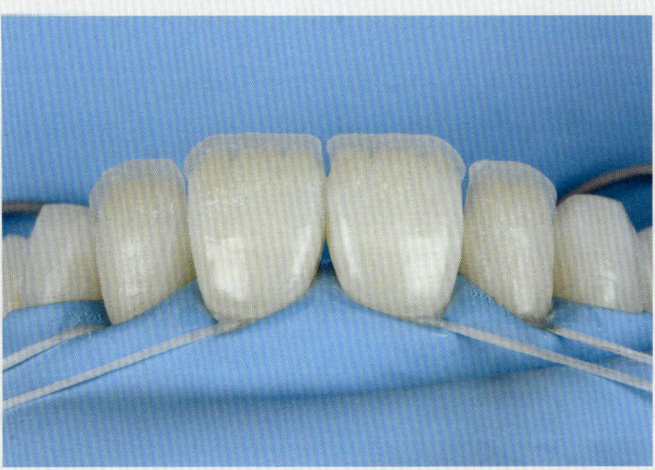

📷 **12.17** Aplicación de dentinas LD en tercio cervical y medio de laterales y MD en tercio incisal de laterales y centrales.

Una vez realizada la **polimerización final del composite**, empleando gel de glicerina (Air Barrier, GC) para bloquear el oxígeno y evitar la capa de inhibición superficial, pasamos a la **fase de pulido**, empleando en primer lugar discos de grano grueso a baja velocidad (Sof-Lex, 3M), seguido de gomas de pulido media y fina (Diacomp Plus Twist, EVE). Una vez obtenida una superficie brillante, procedemos a la **creación de la textura** secundaria (vertical) y terciaria (horizontal) mediante el uso de una fresa de grano grueso de diamante a muy baja velocidad, con contraángulo y micromotor eléctrico. Tras el texturizado, procedemos al suavizado de la textura con la goma de pulido fina (Diacomp Plus Twist, EVE), en sentido horizontal. Para la obtención del brillo final empleamos un cepillo de pelo de cabra (CoshinyS, Micerium) empleando pasta diamantada (Gradia diapolisher, GC) (📷 12.20). El pelo de cabra corto combinado con la pasta diamantada garantiza el correcto pulido de las líneas horizontales marcadas con el grano grueso de diamante. Comprobamos que el brillo, naturalidad y pulido obtenidos con esta técnica son de una calidad muy elevada (📷 12.21).

Una vez terminado el pulido procedemos a retirar el dique de goma y **revisar cuidadosamente los márgenes gingivales** y retirar, si fuese necesario, los excesos de composite o de adhesivo mediante un bisturí curvo del n.º 12.

Para la correcta **evaluación del color y resultado final**, debemos esperar un mínimo de 48 horas para la correcta rehidratación de los tejidos, aunque es recomendable esperar una semana completa. En la cita de control observamos una buena integración de las restauraciones, con un aspecto muy natural con una transmisión de luz y una fluorescencia correctas (📷 12.22), así como una opalescencia dinámica (📷 12.23) y una buena relación dentolabial (📷 12.24).

Consideraciones finales

El tratamiento con restauraciones directas de composite estratificadas supone una alternativa altamente estética para el sector anterior, que además permite una mínima intervención y un grado de reversibilidad que no permiten otros tratamientos más agresivos como las carillas de cerámica. Sin embargo, este tipo de restauraciones directas presentan un envejecimiento más rápido así como un mayor porcentaje de incidencias (Gresnigt y cols., 2019), como pequeñas reparaciones y necesidad de repulido. No obstante y siempre que cumplamos un correcto plan de mantenimiento de dichas restauraciones, en muchas ocasiones podremos observar una mayor longevidad estética de los composites, pues envejecen al mismo tiempo que los dientes del paciente, permitiendo muchas veces una mejor integración y menor contraste estético que en el caso de las carillas de cerámica, las cuales apenas sufren envejecimiento y son propensas a resaltar más exageradamente con los años, especialmente si fueron realizadas originalmente en pacientes jóvenes (📷 12.25).

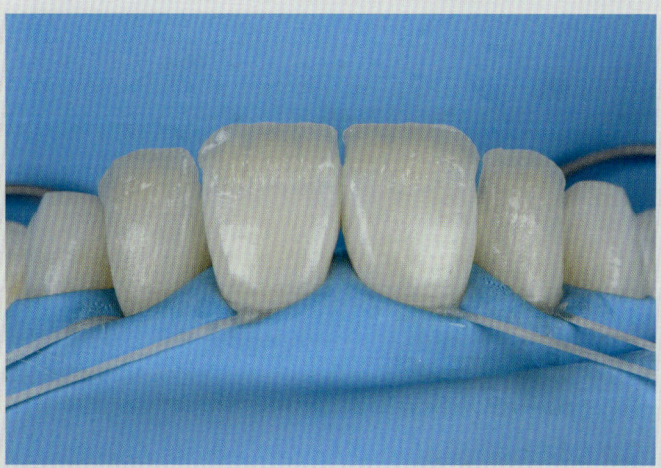

📷 **12.18** Aplicación de opalescente OM en zona incisal.

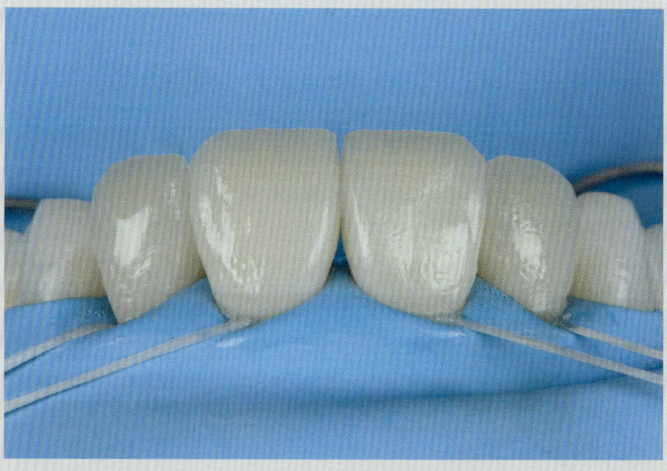

📷 **12.19** Aplicación de esmalte LE en superficies interproximales y vestibulares.

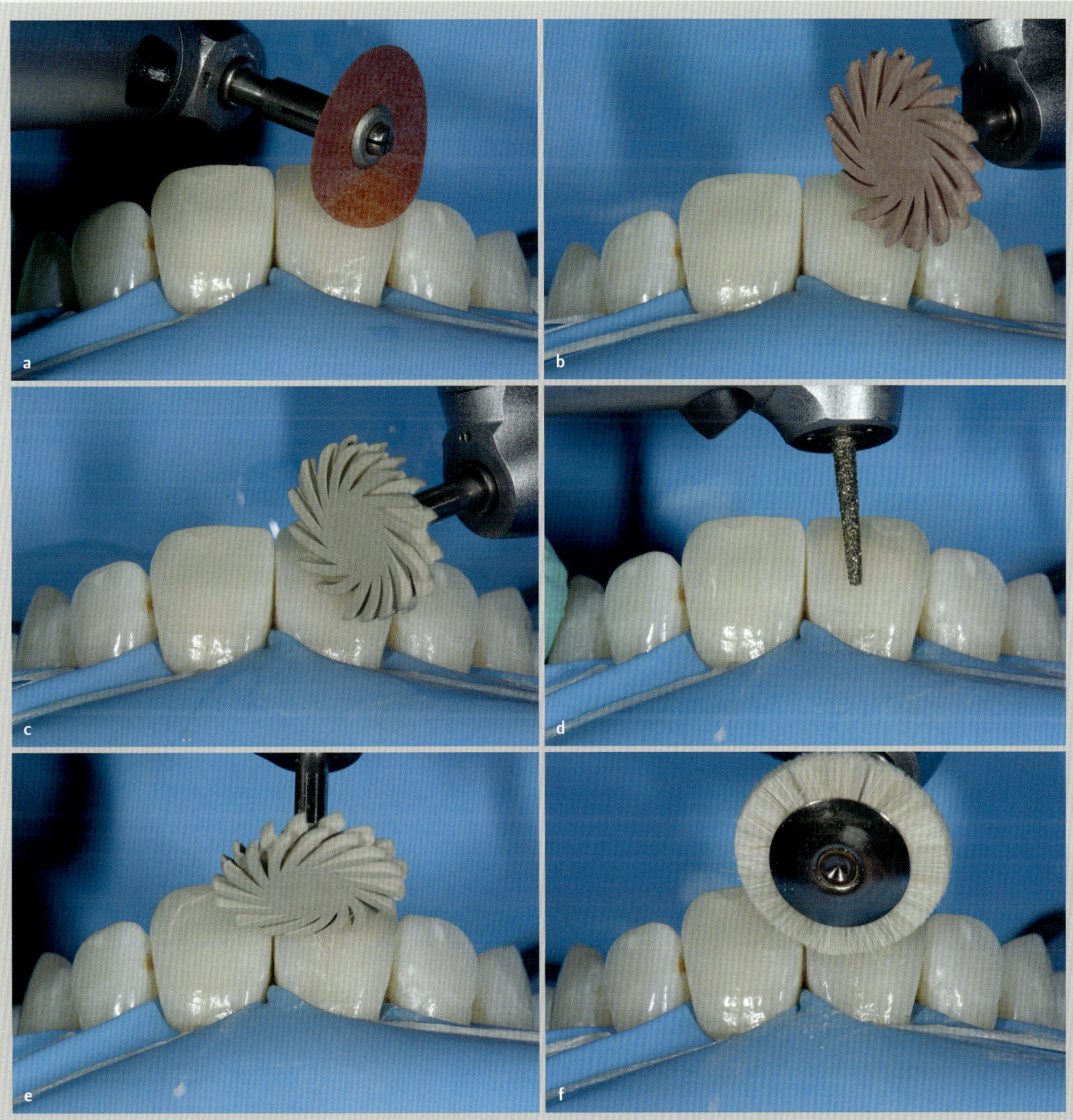

📷 **12.20** Secuencia de pulido en seco con refrigeración por aire: a) Disco Sof-Lex, 3000 rpm. b) EVE Diacomp Twist Medium. 9000 rpm. c) EVE Diacomp Twist Fine, 12.000 rpm. d) Fresa de grano grueso de diamante para textura, 3000 rpm. e) EVE Diacomp Twist Fine, en horizontal, 12 000 rpm. f) Cepillo de pelo de cabra con pasta diamantada, 10 000 rpm.

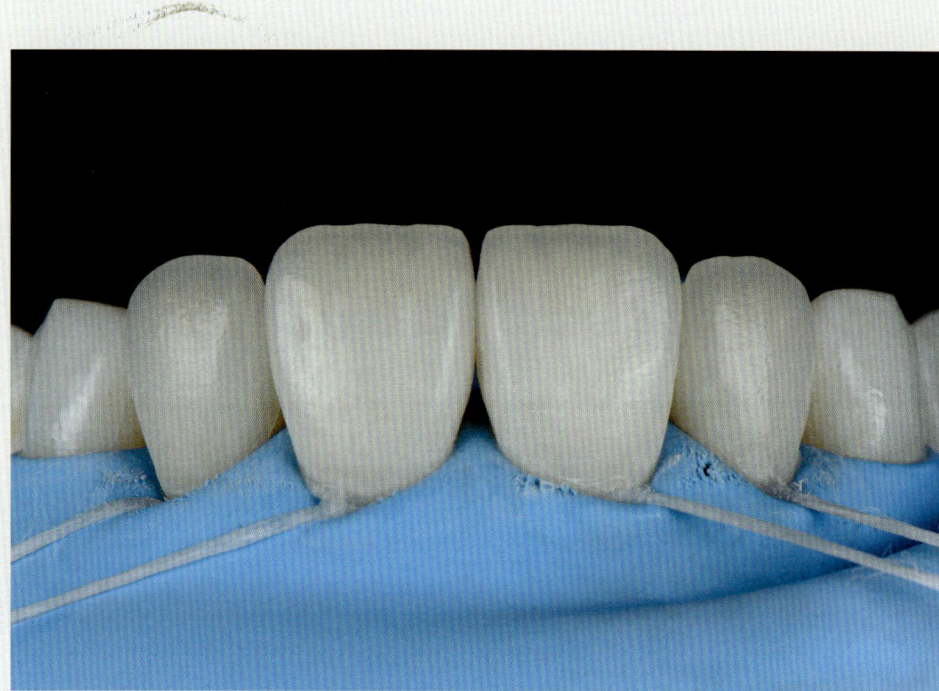

📷 **12.21** Situación tras el pulido. La evaluación de brillo y textura arroja resultados excelentes.

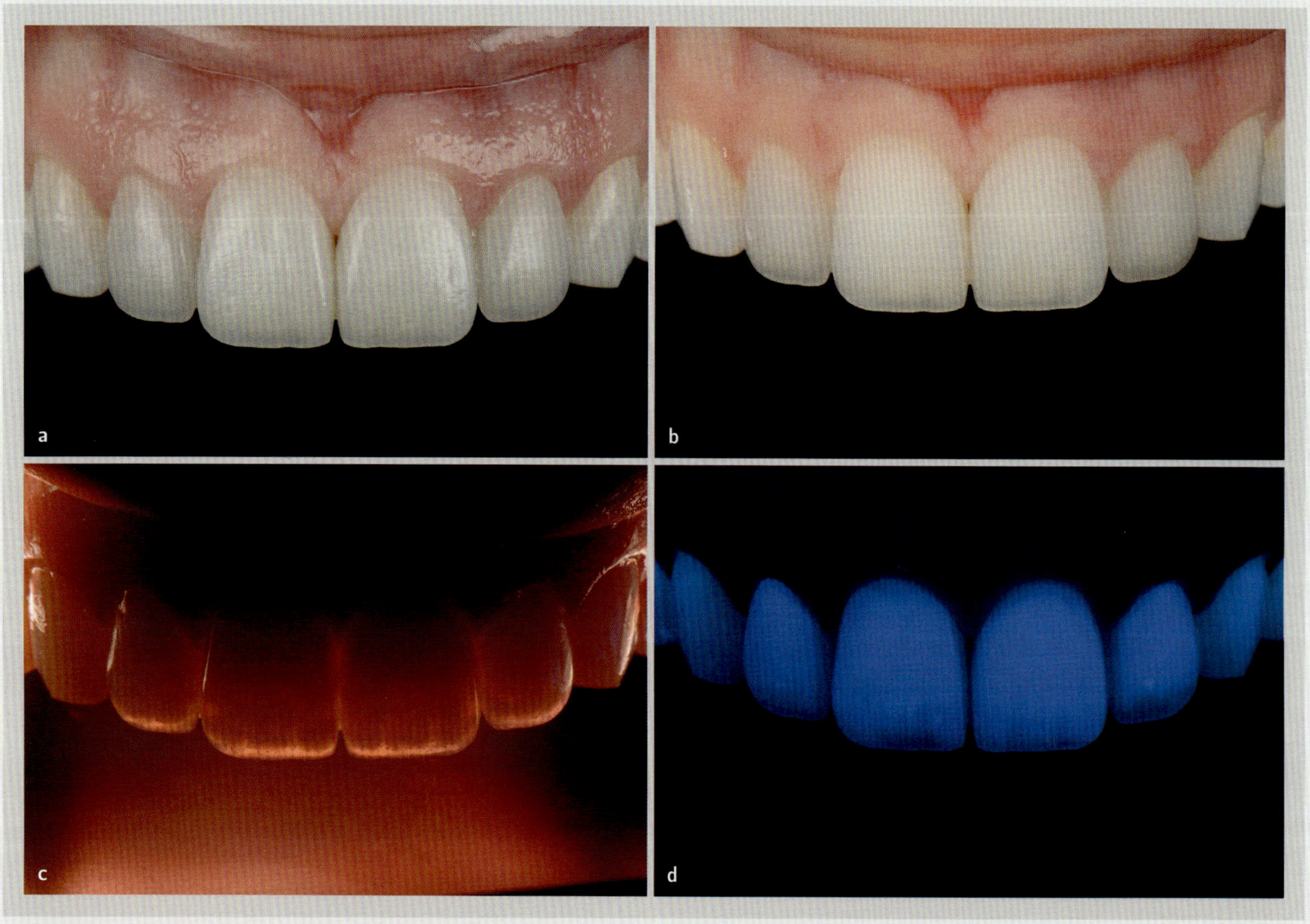

📷 **12.22** Situación final tras rehidratación: a) Fotografía con luz reflejada (softbox). b)Fotografía con luz polarizada (polar_eyes). c) Fotografía con luz transmitida. d) Fotografía con luz ultravioleta (fluor_eyes).

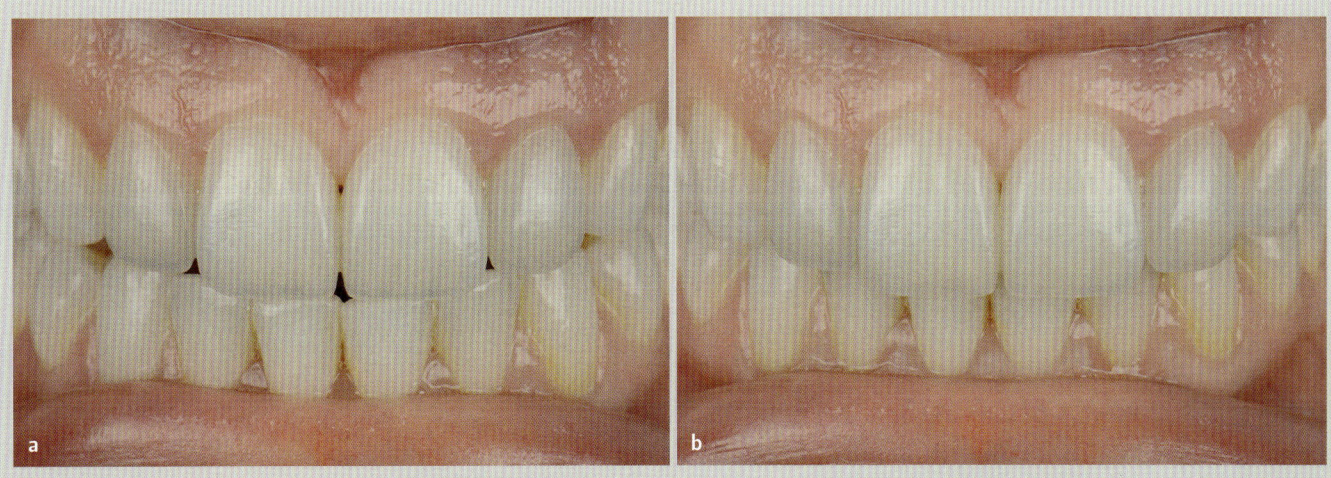

📷 **12.23** Observación dinámica de la opalescencia natural del composite. a) Borde a borde, se observa halo azulado (fondo oscuro, interior de la boca). b) En máxima intercuspidación, se anula el halo azulado y se vuelve amarillento-anaranjado (fondo claro, incisivo inferior).

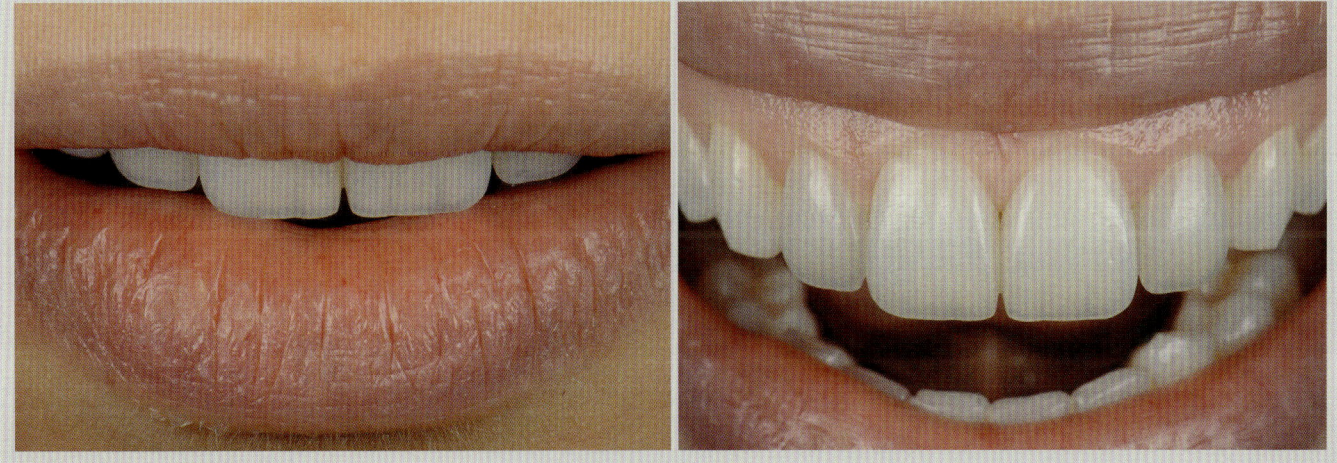

📷 **12.24** Relación dentolabial en reposo y en sonrisa.

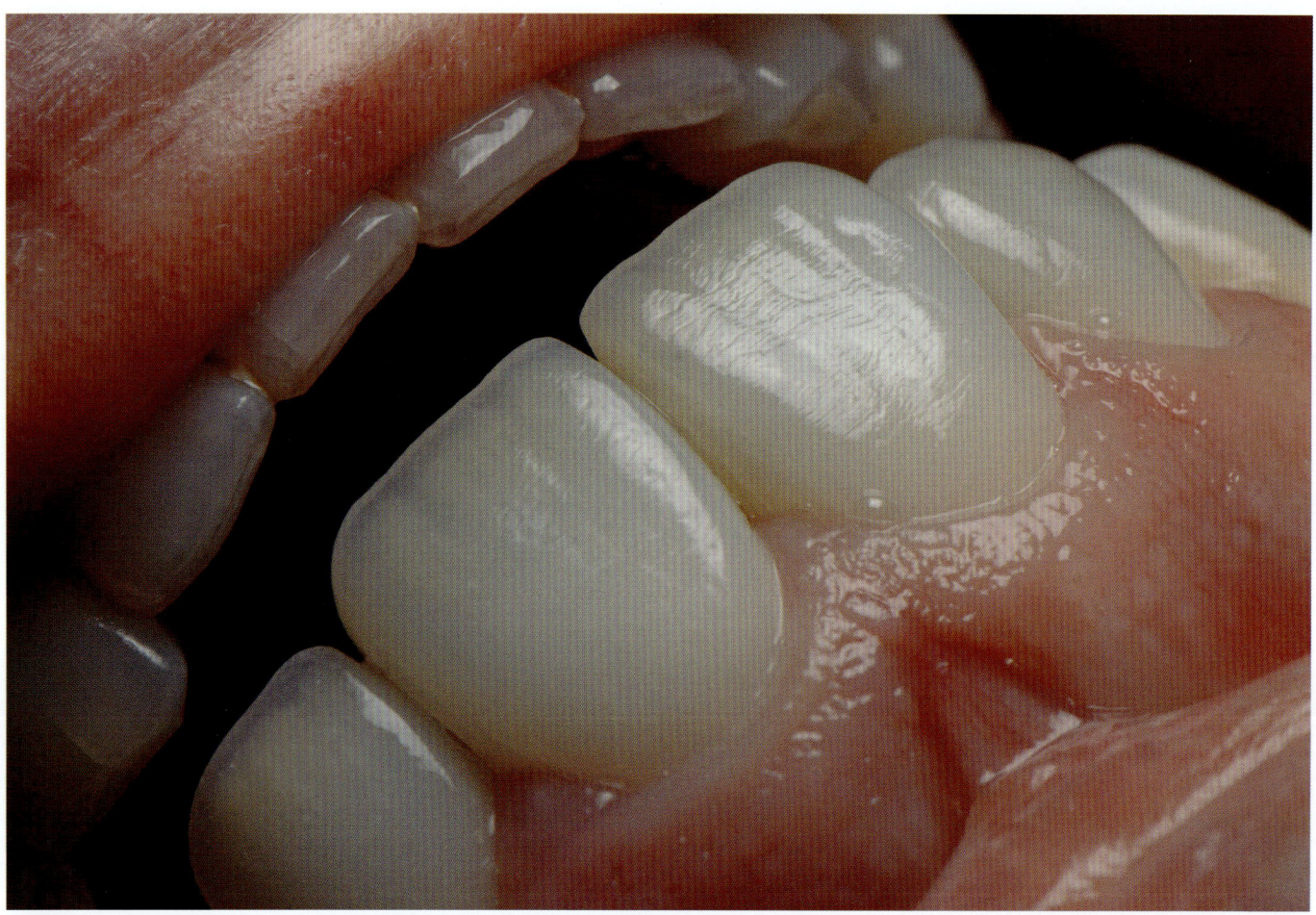

📷 **12.25** Resultado final.

BIBLIOGRAFÍA

1. **BARATIERI, LUIZ NARCISO; ARAUJO, EDSON; MONTEIRO JR, SYLVIO.** Color in natural teeth and direct resin composite restorations: Essential aspects. European Journal of Esthetic Dentistry, 2007, vol. 2, no 2.

2. **BAZOS, PANAGHIOTIS; MAGNE, PASCAL.** Bio-Emulation: biomimetically emulating nature utilizing a histo-anatomic approach; visual synthesis. Int J Esthet Dent, 2014, vol. 9, no 3, p. 330-52.

3. **BRODBELT RH, O'BRIEN WJ, FAN PL, FRAZER-DIB JG, YU R.** Translucency of human dental enamel. Journal of Dental Research, 1981, vol. 60, no 10, p. 1749-1753.

4. **CEINOS, ROMAIN; BAZOS, PANAGHIOTIS; TAPIA, JAVIER.** Determining color for the direct restorative approach. International Journal of Esthetic Dentistry, 2021, vol. 16, no 4.

5. **DIETSCHI, DIDIER.** Layering concepts in anterior composite restorations. Journal of Adhesive Dentistry, 2001, vol. 3, no 1.

6. **GRESNIGT MMM, CUNE MS, JANSEN K, VAN DER MADE SAM, ÖZCAN M.** Randomized clinical trial on indirect resin composite and ceramic laminate veneers: Up to 10-year findings. Journal of dentistry, 2019, vol. 86, p. 102-109.

7. **LEGEROS, RACQUEL Z; PILIERO, JOSEPH A; PENTEL, LEON.** Comparative Properties of Deciduous and Permanent (Young and Old) Human Enamel 1. Gerodontology, 1983, vol. 2, no 1, p. 1-8.

8. **VANINI, L.** Light and color in anterior composite restorations. Practical periodontics and aesthetic dentistry. PPAD vol. 8,7 (1996): 673-82; quiz 684.

Carillas en agenesia de incisivos laterales

Vicente Faus Matoses, Ignacio Faus Matoses

Presentación del caso

Anamnesis

- **Motivo de consulta**. Paciente mujer, de 36 años de edad, médico, que acude a consulta requiriendo la colocación de carillas para la mejora estética de la sonrisa.
- **Anamnesis médica**. No presenta antecedentes médicos de interés.
- **Anamnesis odontológica**. La paciente presentaba una higiene adecuada. Multitud de obturaciones antiguas de amalgama de plata y composite, llevadas a cabo durante la infancia y adolescencia. Agenesia de incisivos laterales superiores y persistencia de diente 63.

Exploración clínica y radiográfica

- **Exploración extraoral**. Paciente mesofacial, con desviación de la línea media dental hacia la derecha de 1,5 mm, línea de la sonrisa alta. Exposición de 3 mm de los incisivos centrales superiores en reposo. Sin asimetrías faciales marcadas (Vig y Brundo, 1978; Kokich y cols., 2006).
- **Exploración intraoral**. Clase II molar bilateral y clase II canina izquierda y I derecha. Agenesia bilateral de los incisivos laterales superiores y persistencia del diente 63. Presencia de múltiples obturaciones de amalgama de plata y composite en dientes posteriores, superiores e inferiores (📷 13.1).

- **Exploración radiológica**. En la radiografía panorámica se confirma la agenesia de ambos incisivos laterales superiores, la persistencia del canino superior izquierdo temporal. Sin inclusión de los dientes ausentes clínicamente, ni de ningún otro y la presencia de múltiples obturaciones de amalgama de plata y de composite en condiciones que no recomiendan su recambio (📷 13.2).

Otros estudios

ESTUDIO FUNCIONAL

La paciente no presenta alteraciones de la articulación temporomandibular. Tampoco otras patologías relevantes dentales resenables.

ANÁLISIS ESTÉTICO-INTRAORAL

Se llevó a cabo un diseño digital de la sonrisa para poner en común, entre los diferentes clínicos que intervendrán durante el tratamiento, las características de la sonrisa de la paciente y los parámetros que se debían corregir (Vig y Brundo, 1978; Coachman y Paravina, 2016; Coachman y cols., 2017). Esta herramienta nos servirá para determinar, antes del inicio del tratamiento, cuáles son los objetivos de este, cómo se van a abordar, quién de los dentistas participantes se encargará de conseguirlo y si es necesario que haya intervención de varios para la consecución de alguno de esos objetivos (Kokich, 2005; Kokich, 2011; Spear y Kokich, 2007; Spear y cols., 2006; Kokich y Spear, 1997).

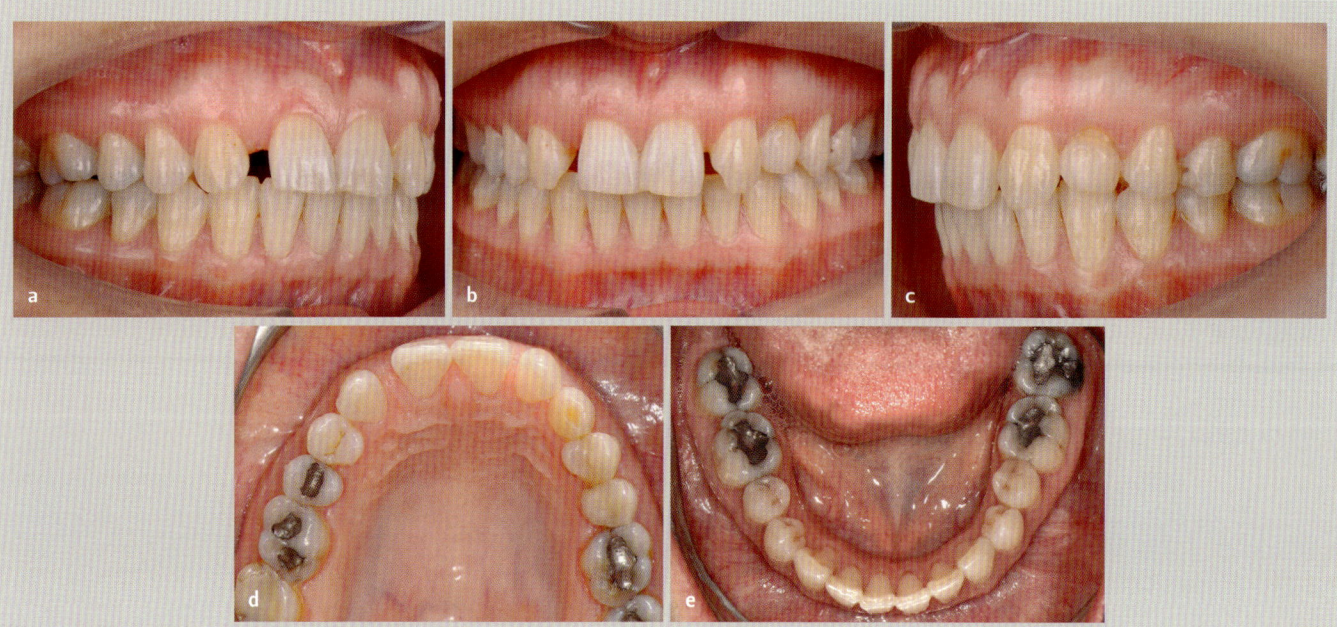

📷 **13.1** Exploración intraoral. a) Intraoral derecha. b) Intraoral frontal. c) Intraoral izquierda. d) Oclusal superior. e) Oclusal inferior.

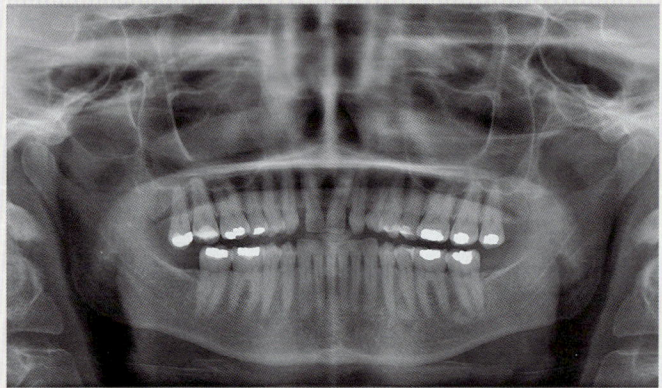

📷 **13.2** Radiografía panorámica previa.

Resumen del caso:

Paciente, mujer, de 36 años que acude a consulta para la mejora de la estética de la sonrisa mediante carillas. Se observa la agenesia de incisivos laterales superiores y la persistencia del canino superior izquierdo temporal (📷 13.3).

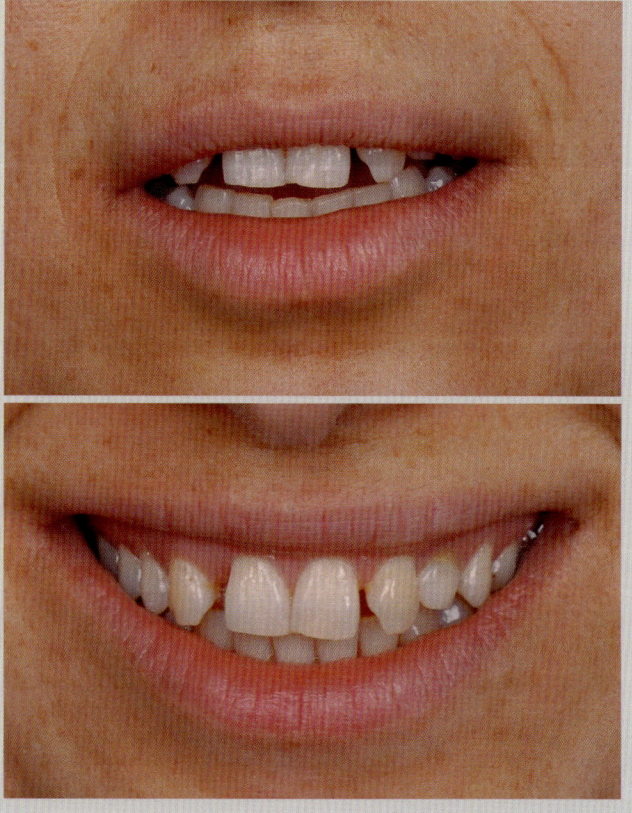

📷 **13.3** Fotos extraorales iniciales.

Pronóstico

Parece razonable establecer un buen pronóstico en el tratamiento combinado orto-dóncico restaurador de esta paciente. La viabilidad de los dientes vitales restaurados con carillas de cerámica, adheridas completamente a esmalte no representa ningún compromiso a largo plazo para esos dientes. Así mismo, esas restauraciones adheridas, presentan una supervivencia a largo plazo que ronda el 100 % (Belser y cols., 1997; Magne y Douglas, 1999a; Magne y Douglas, 1999b). Desde el aspecto ortodóncico no se prevé una recidiva a corto plazo. Una correcta retención postratamiento, reducirá el riesgo de apertura de espacios interproximales (Rosa y cols., 2016).

Plan de tratamiento

ALTERNATIVAS DE TRATAMIENTO

Alternativa 1:
Apertura de espacios en 12 y 22 mediante un tratamiento de ortodoncia para la colocación de implantes en esas áreas.

Alternativa 2:
Extracción del diente 63 y tallado de los dientes remanentes para la colocación de coronas. Con la necesidad de llevar a cabo el tratamiento de conductos de alguno de los dientes implicados, para poder conseguir una estética aceptable, ni siquiera excelente. Seguramente con menor supervivencia de los dientes remanentes.

Alternativa 3:
Extracción del diente 63, tratamiento de ortodoncia para la redistribución y el cierre de los espacios de 12 y 22 con los caninos, camuflando la forma y posición apicocoronal de estos. Tras esta fase, tratamiento mediante carillas de la arcada superior, que permitirá la transformación final de los caninos a laterales y de los premolares a caninos, además de la armonización del color que demandaba la paciente. Además, se realizará un blanqueamiento de la arcada inferior.

Alternativa elegida:

Tras la explicación a la paciente de las alternativas existentes, se acuerda elegir la tercera opción.
Se extraerá el diente temporal 63, tras lo que se iniciará un tratamiento de ortodoncia que redistribuirá los espacios de los dientes anteriores para conseguir que el trata-miento mediante carillas no necesite de un tallado agresivo o, incluso, pueda llevarse a cabo sin este. Es la opción que menos coste biológico demuestra y que mejores expectativas estéticas ofrece (Rosa y cols., 2016; Jamilian y cols., 2015; Zachrisson y cols., 2011; Kokich, 2002; Kokich y Kinzer, 2005; Kinzer y Kokich, 2005; Kokich y cols., 2011) (📷 13.4).

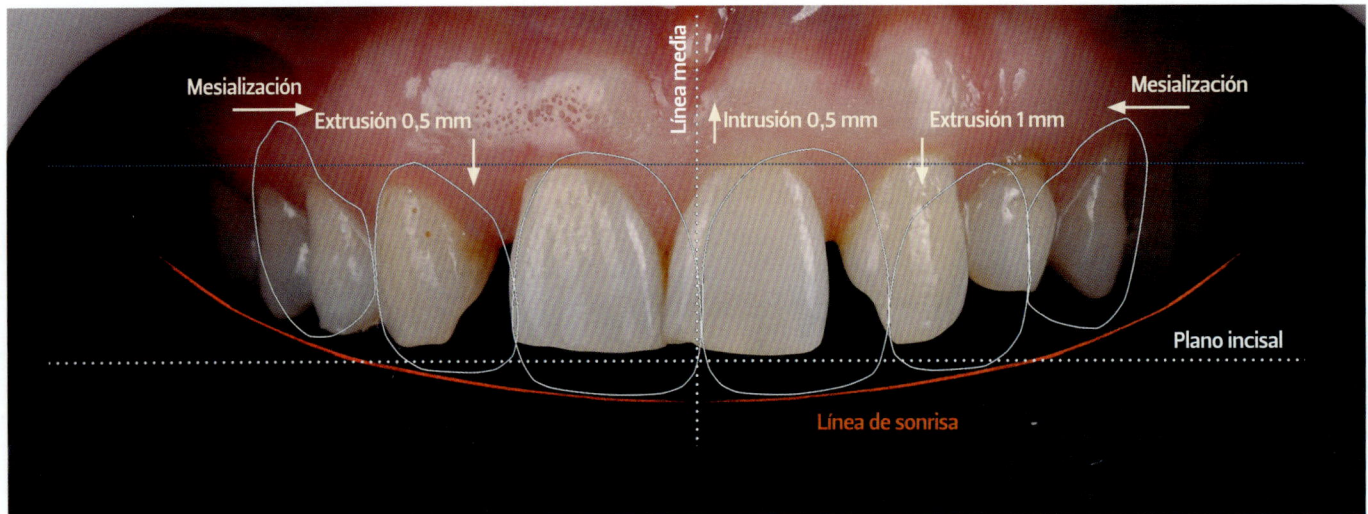

13.4 Diseño de sonrisa.

Tratamiento

Fase higiénica

Se llevó a cabo un tratamiento periodontal básico para controlar la gingivitis por placa.

Fase quirúrgica

Se extrajo el diente temporal al mismo tiempo que se colocaron los *brackets* para iniciar el tratamiento ortodóncico.

Fase ortodóncica

Se realizó el tratamiento de ortodoncia mediante aparatología fija, con *brackets* cerámicos de autoligado activo (Faus-Matoses y cols., 2021). Al tratarse de una paciente con mínimo apiñamiento y arcadas suficientemente niveladas, el día del cementado de los *brackets* se colocó un arco cuadrado de níquel titanio (NiTi) de 18 × 18. La finalidad de este procedimiento fue la reducción del tiempo necesario para poder comenzar con el cierre de espacios tan rápido como fuera posible, reduciéndose así también el tiempo total de tratamiento (📷 13.5).

Ocho semanas después se cambiaron arcos cuadrados por arcos rectangulares de 17 × 15 NiTi y se comenzó con el uso de elásticos de clase III. Junto con la excelente colaboración de la paciente, estos elásticos serían la clave para el cierre de los espacios superiores de manera efectiva (📷 13.6).

Seis semanas más tarde, se reemplazaron los últimos arcos de NiTi por unos nuevos, en este caso de acero, con las mismas dimensiones que los arcos anteriores (17 × 25). Se instruyó a la paciente para que continuara con el uso de dichos elásticos de clase III de fuerza 6 oz y 3/16 de longitud (📷 13.7).

Nueve meses tras el inicio del tratamiento de ortodoncia, comenzó la fase de finalización, en la que se realizaron escalones de intrusión en caninos para nivelar, de esta forma, sus cenits gingivales y conseguir armonía a nivel de la estética rosa. Esta fase se llevó a cabo con arcos de 16 × 22 de acero inoxidable. Los elásticos que se usaron en esta fase fueron verticales, en triángulo a nivel de molares y premolares para favorecer el asentamiento (📷 13.8).

Fase restauradora

Según los objetivos marcados al inicio del tratamiento, en la fase restauradora se deberá conseguir el cambio de color deseado por la paciente, acabar de transformar la anatomía de los caninos en incisivos laterales y la de los premolares en caninos (Rosa y cols., 2016) , además de armonizar la curvatura de la sonrisa (Vig y Brundo, 1978; Spear y Kokich, 2007; Spear y cols., 2006; Janakievski y

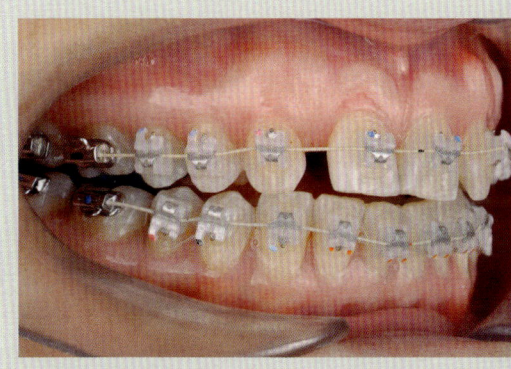
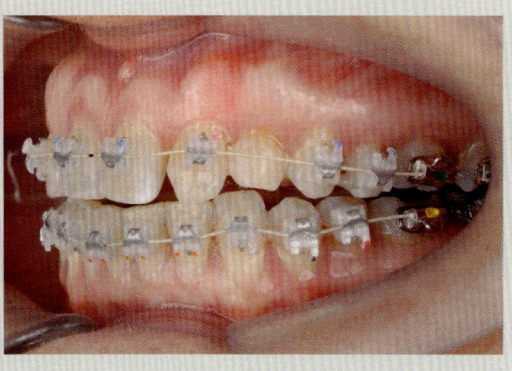

📷 **13.5** Colocación de *brackets* en la paciente.

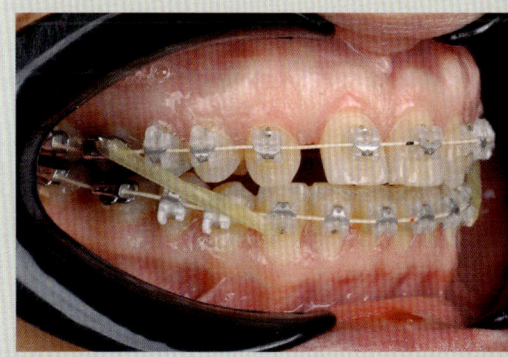
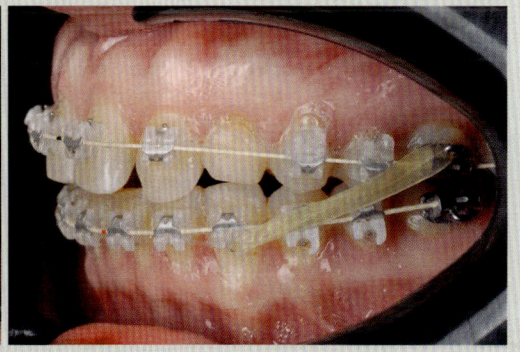

📷 **13.6** Colocación de elásticos de clase III.

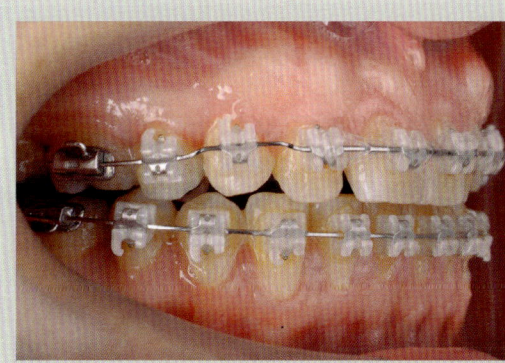
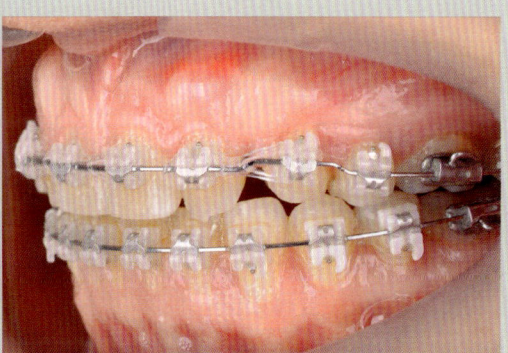

📷 **13.7** Arcos de acero de dimensiones 17 × 25.

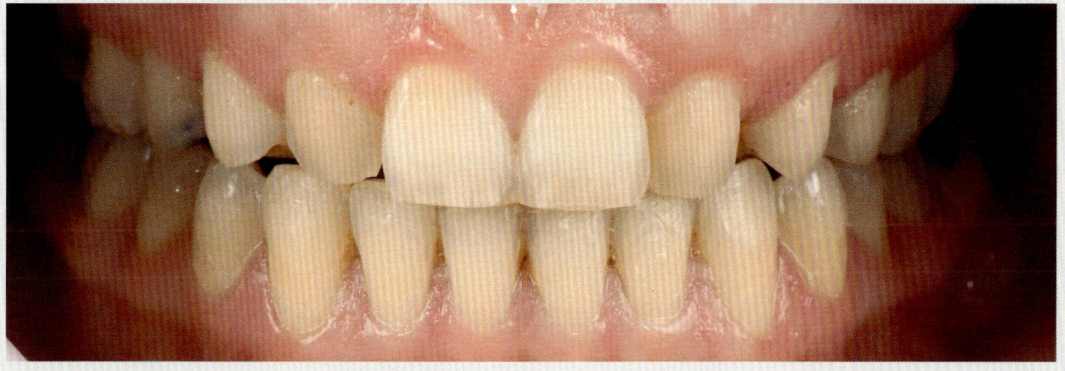

📷 **13.8** Fotografía intraoral frontal tras la ortodoncia.

cols., 2015). Con estos objetivos, se planificó la colocación de ocho carillas feldespáticas con mínima preparación en la arcada superior (Faus-Matoses y cols., 2020), favorecido este aspecto por la colocación ideal de los dientes en la fase ortodóncica y un tratamiento mediante blanqueamiento en la arcada inferior (Faus-Matoses y cols., 2017; Faus-Matoses y cols., 2019).

Una vez finalizado el tratamiento ortodóncico, se tomaron nuevos registros de la paciente; tanto fotográficos como un escaneado intraoral, que nos permitirían solaparlos y confeccionar un encerado digital acorde a las características de la cara de nuestra paciente (Stanley y cols., 2018. Una vez terminado el encerado digital, se imprimió para poder tomar una llave de silicona, que rebasaríamos con resina fluida de composite autopolimerizable y que se extrapolaría a la boca de la paciente.

De esta manera se obtendría una maqueta diagnóstica colocada en la boca de la paciente, que nos permitiría valorar tanto los aspectos estéticos del diseño de la sonrisa que se había preparado como los aspectos funcionales (Magne y Belser, 2004). Esta maqueta se modificó una vez colocada en la boca, añadiendo composite en los cenits de 12 y 11, para acabar de equilibrarlos ligeramente (Gurel y cols., 1012).

Una vez aceptada por la paciente la maqueta y verificada técnicamente por el clínico, se tomó un nuevo escáner que sirvió como guía, para determinar las características que deberían tener las restauraciones finales y poder copiarlas de esta maqueta. En este momento se anestesió a la paciente y se procedió con la preparación dental a través de la maqueta (Gurel y cols., 1012; Magne y Douglas, 1999b; Magne y Belser, 2004; Magne y Magne, 2006), lo que nos permitió conseguir un tallado prácticamente inexistente, con las ventajas que esto conlleva para una adhesión más longeva (Magne y Douglas, 1999b; Magne y Magne, 2006; Gurel y cols., 2013). Tras el tallado mediante fresas, se eliminaron los sobrantes de resina de la maqueta y se finalizó la preparación con puntas ultrasónicas (Faus-Matoses y Solá-Ruiz, 2014; Solá-Ruiz y cols., 2014). Se tomó entonces un nuevo escáner; esta vez de las preparaciones de la arcada superior, arcada inferior y mordida. El *software* del escáner Primescan permite el solapado de imágenes entre la maqueta diagnóstica y la preparación final, lo que posibilita visualizar y medir objetivamente cuál es el espesor que tiene la preparación realizada y si es suficiente para poder confeccionar las carillas feldespáticas previstas. De no haberse conseguido un espesor suficiente, se puede, en ese mismo momento, retallar los puntos considerados y volver a escanear las preparaciones (Stanley y cols., 2018; Coachman y cols., 2021). Este procedimiento permite que no se pierda el tiempo en tener que volver a citar al paciente para tallar el diente una vez se recibieran las impresiones de silicona en el laboratorio, como ocurre si el flujo de trabajo es analógico.

Se enviaron las impresiones a través de internet al laboratorio y se planificó un nuevo encerado basado en la maqueta colocada en boca. Se verificó y se imprimió un modelo de los dientes preparados, se duplicó en material refractario y se confeccionaron 8 carillas feldespáticas.

Se prepararon para la adhesión tanto las superficies de las restauraciones como las superficies dentales y se adhirieron con un adhesivo de dos pasos (Prime & Bond NT, Dentsply Sirona) y un cemento fluido de composite, fotopolimerizable (Calibra veneer, Dentsply Sirona) (Maciel Pires y cols., 2022; Magne y Cascione, 2006).

En las 📷 13.9-13.24 se muestran los pasos seguidos durante la fase restauradora.

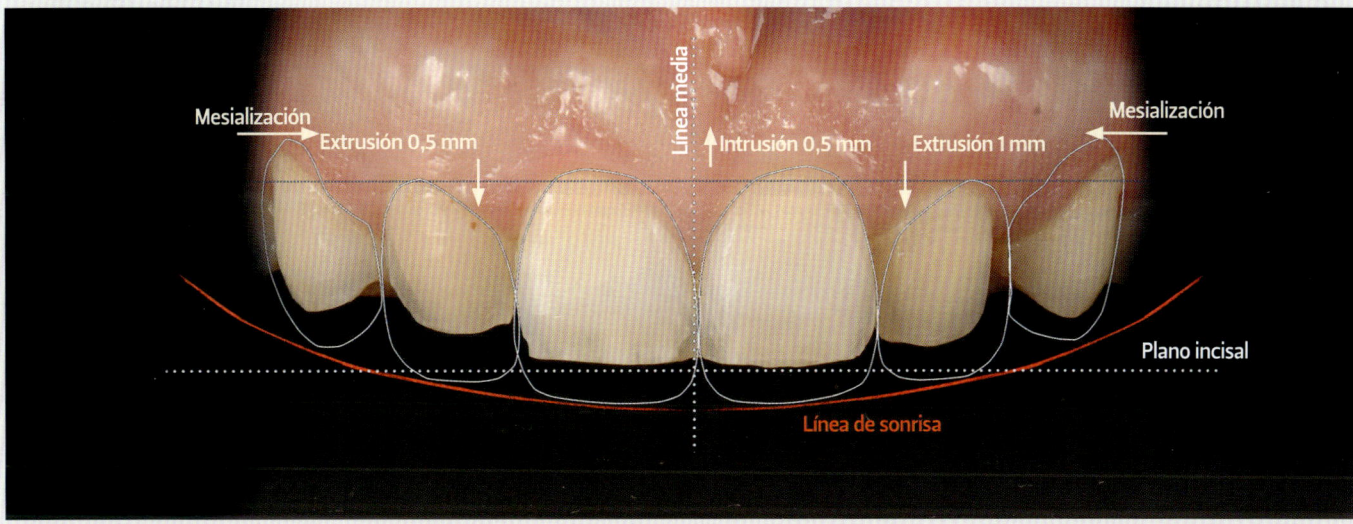

13.9 Composición con la planificación inicial superpuesta a la fotografía del sector antero-superior tras la ortodoncia. En la que se comprueba la consecución de los objetivos estéticos marcados inicialmente.

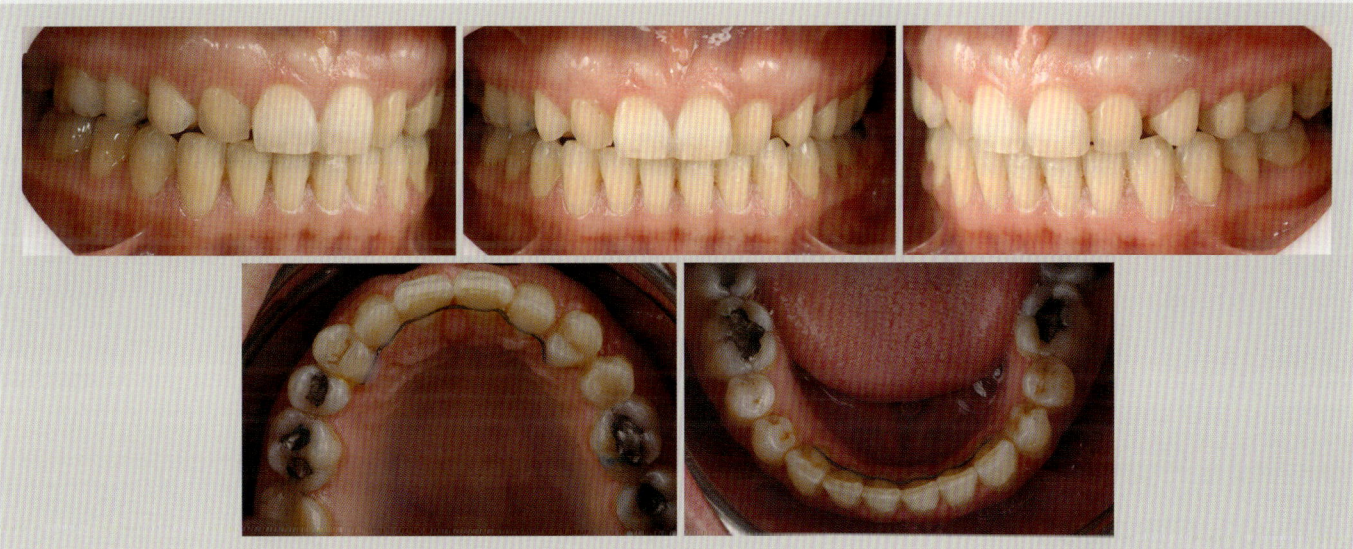

13.10 Situación tras la ortodoncia, antes de comenzar con la fase restauradora.

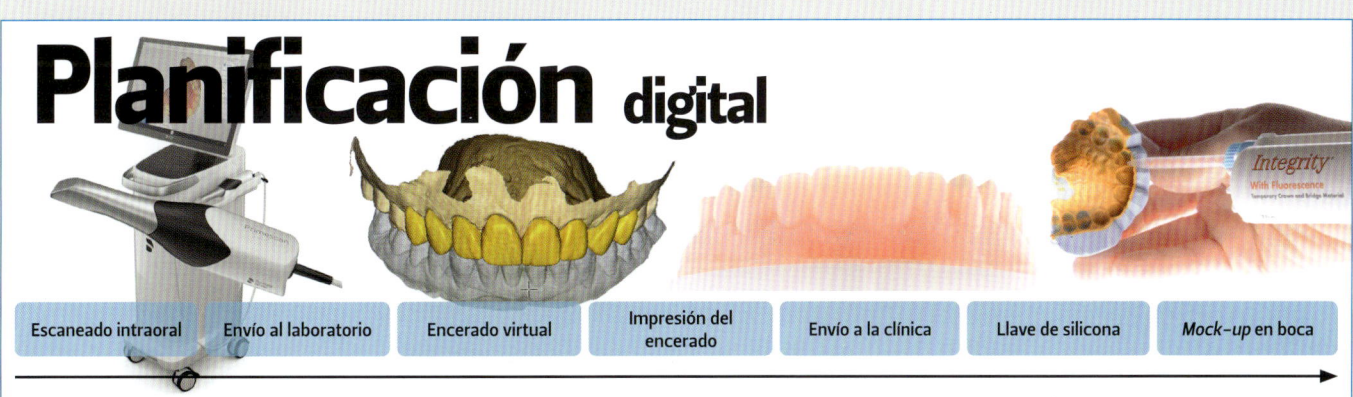

13.11 Esquema de los pasos que se seguirán en la planificación tras el tratamiento de ortodoncia.

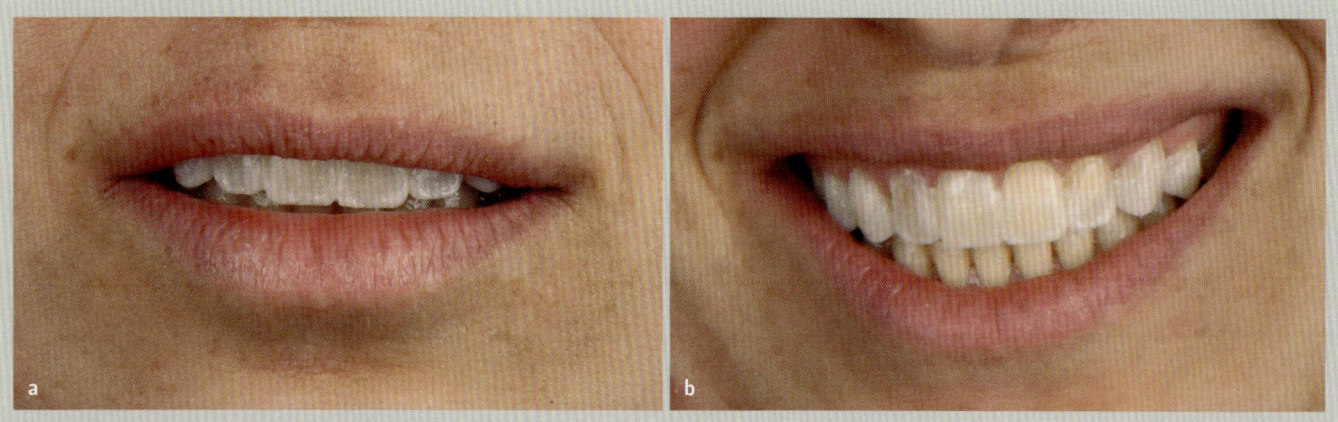

📷 **13.12** Maqueta diagnóstica colocada en la boca de la paciente. a) Reposo. b) Sonrisa.

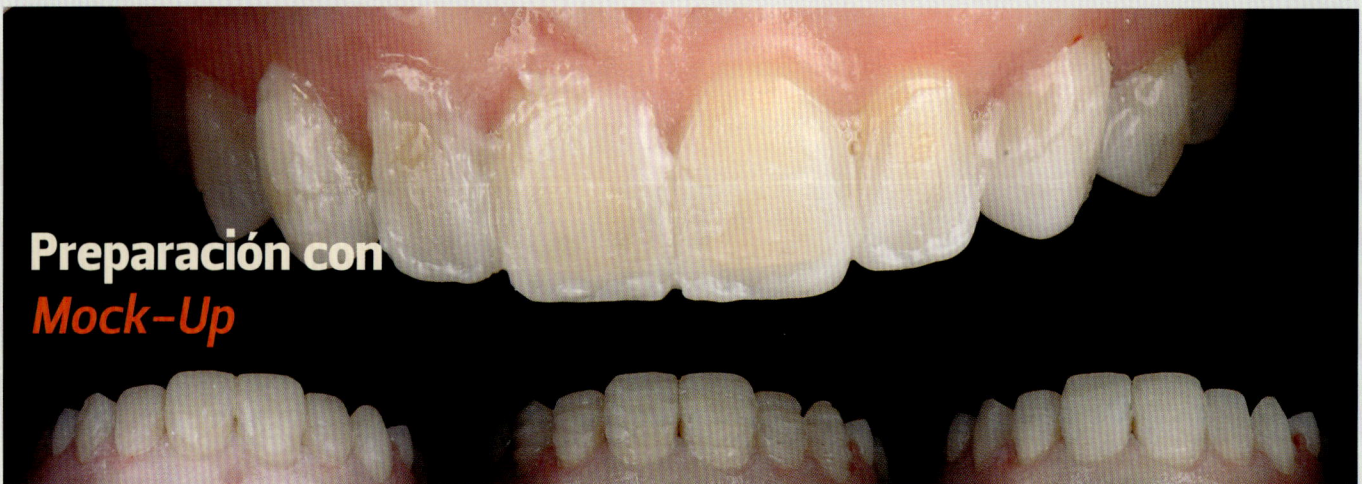

Preparación con
Mock-Up

📷 **13.13** Maqueta diagnóstica colocada en la boca de la paciente que nos indicará —tallando a través de ella— la profundidad mínima necesaria de tallado.

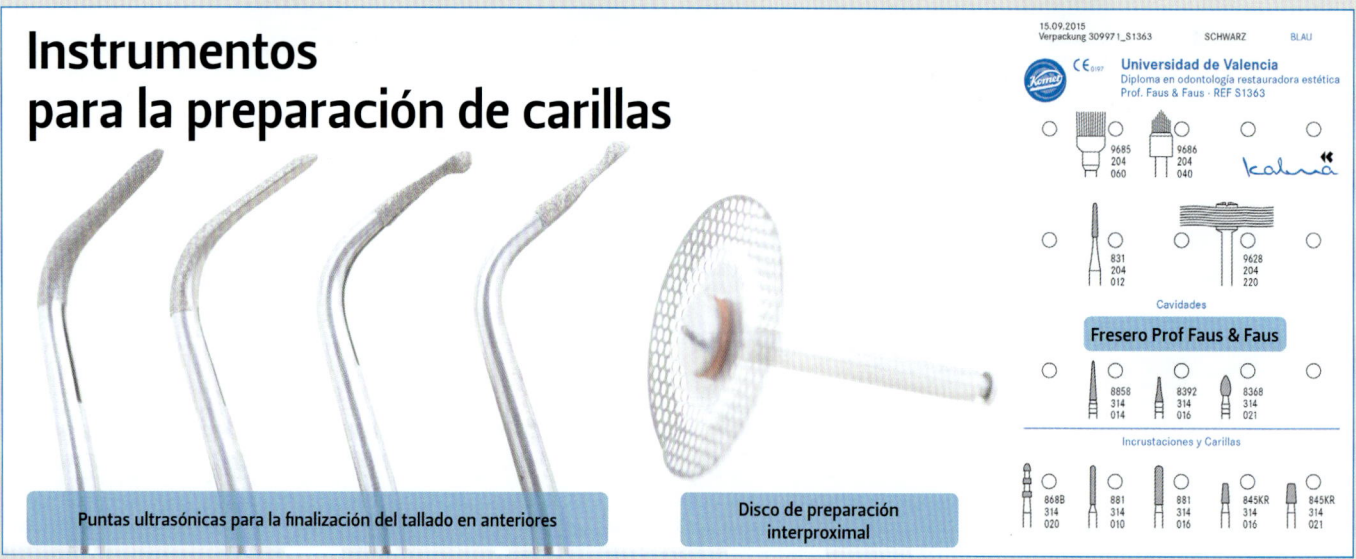

Instrumentos
para la preparación de carillas

Puntas ultrasónicas para la finalización del tallado en anteriores

Disco de preparación interproximal

📷 **13.14** Instrumental utilizado para la preparación dentaria.

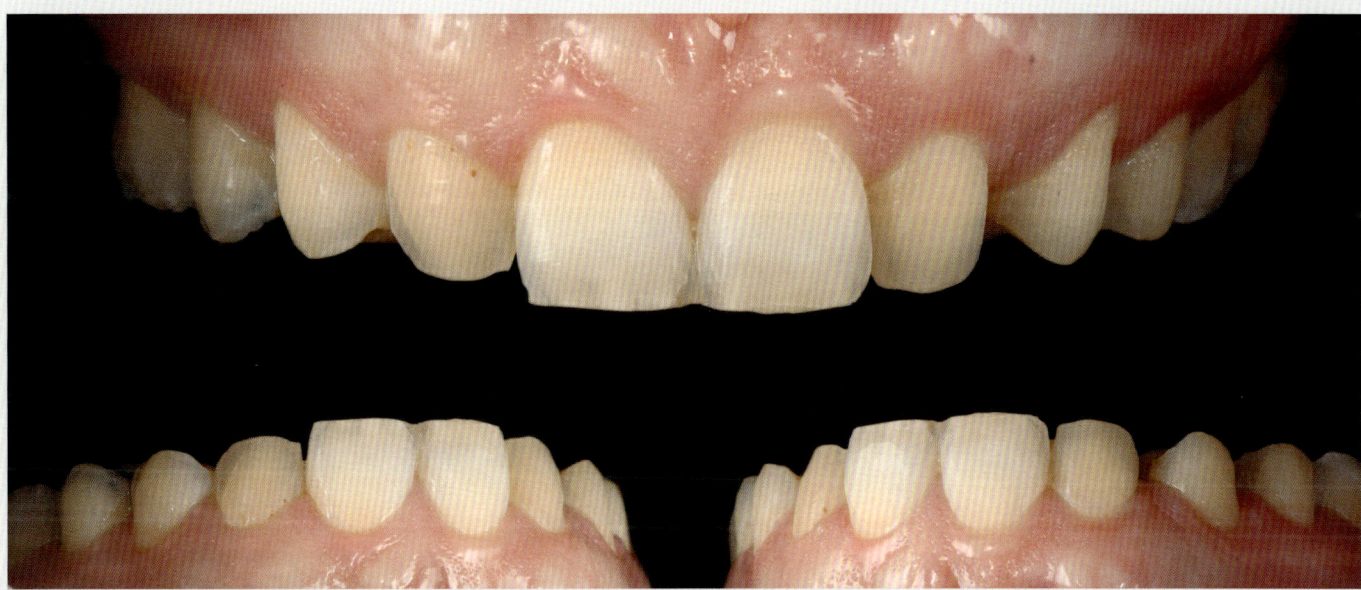

📷 **13.15** Situación tras el tallado y la eliminación de los residuos de resina de la maqueta. Se observa la presencia de esmalte en toda la superficie dental.

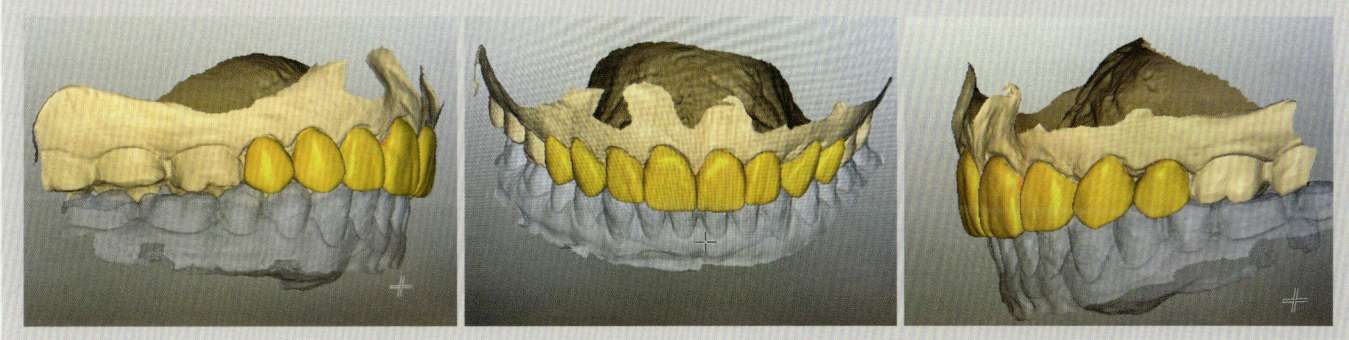

📷 **13.16** Imágenes del encerado virtual realizado sobre la preparación dental enviada al laboratorio, para la planificación de las restauraciones definitivas.

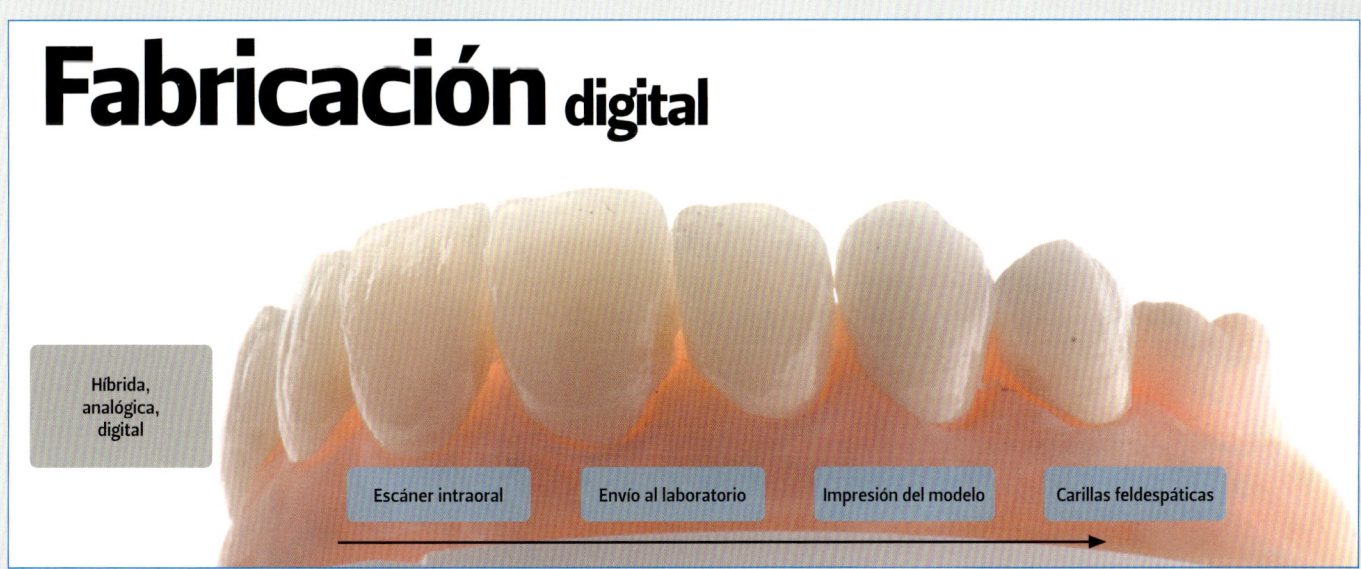

Fabricación digital

Híbrida, analógica, digital

Escáner intraoral   Envío al laboratorio   Impresión del modelo   Carillas feldespáticas

📷 **13.17** Esquema de fabricación de las carillas de cerámica feldespática.

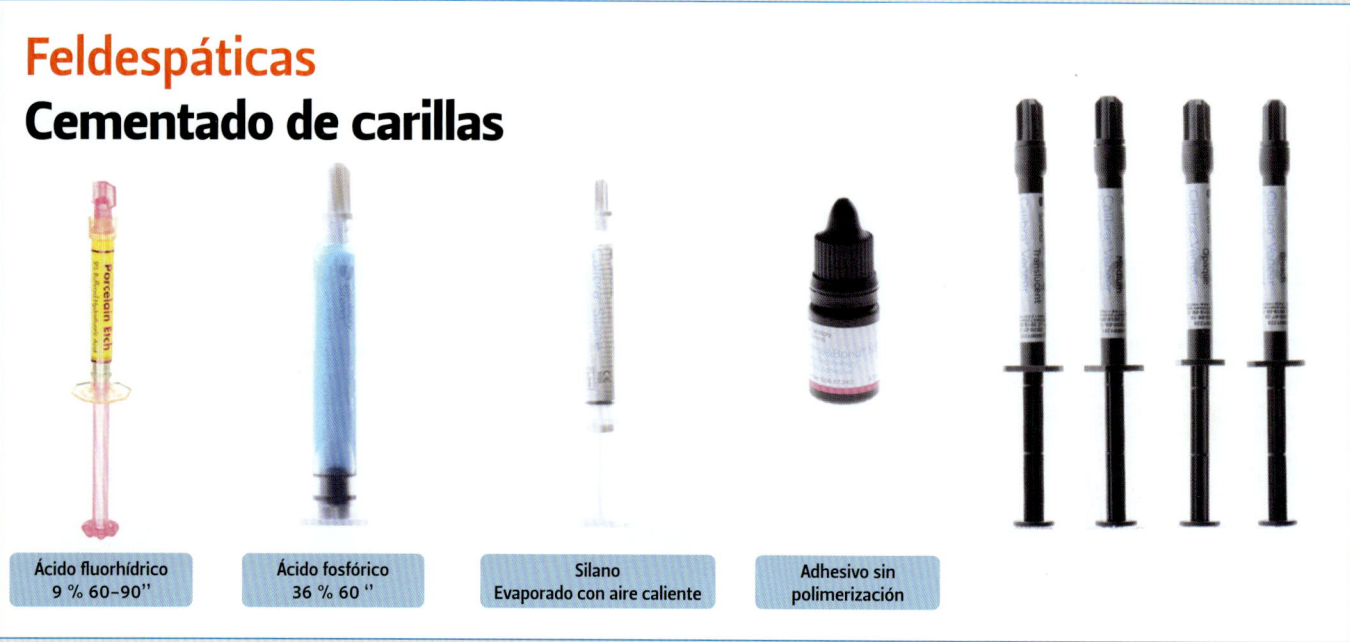

Feldespáticas
Cementado de carillas

| Ácido fluorhídrico 9 % 60-90'' | Ácido fosfórico 36 % 60 '' | Silano Evaporado con aire caliente | Adhesivo sin polimerización |

📷 **13.18** Pasos para la adhesión de las carillas feldespáticas llevados a cabo sobre las restauraciones.

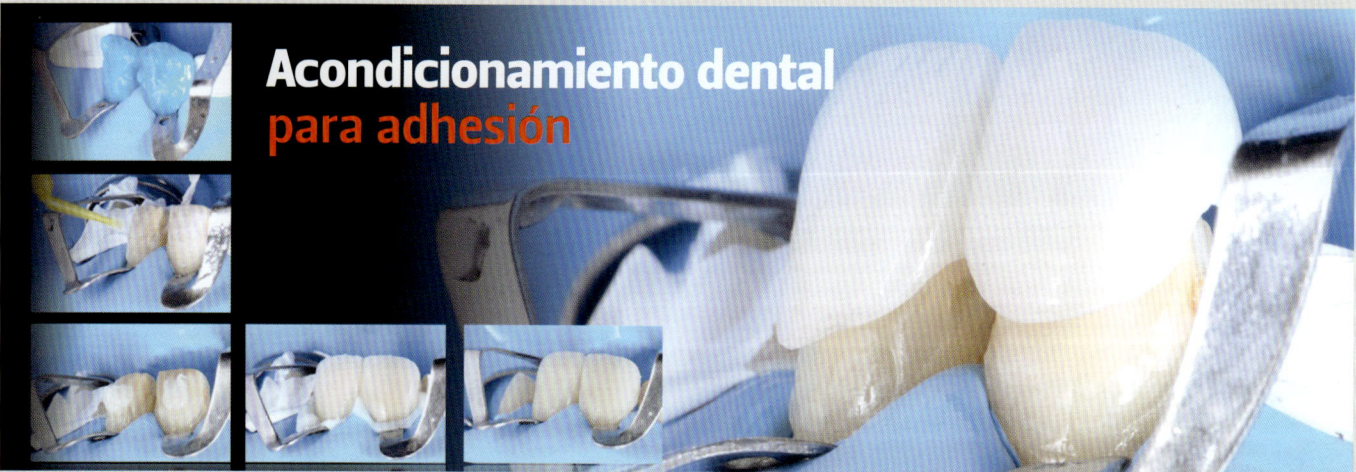

Acondicionamiento dental
para adhesión

📷 **13.19** Pasos para la adhesión de las carillas cerámicas llevados a cabo sobre el diente.

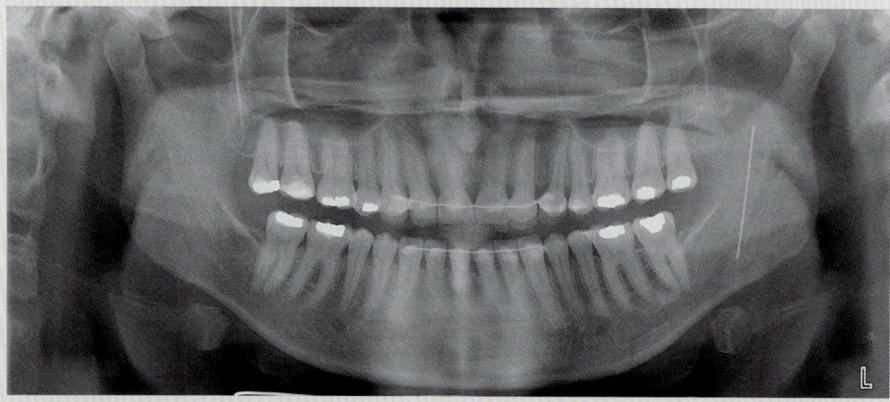

📷 **13.20** Ortopatomografía final.

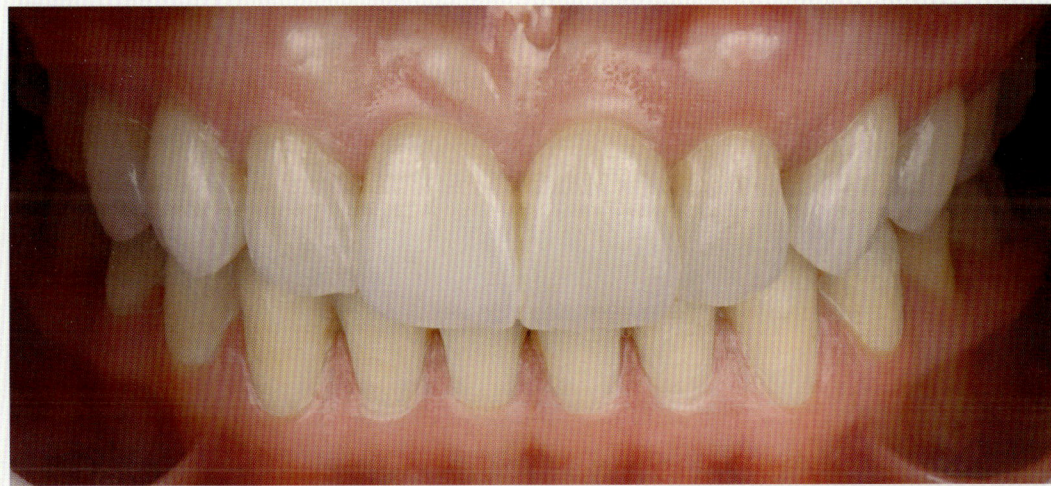

13.21 Finalización del tratamiento. Vista intraoral frontal.

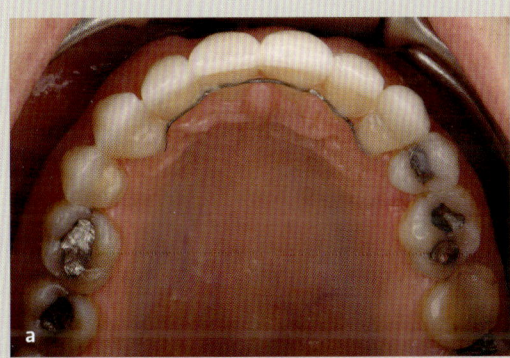 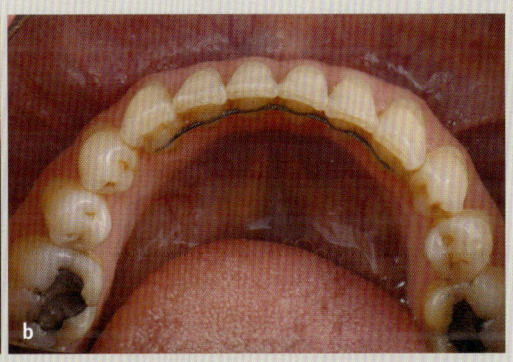

13.22 Vista oclusal tras la finalización del tratamiento. a) Superior. b) Inferior.

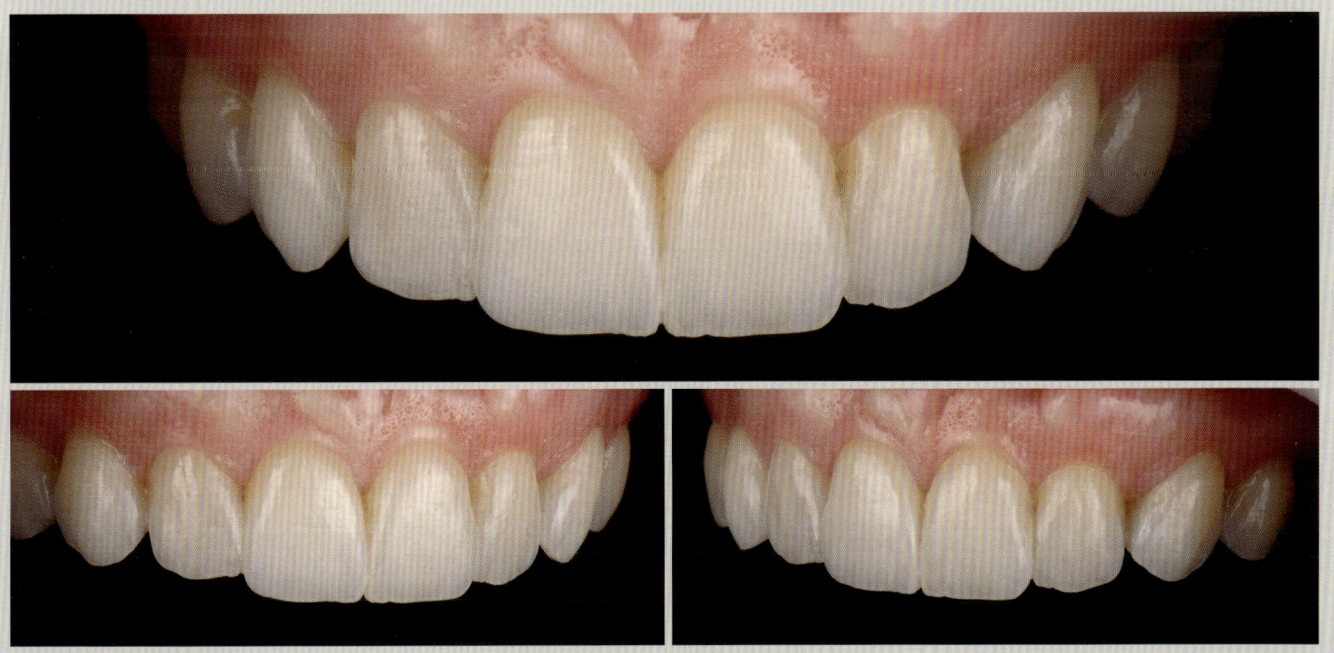

13.23 Finalización del tratamiento. Detalle de la vista superior frontal y laterales.

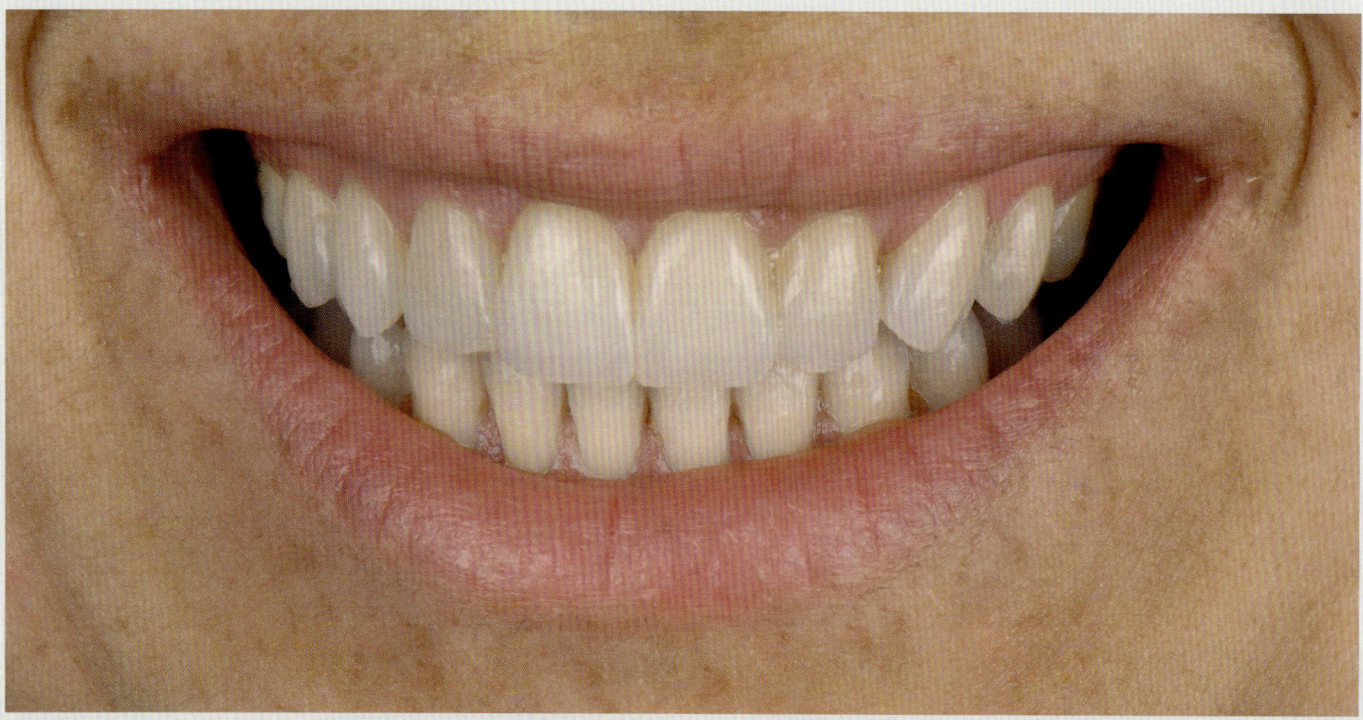

📷 **13.24** Finalización del tratamiento. Detalle de la vista extraoral en sonrisa frontal.

BIBLIOGRAFÍA

1. BELSER UC, MAGNE P, MAGNE M. Ceramic laminate veneers: continuous evolution of indications. J Esthet Dent. 1997;9(4):197-207. PMID: 9468884.

2. COACHMAN C, CALAMITA MA, SESMA N. Dynamic Documentation of the Smile and the 2D/3D Digital Smile Design Process. Int J Periodontics Restorative Dent. 2017 Mar/Apr;37(2):183-193. PMID: 28196157.

3. COACHMAN C, PARAVINA RD. Digitally Enhanced Esthetic Dentistry - From Treatment Planning to Quality Control. J Esthet Restor Dent. 2016 Mar;28 Suppl 1:S3-4. PMID: 27113295.

4. COACHMAN C, SESMA N, BLATZ MB. The complete digital workflow in interdisciplinary dentistry. Int J Esthet Dent. 2021;16(1):34-49. PMID: 33502130.

5. FAUS-MATOSES I, GUINOT BARONA C, ZUBIZARRETA-MACHO Á, PAREDES-GALLARDO V, FAUS-MATOSES V. A Novel Digital Technique for Measuring the Accuracy of an Indirect Bonding Technique Using Fixed Buccal Multibracket Appliances. J Pers Med. 2021 Sep 18;11(9):932. PMID: 34575709; PMCID: PMC8466521.

6. FAUS-MATOSES I, SOLÁ-RUIZ F. Dental preparation with sonic vs high-speed finishing: analysis of microleakage in bonded veneer restorations. J Adhes Dent. 2014 Feb;16(1):29-34. PMID: 24179987.

7. FAUS-MATOSES V, FAUS-MATOSES I, JORQUES-ZAFRILLA A, FAUS-LLÁCER VJ. Orthodontics and veneers to restore the anterior guidance. A minimally invasive approach. J Clin Exp Dent. 2017 Nov 1;9(11):e1375-e1378. PMID: 29302293; PMCID: PMC 5741854.

8. FAUS-MATOSES V, PALAU-MARTÍNEZ I, AMENGUAL-LORENZO J, FAUS-MATOSES I, FAUS-LLÁCER VJ. Bleaching in vital teeth: Combined treatment vs in-office treatment. J Clin Exp Dent. 2019 Aug 1;11(8):e754-e758. PMID: 31598205; PMCID: PMC6776400.

9. FAUS-MATOSES V, RUIZ-BELL E, FAUS-MATOSES I, ÖZCAN M, SALVATORE S, FAUS-LLÁCER VJ. An 8-year prospective clinical investigation on the survival rate of feldspathic veneers: Influence of occlusal splint in patients with bruxism. J Dent. 2020 Aug;99:103352. Epub 2020 May 12. PMID: 32413382.

10. GUREL G, MORIMOTO S, CALAMITA MA, COACHMAN C, SESMA N. Clinical performance of porcelain laminate veneers: outcomes of the aesthetic pre-evaluative temporary (APT) technique. Int J Periodontics Restorative Dent. 2012 Dec;32(6):625-35. PMID: 23057051.

11. GUREL G, SESMA N, CALAMITA MA, COACHMAN C, MORIMOTO S. Influence of enamel preservation on failure rates of porcelain laminate veneers. Int J Periodontics Restorative Dent. 2013 Jan-Feb;33(1):31-9. PMID: 23342345.

12. JAMILIAN A, PERILLO L, ROSA M. Missing upper incisors: a retrospective study of orthodontic space closure versus implant. Prog Orthod. 2015 Feb 25;16:2. PMID: 25769117; PMCID: PMC4385022.

13. JANAKIEVSKI J, KOKICH VO, KINZER G. Interdisciplinary collaboration: an approach to optimize outcomes for patients with compromised dental esthetics. Int J Esthet Dent. 2015 Summer;10(2):302-31. PMID: 25874277.

14. KINZER GA, KOKICH VO JR. Managing congenitally missing lateral incisors. Part II: tooth-supported restorations. J Esthet Restor Dent. 2005;17(2):76-84. PMID: 16036123.

15. KOKICH VG, SPEAR FM. Guidelines for managing the orthodontic-restorative patient. Semin Orthod. 1997 Mar;3(1):3-20. PMID: 9206469.

16. KOKICH VG. Adult orthodontics in the 21st century: guidelines for achieving successful results. World J Orthod. 2005;6 Suppl:14-23. PMID: 16958178.

17. KOKICH VG. Create realistic objectives. Am J Orthod Dentofacial Orthop. 2011 Jun;139(6):713. PMID: 21640868.

18. KOKICH VG. Esthetics: the orthodontic-periodontic restorative connection. Semin Orthod. 1996 Mar;2(1):21-30. PMID: 9161280.

19. KOKICH VG. The key to adult orthodontics. Am J Orthod Dentofacial Orthop. 2011 Mar;139(3):289. PMID: 21392673.

20. KOKICH VO JR, KINZER GA, JANAKIEVSKI J. Congenitally missing maxillary lateral incisors: restorative replacement. Counterpoint. Am J Orthod Dentofacial Orthop. 2011 Apr;139(4):435, 437, 439 passim. PMID: 21457854.

21. KOKICH VO JR, KINZER GA. Managing congenitally missing lateral incisors. Part I: Canine substitution. J Esthet Restor Dent. 2005;17(1):5-10. PMID: 15934680.

22. KOKICH VO JR. Congenitally missing teeth: orthodontic management in the adolescent patient. Am J Orthod Dentofacial Orthop. 2002 Jun;121(6):594-5. PMID: 12080311.

23. KOKICH VO, KOKICH VG, KIYAK HA. Perceptions of dental professionals and laypersons to altered dental esthetics: asymmetric and symmetric situations. Am J Orthod Dentofacial Orthop. 2006 Aug;130(2):141-51. PMID: 16905057.

24. MACIEL PIRES P, DÁVILA-SÁNCHEZ A, FAUS-MATOSES V, NUÑEZ MARTÍ JM, LO MUZIO L, SAURO S. Bonding performance and ultramorphology of the resin-dentine interface of contemporary universal adhesives. Clin Oral Investig. 2022 Jun;26(6):4391-4405. Epub 2022 Feb 11. PMID: 35149904.

25. MAGNE P, BELSER UC. Novel porcelain laminate preparation approach driven by a diagnostic mock-up. J Esthet Restor Dent. 2004;16(1):7-16; discussion 17-8. PMID: 15259539.

26. MAGNE P, DOUGLAS WH. Additive contour of porcelain veneers: a key element in enamel preservation, adhesion, and esthetics for aging dentition. J Adhes Dent. 1999 Spring;1(1):81-92. PMID: 11725689.

27. MAGNE P, DOUGLAS WH. Design optimization and evolution of bonded ceramics for the anterior dentition: a finite-element analysis. Quintessence Int. 1999 Oct;30(10):661-72. PMID: 10765850.

28. MAGNE P, MAGNE M. Use of additive waxup and direct intraoral mock-up for enamel preservation with porcelain laminate veneers. Eur J Esthet Dent. 2006 Apr;1(1):10-9. PMID: 19655472.

29. MIRABELLA AD, KOKICH VG, ROSA M. Analysis of crown widths in subjects with congenitally missing maxillary lateral incisors. Eur J Orthod. 2012 Dec;34(6):783-7.. Epub 2011 Sep 12. PMID: 21911843.

30. ROSA M, LUCCHI P, FERRARI S, ZACHRISSON BU, CAPRIOGLIO A. Congenitally missing maxillary lateral incisors: Long-term periodontal and functional evaluation after orthodontic space closure with first premolar intrusion and canine extrusion. Am J Orthod Dentofacial Orthop. 2016 Mar;149(3):339-48. PMID: 26926021.

31. SOLÁ-RUIZ MF, FAUS-MATOSES I, DEL RIO HIGHSMITH J, FONS-FONT A. Study of surface topography, roughness, and microleakage after dental preparation with different instrumentation. Int J Prosthodont. 2014 Nov-Dec;27(6):530-3. PMID: 25390866.

32. SPEAR FM, KOKICH VG, MATHEWS DP. Interdisciplinary management of anterior dental esthetics. J Am Dent Assoc. 2006 Feb;137(2):160-9. PMID: 16521381.

33. SPEAR FM, KOKICH VG. A multidisciplinary approach to esthetic dentistry. Dent Clin North Am. 2007 Apr;51(2):487-505, x-xi.. PMID: 17532924.

34. STANLEY M, PAZ AG, MIGUEL I, COACHMAN C. Fully digital workflow, integrating dental scan, smile design and CAD-CAM: case report. BMC Oral Health. 2018 Aug 7;18(1):134. PMID: 30086753; PMCID: PMC6081948.

35. VIG RG, BRUNDO GC. The kinetics of anterior tooth display. J Prosthet Dent. 1978 May;39(5):502-4.. PMID: 349139.

36. ZACHRISSON BU, ROSA M, TORESKOG S. Congenitally missing maxillary lateral incisors: canine substitution. Point. Am J Orthod Dentofacial Orthop. 2011 Apr;139(4):434, 436, 438 passim. PMID: 21457853.

37. MAGNE P, CASCIONE D. Influence of post-etching cleaning and connecting porcelain on the microtensile bond strength of composite resin to feldspathic porcelain. J Prosthet Dent. 2006 Nov;96(5):354-61.

Carillas directas de composite utilizando el protocolo PDV

Rafael Piñeiro

Introducción

El protocolo PDV (del inglés *predictable direct veneer*) se trata de una técnica que hemos ideado para la confección de carillas directas de composite, tomando lo mejor de las técnicas convencionales de estratificación y las técnicas que utilizan llave de silicona transparente.

Uno de los problemas fundamentales de las técnicas clásicas de composite en el sector anterior es la capacidad del profesional de ejecutar una anatomía dental correcta, tanto secundaria como terciaria. Por otra parte, las técnicas que utilizan llave de silicona transparente se utilizan normalmente con una única capa de composite que habitualmente suele ser fluido y ocasionalmente condensable, tras su calentamiento previo.

Pensamos entonces que si fusionábamos ambas técnicas podríamos evitar estos problemas y conseguir mejores resultados de forma más simple y rápida. Nuestros primeros casos siguiendo el procedimiento PDV datan del año 2009 y, desde entonces hasta la actualidad, hemos evidenciado unos resultados muy satisfactorios en diferentes tipos de pacientes e indicaciones clínicas con un protocolo muy simple (📷 14.1, 14.2).

Por ello, más que describir un caso práctico paso a paso, vamos a describir, también paso a paso, el protocolo PDV basándonos en distintos casos clínicos.

Años antes, con la aparición de las primeras siliconas translúcidas de laboratorio, cuando todavía no podíamos conseguir estas siliconas en clínica, empezamos a duplicar los encerados en nuestros pacientes para hacer *mock-up*, provisionales y carillas de composite, comparando el inyectado con el compactado (📷 14.3). Los mejores resultados los conseguimos con el compactado (📷 14.4), gracias a la presión ejercida por el material restaurador, cuando utilizábamos una cubeta transparente individual totalmente cerrada con una carga de silicona transparente de unos 5 mm de espesor (📷 14.5). Confeccionábamos la cubeta con una plancha transparente de 1 mm, que adaptábamos en el modelo de trabajo, generando el espacio para la silicona transparente con silicona de laboratorio y haciendo un aspirado que permitiese cerrar la cubeta en todo el perímetro. Actualmente, las confeccionamos digitalmente con Blender (*software* de diseño 3D libre) de una forma muy simple con herramientas de programación propias que nosotros mismos hemos diseñado (📷 14.6, 14.7).

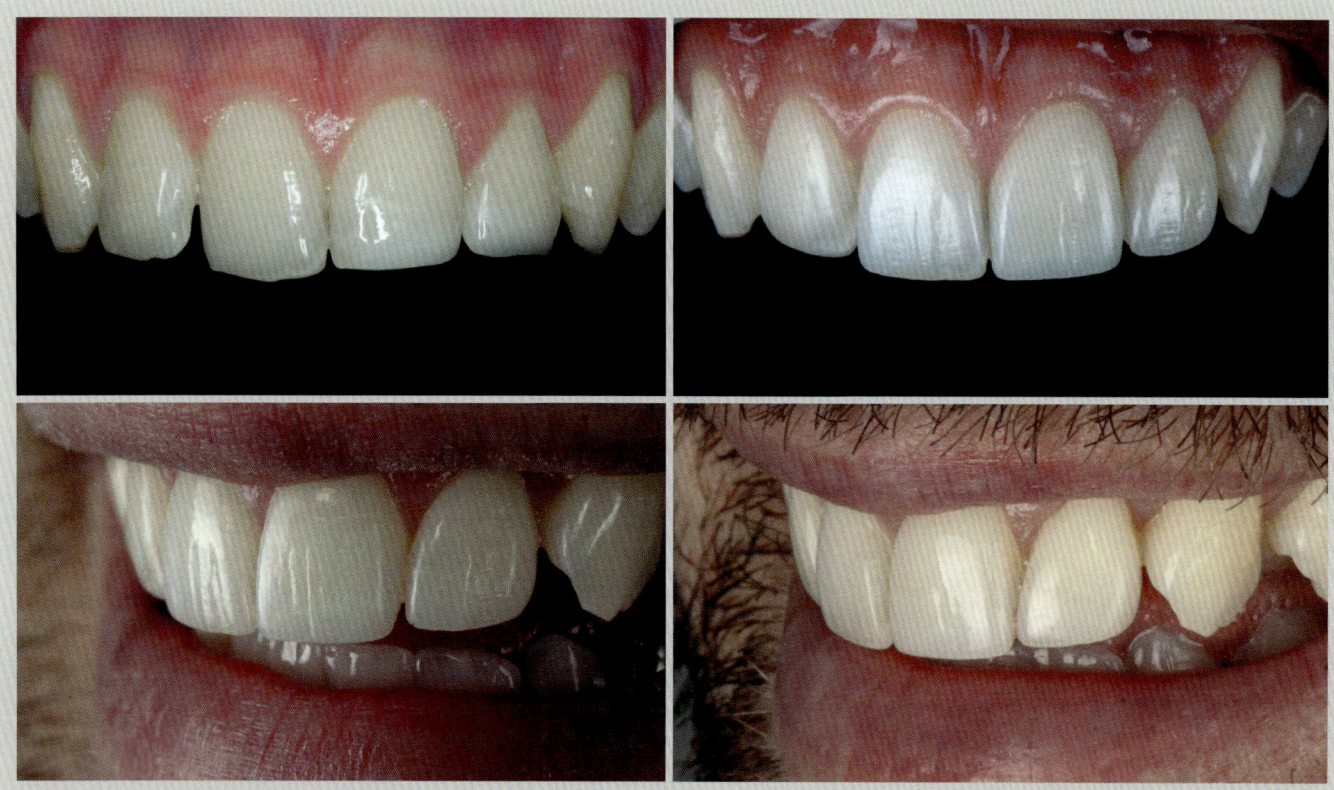

📷 **14.1** Ejemplo de un tratamiento satisfactorio con composite PDV (*predictable direct veneer*) I. a) Situación inicial del paciente con restauraciones de composite antiguas y ligera malposición de los incisivos. Se ofrece al paciente tratamiento con carillas de composite PDV de 12 a 22. b) Situación final del tratamiento en la revisión a los siete días. c) Aspecto de las restauraciones de composite a los siete días de finalizado el tratamiento. Puede apreciarse la textura y microtextura del composite. d) Revisión del tratamiento a los 10 años, en la que se aprecia cómo la microtextura prácticamente ha desaparecido por completo. A pesar de ello, la anatomía dental y el comportamiento estético del composite todavía sigue siendo aceptable.

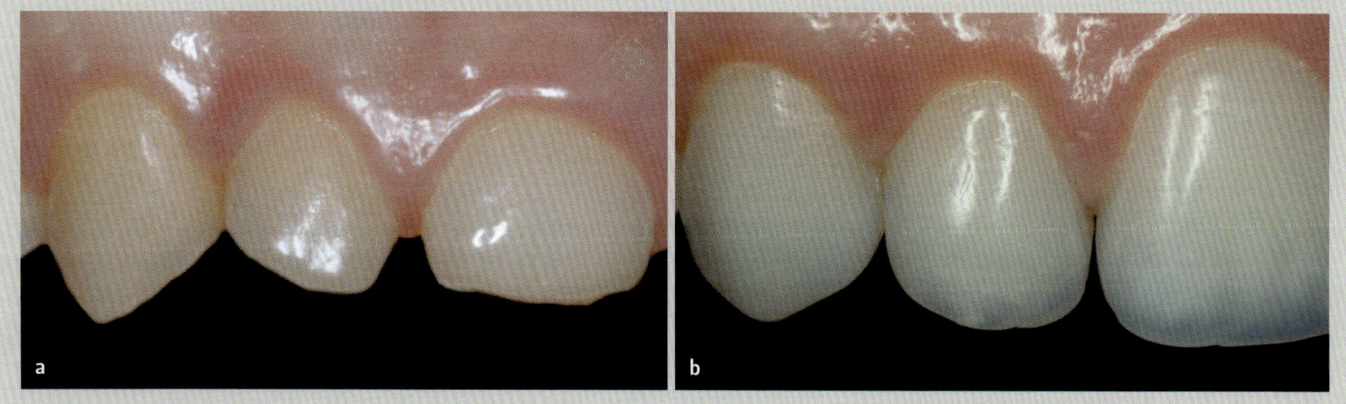

📷 **14.2** Ejemplo de un tratamiento satisfactorio con composite PDV (*predictable direct veneer*) II. a) Situación inicial de una paciente con déficits estructurales en sus incisivos superiores. Se ofrece la posibilidad de hacer carillas de composite PDV de 13 a 23 debido a su corta edad. b) Detalle del aspecto final de las carillas de composite; pueden apreciarse todos los detalles del estratificado, maquillajes y textura final de la capa de esmalte.

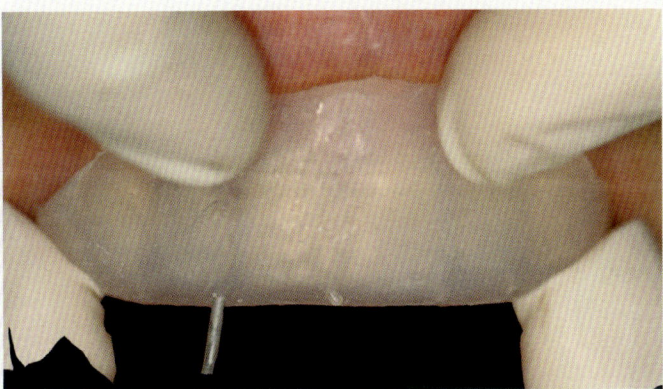

14.3 Inyección de composite en el año 2007, con silicona translúcida de laboratorio.

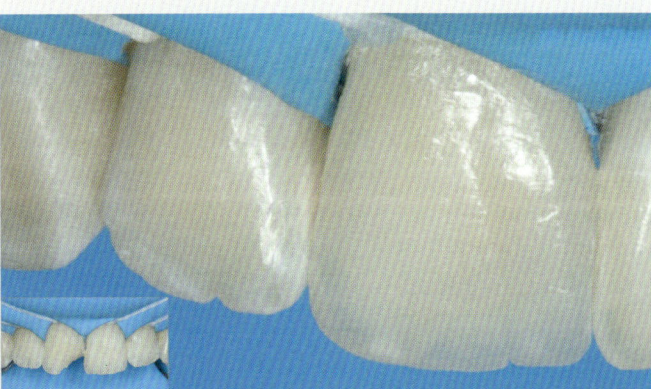

14.4 Carilla de composite en 11 en la que se aprecia la textura superficial, conseguida por la presión ejercida al compactar la última capa de composite con llave de silicona transparente. Compárese la textura superficial con el 12, diente natural.

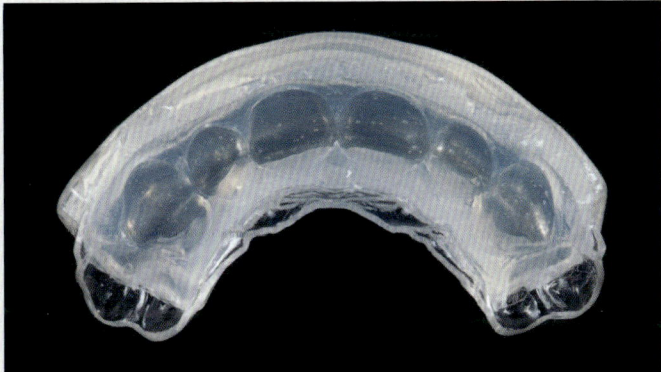

14.5 Cubeta individual transparente totalmente cerrada, de confección artesanal, con la silicona transparente en su interior.

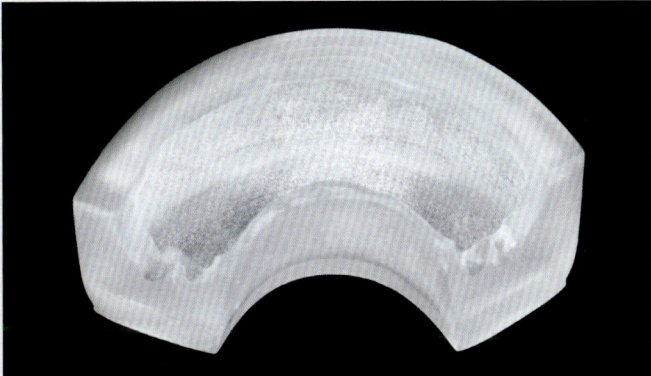

14.6 Cubeta individual transparente totalmente cerrada, de confección digital, con el espacio homogéneo para alojar la silicona transparente en su interior.

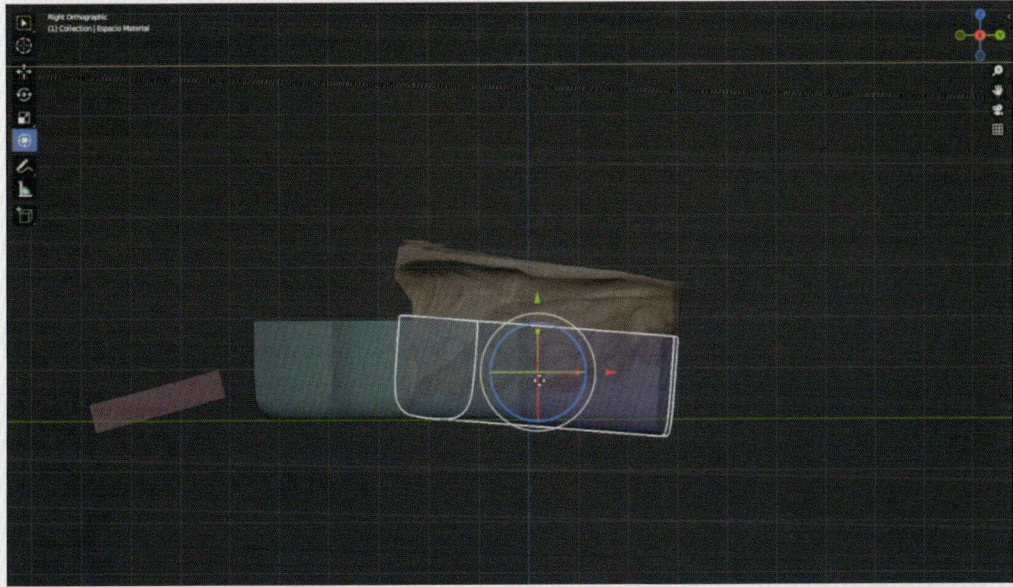

14.7 Un detalle de la confección digital de la cubeta con Blender, utilizando sencillas herramientas de programación propia.

Con este protocolo llegamos a calibrar errores volumétricos máximos en el duplicado del encerado sobre el paciente de 0,1 mm, en un frente de canino a canino (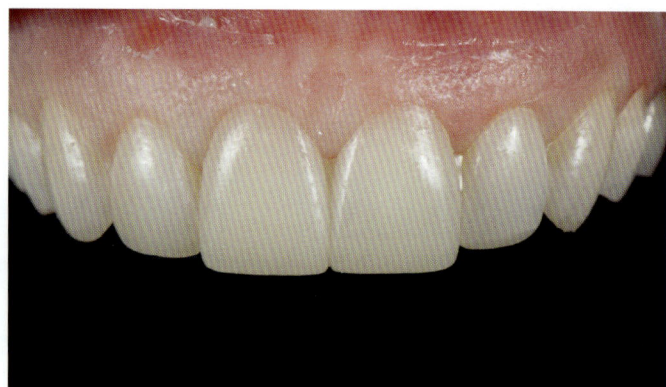 14.8). Cabe señalar en este punto que estudiamos el error de un *mock-up* analizando los duplicados del encerado con múltiples variables (diferentes siliconas, composites, extensiones de arcada, procedimientos de inyección y compactación). En estas pruebas, que fueron analizadas utilizando microscopios de hasta 60 aumentos, encontramos errores de 0,5 mm en un solo diente cuando se utilizaban siliconas de impresión fluida y pesada con resina bisacrílica de provisionales. Así mismo el error nunca bajaba de 1 mm al hacer una frente anterior de canino a canino siguiendo dicho protocolo. Este error aumentaba todavía más cuando en el *mock-up* se incluía la arcada completa. La inestabilidad de la llave de silicona y la incapacidad de ejercer una fuerza homogénea en todos los puntos, así como las limitaciones del material bisacrílico provisional eran las causas que generaban estos resultados (14.9).

14.8 *Mock-up* con error máximo de sobredimensión volumétrica de 0,1 mm. Se puede observar sobre la encía la capa de composite, casi inapreciable de 0,1 mm, que determina el error de sobredimensión.

Fueron estas investigaciones las que nos llevaron a la conclusión de que los mejores resultados se conseguían con silicona transparente en una cubeta totalmente cerrada y composite fluido. Estas evidencias nos hicieron desestimar el inyectado en favor del compactado. Así mismo, gracias a estos hallazgos y con el objetivo de ser lo más precisos posibles cuando hacíamos el *mock-up*, desestimamos su confección con silicona opaca de clínica y bisacrílico para comenzar a realizarlos con silicona transparente y composite fluido.

De este modo, el encerado nos ofrecía la ventaja de poder transmitir la anatomía secundaria y terciaria de forma rápida y precisa. Prestamos mucha atención en poder ejecutar unos encerados de calidad donde la forma y la textura de la cera eran cruciales para obtener un resultado satisfactorio. Se debía encerar toda la superficie vestibular para conseguir una textura en la silicona adecuada, y se recomendaba el sellado de la escayola que reproducía la encía para conseguir una mejor impresión con la silicona transparente (14.10).

Años más tarde con la implantación de la tecnología digital, comenzamos a explorar las posibilidades del encerado digital y la impresión 3D. Las limitaciones de textura superficial de la impresión 3D, así como su superficie porosa, nos hizo pensar en las opciones de tratar la superficie del modelo impreso con barnices o incluso modificar el modelo impreso con cera, entre otros tratamientos de acabado. El objetivo era conseguir una textura superficial que imitase la anatomía terciaria de los dientes naturales y que permitiese a la silicona transparente una reproducción de gran calidad. A pesar de ello, no conseguimos superar los resultados que estábamos obteniendo con el encerado convencional en cuanto a textura superficial.

También exploramos las opciones de utilizar resinas transparentes flexibles de impresión 3D, ya que de este modo no se necesitaría ningún modelo físico y el procedimiento sería mucho más simple: encerar digitalmente e imprimir la llave transparente sería lo único que necesitaríamos. A pesar de ello, tampoco superamos los resultados del procedimiento convencional, ya que estos materiales transparentes flexibles, al tratarse también de resinas, nos obligaba a utilizar separadores de resina para que el composite no se adhiriese a la llave transparente comprometiendo de forma considerable la textura superficial final del composite (14.11-14.16).

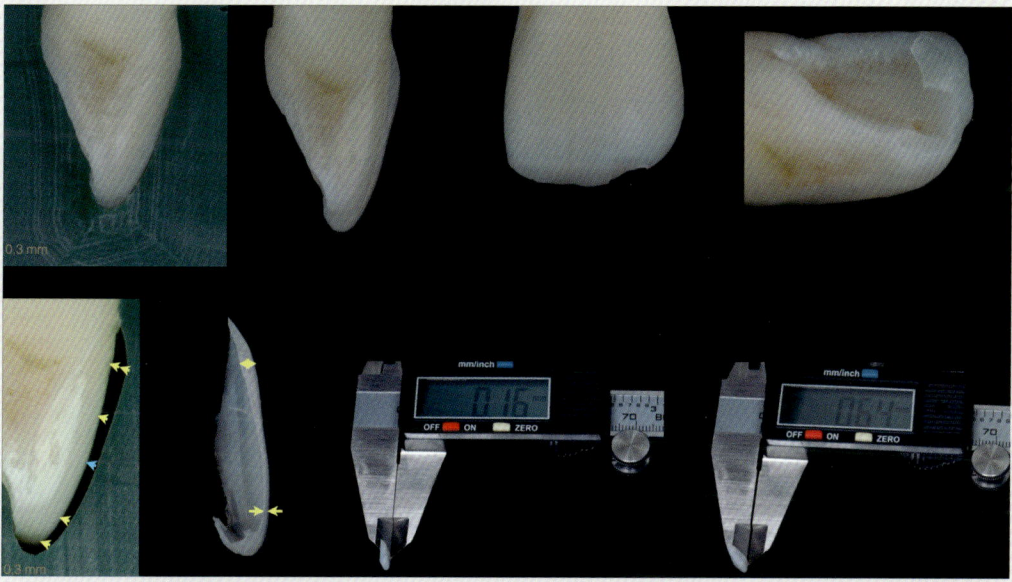

📷 **14.9** Detalle de una de las pruebas realizadas en el año 2007 para comparar la precisión de los duplicados de encerado con diferentes siliconas, resinas y técnicas. En este caso, en el que se generó un espacio de 0,3 mm, se evidenciaron errores de precisión de 0,5 mm en tan solo un diente, utilizando resina bisacrílica y silicona fluida de impresión dental. Pudieron observarse también otros errores como la fractura del *mock-up* o la invasión de resina en zonas sin espacio.

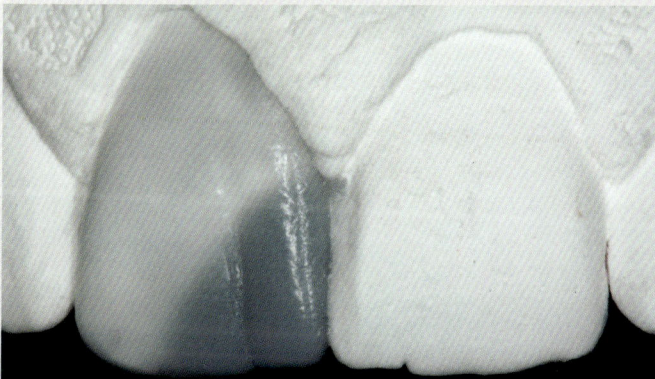

📷 **14.10** Detalle del encerado manual para resolver una clase IV con una carilla de composite PDV. Debe encerarse toda la superficie vestibular y se presta mucha atención para conseguir una correcta anatomía y textura superficial.

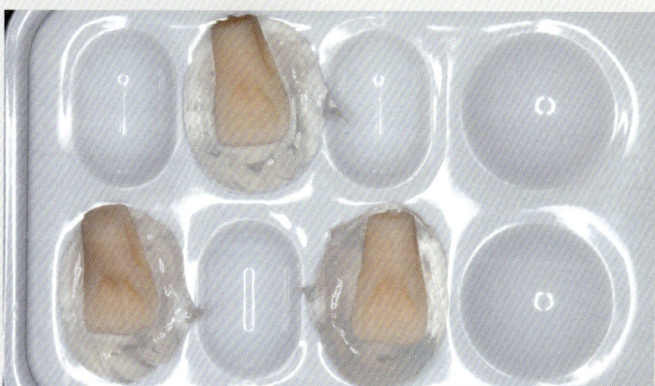

📷 **14.11** Una de las cubetas utilizadas para las pruebas de impresión con diferentes tipos de tratamientos de superficie tras impresión 3D, con el objetivo de intentar determinar la mejor reproducción posible de la textura superficial.

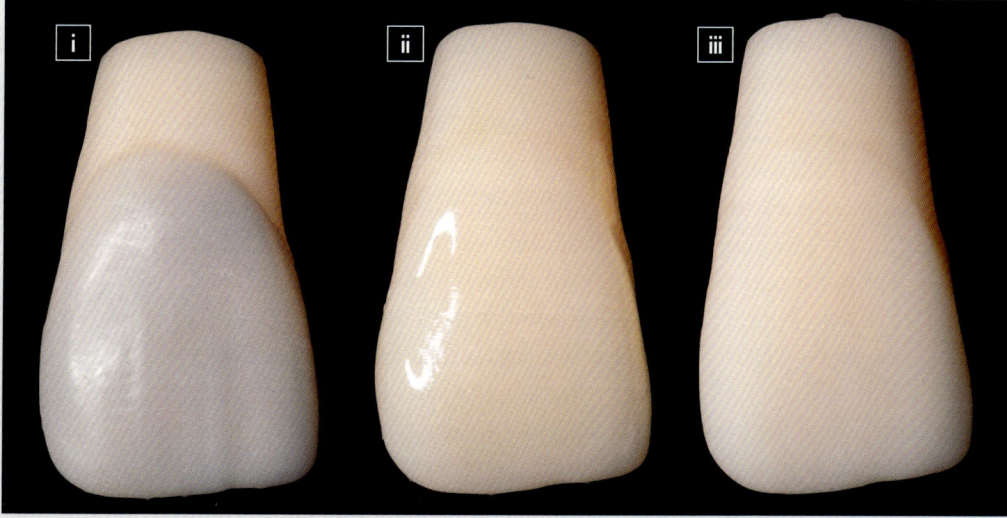

📷 **14.12** De izquierda a derecha: i) modelo digital modificado con cera de forma convencional, ii) barnizado tras el procesado de la impresión, iii) procesado de la impresión siguiendo las instrucciones del fabricante.

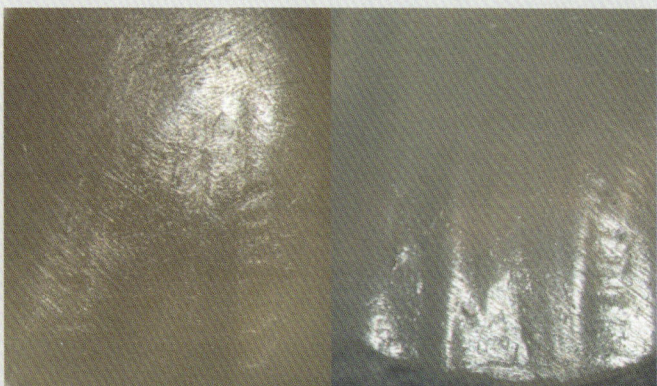

📷 **14.13** Fotografías tomadas a 20 aumentos. A la izquierda podemos ver la superficie vestibular encerada de forma convencional y a la derecha, la superficie de la silicona transparente tomada sobre la superficie encerada con una reproducción precisa de la microtextura.

📷 **14.14** Fotografías tomadas a 20 aumentos. A la izquierda se observa la superficie vestibular encerada digitalmente sobre un modelo impreso y posprocesado para conseguir la mejor superficie vestibular posible. Tras el procesado del modelo se utiliza un tratamiento posterior de barnizado para suavizar la superficie y favorecer la impresión con silicona transparente que podemos ver a la derecha.

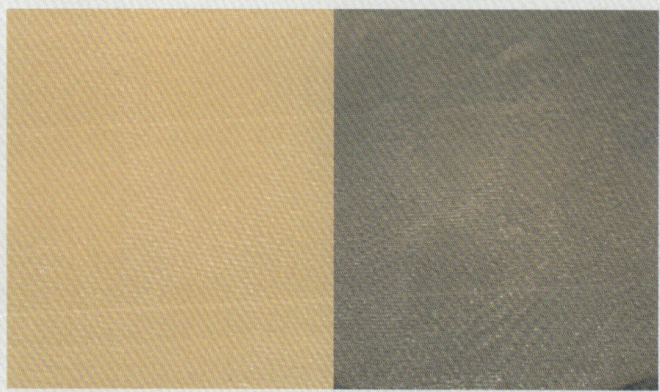

📷 **14.15** Fotografías tomadas a 20 aumentos. A la izquierda la superficie vestibular encerada digitalmente sobre modelo impreso y posprocesado para conseguir la mejor superficie vestibular posible. A la derecha el aspecto de la silicona transparente. Puede evidenciarse la superficie porosa a pesar del correcto procesado del modelo.

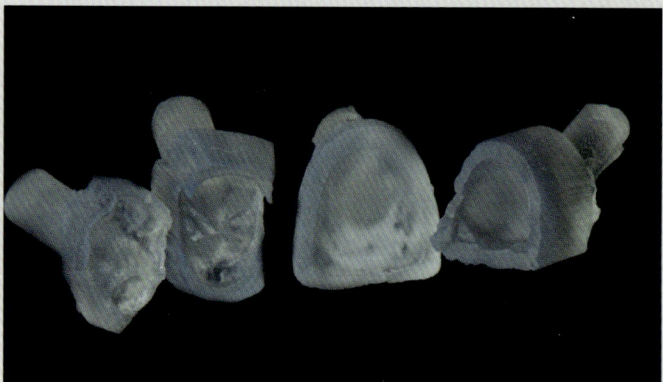

📷 **14.16** Diferentes prototipos de resina transparente flexible para la confección de restauraciones directas en el sector anterior y posterior.

Estratificación convencional

La estratificación convencional de composite es una forma extraordinaria de conseguir resultados estéticos. Sabemos que el composite es un material muy mimético; así pues, cuando utilizamos las capas de la forma correcta, con un buen estratificado, y somos capaces de dar una correcta forma dental, el resultado estético es extraordinario. Además, todo el procedimiento depende del operador, lo cual presenta ventajas importantes aunque también algún inconveniente. Al estar todo el proceso bajo la supervisión y ejecución de una sola persona, el resultado será excelente si el operador es habilidoso, tiene conocimientos importantes de anatomía dental y está bien entrenado; por contrapartida, si al operador le falta alguna de esas cualidades el resultado no será tan exitoso.

El estratificado con composite, como la mayoría de las técnicas clínicas, ha ido evolucionando, pasando hace años de hacer mapas de estratificación complejos a actualmente utilizar estratificados muy simples (📷 14.17).

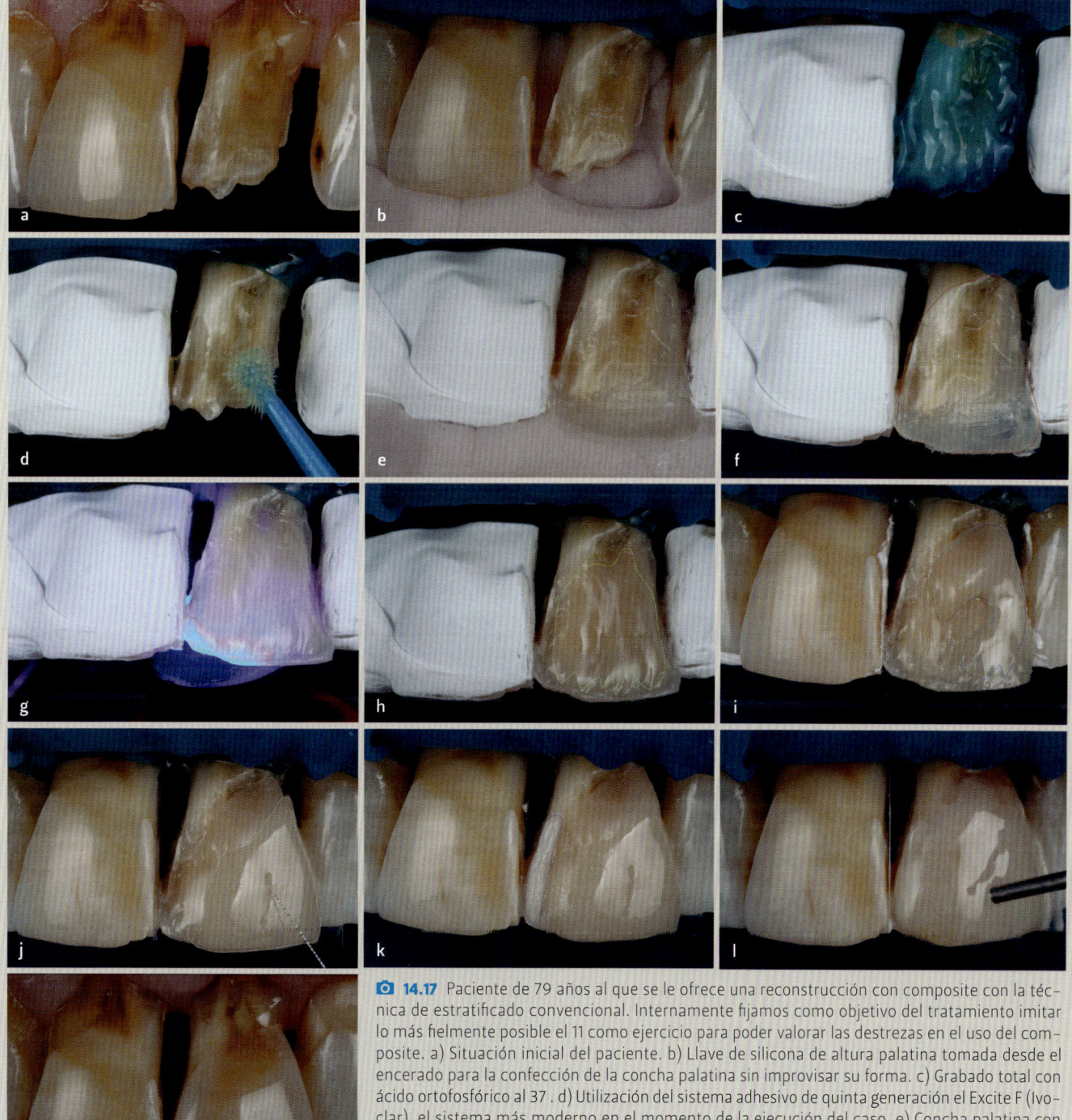

📷 14.17 Paciente de 79 años al que se le ofrece una reconstrucción con composite con la técnica de estratificado convencional. Internamente fijamos como objetivo del tratamiento imitar lo más fielmente posible el 11 como ejercicio para poder valorar las destrezas en el uso del composite. a) Situación inicial del paciente. b) Llave de silicona de altura palatina tomada desde el encerado para la confección de la concha palatina sin improvisar su forma. c) Grabado total con ácido ortofosfórico al 37 . d) Utilización del sistema adhesivo de quinta generación el Excite F (Ivoclar), el sistema más moderno en el momento de la ejecución del caso. e) Concha palatina con composite translúcido (Trans Opal del sistema Empress Direct, Ivoclar). f) Aspecto de la concha palatina y confección de la pared proximal distal. g) Polimerización del incremento de dentina IVA6 (una de las dentinas especiales del sistema Empress Direct). h)Detalle de la colocación de la dentina IVA6 siguiendo el esquema determinado durante el diagnóstico del caso. i) Colocación de la capa de dentina A3,5 siguiendo el esquema diagnóstico utilizado para este caso. Obsérvese cómo esta dentina ya no ocupa toda la superficie vestibular. j) Colocación del esmalte en la zona que fue determinada durante el diagnóstico, que deja expuesta una parte de la dentina en mesial del mismo modo que podemos observar en el 11 que intenta imitarse. Detalle de la generación de un surco con lima de 06 para maquillar una fisura. k) Colocación de la capa de dentina B1 intentado imitar el esmalte blanquecino que presenta el paciente en la vertiente mesial del 11. l) Capa fina de esmalte fluido que cubre todo el estratificado y maquillaje. m) Aspecto final de la restauración a la semana de finalizado el tratamiento. Obsérvese el mimetismo entre ambos incisivos. En la restauración del 21 se rompió con una pinza el composite en el ángulo mesial para intentar imitar el 11.

El seguimiento de los conceptos diagnósticos fundamentales para proceder con la restauración el sector anterior, incluso utilizando resinas compuestas, es de crucial importancia. Por lo tanto, para poder afrontar este tipo de situaciones debemos contar con elementos básicos como la exploración clínica y radiológica, fotografías del caso y un encerado para determinar la forma final de la restauración. Del mismo modo, la selección del material restaurador, el mapa de la estratificación y los pasos clínicos que se deben seguir son elementos esenciales durante la fase de diagnóstico para evitar en la medida de lo posible tener que tomar decisiones improvisadas durante el procedimiento de ejecución clínico (📷 14.18).

En nuestra experiencia, aunque en el pasado utilizamos estratificados complejos con el objetivo de explorar el alcance de dichas técnicas, siempre hemos defendido la simplificación de la estratificación. Esto nos ha permitido conseguir muy buenos resultados incluso en situaciones complejas, como la restauración del incisivo central superior en un paciente joven, siempre de una forma muy simple (📷 14.19).

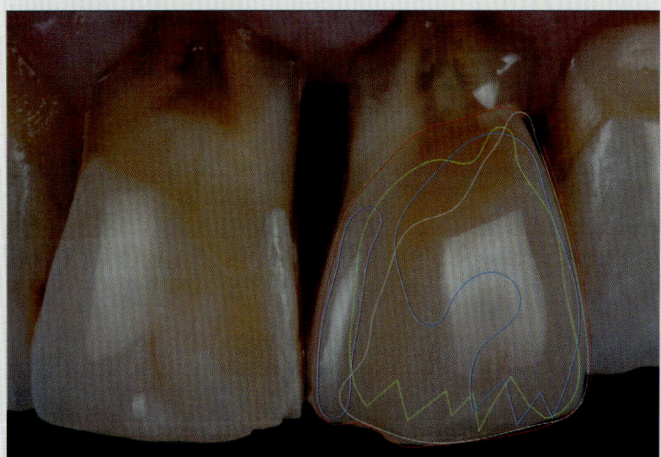

📷 **14.18** Esquema de estratificado utilizado para resolver este caso en el que fueron utilizadas múltiples capas de composite.

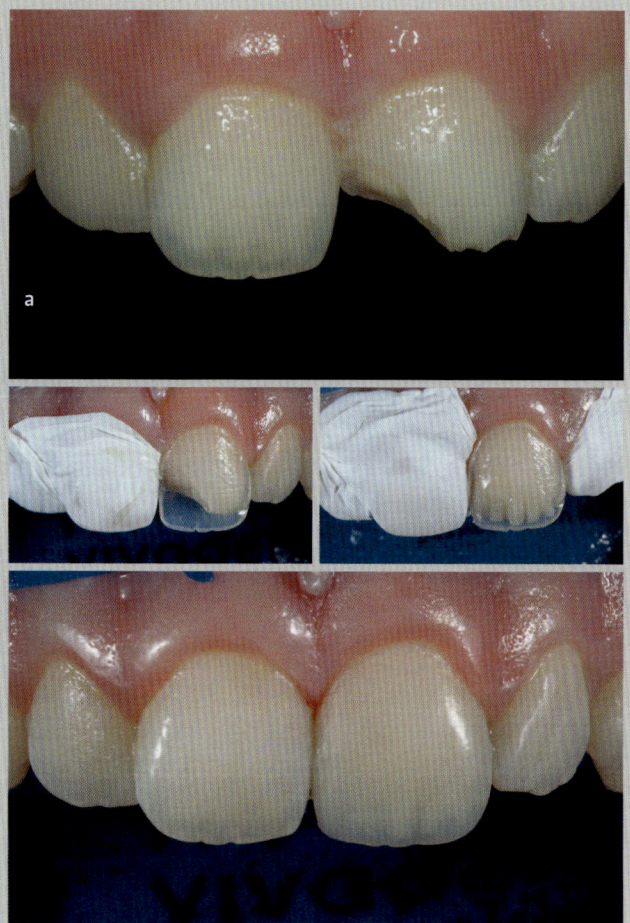

📷 **14.19** Paciente joven que sufrió un traumatismo practicando deporte con el resultado de fractura dental en el 21 sin complicaciones periodontales ni pulpares. Se le ofrece la opción de resolver el problema con una carilla PDV. a) Situación inicial tras el traumatismo. b) Concha palatina con Trans Opal flow del sistema Empress Direct (Ivoclar). Puede observarse la transparencia ideal y el efecto halo en el borde incisal sin necesidad de ninguna otra capa de composite o maquillaje gracias a su gran comportamiento óptico. c) Utilización de una única masa de composite dentinario aplicado siguiendo el esquema de estratificación que busca imitar el incisivo central adyacente. d) Capa final de esmalte aplicado con la llave de silicona. Nótese el resultado estético conseguido tan solo con tres capas de composite: concha palatina, dentina y esmalte, en este caso de dificultad alta. A pesar de no conseguir un resultado extraordinario, sí es muy aceptable en relación a lo simple de la técnica.

Maquillaje

Los actuales sistemas de composite estéticos tienen entre sus herramientas los maquillajes. Están pensados para poder dar a las restauraciones esos matices que aporten una mayor naturalidad.

Con los maquillajes podemos crear cambios muy importantes en el aspecto de una restauración y corregir errores de estratificado. Lo que en el pasado se hacía con diferentes masas de composite, hoy en día podemos hacerlo de forma más simple y estética con maquillaje. Podemos cambiar el color, la saturación, la translucidez y el valor de nuestros composites. Es decir, podemos cambiar de forma radical el comportamiento óptico de la restauración. Esto aporta ventajas muy importantes como la sencillez, menor requerimiento en cuanto a diferentes colores de composites, mayor precisión y estética. Por todo ello, consideramos clave la utilización de maquillaje en el sector anterior para conseguir resultados estéticos extraordinarios (📷 14.20).

Nosotros maquillamos siempre utilizando pinceles, por este motivo lo ideal es que tengamos los tintes en una bandeja de maquillajes con tapa opaca y zona de mezcla. Nos gustan mucho las bandejas de Smile Line y también las de Vita. La recomendación sería pincel sintético #000 y completo plano. En la zona de mezclado de la bandeja tendremos resina pura para poder hacer diluciones. Nosotros utilizamos Heliobond (de Ivoclar) para las diluciones y alcohol en un vaso dapen para limpiar el pincel y la zona de mezcla (📷 14.21).

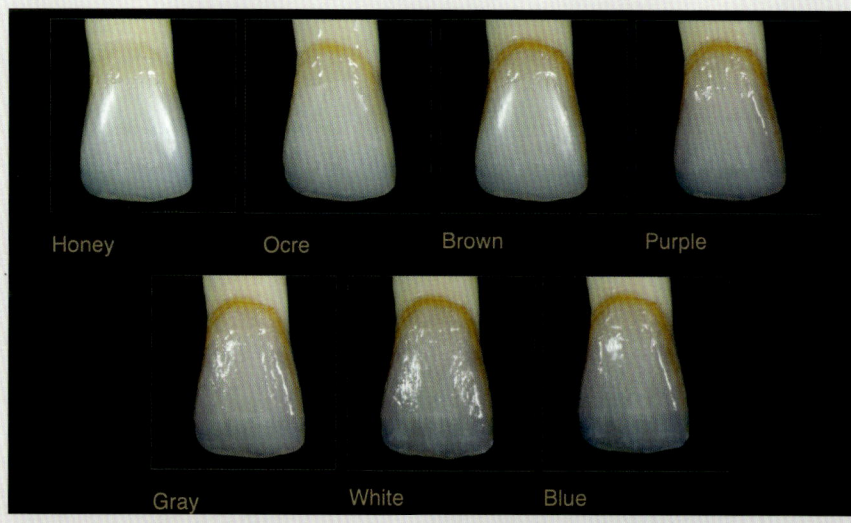

📷 **14.20** Incisivo lateral al cual se le aplicaron todos los maquillajes del sistema Empress Direct Color. Ejercicio realizado para mostrar cómo los maquillajes pueden cambiar el comportamiento óptico de una restauración den todos sus parámetros: color, saturación, translucidez y valor.

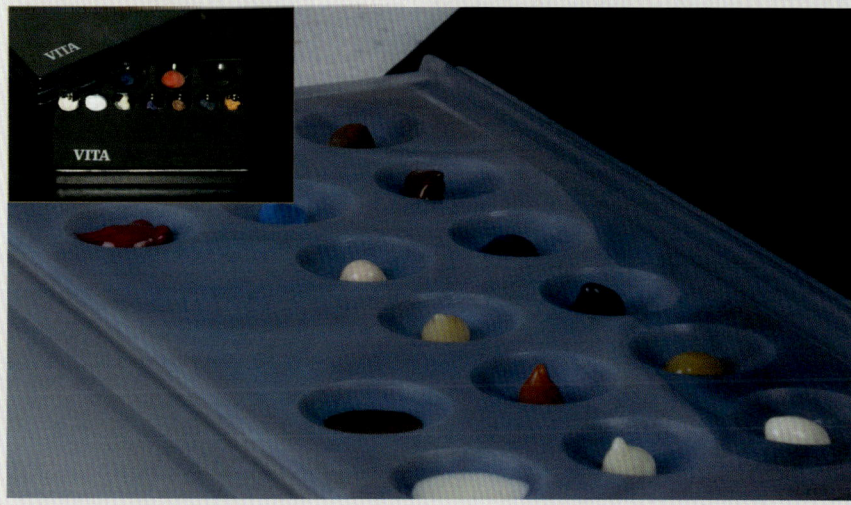

📷 **14.21** Alojar el maquille en bandejas destinadas para este fin es la forma más simple y rápida de poder utilizarlos en todo momento. En la fotografía podemos observar una bandeja de Smile Line y otra de Vita.

Cada maquillaje tiene una función determinada. El sistema que nosotros utilizamos es el Empress Direct Color de Ivoclar, en cuyas instrucciones se explica cuáles son sus indicaciones. Confeccionar un esquema general que incluya todas las indicaciones del maquillaje y sus localizaciones es muy recomendable. Será utilizado como guía para la secuencia de maquillaje del cual extraemos los pasos que consideramos oportunos en función al diagnóstico realizado en cada caso concreto (📷 14.22, 🎥 14.1).

Como comentábamos en la introducción, uno de los problemas fundamentales que presenta la técnica convencional de carillas y estratificación de composite es la dificultad de poder realizar una correcta anatomía secundaria y terciaria. Durante la estratificación en la última capa se va intentando dar la forma de la anatomía dental dejando dicha anatomía lo más cercana posible a la forma final con el objetivo de, una vez polimerizado el material, simplificar lo máximo posible la fase de acabado y pulido.

En nuestra opinión, esta fase de acabado y pulido de la restauración siempre ha sido el paso más tedioso del proceso de restauración directa. Se trata de dar la forma final y preparar el material restaurador para poder darle el brillo final. Si a esto unimos la necesidad de conseguir una perfecta microtextura, para que el resultado sea totalmente exitoso, hace que el acabado y pulido sea un paso tedioso donde se requerirán tanto de habilidades extraordinarias como de gran conocimiento en anatomía dental y mucho entrenamiento.

Es importante también señalar en este punto que nos hemos encontrado cierta confusión entre los profesionales en relación al acabado y pulido. En ocasiones no se diferencia claramente entre lo que significa el acabado, que sería dar la forma final de la restauración y preparar el material para que se le pueda dar brillo. El pulido sería dar el brillo final. Así pues hay que diferenciar claramente entre acabado y pulido, entendiendo qué se necesita para cada uno de estos diferentes pasos en cuanto a objetivos, instrumental y secuencia.

Precisamente en relación con la fase de acabado y pulido de la restauración es donde radica la diferencia fundamental entre las técnicas convencionales y las que utilizan llave de silicona transparente para duplicar la anatomía. Estas últimas técnicas consiguen eliminar por completo, o casi totalmente, la fase de acabo de la restauración, ya que es la llave de silicona la que da la forma final y la microtextura, y deja el material perfectamente acondicionado para simplemente darle brillo. Así pues debemos buscar como objetivo primordial cuando utilizamos técnicas con llave de silicona transparente la eliminación de esta fase de acabado, o en su defecto una simplificación importante en el acabado. Si no es así, es decir, si a pesar de utilizar una llave de silicona transparente luego necesitamos hacer una fase tediosa de acabado de la restauración para dar la forma final a la restauración, hacer la microtextura o acondicionar el material para que brille, estas técnicas ya perderán parte de su interés (🎥 14.2).

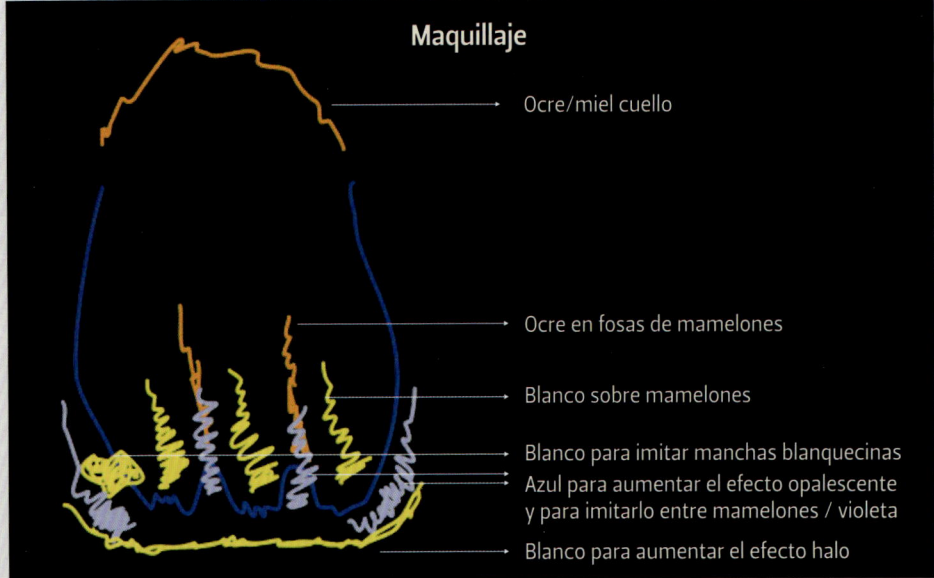

Maquillaje

Ocre/miel cuello

Ocre en fosas de mamelones

Blanco sobre mamelones

Blanco para imitar manchas blanquecinas

Azul para aumentar el efecto opalescente y para imitarlo entre mamelones / violeta

Blanco para aumentar el efecto halo

🎥 **14.1** Maquillaje básico.

📷 **14.22** Esquema general de maquillaje que hemos confeccionado en el que aparecen los colores, su función y localización. De este esquema extraemos los pasos que consideremos oportunos para cada caso concreto en función de nuestro diagnóstico.

14.2 Eliminación o reducción significativa de la fase de acabado.

Toda esta reflexión nos llevó a explorar las opciones que nos daba la replicación anatómica desde un encerado utilizando diferentes tipos de siliconas como se mencionó en la introducción. Los objetivos que se buscaban eran evitar los problemas derivados de la estratificación convencional en carillas de composite, simplificar la técnica y conseguir mejores resultados estéticos.

Protocolo PDV (*predictable direct veneer*)

Con nuestra experiencia clínica y las pruebas que realizamos en laboratorio dimos forma al protocolo PDV. Como ya se comentó en la introducción, es una simbiosis de las técnicas clásicas de estratificación de composite y las técnicas de replicación de anatomía con llaves de silicona. Se intentó tomar lo mejor de cada una de las técnicas para conseguir un protocolo simple con todas la ventajas intentado minimizar los problemas de ambas técnicas.

Este protocolo tiene estas ventajas fundamentales con respecto a la estratificación clásica: es más rápido, más económico, más predecible, menos dependiente de la habilidad del operador, permite trasmitir fielmente la forma dental y la microtextura, consigue un ajuste marginal preciso entre material restaurador y tejido dental, reduce significativamente la fase de acabado de la restauración y mejora el resultado estético.

Con el protocolo podemos confeccionar carillas directas de composite para conseguir cambios de color, cierres de diastemas, corrección de dientes conoides, fracturas de clase IV, pacientes con dientes abrasionados, correcciones de planos oclusales y numerosos problemas estéticos asociados a la forma y color dental.

SECUENCIA Y MATERIAL NECESARIOS PARA EL PROTOCOLO PDV

La secuencia clínica
1. Diagnóstico del caso
   - Fotos
   - Plano de estratificación y maquillaje
   - Encerado
2. Preparación dental
3. Secuencia de adhesión
4. Concha palatina
5. Pared proximal
6. Cuerpo de la restauración (estratificado y maquillaje)
7. Capa final
8. Acabado y pulido

Material
1. Encerado
2. Llave de silicona para concha palatina
3. Llave de silicona transparente para la forma final

Tanto en el material que necesitamos como en la secuencia clínica se pueden hacer modificaciones dependiendo de la situación clínica. Podremos obviar algunos de los pasos, pero nunca debemos modificar el orden de la secuencia.

1. Diagnóstico

En el **diagnóstico** recomendamos, además de la exploración clínica y radiológica, la toma de fotografías (tanto de la sonrisa como de detalle de los dientes). El objetivo es poder hacer un plano de estratificación y maquillaje individualizado en el que dejemos determinado qué masas de composite vamos a utilizar y por dónde debemos de colocarlas. Lo mismo haremos con los maquillajes. Esto es de crucial importancia cuando necesitamos imitar dientes en el sector anterior como, por ejemplo, un incisivo central.

Necesitaremos un **encerado** de las piezas dentales que vamos a restaurar. Como comentamos en la introducción, todavía hoy en día nuestro *gold standard* sigue siendo el encerado analógico, ya que nos permite conseguir una textura superficial inigualable con otro tipo de encerados. Como segunda opción en orden de preferencia tendríamos el encerado digital barnizado, que deja una superficie muy buena aunque no imita la microtextura como puede hacer el encerado analógico. Descartamos completamente la toma de impresión de silicona directamente del modelo impreso sin tratamiento de superficie, ya que el resultado es muy poco satisfactorio y nos obliga a hacer una fase de acabado y pulido muy similar a la técnica convencional.

Tras el encerado debemos **confeccionar una llave de silicona** de altura palatina con la que haremos la concha palatina durante el procedimiento clínico. Para confeccionar esta llave de silicona utilizamos silicona *putty* de clínica. El calibre de la llave debe ser de aproximadamente 5 mm. Un calibre menor hace perder estabilidad a la llave, y uno mucho mayor haría más complejo el manejo clínico. La confección de la llave se hace aplicando la silicona desde la superficie palatina de los dientes hacia el borde incisal. En este punto hay dos maneras de terminarla:

o Llegando justo hasta los bordes incisales, reproduciendo todo el borde incisal pero sin invadir vestibular.
o Invadir la zona vestibular y luego recortarla con un bisturí.

Nosotros preferimos hacerlo sin utilizar el bisturí, ya que nos permite ser mucho más precisos y estables con la llave de silicona (📷 14.23).

Para confeccionar la llave de silicona transparente utilizaremos una cubeta transparente individualizada que podemos hacer con el procedimiento convencional (📷 14.24) o con *software* libre de diseño 3D y herramientas que nosotros mismos hemos programado. La cubeta transparente, que es totalmente cerrada, la rellenaremos con silicona transparente y con el modelo encerado haremos la impresión.

2. *Preparación dental*

Ya durante el **procedimiento clínico** empezaremos con la **preparación dental**. Aunque clásicamente se nos ha dicho que para la confección de las carillas de composite no se necesitaba preparación dental, nosotros siempre hemos encontrado dos problemas fundamentales al no hacer preparación dental:

o El primero era que, con mucha frecuencia, se sobredimensionaba la restauración.
o El segundo era la interfase material restaurador-tejido dental.

Si bien es cierto que seguimos haciendo restauración directa e indirecta sin margen de preparación, no debemos obviar los problemas mencionados. Es evidente que la destrucción de tejido dental es algo indeseado tanto por parte del paciente como de los profesionales. Por estos motivos, actualmente consideramos que la micropre-

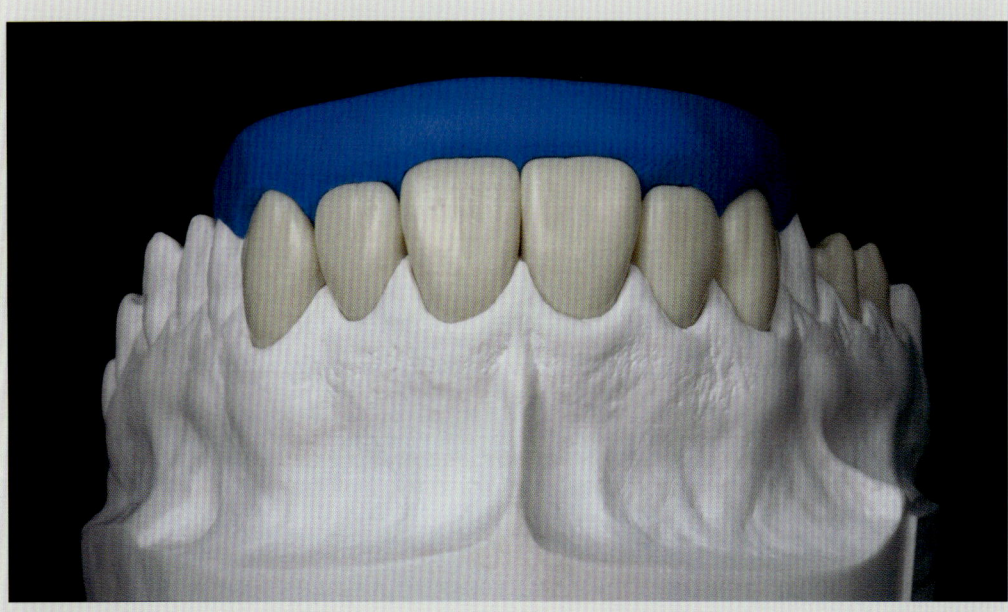

📷 **14.23** Llave de silicona de altura palatina confeccionada desde el encerado.

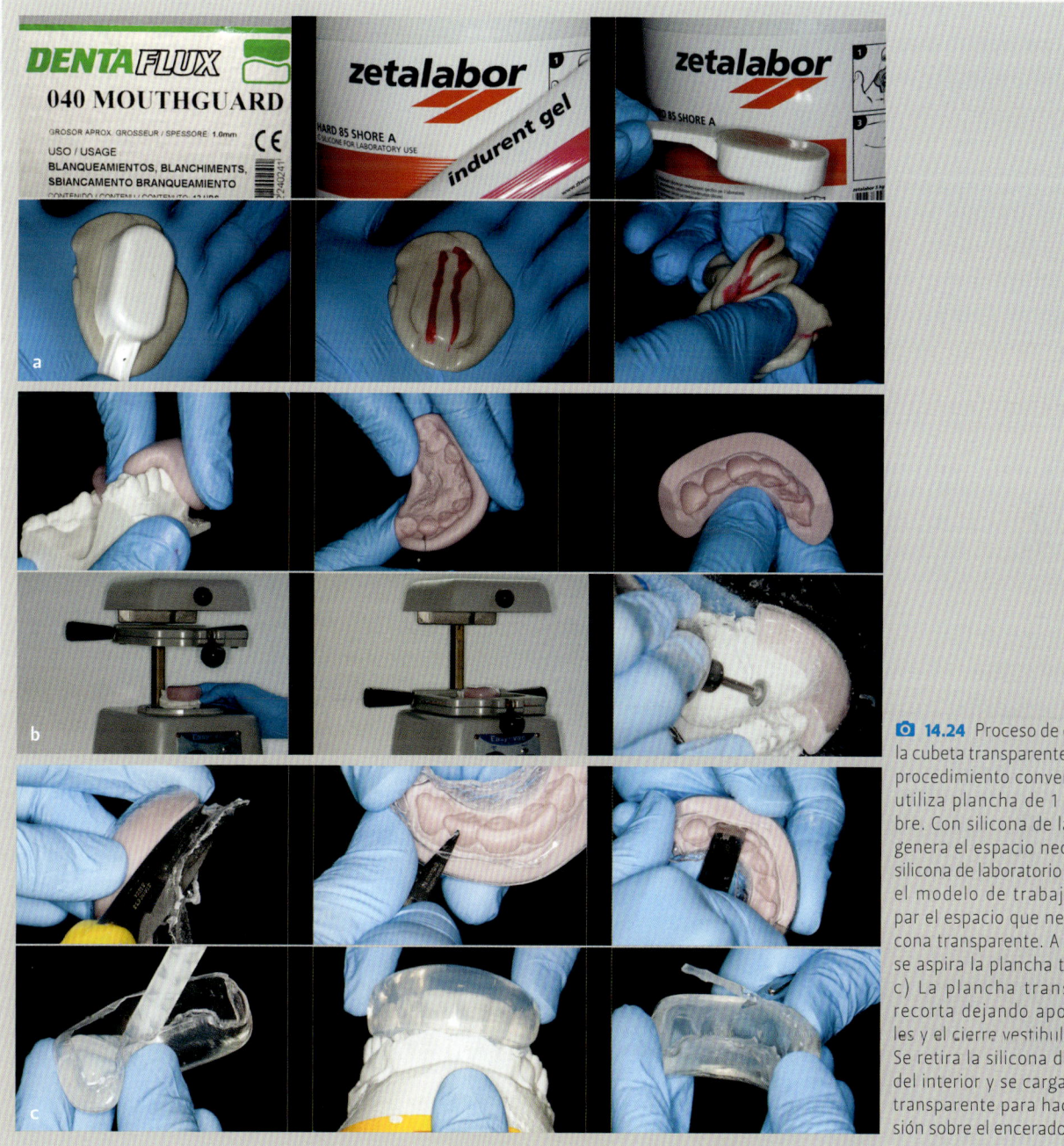

📷 **14.24** Proceso de confección de la cubeta transparente siguiendo un procedimiento convencional. a) Se utiliza plancha de 1 mm de calibre. Con silicona de laboratorio se genera el espacio necesario. b) La silicona de laboratorio se aloja sobre el modelo de trabajo para ocupar el espacio que necesita la silicona transparente. A continuación se aspira la plancha transparente. c) La plancha transparente se recorta dejando apoyos oclusales y el cierre vestibular y palatino. Se retira la silicona de laboratorio del interior y se carga con silicona transparente para hacer la impresión sobre el encerado.

paración, entendida como la preparación que requiere de la utilización de microscopio para su ejecución, es la ideal para conseguir el mayor número de ventajas con los menores inconvenientes.

El hecho de determinar el volumen final de la restauración a través de un encerado nos permite hacer una medición objetiva del espacio para el material restaurador. De este modo podemos ser muy precisos y determinar ya, en la fase de diagnóstico, qué volúmenes de material restaurador vamos a necesitar, así como cuánta cantidad de tejido debemos eliminar. En nuestra experiencia, en la medida de lo posible nos gusta proporcionar volúmenes homogéneos de material restaurador, ya que de este modo la estabilidad del material y el resultado estético es mucho más predecible.

Respecto a la **interfase diente-restauración**, somos partidarios de hacer un margen de preparación de entre 0,3-0,5 mm. De este modo tendremos una línea de terminación en la que el composite puede quedar totalmente ajustado con un calibre que lo hará estable a ese nivel, lo que evitará roturas y deterioros a nivel marginal con el paso del tiempo. No tener calibres de composite homogéneos a nivel marginal de entre 0,3-0,5 mm hará que el material se fracture de forma irregular. Así pues, debemos elegir entre la sobredimensión a nivel marginal y proximal o la micropreparación dental.

> Una de las excepciones a este concepto sería la presencia de abrasiones cervicales. En estos casos ya existe déficit de tejido dental y, por lo tanto, la preparación dental no se justificaría, ya que el material tendría el calibre necesario sin necesidad de sobredimensión, así como una línea de terminación precisa.

3. Secuencia de adhesión

Una vez terminada la preparación dental procederemos con la **secuencia de adhesión**. En todos los procedimientos adhesivos es recomendable utilizar el aislamiento absoluto. Utilizar dique de goma con aislamiento absoluto dificulta la utilización de las llaves de silicona, motivo por el cual cuando se procede con estas técnicas es frecuente la utilización de un aislamiento relativo.

No utilizar aislamiento absoluto requiere de un buen control cínico para no tener problemas durante el procedimiento. Es importante también, como comentamos anteriormente, que las llaves de silicona sean consistentes para que puedan desplazar el dique sin deformaciones que perjudiquen el asentamiento de las mismas.

En nuestra práctica diaria nos decantamos por la utilización de la técnica de grabado selectivo del esmalte entre 15 y 30 segundos, seguidos de la aplicación de un adhesivo universal de octava generación.

4. Concha palatina

El primer paso de la estratificación es la concha palatina. Los requisitos de esta capa son que sea lo más fina posible y que reproduzca las paredes palatina y borde incisal, sin invadir la superficie vestibular. Nuestro material preferido para esta capa es el Trans Opal Flow del sistema Empress Direct de Ivoclar. Este material tiene un comportamiento óptico ideal, por lo que permite ver, cuando se utiliza de forma correcta, tanto el efecto halo como la transparencia incisal (📷 14.25).

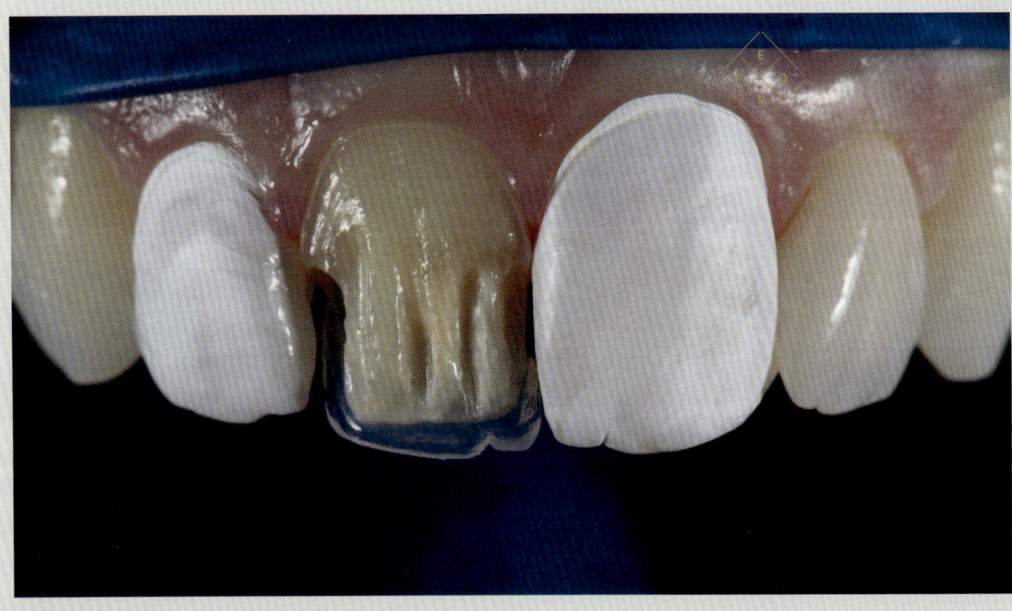

📷 **14.25** Aspecto de la concha palatina confeccionada con Trans Opal Flow. Puede verse la translucidez y el efecto halo sin necesidad de capas adicionales de composite o maquillaje.

5. Pared proximal

Si fuese necesario, en este momento se procedería con **las paredes proximales**. Los requisitos de este incremento son:

o Ser lo más fino posible.

o No sobrepasar el volumen final de la restauración, lo que nosotros llamamos posición zero(volumen final de la restauración determinado en la fase de diagnóstico).

Si sobrepasamos la posición zero tendríamos un problema con el asentamiento de la llave de silicona transparente, ya que no ajustaría de la forma correcta y deformaría la última capa de composite. El material que utilizamos para esta capa proximal es el mismo fluido que se haya seleccionado como última capa de esmalte. Lo aplicamos con la ayuda de una matriz seccional que colocamos en sentido vertical o una matriz transparente. Esta se introduce en el espacio proximal permitiendo que entre en el surco gingival si fuese necesario (📹 14.3).

El motivo de hacer que tanto la concha palatina como los incrementos proximales sean lo más finos posibles es poder dejar el mayor espacio posible para la colocación de la dentina o cuerpo de la restauración.

📹 **14.3** Capa proximal.

Hemos podido constatar clínicamente que cuando el incremento proximal es supragingival no necesitamos utilizar matrices y podemos obviar el paso de hacer la pared proximal, de forma que es el incremento final con la llave de silicona transparente el que reproduce la superficie proximal. Incluso hemos evidenciado que en estas situaciones podemos hacer los dientes adyacentes en un solo tiempo, sin necesidad de hacerlos de forma alterna, abriendo los puntos de contacto con una sierra manual con posterior pulido con tira de pulir, con unos resultados extraordinarios (📷 14.26, 14.27).

6. Estratificado y maquillaje

Tras la confección de la concha palatina y las paredes proximales, si fuesen necesarias, se procede con el **incremento de la dentina**. En función del volumen requerido, la dentina puede aplicarse en un solo tiempo o en varios. Llegado a este punto es muy importante el mapa de la estratificación para facilitar su correcta colocación. Esto será clave para conseguir un color y apariencia satisfactorios. La recomendación es salirse de improvisaciones clínicas en este momento y tener muy claro cómo vamos a colocar la dentina. Debemos tener en cuenta que no podemos sobrepasar la posición zero con el objetivo de dejar el espacio de la última capa de esmalte con el asentamiento correcto de la llave de silicona transparente.

El control del volumen durante la estratificación de la dentina la hacemos con la llave de altura palatina, que

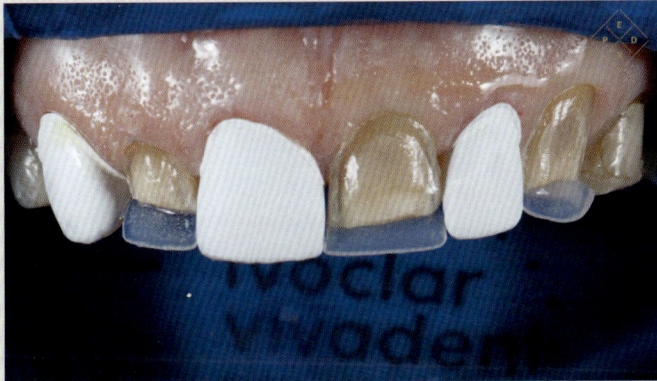

📷 **14.26** Confección de dientes alternos siguiendo el protocolo PDV en el que se va a obviar la colocación de una capa proximal con matriz dejando esa función a la llave de silicona transparente.

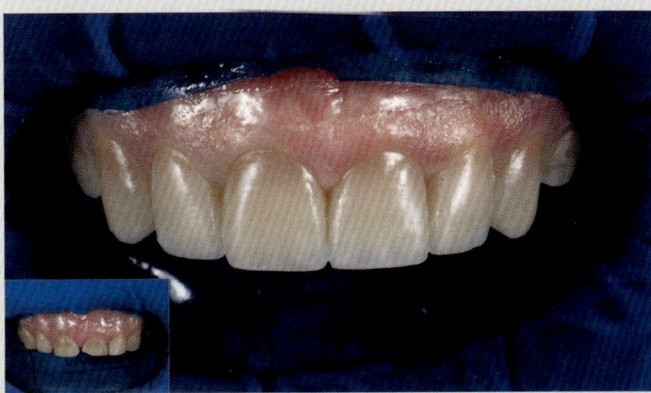

📷 **14.27** Aplicación de la última capa de esmalte con llave transparente siguiendo el protocolo PDV en un solo tiempo de todos los dientes antero-superiores que requiere de apertura de los espacios proximales. Obsérvese el detalle de los ajustes marginales, a nivel papilar y proximal.

marca el final del borde incisal. Si el operador está en la posición de las doce se pueden ver los volúmenes de material con el objetivo de no excederse. También podrían utilizarse llaves transversales de volumen, sobre todo cuando no tenemos mucha experiencia.

> No sobrepasar la posición zero con ninguno de los incrementos de composite durante todo el procedimiento es clave para un asentamiento correcto de la llave de silicona transparente durante la última capa. Es requisito imprescindible en las técnicas que utilizan llave de silicona transparente tener espacio suficiente para el material restaurador en cada uno de sus incrementos, siempre dentro de los límites que determina la posición zero.

El material que utilizamos para el cuerpo de la restauración son las dentinas condensables del sistema Empress Direct de Ivoclar. Su alto valor y translucidez nos hace decantarnos por seleccionar siempre en el color un tono más saturado que el tono final que queremos conseguir. Es decir, si queremos conseguir un color a2, utilizaremos una dentina a3. El pincelado del material, su colocación anatómica, la confección de lóbulos de formación y mamelones forma parte del entrenamiento del dentista y la programación que se haya realizado durante el proceso diagnóstico (📷 14.28).

Una vez finalizamos la colocación de la dentina procederemos con el **maquillaje**, si lo consideramos necesario. Nuestros usos más frecuentes son la potenciación del efecto halo, la creación de manchas blanquecinas o el aumento de valor. Todos estos efectos los conseguimos con el blanco diluido. Es muy recomendable utilizar magnificación a la hora de realizar el maquillaje. En nuestra práctica utilizamos microscopio a 15 aumentos para esta finalidad. Así, se consiguen unos efectos sutiles, naturales. El exceso de maquillaje genera un efecto artificial o antiestético muy fácilmente detectable por los pacientes.

Finalizado el maquillaje aplicamos Trans Opal flow entre los mamelones para potenciar un efecto óptimo de translucidez.

7. Capa final

La última capa de esmalte la aplicaremos con la llave de silicona transparente. Para ello aplicamos composite *flow* dentro de la llave de silicona, empezando desde el borde incisal hacia el margen gingival sobre la superficie vestibular. Si observamos alguna zona de difícil acceso sobre el estratificado aplicaremos también composite *flow* sobre esas zonas. Llevamos la llave de silicona a su posición en boca, se presiona firmemente en sentido oclusal y vestibular y, en ese momento, se prepolimeriza el material a través de la llave durante unos 5 segundos

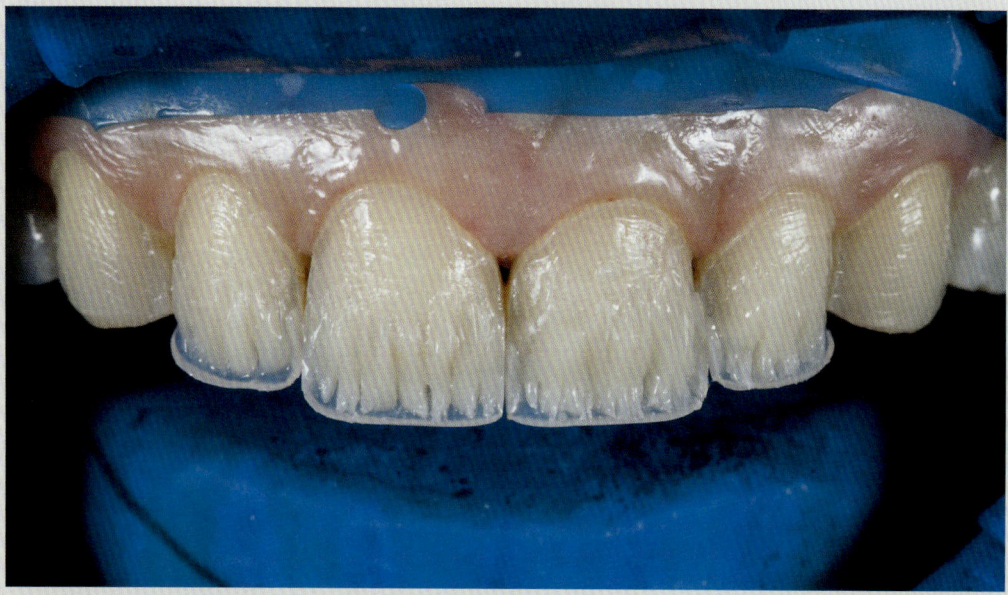

📷 **14.28** Capa de dentina siguiendo el esquema de estratificación determinado durante la fase de diagnóstico. En este caso se hicieron las conchas palatinas y las paredes proximales. La última capa de esmalte será aplicada en un solo tiempo con la llave de silicona transparente. Los caninos serán restaurados íntegramente con la última capa de esmalte.

por restauración en vestibular y palatino. Al tener una cubeta totalmente cerrada y con apoyos oclusales, la posición es totalmente estable, por lo que se pude presionar firmemente sin modificar la posición y asegurarnos que el material ejercerá una presión importante con el objetivo de que la compactación de composite sea totalmente precisa.

También hemos utilizado composite condensable caliente para la última capa de esmalte.

El principal inconveniente que encontramos es conseguir una correcta adaptación al aplicarlo sobre la llave y el correcto posicionamiento de la llave de silicona, debido a la mayor densidad del material. La ventaja fundamental sería las mejores propiedades físicas que presenta el composite condensable frente al composite fluido.

8. Acabado y pulido

Tras la retirada de la llave de silicona transparente comienza **la fase de acabado y pulido** de la restauración. Como comentamos anteriormente, una de las ventajas fundamentales de las técnicas que reproducen la anatomía con llaves de silicona es que eliminan o reducen de forma considerable el acabado. Por este motivo, si todo se ha hecho de forma correcta tras la retirada de la llave de silicona trasparente el único acabado que debemos

de hacer es eliminar los excesos de material. Si hay un buen ajuste esto será muy simple, ya que el exceso de composite tendrá unos calibres muy reducidos, en torno a 0,1 mm, y con un bisturí con hoja del n.o 12 se eliminarán tanto de la zona marginal como de la proximal de forma muy simple. Si el ajuste no ha sido bueno, entonces este procedimiento de acabado puede ser muy tedioso (📷 14.29).

En este punto es muy importante no tocar la superficie vestibular ni la incisal, ya que queremos preservar toda la anatomía y microtextura generada por la llave de silicona. Solo tendremos que hacer acabado en dichas superficies si ha habido algún problema que no deja la textura superficial o la forma dental como nosotros la teníamos en el encerado, provocando imperfecciones en la restauración final.

Una vez se eliminan los excesos marginales de composite se procede con el polimerizado final, aplicando 20 segundos por cada superficie con una lámpara de al menos 1000 mw/cm2 de potencia.

Finalmente, procederemos con **el brillo final**. Para ello, utilizamos un cepillo de carburo dc silicio o un fieltro que nos permita llegar a todos los puntos de la superficie texturizada. También pueden utilizarse instrumentos con forma de aspa, como el Optra Gloss de Ivoclar. No se recomiendan instrumentos de acabado que modifiquen

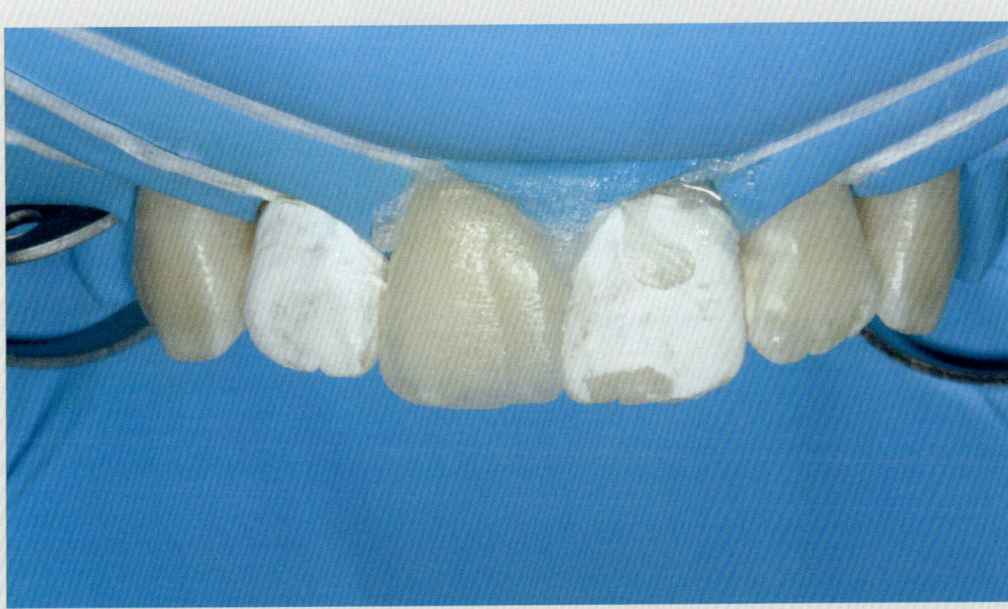

📷 **14.29** Aspecto de la carilla sobre el 11 recién retirada la llave de silicona transparente donde podemos evidenciar que la fase de acabado será mínima, limitándose tan solo a la retirada de los excesos de composite marginales con bisturí n.o 12.

la forma y textura generada por la llave de silicona, ni tampoco instrumentos demasiado romos que no permitan llegar a toda la superficie texturizada.

El brillo se aplica con una velocidad de entre cinco y diez mil revoluciones, sin perder el contacto con la superficie dental y ejerciendo una presión moderada. Si utilizamos cepillos o siliconas con forma de aspa, lo ideal es aplicar agua como agente refrigerante (es necesario señalar que para determinar el brillo real del composite debemos secarlo, ya que no se puede valorar estando mojado). Por el contrario, si utilizamos un fieltro se recomienda no utilizar agua para conseguir una mayor efectividad en el uso del instrumento.

A continuación podéis ver el vídeo de este caso de fracturas de clase IV, con todos los detalles del tratamiento, el cual es un ejemplo de las posibilidades de la técnica PDV (📷 14.30,  14.4).

14.4 Procedimiento completo de carillas PDV.

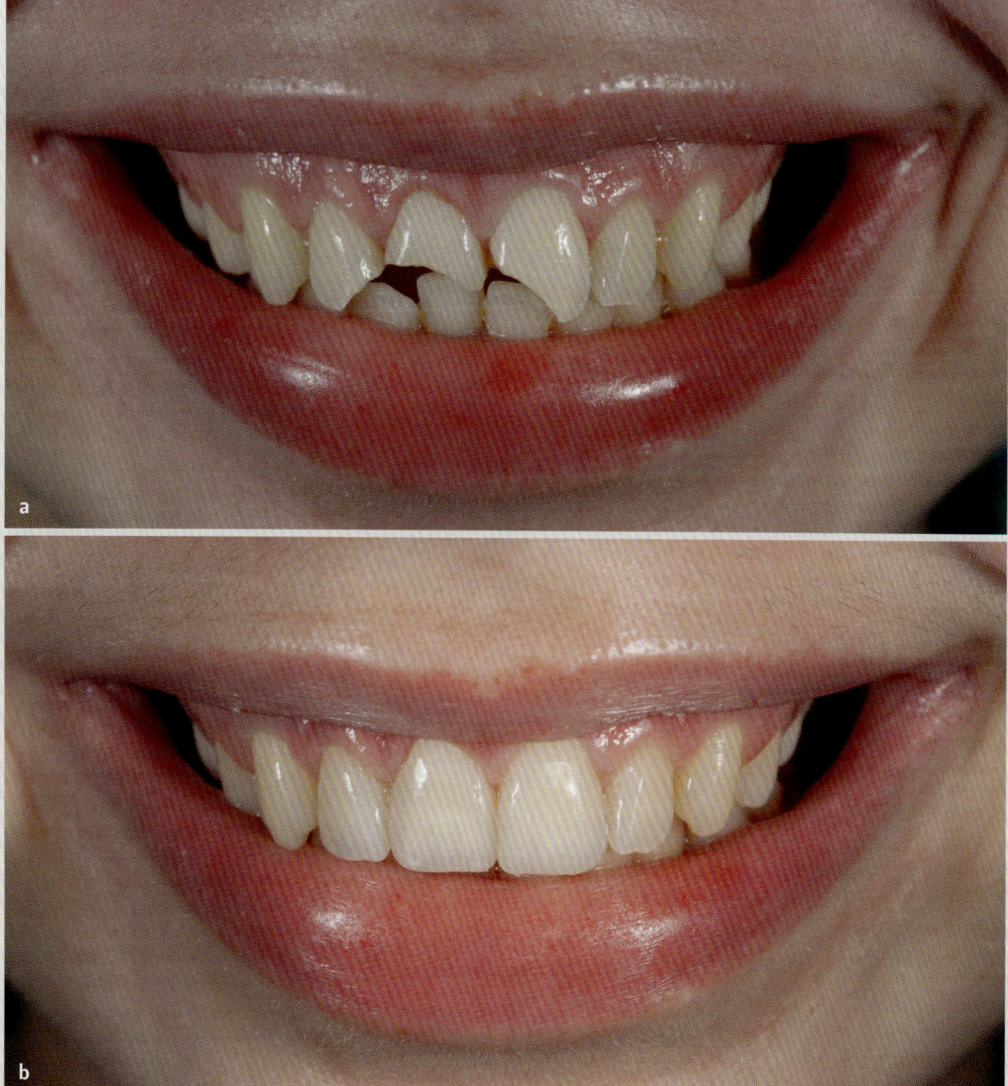

📷 **14.30** a) Aspecto inicial de la paciente con fracturas de clase IV en 12 11 21 sin compromiso periodontal ni pulpar. Se le ofrece la posibilidad de restaurar las fracturas dentales con carillas de composite PDV. b) Aspecto final de las restauraciones a la semana de finalizado el tratamiento.

Consideraciones finales

Las restauraciones directas de composite son una solución simple, económica, conservadora, predecible, rápida y estética para restaurar los dientes, tanto del sector anterior como posterior. La mayor parte de profesiones se encuentran muy cómodos utilizando la restauración directa debido a que controlan todo el procedimiento, están muy familiarizados con el material y consideran que pueden ser más conservadores. El principal inconveniente que se le ha atribuido a la utilización de restauraciones directas de composite ha sido su peor comportamiento dentro del medio oral en cuanto a propiedades físicas comparado con las cerámicas. El caso mostrado en las

📷 14.31 y 14.32 es un ejemplo que me encanta para disertar sobre la longevidad del composite. Entre ambas fotos hay diez años de diferencia. El paciente tenía 79 años cuando se hizo la restauración de composite y 89 cuando tuve la gran suerte de poder hacerle una revisión. A esa edad el desgaste dental, el descontrol oclusal, la incidencia ácida erosiva destruyen completamente el entorno oral. Pero podemos ver cómo el composite, a pesar de su deterioro, resiste la embestida de todos esos factores desfavorables. Observando los dientes naturales adyacentes, comparado con la situación inicial, podemos ver que la destrucción es masiva. Este caso y otros similares nos hacen reflexionar sobre la longevidad de los composites.

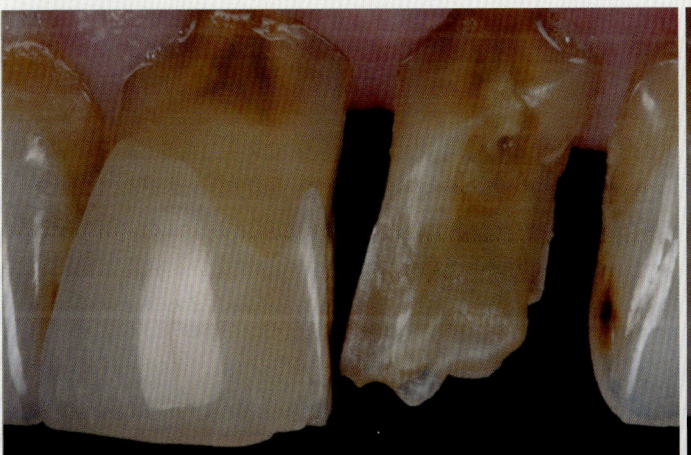
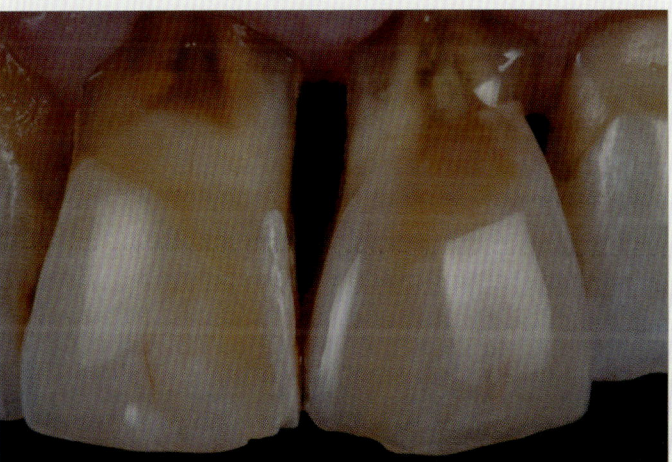

📷 **14.31** Situación inicial y final de este caso mostrado anteriormente en un paciente de 79 años. Nuestro único objetivo era hacer un ejercicio de imitación del central adyacente para valorar nuestras destrezas en el uso del composite.

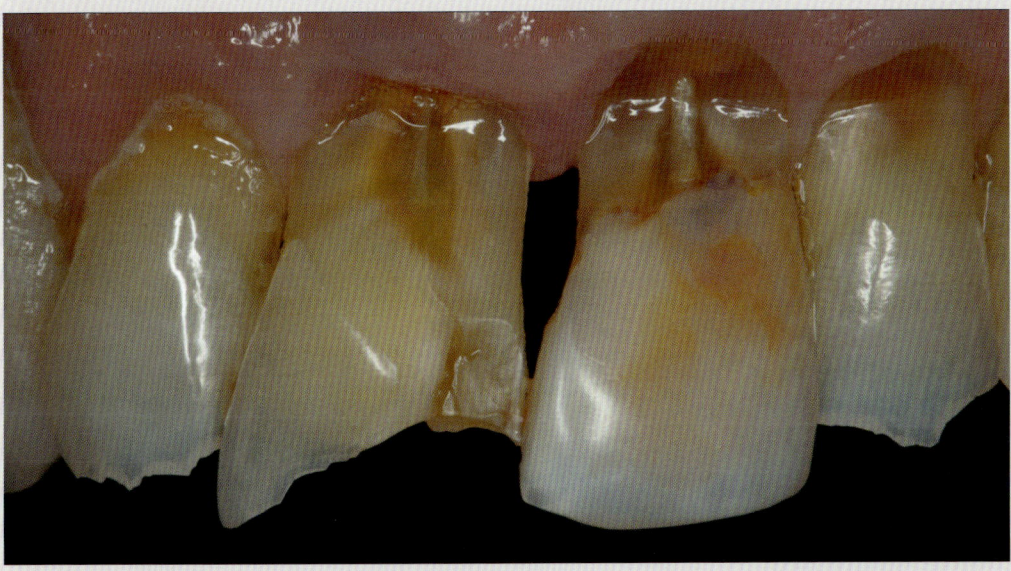

📷 **14.32** Mismo paciente con 89 años, diez años postratamiento. El deterioro general de su estado oclusal y entorno erosivo, debido a su avanzada edad, generó la destrucción masiva de sus dientes naturales donde la restauración de composite del 21, a pesar de su considerable deterioro, sigue estando presente sin fracturas.

El uso de llaves de silicona para replicar la anatomía dental en las restauraciones ha sido un procedimiento clásicamente muy utilizado en los laboratorios de prótesis dental. Estos procedimientos han servido de inspiración para utilizar sistemas similares clínicamente. Durante la última década, estas técnicas han ido haciéndose más populares debido a su simplicidad, apareciendo diferentes protocolos de ejecución. Esto ha favorecido la aparición de materiales clínicos como las siliconas transparentes, muy difíciles de conseguir clínicamente en el pasado, así como composites específicos para estas técnicas.

La eficiencia se ha convertido en uno de los aspectos más importantes en la odontología moderna. Ser capaz de conseguir los mejores resultados de la forma más simple posible nos habilita para realizar un trabajo clínico de calidad y rentable. La simplificación de los procedimientos clínicos está basada en el conocimiento en profundidad de los aspectos científicos, clínicos y técnicos. La simbiosis de todo el conocimiento: clínico, científico y tecnológico será lo que nos permitirá desarrollar protocolos más eficientes que beneficien de forma considerable a todos los implicados: pacientes, clínicos, técnicos, científicos e industria. La simplicidad no tiene por qué ir acompañada de descenso de calidad, sino todo lo contrario. Un protocolo simple, bien diseñado, será reproducible por prácticamente todos los profesionales y ello repercutirá en una mejora clínica. Es muy importante hacer hincapié en ejecutar cada uno de los pasos de un protocolo simple de la mejor forma posible. Creemos fielmente que el éxito no se encuentra en los protocolos complejos, sino en protocolos simples en los que cada uno de los pasos sea tomado de la forma más exigente posible: pasos muy sencillos pero exquisitamente ejecutados. Esto es lo que hemos defendido siempre como clave para el éxito clínico.

Los materiales restauradores, los sistemas adhesivos, el conocimiento y la tecnología han avanzado de forma considerable durante los últimos años. Estos avances han ido cambiando de forma progresiva las ideas preconcebidas que se tenían antiguamente sobre el uso de las restauraciones directas. Así pues, hoy en día hay un mayor número de indicaciones y el comportamiento a medio y largo plazo es mejor que en el pasado.

Con todos estos avances y los que nos esperan en el futuro próximo, no parece lógico que se sigan ejecutando los mismos protocolos prácticamente igual que hace 30 años, o que las soluciones a los problemas que nos encontramos en nuestros pacientes sigan siendo las mismas. La modernización no es hacer hoy el mismo tratamiento que hace 30 o 40 años pero utilizando un ordenador, una máquina para hacer impresiones o para tallar una restauración. Tampoco tiene ningún sentido utilizar la tecnología de forma artificiosa sin aplicación práctica alguna. El verdadero cambio tecnológico tiene que venir acompañado de un cambio en cuanto a soluciones y protocolos. El verdadero cambio es utilizar las herramientas digitales y los nuevos materiales para dar nuevas soluciones clínicas y cambiar los protocolos clínicos por algo totalmente diferente a lo que estamos haciendo actualmente. Entender el avance en odontología como preservación de los tejidos, curación de las patologías y estabilidad de las estructuras naturales del paciente a lo largo de la vida. No se trata de la longevidad del tratamiento, sino de permitir que cuando nuestro tratamiento fracase, las estructuras del paciente sigan estando preservadas y permitir que en el futuro, el profesional que necesite rehacer el tratamiento tenga todas las opciones abiertas gracias a la conservación de las estructuras naturales del paciente. Por este motivo no debemos temer a la tecnología, ni a la aparición de nuevas soluciones o protocolos clínicos, sino todo lo contrario, es su potenciación y el cambio de paradigma, es la forma de entender los tratamientos clínicos y sus soluciones lo que realmente será la revolución tecnológica de la odontología.

BIBLIOGRAFÍA

1. Bosch G, Ender A, Mehl A. Non and minimally invasive full-mouth rehabilitation of patients with loss of vertical dimension of occlusion using CAD/CAM: an innovative concept demonstrated with a case report.Int J Comput Dent. 2015;18(3):273-86.

2. Breschi L, Mozzoni A, Ruggeri A, Cadenaro M, Di lenarda R, D Stefano Doringo E. Dental Adhesion review: aging and stability of the gonded interface. Dent Mater 2008;24:90-101.

3. Cadenaro M, Antoniolli F, Sauro S, Tay FR, Di Lenarda R, Prati C, Biasotto M, Contardo L, Breschi L. Degree of conversión and permeability of dental adhsives. Eur J Oral Sci 2005; 113:525-530.

4. Cadenaro M, Breschi L, Antoniolli F, Navarra CO, Mazzoni A, Tay FR, Di Lenarda R, Pashley DH. Degree of conversion of resin blends in relation to etanol content and hydrophilicity. Dent Mater 2008; 24:1194-1200.

5. Chafaie A. Esthetic management of anterior dental anomalies: A clinical case.Int Orthod. 2016 Aug 3. pii: S1761-7227(16)30036-5.

6. Coelho-de-Souza FH, Gonçalves DS, Sales MP, Erhardt MC, Corrêa MB, Opdam NJ, Demarco FF. Direct anterior composite veneers in vital and non-vital teeth: a retrospective clinical evaluation.J Dent. 2015 Nov;43(11):1330-6.

7. Demarco FF, Collares K, Coelho-de-Souza FH, Correa MB, Cenci MS, Moraes RR, Opdam NJ. Anterior composite restorations: A systematic review on long-term survival and reasons for failure.Dent Mater. 2015 Oct;31(10):1214-24.

8. Duarte Jr, Sartori N, Sadam A, Phark J. Adhesive resin cements for Bonding esthetic restorations: A review. QDT 2011;34:40-66.

9. Ferracane JL, Stansbury JW, Burke FJ. Self-adhesive resin cements Chemistry, properties and clinical considerations. J Oral Rehabil 2011;38: 295-314.

10. Gresnigt mm, Cune MS, de Roos JG, Özcan M. Effect of immediate and delayed dentin sealing on the fracture strength, failure type and Weilbull characteristics of lithium-disilicate laminate veneers.Dent Mater. 2016 Apr;32(4):e73-81.

11. Han L Okamoto A, Fukushima M, Okiji T. Evaluation of physical properties and surface degradation of self-adhesive resin coments. Dent mater J 2007;906-914.

12. Jain V, Das TK, Pruthi G, Shah N, Rajendiran S. Comparative evaluation of effects of bleaching on color stability and marginal adaptation of discolored direct and indirect composite laminate veneers under in vivo conditions.J Indian Prosthodont Soc. 2015 Jan-Mar;15(1):46-52.

13. Keul C, Liebermann A, Schmidlin PR, Roos M, Sener B, Stawarczyk B. Influence of PEEK surface modification on surface properties and bond strength to veneering resin composites.J Adhes Dent. 2014 Aug;16(4):383-92.

14. Korkut B, Yanikoğlu F, Günday M. Direct composite laminate veneers: three case reports.J Dent Res Dent Clin Dent Prospects. 2013;7(2):105-11. Epub 2013 May 30.

15. Lowe RA. Simplifying Direct Composite Veneer Placement.Dent Today. 2015 May;34(5):98, 100-3.

16. Magne P, Cheung R. Numeric simulation of occlusal interferences in molars restored with ultrathin occlusal veneers.J Prosthet Dent. 2016 Aug 7. pii: S0022-3913(16)30222-0.

17. Material interfaces in Esthetic Dentistry. European Journal of Esthetic Dentistry. 2012; 7,2: 187-214.

18. Mesko ME, Sarkis-Onofre R, Cenci MS, Opdam NJ, Loomans B, Pereira-Cenci T. Rehabilitation of severely worn teeth: A systematic review. J Dent. 2016 May;48:9-15. Epub 2016 Mar 7.

19. Monticelli F, Ferrari M, Toledano M. Cement system and surface treatment selection for fiber post luting. Med Oral Patol Oral Cir Bucal 2008; 13: E214-221.

20. Nkabayashi N, Kojima K, Masuhara E. The promotion of adhesión by the infiltration of monomers into tooth substrates. J Biomed Mater Rest 1982:16:265-273.

21. Perdigao J, Lambrechts P, Van Meerbeek B, Vanherle G, Lopes AL. Field emission SEM comparison of four postfixation drying techniques for human dentin. J Biomed Mater Res. 1995 Sep;29(9):1111-1120.

22. Re D, Augusti G, Amato M, Riva G, Augusti D. Esthetic rehabilitation of anterior teeth with laminates composite veneers.Case Rep Dent. 2014;2014:849273. Epub 2014 Jun 11.

23. Re D, Cerutti F, Augusti G, Augusti D. Post-traumatic rehabilitation of anterior teeth with laminates composite veneers in children. Report of two cases.Eur J Paediatr Dent. 2015 Dec;16(4):290-4.

24. Roberts DL, Warner BF, Bentley DA, Quock RL. Combination esthetic treatment of anterior teeth affected by idiopathic enamel hypoplasia: a case report.Gen Dent. 2016 May-Jun;64(3):47-50.

25. Saeidi Pour R, Edelhoff D, Prandtner O, Liebermann A. Rehabilitation of a patient with amelogenesis imperfecta using porcelain veneers and CAD/CAM polymer restorations: A clinical report.Quintessence Int. 2015 Nov-Dec;46(10):843-52.

26. Salameh Z, Papacchini F, Ounsi HF, Goracci C, Tashkandi E. Adhesion between prefabricated fiber- reinforced post and different composite resin cores: a Microtensile bond strenght evaluation. JAdhesi Dent 2006; 8: 113-117.

27. Schlichting LH, Resende TH, Reis KR, Magne P. Simplified treatment of severe dental erosion with ultrathin CAD/CAM composite occlusal veneers and anterior bilaminar veneers.J Prosthet Dent. 2016 Apr 29. pii: S0022-3913(16)00155-4.

28. Schwartz RS, Robbins JW. Post placement and restoration of endodontically treated teeth. A literatura review. J Endod 2004;30:289-301.

29. Shibata S, Taguchi C, Gondo R, Stolf SC, Baratieri LN. Ceramic Veneers and Direct-Composite Cases of Amelogenesis Imperfecta Rehabilitation.Oper Dent. 2016 May-Jun;41(3):233-42.

30. Signore A, Benedicenti S, Kaitsas V, Barone M, Angiero F, Ravera G. Long term survival of endodon-

tically treatment, maxilary anterior teeth restored with either tapered or parallel –sided glass– fiber posts and full-ceramic Crown coverage. J Dent 2009;37: 115-121.

31. VADINI M, D'AMARIO M, DE ANGELIS F, FALCO A, D'ARCANGELO

C. No-Prep Rehabilitation of Fractured Maxillary Incisors with Partial Veneers.J Esthet Restor Dent. 2016 Jun 29.

32. WACHLAROWICZ AJ, JOYCE AP; ROBERTS S, PASHLEY DH. Effect of endodontic irrigants on the shear bond

streght of epiphany sealer to Dentin. J Endod 2007;33:152-155.

33. WEINMANN W, THALACKER C, GUGGENBERGER R. Siloranes in dental composites. Dent Mater 2005; 21(1): 68-74.